Charité-Annalen — Neue Folge

Band 2 1982

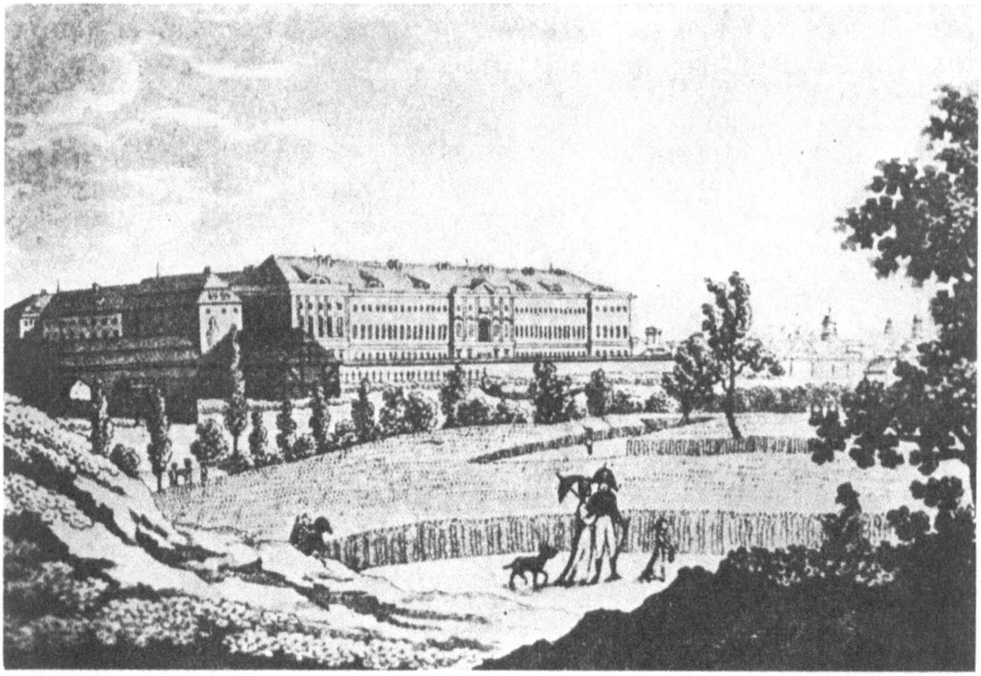

Die Charité um 1815 (Aquatinta-Stich von CALAU)

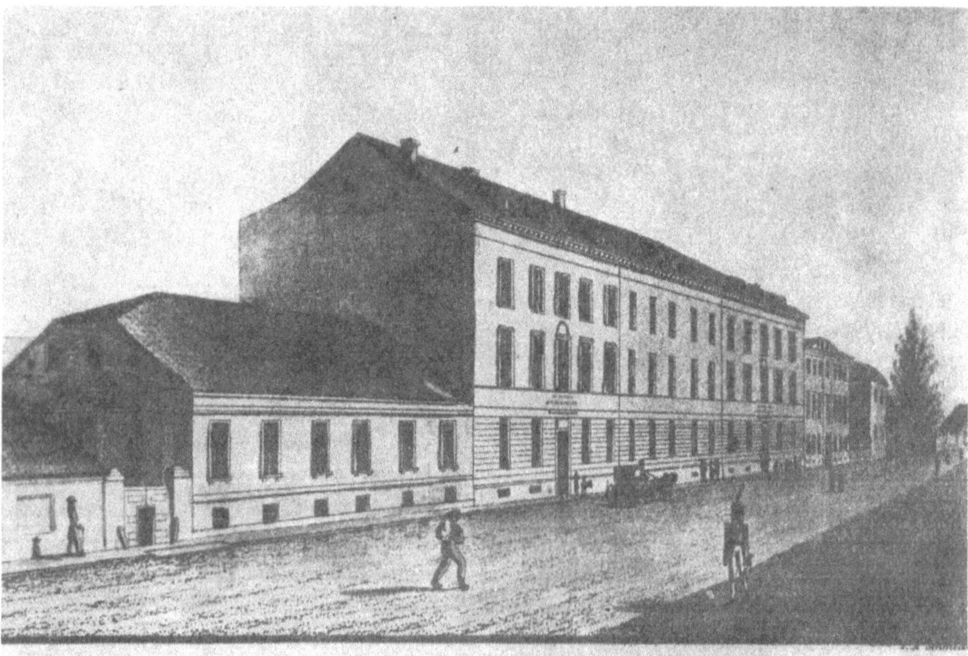

Die alte Chirurgische Klinik in der Ziegelstraße vor dem 1878 begonnenen Neubau

Charité-Annalen

Neue Folge

Band 2 1982

Herausgegeben von
Jürgen Großer

Redaktion
Friedemann Döcke

Akademie-Verlag · Berlin
1983

Erschienen im Akademie-Verlag, DDR-1086 Berlin, Leipziger Straße 3—4

Lizenznummer: 202 · 100/497/83
Printed in the German Democratic Republic
Gesamtherstellung: VEB Druckhaus „Maxim Gorki", 7400 Altenburg
Lektor: Christiane Grunow
Einbandgestaltung: Rolf Kunze
LSV 2006
Bestellnummer: 763 139 5 (2188/2)
04800

Vorwort

Nunmehr kann Band 2 der „Charité-Annalen — Neue Folge“, der über das Jahr 1982 berichtet, vorgelegt werden. In die Geschichte unserer traditionsreichen Einrichtung wird dieses Jahr als ein besonderer Markstein eingehen. Die Übergabe des Herzstückes des Charité-Neubaus, des Operations- und intensivmedizinischen Traktes mit Bettenhochhaus, die am 14. Juni durch den Generalsekretär des ZK der SED und Vorsitzenden des Staatsrates der DDR, Genossen Erich Honecker, in Anwesenheit einer repräsentativen Partei- und Regierungsdelegation erfolgte, war ein politischer, aber auch ein emotionaler Höhepunkt im Leben unserer Einrichtung.

Die über 5000 Mitarbeiter der Charité, insbesondere diejenigen, die in nunmehr im Neubau gelegenen Kliniken und Labors arbeiten, aber auch die Kollegen aus den verschiedenen Leitungsbereichen der Charité, der Verwaltung, der Ver- und Entsorgung und der Technik haben gemeinsam mit den Bauschaffenden in der sehr kurzen Zeit von praktisch nur einem viertel Jahr mehr als 1000 der 1150 Betten in Betrieb genommen. Dadurch konnten bis Jahresende rund 3400 Patienten im Neubau stationär betreut werden, wurden hier 2150 Operationen durchgeführt, erblickten 277 Kinder das Licht der Welt und erfolgten mehr als 10000 Konsultationen in der Unfallpoliklinik. Das ist eine auch nach internationalen Maßstäben hoch zu bewertende Leistung.

Dafür gebührt allen Mitarbeitern Dank und Anerkennung.

Der vorliegende Band berichtet aber auch über die sonstigen Leistungen der Charité auf den Gebieten der Erziehung und Ausbildung, Weiterbildung, Forschung und medizinischen Betreuung. Er enthält die Vorträge, die auf der zweiten, den Fragen der Neurowissenschaften gewidmeten Wissenschaftlichen Charité-Konferenz gehalten wurden, und würdigt ausführlich als weiteren Höhepunkt in diesem Jahr die 100. Wiederkehr des Tages, an dem Robert Koch vor der Berliner Physiologischen Gesellschaft seine Entdeckung des Tuberkulose-Erregers bekanntgab.

An dieser Stelle sei all denjenigen besonders gedankt, die uns bei der Vorbereitung des Manuskriptes maßgeblich unterstützten. Das sind alle Autoren sowie Herr Dr. med. Rainer Richter, Frau Karola Hausschild, Frau Helga Bondzin und Frl. Sabine Rausch.

Wir danken ferner den Mitarbeitern des Akademie-Verlages, seinem Direktor, Herrn Prof. Berthold, dem Cheflektor Dr. Zeisler und unserer Lektorin Frau Christiane Grunow für die gute Zusammenarbeit und Unterstützung.

Berlin, im Januar 1983

Prof. Dr. Jürgen Grosser

Prorektor für Medizin

Für die Bildvorlagen danken wir den Mitarbeitern der Zentralen Fotoabteilung der Charité (Leiter: Dipl.-Fotografiker Manfred Boy) Gerhard Agurski, Carola Albrecht, Brigitte Körner, Gertrud Lewandowski, Renate Rust, Andrea Schmidt, Elfriede Thiele und Norbert Werk; Herrn Prusowski von der Fotoabteilung im Direktorat für Kultur und Öffentlichkeitsarbeit der Humboldt-Universität; dem Zentralen Staatsarchiv Merseburg und den Fotografen Christian Brachwitz, Berlin; Dachwitz (ADN-ZB); Christian Eckert, Berlin; Foto-Atelier Eckert, Berlin; Christian Krebs, Berlin; Mittelstädt (ADN-ZB); Barbara Morgenstern, Berlin; Murzen (ND); Leon Schmidtke (ND); Schneider (ADN-ZB); Foto-Wulckow, Berlin.

Inhalt

Tätigkeitsbericht der Medizinischen Fakultät des Wissenschaftlichen Rates der Humboldt-Universität

Von H. David und Ch. Trautsch

Die Medizinische Fakultät hat die im Vorjahr begonnenen Aufgaben in hoher Qualität weitergeführt. Die Wahlperiode erstreckt sich von 1980 bis 1983, so daß sich die Zusammensetzung nicht geändert hat. Infolge des Todes von Herrn Porstmann wurde als neuer Leiter der Promotionskommission B Herr Breustedt gewählt.

Zur Bearbeitung von Problemkomplexen der Initiativforschung wurde eine Kommission unter Leitung von Herrn Thierfelder gebildet, der die Herren Bartel, Geissler und Oelssner † sowie Frau Jacobasch angehören. Zu dieser Frage legte die Fakultät in ihrer Sitzung am 3. 3. 1982 folgende Grundsätze fest:

— die Verantwortung für die Initiativforschung tragen die Direktoren der Einrichtungen
— Anträge sind von den Wissenschaftlern an den Rektor zu richten
— Mittel sind in begrenztem Umfang, aber kurzfristig und sehr schnell bereitzustellen; die Gerätenutzung ist vom Antragsteller auszuweisen
— die Bearbeitung soll zeitlich begrenzt sein
— hohes wissenschaftliches Niveau, gesellschaftliche Relevanz der Aufgaben
— es muß eine Notwendigkeit bestehen, die Aufgabe außerhalb eines Forschungsprojektes bzw. einer Hauptforschungsrichtung zu bearbeiten
— die Fakultät sollte das Organ der wissenschaftlichen Beurteilung sein
— Nur abgeschlossene Leistungen werden prämiiert.

Die Fakultät diskutierte den Forschungsbericht 1981 und behandelte die Einzelforschungsaufgaben „Epidermale Proliferation und Differenzierung" und „Laserskalpell".

Unter der Verantwortung der Fakultät wurde die 2. Wissenschaftskonferenz mit dem Thema „Fortschritte in der neurowissenschaftlichen Forschung" durchgeführt (s. S. 160). Gleichzeitig wurde mit der Vorbereitung der 3. Konferenz begonnen, die als Freundschaftssymposium mit Wissenschaftlern der Sowjetunion und anderer sozialistischer Länder 1983 abgehalten wird.

Auf den Fakultätssitzungen des Jahres 1982 wurden folgende wissenschaftliche Vorträge gehalten:

Herr Zuhrt 6. 1. 1982

Forschungsentwicklung am Fachbereich Stomatologie und Mitwirkung an der HFR „Karies- und Periodontalerkrankungen"

Herr Schnitzler † 3. 2. 1982

Entwicklungstendenzen der klinischen Immunologie am Bereich Medizin (Charité)

Herr Hecht 3. 3. 1982

Probleme der medikobiologischen Kosmosforschung

Herr Bertolini 6. 4. 1982

Beitrag der Entwicklungsanatomie zur Gestaltung von Lehre und Forschung am Anatomischen Institut

Herr Hüller 5. 5. 1982
Zur Entwicklung der klinischen Pharmakologie

Herr Gross 3. 11. 1982
Pathobiochemie der Perinatalperiode

Herr Correns 1. 12. 1982
Studie zur NMR-Tomographie

Die Fakultät befaßte sich in einer ausführlichen Diskussion mit der Entwicklungskonzeption des Bereiches Medizin (Charité) und unterstützte die dort formulierten Entwicklungslinien.
Ein wichtiger Komplex der Arbeit war die Förderung der studentischen Forschung und besonders die Förderung der Beststudenten. Dazu wurden Grundtendenzen und Vorschläge in den Sitzungen vom 6. Januar, 7. April, 22. September und 1. Dezember 1982 diskutiert und dem Senat folgender Vorschlag unterbreitet, der von diesem bestätigt wurde: „Für Beststudenten kann mit Zustimmung des Direktors für Erziehung und Ausbildung des Bereiches Medizin das Promotion-A-Verfahren vor Beendigung des Studiums eröffnet und durchgeführt werden. Voraussetzung sind der erfolgreiche Abschluß des Diplomverfahrens und die Erfüllung aller anderen Bedingungen für das Promotion-A-Verfahren (außer Studienabschluß). Die Urkunde wird erst nach Beendigung des Studiums überreicht."
In ihrer Sitzung am 3. Februar befaßte sich die Fakultät mit der Erhöhung der Qualität in Ausbildung und Erziehung und mit der Vorbildwirkung der Hochschullehrer. Es stand eine Vorlage zur Diskussion, die von einer Kommission unter Leitung von Herrn Bayer erarbeitet worden war.

Durch die Fakultät wurden 1981/82 folgende herausragende wissenschaftliche Leistungen bestätigt:

W. Dubiel, M. Müller und S. M. Rapoport, Institut für Physiologische und Biologische Chemie:

ATP-abhängige Proteolyse

Es wurde eine neue Methode entwickelt, die zur Bestimmung des Proteinabbaus sowohl in intakten Zellen als auch in zellfreien Systemen anwendbar ist. Die ATP-abhängige Proteolyse wurde in intakten Retikulozyten bestimmt und charakterisiert.
In Analogie zum ATP-abhängigen proteolytischen System im Zytosol von Retikulozyten wurde an der Außenseite der Innenmembran der Rattenlebermitochondrien ein energieabhängiges proteolytisches System identifiziert und teilweise charakterisiert.
Die Charakteristiken des Abbaus mitochondrialer Proteine in Leberzellen und des energieabhängigen Proteinabbaus von Mitochondrien in Retikulozyten sind prinzipiell identisch. Die ATP-abhängige Proteolyse der Mitochondrienproteine wurde durch eine enzymatische Phospholipidveränderung der Mitochondrienmembran ausgelöst (Retikulozyten-Lipoxygenase; Ca^{2+}-abhängige Phospholipasen der Leber). Damit wurde erstmalig die biologische Bedeutung der ATP-abhängigen Proteolyse erkannt.

H. A. Hackensellner und G. Matthes (unter Mitarbeit von Kolln. Dahlke, Kolln. Herrmann), Institut für Transfusiologie und Transplantologie:

Verbesserte Kryoprotektion durch Selenverbindungen

Der Einsatz von Selenverbindungen bei der Kryokonservierung ist ein prinzipiell neuer Weg in der Kryobiologie zur Verbesserung der Überlebensfähigkeit gefrierkonservierter biologischer Materialien.

Die Anwendung von Selenverbindungen (Natriumselenit, Selenomethionin) im Rahmen der Kryokonservierung bewirkt eine Steigerung der Überlebensrate von biologischem Material nach Lagerung in flüssigem Stickstoff bei −196 °C.

1. Die Vorbehandlung der Spenderniere mit einer anorganischen oder organischen Selenverbindung oder der direkte Zusatz von Selenomethionin führen zu einem protektiven Effekt, der konzentrationsabhängig ist.
2. Der Nachweis wurde durch Untersuchungen an Herzmuskelgewebe, roten Blutzellen, ganzen Herzen und an Humanknochenmark geführt.

Die Anwendung dieser Prinziplösung könnte besondere Bedeutung für die Kryokonservierung in Diagnostik, Forschung und Therapie, aber auch in anderen Bereichen der Volkswirtschaft (Veterinärmedizin, Tierproduktion, Nahrungsmittelindustrie) haben.

K. Hecht (unter Mitarbeit von Dr. Poppei, Dr. Schlegel, Dipl.-Phys. Sass, Dipl.-Biol. Wachtel, Kolln. Barnow, Kolln. Gehlhaar, Kolln. Lipka, Kolln. Röhl), Nervenklinik:

Experiment Biosatellit Kosmos 1129

Es gelang der Nachweis, daß sich unter den Bedingungen der Schwerelosigkeit bei Inversion des Hell-Dunkelrhythmus während eines 18 1/2tägigen kosmischen Fluges zirkadiane Rhythmen an den neuen Taktgeber adaptieren können. Erfolgte jedoch in diesem Prozeß die Landung, so wirkten die terrestrischen Einflüsse außerordentlich belastend, so daß die Zeitstruktur des Organismus (zirkadianer und Minutenrhythmus) völlig zerstört wurde. Dieser Vorgang ist reversibel und normalisiert sich etwa 4 Wochen nach der Landung.
Außerdem wurde nachgewiesen, daß sich nach einem kosmischen Flug zentralnervale und motorische Reaktionszeiten miteinander korrelierend verkürzen. Eine Normalisierung zeigt sich von der 3. Woche der Readaptationsphase an. Diese Ergebnisse werden auf eine Streßreaktion zurückgeführt.

G. Jacobasch, Institut für Physiologische und Biologische Chemie:

Aufstellung eines Pyruvatkinasemutanten-Kataloges

Die Pyruvatkinasemutanten roter Blutzellen wurden von 32 Patienten und 150 heterozygoten Merkmalsträgern aus der DDR und der ČSSR nach einheitlichen Kriterien charakterisiert. Kinetische, elektrophoretische und immunologische Parameter wurden angewendet. Die Ergebnisse lassen die Schlußfolgerung zu, daß alle analysierten PK-Defekte unabhängige Mutationen darstellen. Überwiegend handelt es sich um Punktmutationen des Strukturgens.
Das klinische Bild der Pyruvatkinaseenzymopathie wird durch eine nichtsphärozytäre hämolytische Anämie unterschiedlichen Schweregrades bestimmt. Die Patienten sind überwiegend doppelt heterozygot für die Anomalie und nur in seltenen Fällen homozygot.
Die Verkürzung der Lebenserwartung roter Blutzellen ist darauf zurückzuführen, daß ihr Energiestoffwechsel ausschließlich durch die Glykolyse bestimmt ist. Als Folge des Pyruvatkinasedefektes ist die Glykolyserate herabgesetzt, und der ATP-Spiegel kann nicht mehr stabilisiert werden. Dies führt zu einer Abnahme der Filtrabilität der roten Blutzellen. Die Stoffwechselveränderung korreliert zum Schweregrad der genetisch bedingten Erkrankungen.
Das umfangreiche Datenmaterial des PK-Mutantenkataloges gestattet erstmalig, die quantitativen Auswirkungen eines Enzymdefektes auf den Energiestoffwechsel mit Hilfe der mathematischen Modellierung exakt zu bestimmen und eine individuelle Prognose des Krankheitsverlaufes zu geben.

W. Oelssner † (unter Mitarbeit von Dr. Bluth, Dr. Morgenstern, Dr. Fink, Dipl.-Biochem. Drescher, Dr. Hetey, Dipl.-Med. Oelssner, Dr. Gold, Dipl.-Med. Langnickel, Kolln. Fischer, Kolln. Tanneberger, Kolln. Baunack, Kolln. Arnswald, Kolln. Winter), Institut für Pharmakologie und Toxikologie:

Modellierung der Wirkungsbedingungen ausgewählter Neuro-Psychopharmaka auf der Grundlage eigener Befunde und der Literatur

Es wurden verschiedene Lokomotionsmodelle bzw. pharmakologisch-biochemische In-vivo- und In-vitro-Modelle an der Ratte unter Einsatz verschiedener Neuro-Psychopharmaka charakterisiert, wobei in die Experimente z. T. selbst entwickelte Untersuchungstechniken einbezogen wurden. Mittels dieser Tiermodelle war es möglich, verschiedene typische sowie atypische Neuroleptika und Antidepressiva zu differenzieren.
Eingehende Untersuchungen unter komplexem Einsatz eigener Modelle lieferten einen Beitrag zur Aufklärung des Wirkungsmechanismus besonders folgender Antipsychotika: Clozapin, Sulpirid, Cyproheptadin, Mianserin, Danitracen u. a.
Aus den Ergebnissen ist zu schlußfolgern, daß der bevorzugte bzw. spezifische Angriff eines Psychopharmakons an einem zentralen Transmissionssystem eher eine bestimmte psychotrope Wirkung am Menschen voraussagen läßt als die bisher auch vom Pharmakologen verwendete Einteilung in Neuroleptika und Antidepressiva.

O. Prokop (unter Mitarbeit von Doz. Dr. Geserick, Dr. Patzelt, Kolln. Schröder, Koll. Krause, Doz. Dr. Radam, Dr. Strauch, Kolln. Weck, Kolln. Heinze, Dr. Waltz, Dr. Rose, Kolln. Bärbel Klein, Kolln. Rackwitz, Kolln. Rose, Kolln. Barbara Klein), Institut für Gerichtliche Medizin:

Blutgruppenforschung — Serologie und Genetik

Durch die Einführung neuer serologischer Verfahren und durch Verbesserung bzw. Modifizierung bestehender gelang die Entdeckung von 3 bisher unbekannten Phänotypen im Polymorphismus der sauren Erythrozytenphosphatase, die auf die Existenz von 2 Allelen acP^f und acP^g zurückgeführt werden können.
Im ADA-System wurde ein bisher nicht beschriebener Typ ADA 9 entdeckt. Im Transferrinsubtypen-System (Tf C) wurde erstmals für Mitteleuropäer ein anodisch zu Tf C1 gelegenes Genprodukt beschrieben.
Weiterhin wurde eine Mikroheterogenität am Gc^S-Allel bei Pferdeartigen entdeckt.

H. A. Rosenthal (unter Mitarbeit von Dr. Reefschläger, Kolln. Schröder), Lehrstuhl für Virologie:

Testung neuartiger Hemmstoffe der Virusreplikation und Beiträge zur Synthesekonzeption

In Zusammenarbeit mit der Synthesegruppe Prof. Langen (ZIM) gelang die Charakterisierung einer Reihe spezifischer antiherpetisch wirkender nichtklassischer Antimetaboliten des Nukleinsäurestoffwechsels. Eine der Verbindungen erwies sich in der Zellkultur, im Tierexperiment und in klinischen Versuchen als ganz besonders wirksam gegen Herpes simplex Virus I, Varizella-Zoster-Virus und Pseudorabies-Virus.
Es handelt sich um das untoxische, nichtmutagene Bromvinyldesoxyuridin. Bromvinyldesoxyuridin ist ein Antiherpetikum der zweiten Generation. Seine hohe spezifische Wirkung gegen eine Reihe gefährlicher Virusinfektionen (Herpeskeratitis, Herpes zoster, Herpesenzephalitis) ermöglicht eine effektive Therapie selbst hoffnungsloser Fälle, z. T. mit lebensrettender Wirkung.

Inländische und internationale klinische Testergebnisse sind sämtlich positiv. Ein negativer Mutagenitätstest, durchgeführt von Prof. GERSHENSON, Kiew, liegt ebenfalls vor.
Der VEB Berlin-Chemie arbeitet (gemeinsam mit einem ungarischen Partner) am Problem der Übernahme des Bromvinyldesoxyuridins in die Produktion.

D. SCHOLZ, H. OESTERWITZ, P. ALTHAUS und H. H. SCHULDT, Abteilung für experimentelle Organtransplantation:

Klinische und experimentelle Ergebnisse der Transplantation kindlicher und neugeborener Nieren in adulte Empfänger — Überlebensraten/Komplikationen/Blutdruckverhalten/Funktionsentwicklung

Durch systematische experimentelle und klinische Untersuchungen konnte nachgewiesen werden, daß die Ergebnisse der Transplantation kindlicher und neugeborener Nieren bedeutend besser sind als die der chronischen Dialysebehandlung. Damit wurden eine Erweiterung des Spenderpools und eine Erhöhung der Transplantationsfrequenz möglich (20 bis 25% aller potentiellen Nierenspender sind unter 15 Jahre alt).
Die klinische Studie betrifft die systematische Auswertung von 97 Nierentransplantationen kindlicher Spendernieren im Alter zwischen 4 Monaten und 15 Jahren. Als Kontrollgruppe dienten 230 Transplantationen von Nieren Erwachsener (16 bis 68 Jahre). Es erfolgte dazu eine Auswertung immunologischer, biochemischer und klinischer sowie tierexperimenteller Untersuchungsergebnisse.

I. SYLLM-RAPOPORT (unter Mitarbeit von Kolln. DANIEL, Koll. STAREK, Koll. GÖTZE, Dr. HARTWIG, Dr. EGGERT), Kinderklinik:

Hypoxiekriterien und ZNS-Entwicklung

Eine optimale Versorgung mit Sauerstoff ist vor allem bei der intrauterinen Entwicklung des Kindes von erstrangiger Bedeutung. Sauerstoffmangel (Hypoxie) kann zu schwerwiegenden Gefahrenzuständen für das neugeborene Kind führen.
Um einen frühkindlichen Hirnschaden zu vermeiden, muß die Hypoxie des Foeten verhindert oder zumindest rechtzeitig erkannt werden sowie möglichst exakt gemessen und quantitativ überwacht werden. Die Forschungsgruppe fand, daß die Kreatinkonzentration der roten Blutkörperchen einen Rückschluß auf den Sauerstoffmangel erlaubt. Mittels der Kreatinkonzentration können der Schweregrad, die Dauer der Hypoxie und sogar der ungefähre Zeitpunkt ihres Auftretens eingeschätzt werden. Es wurde ein praktikables Diagnostikprogramm ausgearbeitet, das in umfangreichen Tierexperimenten erprobt und dann in Form klinischer Studien in die Praxis überführt wurde.

H. WAGNER, Hals-Nasen-Ohren-Klinik:

Gehörlärmschaden-Normative für den Menschen (Teilleistung)

Die Arbeit stellt einen gewissen Abschluß des international ersten Versuches dar, tierexperimentell Kriterien für die Vermeidung eines überlastungsbedingten Innenohrschadens zu gewinnen mit dem Ziel, die arbeitsmedizinische Lärmschaden-Prophylaxe zu optimieren. Wichtigste Ergebnisse: Schallbelastungen mit Pegeln unterhalb einer frequenzabhängigen Grenzkurve (1) toleriert das Innenohr beliebig lange. Schallbelastungen mit Schalldruckpegeln oberhalb einer frequenzabhängigen Grenzkurve (2) führen nahezu zeitunabhängig zu irreversiblen Schäden. Belastungen zwischen (1) und (2) beantwortet das Innenohr je nach Dauer und Intensität mit einer ganz oder nur teilweise reversiblen Funktionsminderung. Es wird ein Modell formuliert, mit dessen Hilfe die Parameter-Kombinationen (Pegel, Belastungsdauer bei Schmalbandschall), bei denen eine irreversible Funktionsminderung sicher vermieden wird, sowie die mindestens erforderliche Erholungszeit ermittelt werden können.

F. Scheibe, Hals-Nasen-Ohren-Klinik:

Analytische Untersuchungen zur Biochemie der Perilymphe am unbelasteten Tier und nach Schallbelastung (Teilleistung)

Die biochemischen Grundlagen der Innenohrfunktion sind noch weitgehend ungeklärt. Die Arbeit ist ein grundlegender ultramikroanalytischer Beitrag zur Biochemie der kochleären Perilymphe, bei dem erstmalig eine größere Anzahl ausgewählter chemischer Bestandteile (Laktat, Pyruvat, Glukose, Natrium, Kalium, Gesamtprotein, LDH-Gesamtaktivität) vergleichend in Perilymphe, Blut und Liquor cerebrospinalis unbelasteter und schallbelasteter Versuchstiere (Meerschweinchen) untersucht wird. Die Ergebnisse sprechen, entgegen bisher vertretenen Ansichten, für einen spezifischen biochemischen Charakter der Perilymphe, der sich sowohl von dem des Liquor cerebrospinalis als auch dem des Blutplasmas eindeutig unterscheidet. Neue Aspekte zur sog. Blut-Perilymph-Schranke sind von wesentlicher Bedeutung für den Stofftransport in das und aus dem Innenohr. Überlastungsbedingte biochemische Veränderungen waren nicht eindeutig nachweisbar.

H. Wolff und H. Pahlig, Chirurgische Klinik:

Experimentelle auxiliäre Lebertransplantation

Die Bearbeitung der auxiliären Lebertransplantation im Experiment verfolgt das Ziel, ein günstiges Transplantationsmodell für den Einsatz in der Klinik zu finden.

Es wurde ein neuartiges Modell der auxiliären Lebertransplantation am Minischwein geschaffen, mit dem es gelang, eine langfristige Funktion der transplantierten Leber zu erreichen.

Es ist zu erwarten, daß die derzeit unbefriedigenden Ergebnisse bei der Behandlung der Leberinsuffizienz durch den Einsatz dieser Methode entscheidend verbessert werden können.

Als besondere wissenschaftliche Leistung wurde ferner anerkannt:

N. Mangakis und B. Sehrt, Geschwulstklinik:

Deutung der formalen Genese des Fibroadenoms der Mamma als hyperplasiogene Geschwulst eines Histosystems auf der Basis einer Gegenüberstellung morphologischer und biochemischer Untersuchungsergebnisse

Der Zugang zur Deutung der bislang sehr umstrittenen und unklaren formalen Genese des Mammafibroadenoms wird durch die Gegenüberstellung der morphologischen und biochemischen Analysedaten von 33 Mammafibroadenomen hinsichtlich der Reihenfolge ihrer Ausreifung ermöglicht. Zwischen der Ausreifung der Fibroadenome einerseits und Gehalt sowie Zusammensetzung der Glykosaminoglykane (GAG) andererseits besteht eine eindeutige Korrelation. Konform mit dem GAG-Gehalt ändert sich auch der Wassergehalt des Tumorgewebes. Im Wachstum befindliche aktive Fibroadenome sind durch hohen Gesamt-GAG-Gehalt, hohen Wassergehalt und hohen Hyaluronsäuregehalt gekennzeichnet. Mit fortschreitender Fibrosierung der Fibroadenome nehmen sowohl der Gesamt-GAG- und Wassergehalt als auch der Hyaluronsäuregehalt ab, während der Dermatansulfatgehalt progredient zunimmt.

Eine örtlich unterschiedliche Bildungshäufigkeit der Hormon (Östrogen)-Rezeptoren und, damit zusammenhängend, eine unterschiedliche Empfänglichkeit bestimmter Epithelstrecken für den hyperplasiogenen Reiz führen durch sympodiale Dichotomie der proliferierenden Adenomkanäle bei gleichzeitiger grotesker Wucherung und schleimig-ödematöser Auftreibung ihres Mantelgewebes zur Gestaltung von Fibroadenomstrukturen perikanalikulärer Form. Entstehen Epithelfelder noch stärker gesteigerter Wucherungsaktivität, dann erfolgt an diesen Stellen eine dichte Sprossung der neuen Kanälchen nach Art der Serialknospen. Aus der prompten Entfaltung des sie umgebenden Mantelgewebes resultiert zwangsläufig ihre Einstülpung in das Lumen, so daß Strukturen des Fibroadenoms intrakanalikulärer Form entstehen.

Im Jahre 1982 abgeschlossene Promotionsverfahren B

Dr. med. Joachim CUMBROWSKI: Kommunalhygienische Untersuchungen über die Umweltbelastung durch Cadmium in ausgewählten Territorien der DDR.
Fachgebiet: Kommunalhygiene

Dr. med. Roland FEHLINGER: Klinische Studie zur Diagnostik und Therapie des tetanischen Syndroms.
Fachgebiet: Neuropsychiatrie

Dr. med. dent. Gisela GRAEHN: Primäre Kariesprävention im Vorschulalter — Notwendigkeit, Methoden und Effektivität altersgemäßer Gesundheitserziehung.
Fachgebiet: Konservierende Stomatologie

Dr. med. Ingrid GRIMMER: Untersuchungen zur Transitorischen Neugeborenen-Hyperbilirubinämie.
Fachgebiet: Pädiatrie/Neonatologie

Dr. med. Hans GUSKI: Zelluläre Grundlagen der Adaptation des Myokards.
Fachgebiet: Pathologische Anatomie

Dr. med. Horst HALLE: Klinische Untersuchungen über den Einfluß der Prostaglandine bei der Wehenentstehung am schwangeren Uterus.
Fachgebiet: Gynäkologie und Geburtshilfe

Dr. med. Holger HÄHNEL und Dr. med. Kurt SCHELLNACK: Die Entwicklung von sagittaler Rückenform, Muskelkraft und Haltungsleistung und die Bedeutung der Rückenform als dispositioneller Faktor dystropher Wirbelsäulenveränderungen.
Fachgebiet: Orthopädie

Dr. med. Amadeus HARTWIG: Hämodynamische Auswirkungen von angeborenen Herzfehlbildungen mit Links-Rechts-Shunt als Ursache für eine allgemeine Gewebehypoxie. Kardiologische und pathophysiologische Untersuchungsbefunde sowie Wachstumsparameter im Säuglings- und Kleinkindalter.
Fachgebiet: Pädiatrie

Dr. med. Claus HENSSGE: Methoden zur Bestimmung der Todeszeit — Leichenabkühlung und Todeszeitbestimmung.
Fachgebiet: Gerichtliche Medizin

Dr. med. Erika IHLE: Klinisches Bild und ausgewählte immunologische Parameter bei Lupus-erythematodes-visceralis-Kranken unter besonderer Berücksichtigung von Hämostasestörungen.
Fachgebiet: Hämostaseologie

Dr. med. Steffen KÖHLER und Dr. med. Klaus RETEMEYER: Untersuchungen zur Biokompatibilität und Bioaktivität zahnärztlicher Implantatmaterialien unter besonderer Berücksichtigung der Bio-Vitrokeramik Ap 40 — Eine vergleichende experimentelle Studie.
Fachgebiet: Chirurgische Stomatologie

Dr. med. Kristian KOTHE: Die Einbeziehung klinisch-chemischer Parameter für die komplexe Beurteilung von Erkrankungen des Herzens.
Fachgebiet: Innere Medizin/Kardiologie

Dr. med. Gert MATTHES: Multifaktorielle Kryoprotektion — ein Beitrag zur Theorie der Kryoschädigung und Kryoprotektion von Zellen.
Fachgebiet: Gewebekryokonservierung

Dr. med. dent. Günter PILZ: Bedeutung und Anwendungsmöglichkeiten der Knochenszintigraphie bei Erkrankungen im orofazialen Bereich.
Fachgebiet: Chirurgische Stomatologie

Dr. med. Joachim Ritter: Pathomorphologie des Innenohres nach Lärmbelastung im Tierexperiment.
Fachgebiet: Hals-Nasen-Ohrenheilkunde

Dr. med. Wolfgang Rohde: Untersuchungen zur geschlechtsspezifischen Ontogenese des Menschen.
Fachgebiet: Endokrinologie

Dr. med. Hans-Joachim Schulz: Untersuchungen zur endoskopischen retrograden Cholangio-Pankreatikographie (ERCP).
Fachgebiet: Gastroenterologie

Dr. med. Siegfried Vogel und Dr. med. Hans-Joachim Synowitz: Experimentelle Erprobung und klinische Anwendung von neuentwickelten Halbleiterdetektorsonden für die intraoperative Hirntumordiagnostik.
Fachgebiet: Neurochirurgie

Dr. med. Roland Wauer: Ergebnisse klinischer, biochemischer und atemmechanischer Untersuchungen zur medikamentösen pränatalen Prophylaxe und postnatalen Therapie der Hyaline-Membran-Krankheit.
Fachgebiet: Kinderheilkunde/Neonatologie

Dr. med. Hartmut Wenk: Quantitativhistochemische Enzymuntersuchungen an funktionellen Systemen des Rattengehirnes in der Entwicklung und unter experimentellen Bedingungen.
Fachgebiet: Anatomie

Nicht an Einrichtungen der Charité gebundene Dissertationen

Dr. med. Jürgen Kaden: Diagnostische Bedeutung einiger immunologischer Methoden bei der Nierentransplantation.
Fachgebiet: Immunologie

Dr. med. Peter Müller und Dr. med. Bernd Schönberger: Wert der Isotopenuntersuchungen mit 131-J-Hippurat im Rahmen der organerhaltenden Nierenchirurgie — Eine methodische, experimentelle und klinische Studie.
Fachgebiet: Nephrologie/Nuklearmedizin und Urologie

Dr. med. Horst Vogler: Auswirkungen neuer diagnostischer und therapeutischer Verfahren auf die Behandlungsergebnisse bei germinalen Hodentumoren.
Fachgebiet: Urologie

Dr. med. Hilmar Wuthe: Referenzwerte respiratorischer Funktionsparameter im Kindes- und Erwachsenenalter als Grundlage klinischer und epidemiologischer Untersuchungen.
Fachgebiet: Pathophysiologie

Promotionen A, für die die Fakultät das Prädikat „summa cum laude" bestätigte:

Norbert Franz: Das Verhalten des Herzrhythmus bei Patienten nach akutem Myokardinfarkt in der Phase I unter den Bedingungen einer verkürzten Frühmobilisation. (Universitätsklinik für Innere Medizin „Theodor Brugsch")
Frank-Dieter Koalick: Untersuchungen zum Problem der primären und sekundären Nebennierenrindeninsuffizienz bei chronischer Alkoholaufnahme unter besonderer Berücksichtigung des Delirium tremens. (extern)
Heidrun Prokop: Zur Herausbildung einer einheitlichen Gewerkschaft Gesundheitswesen in der sowjetischen Besatzungszone (1945—1949). (Institut für Geschichte der Medizin).

Verf.: Prof. Dr. sc. med. H. David, Dekan der Medizinischen Fakultät des Wissenschaftlichen Rates der Humboldt-Universität

Ehrenpromotion

Auf Vorschlag der Medizinischen Fakultät wurde vom Senat der Humboldt-Universität zu Berlin beschlossen, Herrn Professor

Dr.-Ing. Ehrhardt Gißke zum Dr. med. h. c. zu promovieren.
Die Übergabe der Urkunde erfolgte in einem akademischen Festakt am 9. 6. 1982.

Aus der Laudatio,

vorgetragen vom Dekan der Medizinischen Fakultät, Prof. Dr. H. David

Ehrhardt Gisske wurde am 2. 3. 1924 in Schönstedt, Kreis Bad Langensalza, Bezirk Erfurt, geboren, erlernte den Beruf eines Maurers und studierte anschließend Architektur. 1949 gründete er in Bad Langensalza das erste Projektierungsbüro mit Bauleitung als kommunales Wirtschaftsunternehmen und war in dieser Einrichtung Architekt und Bauleiter. Er projektierte und leitete den Aufbau kleiner Objekte; unter anderem baute er den ersten neuen Kindergarten in Bad Langensalza. Als 1950 Bruchstedt, ein kleiner Ort mit 350 Einwohnern in Thüringen, durch ein Unwetter stark zerstört worden war, erhielt er von der Landesregierung Thüringen den Auftrag, die Projektierung und Bauleitung für den Wiederaufbau zu übernehmen. Die Regierung hatte beschlossen, in 50 Tagen die Schäden zu beheben und 10 komplette Gehöfte, einen Kindergarten, eine Schule und ein Kulturhaus am Rande des Ortes neu und schlüsselfertig zu errichten. Termingemäß wurden die fertiggestellten Gebäude nach 50 Tagen Projektierungs- und Bauzeit bezogen.

Im Januar 1952 kam Ehrhardt Gisske dem Aufruf zum Nationalen Aufbauwerk in der Hauptstadt folgend nach Berlin und erhielt zuerst die Aufgabe, die Trümmerbahn zu leiten, Trümmer abzufahren und die Baustoffe für den Bau des Zentrums der Hauptstadt anzutransportieren. Danach wurde er stellvertretender Chefarchitekt der Hauptstadt. Nach 2jähriger Tätigkeit in dieser Funktion erhielt er den Auftrag, als Stadtbaudirektor eine neue Leitung des Berliner Bauwesens aufzubauen. Nach 7jähriger Tätigkeit in dieser Funktion arbeitete Prof. Gisske in verschiedenen wissenschaftlichen Instituten der Bauakademie der DDR.

1973 wurde er mit dem Beginn des Neubaues des Palastes der Republik zum Direktor der Aufbauleitung Sondervorhaben Berlin berufen. In den letzten 10 Jahren wurden unter seiner Leitung folgende Objekte fertiggestellt und in Betrieb genommen: der Palast der Republik, der Pionierpalast, das Sport- und Erholungszentrum, das Internationale Handelszentrum Friedrichstraße, das Warenhaus am Ostbahnhof und das Palasthotel in der Karl-Liebknecht-Straße. Im Bau befinden sich noch das rekonstruierte Schauspielhaus von Schinkel am Platz der Akademie, der Friedrichstadtpalast und das Haus der sowjetischen Kultur und Wissenschaft in der Friedrichstraße.

Im Juli 1975 wurden vom Politbüro des ZK der SED der Neubau und die Rekonstruktion der Charité beschlossen. Unter Leitung des Gen. Prof. Gisske wurde dieser Beschluß vorbereitet. Von ihm wurde die Neubau- und Rekonstruktionskonzeption für die materiell-technische Erneuerung der Charité am alten traditionsreichen Standort inauguriert, nachdem über mehrere Jahre zuvor nur Neubauvarianten zur Diskussion gestanden hatten. Es wurde nachgewiesen, daß mit dem Neubau und der Rekonstruktion der Charité die medizinische Aufgaben- und Zielstellung erfüllt werden konnte. Heute ist noch mehr als damals ersichtlich, daß dies eine richtige Konzeption war.

Auf Grund der von Prof. Gisske konzipierten Organisationsform für die Abwicklung der Investitionsmaßnahmen unter Beachtung der gleichberechtigten Mitarbeit des Generalauftragnehmers, des Generalprojektanten und des Direktorates für Neubau und Rekonstruktion wurden unter seiner Leitung alle Entscheidungen gemeinsam mit den späteren

Nutzern getroffen. Damit wurden die Wissenschaftler und Ärzte in die Lage versetzt, von Anfang an Verantwortung für dieses Investitionsvorhaben zu tragen. Diese bisher bei keinem Krankenhaus in der DDR üblich gewesene Organisationsform hat auch international große Anerkennung gefunden. Sie beinhaltete von vornherein eine enge Verflechtung von medizinischer Aufgabenstellung, Projektierung und Ausführung und führte dazu, daß das größte Krankenhaus unserer Republik in einer auch international beachtlichen Bauzeit von nur 5 Jahren errichtet werden konnte. Diese kurze Bauzeit bedingte ihrerseits, daß alle Funktionsbereiche im Neubau zum Zeitpunkt der Inbetriebnahme dem wissenschaftlich-technischen Höchststand im Krankenhausbau entsprechen. Im Hochschul- und Gesundheitswesen unserer Republik ist der Neubau und die Rekonstruktion der Charité das größte Investitionsvorhaben in der Geschichte der DDR. Damit werden wesentliche Voraussetzungen für eine weitere wissenschaftliche Entwicklung der Charité zum führenden Zentrum der Medizin in der DDR geschaffen.

Besonders hervorheben möchten wir folgende wissenschaftlichen Ergebnisse und Leistungen:

1. Mit dem Neubau und der Rekonstruktion ist eine optimale Verbindung zwischen den Aufgaben in der medizinischen Betreuung, der Forschung und der Lehre gefunden worden. Wichtige Forschungsbereiche der klinisch-angewandten Forschung und der Grundlagenforschung sind unmittelbarer Bestandteil des Neubaus. Die modernen Ansprüche der medizinischen Ausbildung und Weiterbildung wurden realisiert, u. a. sind auch eine optimale Fortbildung in neuen chirurgischen Methoden und die Weitergabe von Erfahrungen im internationalen Rahmen möglich.
2. Der Operationstrakt ist nach neuesten Kenntnissen und gleichzeitig so flexibel und multivalent gebaut, daß auch neue Operationsverfahren und andere hochspezialisierte Methoden (z. B. Laserchirurgie, Kryo-, Mikro-, Transplantations-, Herz- und Gefäßchirurgie u. a.) durchgeführt werden können und eine Weiterentwicklung möglich ist. Gleichzeitig wird die Zahl der Operationen wesentlich erhöht werden.
3. Im Neubau wurden nicht nur die neuesten Erkenntnisse der Krankenhaushygiene berücksichtigt, sondern es wurden auch neue Methoden und Verfahren entwickelt, die sich auf alle Krankenhausbauten und -umbauten in der DDR positiv auswirken und gleichzeitig Möglichkeiten zum Export beinhalten. Diese betreffen sowohl die klimatechnischen Lösungen als auch die Versorgungs- und Entsorgungs- sowie Transporttechnologien. Damit können die Hospitalinfektionen, die auch heute noch eine erhebliche Rolle spielen, deutlich gesenkt oder verhindert werden.
4. Die Betreuungs- und Aufenthaltsbedingungen für Patienten sind entsprechend den medizinisch-wissenschaftlichen Erkenntnissen und modernen pflegerischen Vorstellungen so entwickelt, daß sie den Lebensbedingungen in unserer sozialistischen Gesellschaft voll entsprechen.
5. Medizinisch begründete Kooperationseinheiten aus Operationssaal, intensivmedizinischen Bereichen, Pflegebereichen und diagnostischen Bereichen berücksichtigen die medizinischen und pflegerischen Aufgabenstellungen entsprechend dem internationalen Stand und sind trotz der Spezifität des Charité-Neubaus auch für andere nationale und internationale Einrichtungen beispielgebend.
6. Es wurden Prinziplösungen für die Leitung und Organisation eines Kran-

kenhauses erarbeitet, die nach Erprobung sinngemäß auch für andere, insbesondere neu erbaute Krankenhäuser der DDR angewendet werden können.

7. Nicht nur bei der Leitung und Organisation wurden neue Wege beschritten, sondern auch bei der Anwendung wissenschaftlich-technischer Erkenntnisse. Unter Leitung von Gen. Prof. GISSKE wurden zusammen mit mehreren Industriebetrieben unserer Republik wichtige Entwicklungen ausgelöst, die im Neubau und bereits in anderen Gesundheitseinrichtungen zur Anwendung gekommen sind. Eine Reihe neuer Ausbau-, Ausrüstungs- und Ausstattungstechnologien und -verfahren konnten erstmalig beim Krankenhausbau in der DDR angewendet werden.

Für seine bisherigen Leistungen wurde Prof. GISSKE u. a. mit dem Nationalpreis I. Klasse und III. Klasse, dem Vaterländischen Verdienstorden in Gold, Silber und Bronze, als Held der Arbeit, Verdienter Bauarbeiter der DDR und mit dem Banner der Arbeit I. Klasse ausgezeichnet.
Die Verdienste, die sich Gen. Prof. GISSKE um die materielle Erneuerung und damit um die Entwicklung der Charité auf den Gebieten der medizinischen Betreuung, Lehre und Forschung erworben hat, sind in der fast 275jährigen Geschichte der Charité beispiellos.

Die Medizinische Fakultät des Wissenschaftlichen Rates der Humboldt-Universität hat deshalb den Beschluß gefaßt, Gen. Professor GISSKE in Anerkennung seiner wissenschaftlichen Leistungen und Verdienste im modernen Krankenhausbau, von denen der Bereich Medizin der Humboldt-Universität durch den Neubau und die Rekonstruktion der Charité den unmittelbarsten Nutzen für die Erfüllung seiner Aufgaben auf dem Gebiet der Ausbildung und Erziehung, der medizinischen Betreuung und Forschung hat, zum

„doctor medicinae honoris causa“

zu ernennen.

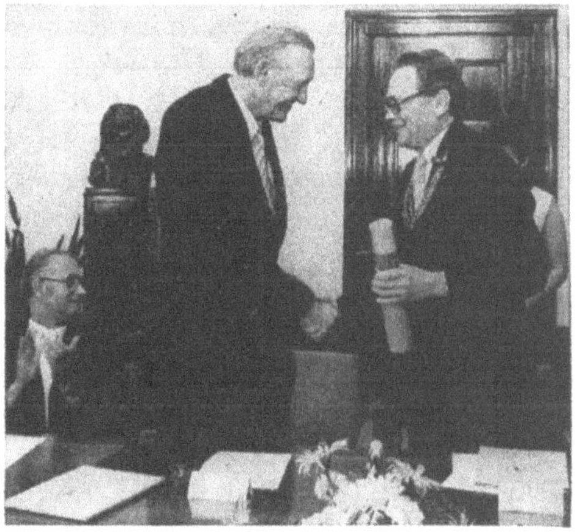

Der Rektor der Humboldt-Universität zu Berlin, Prof. Dr. Helmut Klein, überreicht Prof. Dr. Ehrhardt Gißke die Promotionsurkunde

Danksagung von Herrn Prof. Dr. Dr. h. c. Ehrhardt Gißke

Magnifizenz,
meine sehr verehrten Damen und Herren,
werte Genossinnen und Genossen!

Ich möchte mich recht herzlich bedanken beim Wissenschaftlichen Rat der Humboldt-Universität Berlin für die hohe Ehrung und Anerkennung.
Meinen besonderen Dank sagen möchte ich aber auch heute und an dieser Stelle der Partei- und Staatsfuhrung und unserem hochverehrten Generalsekretär der Sozialistischen Einheitspartei Deutschlands und Vorsitzenden des Staatsrates, Genossen Erich HONECKER.
Ich danke für das große Vertrauen, das mir bei meiner Arbeit entgegengebracht wird, und für die Möglichkeit, an solchen großen und schönen Gesellschaftsbauten der Hauptstadt, deren Errichtung zum

Wohl des Volkes erfolgt, mitwirken zu dürfen.
Meine heutige Auszeichnung verdanke ich auch insbesondere der fleißigen Arbeit der Bau- und Montagearbeiter, der Angehörigen der Nationalen Volksarmee, der Architekten, Ingenieure und Ökonomen, die zum guten Gelingen und bei der Vorbereitung und Durchführung des Neubaues und der Rekonstruktion der Charité einen hervorragenden Beitrag geleistet haben.
Meinen herzlichsten Dank dafür.

Parallel zur Fertigstellung des Palastes der Republik bekam die Aufbauleitung 1975 den Auftrag, als Generalauftragnehmer und Investitionsauftraggeber den Neubau und die Rekonstruktion der Charité vorzubereiten und zu leiten. Die Konzeption sah zu jener Zeit vor, einen Neubau für die Charité in Berlin-Kaulsdorf zu errichten. Damit wäre der jetzige traditionsreiche Standort der Charité aufgegeben worden.
Nach Durchsicht der wissenschaftlich-technischen Aufgabenstellung wurde als erste Maßnahme ein Kollektiv von Konsultanten, bestehend aus Medizinern und Architekten, zur Diskussion und Beratung von grundsätzlichen Problemen der Standortwahl, zum Programm, zum Entwurf, zur medizinischen Zielstellung sowie zur städtebaulichen und architektonischen Gestaltung von der Aufbauleitung berufen. In einer der ersten Beratungen der Konsultantengruppe wurde trotz der bisher schon getroffenen Festlegungen die Frage des Standortes nochmals diskutiert. Gemeinsam mit der Leitung der Charité, der Humboldt-Universität und dem Ministerium für Hoch- und Fachschulwesen wurden alle Varianten überprüft und die Vor- und Nachteile nach wissenschaftlich-technischen, städtebaulichen, funktionellen, bautechnischen und ökonomischen Gesichtspunkten herausgearbeitet. Das führte zu folgendem Ergebnis:

- Die medizinische und wissenschaftliche Aufgaben- und Zielstellung kann durch Neubau und Rekonstruktion am traditionellen Standort der Charité realisiert werden.
  Damit bleibt der historische Standort mit seinen großen Traditionen bestehen und wird weiterentwickelt.
- Zur Erweiterung der dringend benötigten Nutzflächen werden Neubauten errichtet, die im Zusammenhang mit der vorhandenen, schrittweise zu rekonstruierenden Bausubstanz der Qualifizierung der materiell-technischen Basis des gesamten Bereiches dienen.
- Die bestehenden Gebäude und die architektonische Konzeption der Krankenhaus-Anlage, die im Zeitraum 1897–1917 errichtet wurde, werden weitgehend erhalten und durch eine grundlegende Rekonstruktion an die zukünftigen Anforderungen angepaßt.
- Die komplexe Rekonstruktion der Altbausubstanz der Charité ist im Sinne einer Intensivierung bestehender Grundmittelfonds zu werten.
- Mit dem Neubau und der Rekonstruktion der Charité werden die materiellen und konzeptionellen Voraussetzungen für die Entwicklung der Charité zum führenden Zentrum der Medizin in der DDR geschaffen.
- Die notwendige enge Verbindung zwischen den Kliniken und Instituten auf der einen Seite und den naturwissenschaftlichen Sektionen der Humboldt-Universität auf der anderen Seite bleibt bestehen und wird weiter ausgebaut.
- Die Situation am jetzigen Standort erlaubt die bei der Größe und Kompliziertheit der baulichen Aufgabe notwendige Realisierung in Baustufen, ohne daß es zu wesentlichen Einschränkungen in der Lehre, Forschung und medizinischen Betreuung kommt.

Davon ausgehend wurde folgender Generalplan erarbeitet, der in Baustufen realisiert wird:

1. Baustufe

Für alle Funktionen mit besonders hohen Ansprüchen an die technische Gebäudeausrüstung und an die Medizintechnik werden Neubauflächen errichtet. Dies bedeutet, daß alle vorrangig operativ tätigen Fächer in einem Chirurgisch Orientierten Zentrum räumlich zusammengefaßt und funktionell miteinander verbunden werden. Dieses Zentrum ermöglicht die Konzentration eines großen Teiles der Medizintechnik der Charité sowie die Zusammenfassung aller zentralisierbaren Bereiche der Funktions- und Röntgendiagnostik. Ein leistungsfähiger Wirtschaftsbereich mit Zentralküche und Speisesälen wird an zentraler Stelle neu geschaffen. Für Mitarbeiter der Charité werden in unmittelbarer Nähe Neubauwohnungen errichtet.

2. Baustufe

Für die nicht operierenden Disziplinen werden die bestehenden Gebäude rekonstruiert und teilweise neu ausgerüstet. Die Verbindung zwischen dem Chirurgisch Orientierten Zentrum und den nichtoperativen Kliniken bilden der zum COZ gehörende diagnostische Funktionaltrakt und die Zentrale Poliklinik, die im wesentlichen durch Rekonstruktion in freigezogener Altbausubstanz geschaffen wird.

Mit der Schaffung einer Zentralapotheke und eines Werkstattgebäudes sowie eines zentralen tierexperimentellen Bereiches werden die Maßnahmen zur Verbesserung der wirtschaftlich-technischen Infrastruktur sowie der Forschungstätigkeit konsequent fortgesetzt.

Mit der städtebaulichen und architektonischen Lösung erhält die Charité eine städtebauliche Wirksamkeit, die ihrer Bedeutung als medizinisch-wissenschaftliches Zentrum in der Hauptstadt der DDR entspricht.

Im Ergebnis wurde vom Sekretariat des Politbüros am 17. 7. 1975 der Beschluß als Generalplan zum Neubau und der Rekonstruktion am alten Standort gefaßt.

Nun begann in einer großen Gemeinschaftsarbeit von Medizinern, Architekten, Ingenieuren und Ökonomen die Erarbeitung von Varianten für die 1. Baustufe. Es wurden mehrere wissenschaftlich-technische, funktionelle, architektonische, konstruktive und technologische Lösungen insbesondere für das Chirurgisch Orientierte Zentrum ausgearbeitet, und in kurzer Zeit konnten das Programm, der Entwurf und das Projekt erarbeitet werden. Die entsprechenden Festlegungen dazu wurden erst nach intensiver Diskussion mit Wissenschaftlern, Ärzten, Schwestern, Architekten und Ingenieuren getroffen.

In einer Bauzeit von 5 Jahren wurden das Chirurgisch Orientierte Zentrum, das Versorgungszentrum mit täglich 6000 Essenportionen für Patienten und Mitarbeiter der Charité, 364 Wohnungen für Mitarbeiter der Charité sowie das Heizwerk in der Scharnhorststraße neu errichtet. In diesem Zeitraum wurde gemeinsam mit der Charité auch eine Reihe wichtiger Rekonstruktionsmaßnahmen durchgeführt.

Hauptanliegen während der 1. Baustufe war, die bestätigte wissenschaftliche Konzeption und die medizinische Aufgabenstellung konsequent zu verwirklichen. Dabei waren wir immer bestrebt, die neuesten Erkenntnisse der Medizintechnik und der Bautechnik während der Projektierung und Baudurchführung noch einfließen zu lassen. Das bringt zwar vielfältige Beeinträchtigungen für die Projektierung und die Baudurchführung mit sich, gibt jedoch die Gewähr dafür, daß die neuesten Erkenntnisse aus Wissenschaft und Technik noch wirksam werden und damit ein auch zum Zeitpunkt der Inbetriebnahme noch modernes Krankenhaus zur Verfügung steht.

Beispiele für das Einfließen neuer wissenschaftlich-technischer Erkenntnisse auf dem Gebiet der Medizin während der Bauzeit waren:

- Der Einsatz eines Großautomaten für die klinische Biochemie, der wesentlich zur Rationalisierung der Laborprozesse und zur Leistungssteigerung beitrug.
- Der Einsatz von Prozeßrechnern im Zentrallabor und in der Funktionsdiagnostik.
- Der Einsatz eines Kleinrechners zur Rationalisierung der Informationsprozesse im Krankenhaus.
- Der Einsatz von weiterentwickelter Ultraschalldiagnostik und Röntgentechnik mit dem Ziel, die Strahlenbelastung für den Patienten zu reduzieren.
- Der Einsatz von weiterentwickelten Überwachungsanlagen, die eine höhere Sicherheit besonders gefährdeter Patienten ermöglichen.

Ein weiterer wichtiger Faktor zur Erreichung einer hohen Qualität des fertiggestellten Vorhabens war die objektkonkrete Entwicklungsarbeit während der Projektierung und Baudurchführung, die in einer großen Gemeinschaftsarbeit mit Kliniken und Instituten der Charité, der Industrie und dem Bauwesen erfolgte. Ziel dabei war es, die Aufgaben objektkonkret für das Vorhaben zu lösen, andererseits jedoch auch die Verallgemeinerung der Erkenntnisse für Gesundheitsbauten und gesundheitstechnische Einrichtungen insgesamt und darüber hinaus für den Gesellschafts- und Wohnungsbau in der DDR zu ermöglichen.

Die wesentlichsten Ergebnisse sind:

- Weiterentwicklung der Patientenüberwachungsanlagen im Meßgerätewerk Zwönitz.
- Entwicklung eines Containersystems für den Transport von Speisen, Apothekengut, Wäsche, klinischem Müll u. a.
- Entwicklung eines neuen Krankenhausbettes durch MGB in Torgelow, Jahresproduktion 1981 19000 Betten.
- Verbesserung der Qualität von medizinisch-technischen Geräten und Einrichtungsgegenständen mit MLW Dresden bzw. seinem Betrieb MGB Berlin.
- Entwicklung neuer Klimablöcke und Klimadecken für Reinräume beim VEB LTA Dresden und Berlin. Im COZ wurden 340 neue Klimablöcke, 25 OP-Saaldecken und 6000 m Luftauslässe für Klimatechnik eingebaut.
- Entwicklung von Fußbodenbelag mit Schaumunterlage beim VEB Linoleumwerk Kohlmühle zur Verwendung bei Betondecken ohne schwimmenden Estrich. Insgesamt wurden im COZ 40 Tm² verlegt.

Im gleichen Werk wurden

- Wandfolien für Operations- und Naßräume entwickelt und 35 Tm² im COZ verlegt. Der Belag ist fugenlos und voll desinfizierbar.

Mit dem VEB Glaswerk Haselbach wurden ein imprägniertes Glasfasermischgewebe für Wände und Decken mit hoher Lebensdauer entwickelt und davon im COZ 100 Tm² eingebaut.

Der VEB BMK Ingenieurhochbau Berlin entwickelte und errichtete den Hochkörper sowie den Operationstrakt und die Intensivmedizin in der neuen industrialisierten Monolithbetonbauweise. Damit wurden auch technische und technologische Voraussetzungen für den Wohn- und Gesellschaftsbau der 80er Jahre im Stadtzentrum geschaffen.

Wichtig ist bei allen Entwicklungen, daß die Produktionsbetriebe federführend bleiben. Unter Leitung des GAN wird jedoch die Aufgabenstellung vorgegeben und durch ein kontinuierlich auf die Lösung der inhaltlichen Probleme, die Schaffung von Voraussetzungen und die Überwindung von Hindernissen gerichtetes Rapportsystem bis zur Erfüllung der Aufgabe durchgeführt. Ein zweiter Gesichtspunkt ist, daß die Entwicklungszeit von der Idee bis zur Einführung in die Produktion im Interesse der Wirksamkeit noch beim Objekt einen Zeitraum von möglichst einem Jahr nicht übersteigt.

Noch einige Bemerkungen zur Präzisierung der weiteren Baustufen:

Die vorliegenden Konzeptionen wurden im Verlaufe der letzten Jahre mehrfach kritisch überprüft und überarbeitet. In Auswertung der Beschlüsse von Partei und Regierung zur Erhöhung der Effektivität der Investitionen, zur Senkung des Aufwandes und der Bauzeiten konnten eine Einschränkung der Errichtung von Neubauten zugunsten einer stärkeren Nutzung rekonstruktionsfähiger Bausubstanz der Charité und eine Verringerung des Aufwandes bei weiteren Objekten erreicht werden. Dabei veränderte sich das Verhältnis von Neubau zu Rekonstruktion in der II. Baustufe von ursprünglich 66 zu 44 auf 16 zu 84%.

Mit der Fertigstellung der Objekte in der 1. und 2. Baustufe werden die materiellen und konzeptionellen Voraussetzungen zur Realisierung folgender Zielstellung geschaffen:

— Im räumlichen und funktionellen Zusammenführen aller operativen Disziplinen in einem COZ entstehen neue Möglichkeiten für ein breites Spektrum komplizierter Operationen mit hochspezialisierten Methoden. Es können im neuen Operationstrakt pro Jahr ca. 5000 Operationen mehr als bisher durchgeführt werden.
— Zentralisation und Erweiterung der intensivmedizinischen Bereiche im COZ lassen neue Behandlungsmöglichkeiten für akut erkrankte und besonders gefährdete Patienten einschließlich ihrer postoperativen Betreuung entstehen. Es werden pro Jahr ca. 5000 intensivmedizinische Behandlungen mehr als bisher durchgeführt.
— Das Zusammenführen wesentlicher funktionsdiagnostischer Kapazitäten in einem zentralen Diagnostikbereich ermöglicht neue Formen einer rationellen komplexen Diagnostik. Die Leistungssteigerung beträgt durchschnittlich 100%.
— Die Zentralisation von wichtigen Krankenhausfunktionen (Sterilisation, Desinfektion, Ver- und Entsorgung, Dokumentation) führt zu einer höheren Effektivität und Qualität der Arbeit und bietet gleichzeitig mehr Zeit für wissenschaftliche Aufgaben und zur individuellen Betreuung der Patienten.
— In der stationären und ambulanten Betreuung wird eine 30%ige Leistungssteigerung erreicht. Die Diagnostikzeiten verkürzen sich, und die Nachsorge wird qualifiziert. Die Voraussetzungen für Prophylaxe und Rehabilitation verbessern sich wesentlich. Insgesamt können 1985 40000 stationäre Behandlungen durchgeführt werden sowie 1 Million ambulante Konsultationen.
— Die Bedingungen für die notwendige interdisziplinäre Zusammenarbeit in der medizinischen Betreuung und Forschung verbessern sich entscheidend, was wesentlich zur Erhöhung der Qualität in beiden Hauptprozessen führen wird.
— In den modern ausgerüsteten Funktions-, Lehr- und Forschungsbereichen können alle Lehr- und Forschungsaufgaben, die die Charité zu erfüllen hat, besser als bisher realisiert werden. Gleichzeitig können klinisch erprobte Forschungsmethoden besser realisiert werden.
— Ein höheres Niveau erhält die technische und wirtschaftliche Information der Charité.
— Die Arbeits- und Lebensbedingungen verbessern sich wesentlich.

Ich möchte mich zum Schluß nochmals recht, recht herzlich bedanken bei den Mitarbeitern der Charité, der Humboldt-Universität und dem Ministerium für Hoch- und Fachschulwesen, dem Ministerium für Bauwesen, den Industrieministerien, Kombinaten und Betrieben der Hauptstadt der DDR, Berlin, und aus den anderen Bezirken der DDR für die kameradschaftliche, schöpferische und konstruktive, auf das Erreichen einer hohen Qualität des Vorhabens gerichtete Zusammenarbeit.
Meinen Dank richte ich jedoch heute auch an die Leitungen und die Mitarbeiter unserer Auftraggeber der letzten Jahre, insbesondere des Palastes der Republik, des Pionierpalastes und des Sport- und Erholungszentrums. Ich habe bei der Vorbereitung und Durchführung dieser Vorhaben sehr viel gelernt.
Ich danke nicht zuletzt meinen unmittelbaren Mitstreitern und Freunden Fritz Oske, Geerd Dellas, Ernst Swora und Peter Korneli und ihren Mitarbeitern. Ich danke meinen Mitarbeitern der Aufbauleitung Sondervorhaben Berlin. Mir persönlich hat die Arbeit am Neubau und an der Rekonstruktion der Charité sehr viel Freude gemacht, und ich möchte mich abschließend nochmals ganz herzlich, ganz besonders bei allen Mitarbeitern der Charité, für die ausgezeichnete kameradschaftliche Zusammenarbeit bedanken.
Ich verspreche in dieser Stunde und an diesem Ort, meine ganze Kraft auch in Zukunft dafür einzusetzen, daß das Chirurgisch Orientierte Zentrum 1982 schrittweise in Betrieb gesetzt wird, und dafür zu sorgen, daß die weiteren Maßnahmen, so wie es die Beschlüsse von Partei und Regierung festgelegt haben, kontinuierlich in die Tat umgesetzt werden. Mein Wunsch und Wille ist es, dabei wie bisher mitzuhelfen, Gebäude und Anlagen zu projektieren und zu errichten, die gute Voraussetzungen schaffen für die Forschung und Lehre, für die medizinische Betreuung der Patienten sowie gute Arbeits- und Lebensbedingungen für die Mitarbeiter der Charité.

Recht, recht herzlichen Dank.

Personalia

Berufungen

Mit Wirkung vom 1. 9. 1982 wurden zum ordentlichen Professor berufen:

Doz. Dr. sc. med. Klaus BÜRGER für das Fachgebiet Chirurgie
Doz. Dr. sc. med. Günter REHBERG für das Fachgebiet Pathologische Physiologie
Doz. Dr. sc. med. Jürgen SCHULZ für das Fachgebiet Physiologische und Biologische Chemie
Doz. Dr. sc. med. Jürgen WENDLER für das Fachgebiet Oto-Rhino-Laryngologie.

Zum außerordentlichen Professor wurden berufen:

Doz. Dr. med. vet. habil. Friedemann DÖCKE für das Fachgebiet Endokrinologie
Doz. Dr. sc. med. Christian THIERFELDER für das Fachgebiet Prothetische Stomatologie.

Zum Honorarprofessor wurden berufen:

Doz. Dr. sc. med. Rudolf NATUSCH für das Fachgebiet Innere Medizin
Doz. Dr. sc. med. Bernd NICKEL für das Fachgebiet Neurologie/Psychiatrie
Doz. Dr. sc. med. Dieter SCHMIDT für das Fachgebiet Chirurgie.

Mit Wirkung vom 1. 2. 1982 wurden zum Hochschuldozenten berufen:

Dr. sc. med. Wolf-Rainer CARIO für das Fachgebiet Pädiatrie
Dr. sc. med. Erich FRIIS für das Fachgebiet Anaesthesiologie
Dr. sc. med. Roland GRUNER für das Fachgebiet Militärmedizin
Dr. sc. med. Hans LIPPERT für das Fachgebiet Chirurgie
Dr. sc. med. Peter PRENZLAU für das Fachgebiet Gynäkologie/Geburtshilfe
Dr. sc. med. Helga REX für das Fachgebiet Pharmakologie und Toxikologie
Dr. sc. med. Wolfgang SCHNEIDER für das Fachgebiet Pathologische Anatomie.

Zum Honorardozenten wurden berufen:

Dr. sc. med. Siegbert MICHEL für das Fachgebiet Biochemie
Dr. sc. med. Rudolf NATUSCH für das Fachgebiet Innere Medizin
Dr. sc. med. Dieter SCHMIDT für das Fachgebiet Chirurgie.

Mit Wirkung vom 1. 5. 1982 wurde zum Honorardozenten berufen:

Dr. sc. med. Bodo MROS für das Fachgebiet Oto-Rhino-Laryngologie.

Zum 1. 9. 1982 wurde Herr OMR Prof. Dr. med. habil. Hans BERNDT, Honorarprofessor an der Akademie für Ärztliche Fortbildung, als ordentlicher Professor an die Humboldt-Universität zu Berlin berufen und zum Stellvertreter des Direktors der Klinik für Innere Medizin „Theodor Brugsch" ernannt.

Zum 1. 9. 1982 wurde Herr o. Prof. Dr. sc. med. Dr. med. dent. Günter KNAK als ordentlicher Professor von der Wilhelm-Pieck-Universität Rostock an die Humboldt-Universität zu Berlin für das Fachgebiet Prothetische Stomatologie berufen.

Frau OMR Prof. Dr. sc. med. Anneliese SÄLZLER, Honorarprofessor an der Humboldt-Universität zu Berlin, wurde zum 1. 9. 1982 als ordentlicher Professor auf den Lehrstuhl für Kinder- und Jugendgesundheitsschutz an der Humboldt-Universität zu Berlin umberufen.

Zum 1. 10. 1982 wurde Herr OMR o. Prof. Dr. sc. med. Konstantin SPIES von der Humboldt-Universität zu Berlin als Rektor an die Akademie für Ärztliche Fortbildung berufen.

Emeritierung

Mit Wirkung vom 1. 9. 1982 wurde Frau o. Prof. Dr. sc. med. Marianne LINDEMANN, Leiter der Abteilung Pathologische Physiologie am Physiologischen Institut des Bereiches Medizin (Charité), emeritiert. Ihr Nachfolger wurde Herr o. Prof. Dr. sc. med. Günter REHBERG.

Die „Facultas docendi" erhielten:

BANASCHAK, Annelies
Gynäkologie und Geburtshilfe
BELKNER, Jutta
Biochemie
CUMBROWSKI, Hans-Joachim
Allgemeine und Kommunale Hygiene
EGGERT, Wilfried
Kinderheilkunde
GELBERT, Gabriele
Allgemeine und Kommunale Hygiene
GUSKI, Hans
Pathologie
HALLE, Horst
Gynäkologie und Geburtshilfe
HERRMANN, Uwe
Gynäkologie und Geburtshilfe
MATTHIAS, Michael
Innere Medizin
MATZ, Jürgen
Kommunalhygiene
MEYER, Ursula
Anatomie
RETEMEYER, Klaus
Chirurgische Stomatologie
SCHADE, Jürgen
Immunologie
SCHENK, Hans-Jörg
Kieferorthopädie
SCHÖNTUBE, Eberhard
Anaesthesiologie und Intensivtherapie
SCHWARZ, Ebba
Ophthalmologie
STARGARDT, Achim
Medizinische Strahlenphysik
TAUSCH, Irene
Dermato-Venerologie
THOMAS, Günter
Allgemeine und Kommunale Hygiene
WINTERFELD, Hans-Joachim
Physiotherapie

Geburtstage

Am 15. Januar 1982 beging Herr Prof. em. Dr. Dr. Alexander METTE seinen 85. Geburtstag.

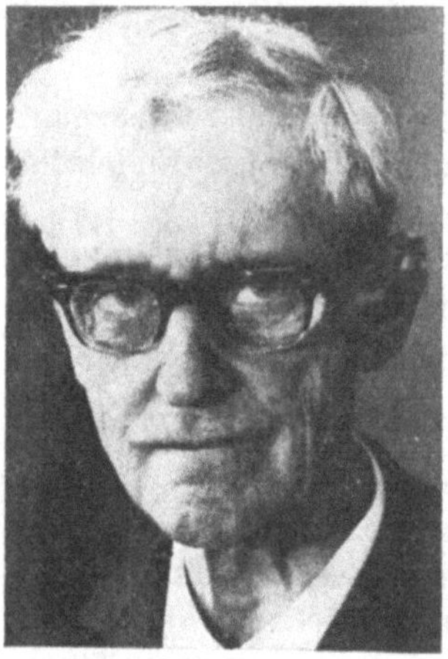

Prof. Mette, geboren am 15. Januar 1897 in Lübeck, begann seine ärztliche Laufbahn als Psychotherapeut in Berlin. Seine wissenschaftliche Vielseitigkeit fand ihren Niederschlag in zahlreichen Publikationen über psychoanalytische, philosophische, soziologische, medizinhistorische sowie gesundheitspolitische Fragen. Besondere Anerkennung im In-

und Ausland fand sein Buch „Sigmund Freud“ (1956), dem in der 3. Auflage (1958) ein Anhang „Von Freud zu Pavlov“ angefügt wurde.

Ab 1946 war Prof. Mette in der Verwaltung des Gesundheitswesens zuerst in Thüringen, später im Ministerium für Gesundheitswesen in Berlin tätig. Als Hochschullehrer begann er 1949 seine Tätigkeit in Jena mit Vorlesungen über Sozialpolitik. Ab 1952 hielt er Vorlesungen über Psychotherapie an der Humboldt-Universität zu Berlin. Im Jahre 1959 wurde ihm das Ordinariat für Geschichte der Medizin am Institut für Geschichte der Medizin und der Naturwissenschaften in Berlin übertragen, wo er bis zur Emeritierung im Jahre 1965 seine ganze Kraft der Weiterentwicklung und Förderung der Medizingeschichte in Forschung und Lehre widmete. Aus der Vielzahl medizinhistorischer Publikationen muß sein 1968 (zus. mit I. Winter) veröffentlichtes Buch „Geschichte der Medizin“ hervorgehoben werden, die erste umfassende Darstellung der Materie in der DDR auf der Grundlage des historischen Materialismus. Die Tatkraft und Einsatzbereitschaft Prof. Mettes widerspiegelt die Vielzahl von verantwortlichen Funktionen, die ihm übertragen wurden. Er war Mitglied des ZK der SED, der Volkskammer der DDR, des Wissenschaftlichen Rates des Ministeriums für Gesundheitswesen, des Präsidialrates des Kulturbundes sowie weiterer staatlicher und gesellschaftlicher Gremien. Unter seiner Leitung entstand 1965 — zuerst als Arbeitsgemeinschaft — die heutige Gesellschaft für Geschichte der Medizin. Zusammen mit G. Harig (Leipzig) begründete Prof. Mette 1960 die „Schriftenreihe für Geschichte der Naturwissenschaften, Technik und Medizin“ (NTM). Seine dauerhafte Verbundenheit mit seinem ursprünglichen Fachgebiet kam in seiner Arbeit als Mitherausgeber der „Zeitschrift für Psychiatrie, Neurologie und medizinische Psychologie“ zum Ausdruck.

Die Vielfalt der Verdienste des Jubilars wurde durch hohe Auszeichnungen gewürdigt, u. a. mit dem Vaterländischen Verdienstorden in Gold und 1977 mit dem Karl-Marx-Orden.

I. Winter

Am 24. Februar wurde Herr Prof. em. Dr. med. habil Gerhard Kaiser 70 Jahre alt.

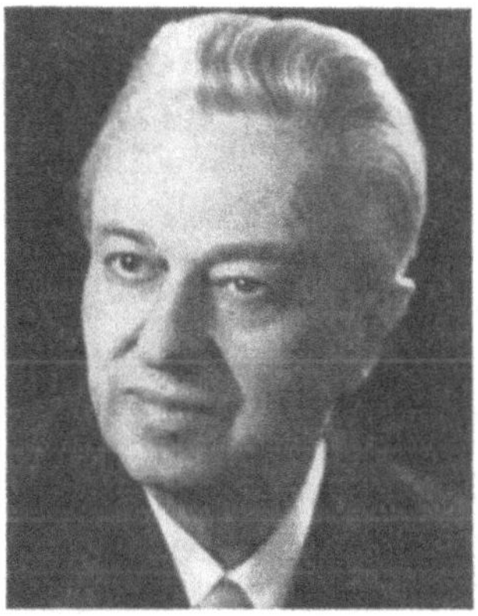

In Cainsdorf bei Zwickau als Sohn eines Lehrers geboren, studierte Prof. Kaiser an den Universitäten Leipzig und Würzburg Medizin und promovierte 1937. Nach vielseitiger klinischer Tätigkeit kam er 1951 an die Orthopädische Klinik der Karl-Marx-Universität Leipzig, wo er 1955 zum Dozenten berufen wurde. 1956 wurde er Direktor der Orthopädischen Klinik der Medizinischen Akademie Erfurt. Die Erfurter Klinik verdankt seinem Engagement einen bedeutenden Aufschwung in der praktischen und wissenschaftlichen Arbeit. Untersuchungen zum Knochenstoffwechsel nahmen hier ebenso ihren Anfang wie die später in Berlin fortgesetzte Zusammenarbeit mit sowjetischen Partnerinstituten (Kiew, Charkow und Moskau). 1962 wurde G. Kaiser dann auf den traditionsreichen Berliner Lehrstuhl für Orthopädie berufen, den vor ihm so bedeutende Orthopäden wie Julius Wolff, Albert Hoffa,

Hermann Gocht und sein Lehrer Friedrich Loeffler geleitet hatten. Er hatte ihn bis zu seiner Emeritierung im Jahre 1977 inne.

Gemeinsam mit P. F. Matzen hat G. Kaiser viele Jahre die „Beiträge zur Orthopädie und Traumatologie" herausgegeben. Große Anerkennung haben seine Monographie „Die angeborene Hüftluxation" und der in 5 Auflagen erschienene „Leitfaden für die Orthopädie" gefunden. Er bekleidete eine große Zahl von Ehrenämtern in Gremien des Sportes und der Sportmedizin, des Begutachtungswesens und des DRK, war von 1962 bis 1972 Mitglied des Rates für Planung und Koordinierung der Medizinischen Wissenschaften, Vorsitzender der Gesellschaft für Orthopädie der DDR, Nationaldelegierter der DDR in der Societé Internationale de Chirurgie Orthopédique et de Traumatologie (SICOT) und ist Ehrenmitglied der Orthopädischen Gesellschaft Österreichs. Seine vielfältigen Aktivitäten fanden ihre höchste Anerkennung in der Verleihung des Vaterländischen Verdienstordens.

U. Paul

Frau Prof. em. Dr. sc. med. Marianne Lindemann beging am 3. März 1982 ihren 60. Geburtstag.

Nach Abschluß des Medizinstudiums im Jahre 1946 in Jena führte sie ihre berufliche Entwicklung von der Universitätsklinik in Jena über das Kreiskrankenhaus Arnstadt und die Geschwulstklinik in Berlin-Buch im Jahre 1952 an die II. Medizinische Klinik der Charité. Inzwischen hatte sie im Jahre 1948 zum Dr. med. promoviert.

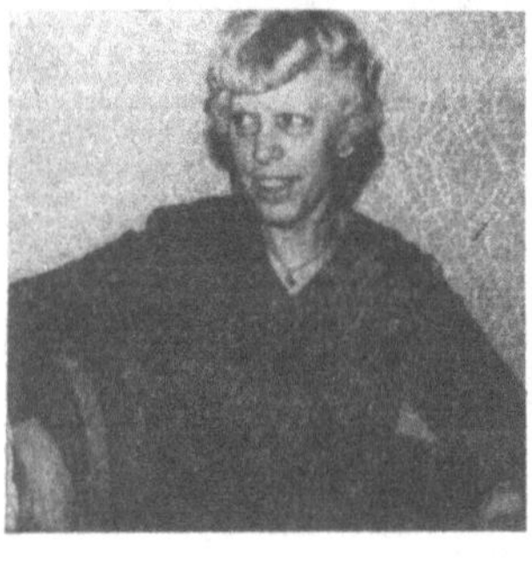

Nach Abschluß der Facharztausbildung für innere Medizin wurde sie 1953 als erste Aspirantin der DDR auf dem Gebiet der Humanmedizin an das Pawlow-Institut für Physiologie der Akademie der Wissenschaften der UdSSR nach Leningrad delegiert. Dort arbeitete sie unter der Leitung von Prof. Kurzyn über Fragen der resorptiven Funktion der Gallenblase bei verschiedenen Funktionszuständen der höheren Nerventätigkeit und verteidigte im Jahre 1957 erfolgreich ihre Dissertation.

Nach 14jähriger Tätigkeit am Physiologischen Institut der Charité wurde sie 1971 auf den Lehrstuhl für Pathophysiologie berufen. Damit hat sie als erster Ordinarius diese Disziplin als experimentell-theoretisches Grundlagenfach an der Charité in die Lehre eingeführt.

Auf dem Gebiet der Forschung ist Prof. Lindemann dem Problemkreis nervaler Regulationen vegetativer Funktionen stets treu geblieben. In über 150 Veröffentlichungen und wissenschaftlichen Vorträgen hat sie ein umfangreiches experimentelles Material vorgestellt, das sie auch in Lehrbuchbeiträgen zugänglich machte.

Besonders hervorgehoben werden muß der große Beitrag von Prof. Lindemann zur Förderung der deutsch-sowjetischen Zusammenarbeit auf dem Gebiet der Physiologie sowie bei der medizingeschichtlichen Untersuchung der wissenschaftlichen Beziehungen von Physiologen unserer beiden Länder. Darüberhinaus hat sie sich durch ihre Mitarbeit in den Vorständen verschiedener wissenschaftlicher Gesellschaften und in gesellschaftlichen Organisationen große Verdienste erworben.

G. Rehberg

Am 6. August 1982 beging der ehemalige Direktor der Charité-Frauenklinik, Prof. em. Dr. sc. med. Dr. h.c. Dr. h.c. Helmut KRAATZ †, seinen 80. Geburtstag.

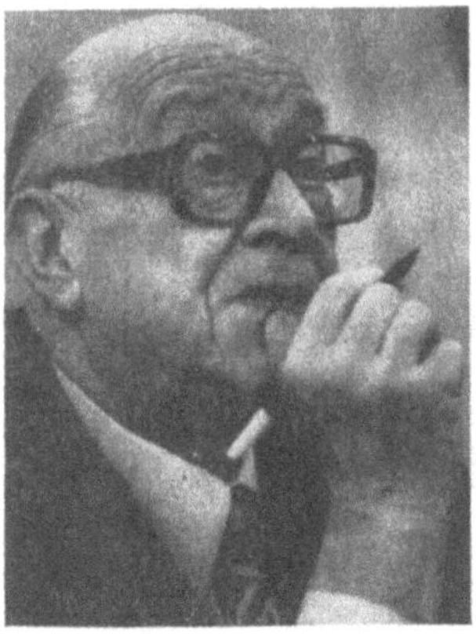

Mehr als ein halbes Jahrhundert ist es her, daß Helmut Kraatz als Student und Praktikant an der Universitätsklinik in der damaligen Artilleriestraße seine Tätigkeit begonnen hat. Seit 1928 war er dann praktisch ständig Mitarbeiter der Charité. Es gibt nur wenige Ärzte, die über einen so langen Zeitraum mit der Charité verbunden sind wie er. Er hat das Schicksal dieser Einrichtung mitgestaltet und ist von ihr geformt worden. Als Schüler von Walter Stoeckel und als dessen Nachfolger hat er der Schule der Charité-Frauenklinik, die besonders auf dem Gebiet der Geburtshilfe stets führend gewesen ist, zu internationaler Geltung mitverholfen. Helmut Kraatz ist darüber hinaus durch die Förderung der operativen Gynäkologie, durch die Entwicklung eigener und die Modifizierung vorhandener Operationstechniken in der Fachwelt bekannt geworden.

Schon frühzeitig wurde von Prof. Kraatz erkannt, daß die Entwicklung der Medizin und des Faches Frauenheilkunde zur Herausbildung von Spezialkenntnissen führen wird. Er hat die Grundlage für die heute bestehenden Spezialabteilungen der Klinik bereits in den 50er Jahren geschaffen, d. h. kurz nach Übernahme des Direktorats der Frauenklinik. Das gilt insbesonders für die gynäkologische Urologie und die gynäkologische Endokrinologie.

Als Arztpersönlichkeit ist Prof. Kraatz von seinen Patienten geliebt und von den Fachkollegen stets verehrt worden. Unvergeßlich sind auch allen Hörern und Schülern seine brillanten Lehrveranstaltungen. Selten hat ein Hochschullehrer dem Unterricht ein solches Profil und Format gegeben und diesen mit solchem Engagement durchgeführt wie er. Als Forscherpersönlichkeit ist er mit über 400 Publikationen an die Öffentlichkeit getreten; darunter befinden sich Handbuchbeiträge, die Neuherausgabe des großen Stoeckelschen Lehrbuches und weitere Monografien und Originalarbeiten. Bekannt sind seine glänzenden Übersichtsreferate auf nationalen und internationalen Kongressen mit stets richtungsweisenden Schlußfolgerungen.

Alle diese Leistungen haben den internationalen Ruf der Charité gefestigt. Sie hatten und haben auch ihre gesellschaftliche Bedeutung und sind von Partei und Staatsführung anerkannt worden. Helmut Kraatz ist Ehrenmitglied zahlreicher ausländischer Fachgesellschaften, Ehrenmitglied der Akademie der Medizinischen Wissenschaften der UdSSR und Ehrendoktor der Universitäten Berlin und Poznan.

H. BAYER

Am 2. September 1982 wurde Frau Professor em. Dr. sc. med. Ingeborg SYLLM-RAPOPORT 70 Jahre alt.

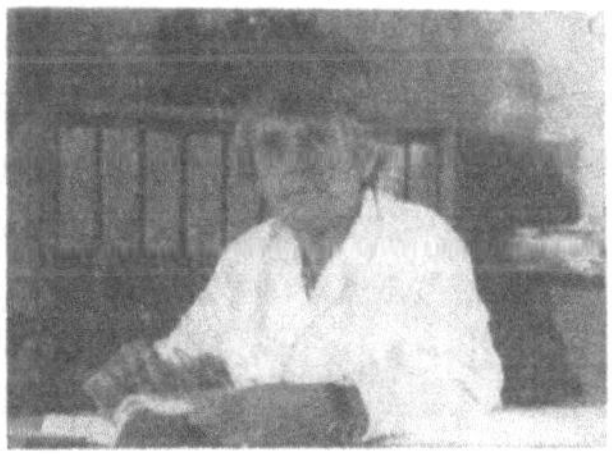

Nach ihrer Rückkehr aus den USA, wohin sie 1938 als Antifaschistin und Halbjüdin emigrieren mußte, kam sie 1952 als Kinderärztin nach Berlin, arbeitete zunächst mit beim Wiederaufbau des städtischen Gesundheitswesens, habilitierte sich später mit Untersuchungen zum Magnesiummangel, um dann in der Kinderklinik der Charité verantwortlich tätig zu werden.
Seit Mitte der 60er Jahre gehörte ihr Interesse zunehmend Problemen der Neonatologie. 1970 entstand auf ihr unablässiges Drängen an der Charité eine der ersten neonatologischen Abteilungen der DDR, deren Leitung sie bis zu ihrer Emeritierung 1973 innehatte. Sie gehört zu den Mitbegründern der Gesellschaft für Perinatale Medizin der DDR und leitete über Jahre das 1969 ins Leben gerufene Forschungsprojekt Perinatologie beim Ministerium für Gesundheitswesen, dessen Arbeit und Qualität sie durch ihre hohen Ansprüche wesentlich bestimmte.
Als Lehrerin verstand sie es immer, theoretische Aspekte eng mit der klinischen Medizin zu verbinden, als Forscherin, theoretischen Problemen praktische Seiten abzugewinnen. Sie ist auch heute noch mit unveränderter Aktivität forschend und, als Betreuerin von Diplomanden und Doktoranden, lehrend tätig.
Es gelang ihr ausgezeichnet, als Mutter einer großen Familie auch in Beruf und gesellschaftlicher Arbeit hohen Ansprüchen gerecht zu werden, so daß sie sowohl in der Gewerkschaft als auch in der Sozialistischen Einheitspartei Deutschlands wichtige Funktionen ausfüllen konnte.
Ihre Verdienste als einer der Pioniere der Neonatologie in der DDR und als politisch aktive Persönlichkeit wurden u. a. mit der Ehrenplakette der Gesellschaft für Perinatale Medizin der DDR, mit dem Titel Obermedizinalrat, der Hufelandmedaille in Silber und dem Vaterländischen Verdienstorden in Bronze gewürdigt.

L. Grauel

Am 22. September 1982 wurde Herr Prof. em. Dr. sc. med. Dr. h.c. Karl Velhagen 85 Jahre alt.

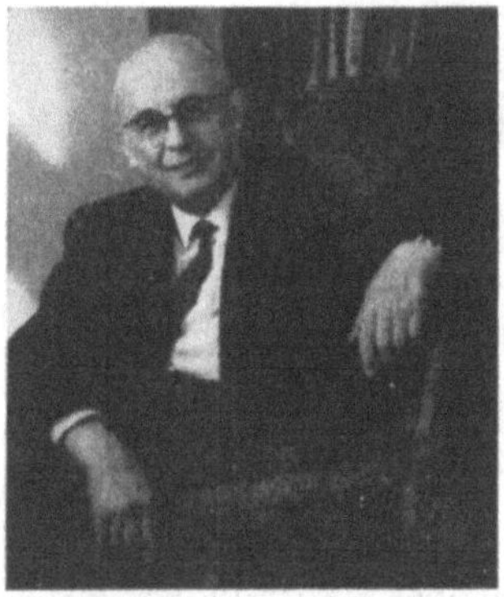

Karl Velhagen wurde am 22. 9. 1897 im damaligen Chemnitz als Sohn eines bekannten, wissenschaftlich außerordentlich aktiven Augenarztes geboren. Sein Entwicklungsweg ist durch umfangreiche und bedeutsame wissenschaftliche Arbeiten charakterisiert und reflektiert Glanzlichter der Wissenschaftsentwicklung im Fach Augenheilkunde. Als Assistent bei Altmeister Theodor Axenfeld in Freiburg atmete er noch den Geist der Pionierzeit in der Ophthalmologie, der in der Mitte des vergangenen Jahrhunderts mit der Erfindung des Augenspiegels durch Helmholtz und dessen klinisch-diagnostischer Anwendung durch A. V. Graefe begann. Erste wissenschaftliche Arbeiten größeren Umfanges und das Thema seiner Habilitationsschrift führten ihn auf pharmakologische Gebiete, wobei ihn zunächst hormonal-neuroaktive Regulationsvorgänge besonders beschäftigten. In Greifswald — angeregt durch das rege Interesse an endokrinologischen Fragestellungen in der dortigen Fakultät und die praktischen Aufgaben, die sich auch für die Augenklinik aus der diabetologischen

Grundlagenarbeit Katschs ergaben — faßte er seine Erkenntnisse in einer Monographie über die Zusammenhänge zwischen Auge und endokrinem System zusammen. Nach weiteren ophthalmopharmakologischen Arbeiten fesselten ihn klinische und praktische Fragen der Sinnesphysiologie, insbesondere der Prüfung des Farbensinnes.

Die Augenärzte der DDR sind Karl Velhagen besonders dankbar für seine das Fachgebiet konstruktiv sammelnden publizistischen Arbeiten, die in der Herausgabe des vielbändigen Werkes „Der Augenarzt" gipfelten und einen unermüdlichen Einsatz und ständige Beschäftigung mit der Wissenschaftsentwicklung von ihm verlangten.

H. Gliem

Herr Prof. em. Dr. med. habil. Dr. Harry Mennig beging am 4. November 1982 seinen 70. Geburtstag.

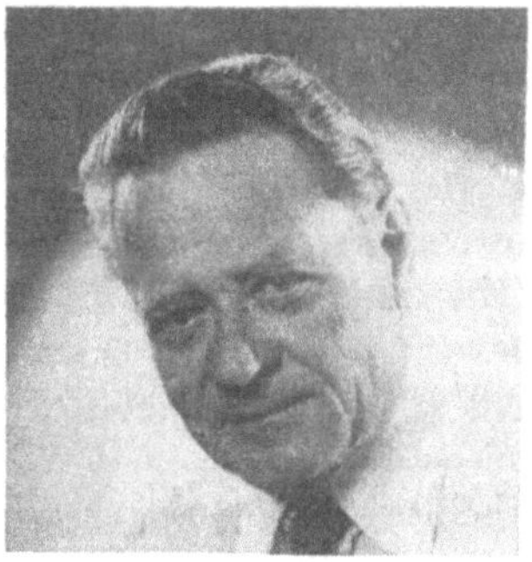

Nach dem Studium der Zahnmedizin von 1932 bis 1936 und einem Medizinstudium ab 1934 in Münster war Prof. Mennig von 1947 an als Oberarzt mit Lehrauftrag an der Universitäts-HNO-Klinik in Jena unter Prof. Dr. Zange tätig. Der Habilitation im Jahre 1952 folgte 1956 die Ernennung zum Ordentlichen Professor mit Lehrauftrag in Jena.

1958 wurde Prof. Mennig an die Charité berufen. Hier war er von 1958 bis 1978 Direktor der Klinik für Gesichts- und Halschirurgie. Sein besonderes Interesse galt dem Auf- und Ausbau der Orbitachirurgie, der transethmoidal-transsphenoidalen Hypophysenchirurgie und der plastisch-rekonstruktiven sowie plastisch-ästhetischen Chirurgie des Fachgebietes.

Neben zahlreichen Veröffentlichungen und einigen Monographien publizierte er 1970 das umfassende Werk „Geschwülste der Augenhöhle und ihre operative Behandlung".

S. Wittbrodt

Am 22. 11. 1982 vollendete Frau Prof. Dr. sc. med. Rosi Zabel ihr 60. Lebensjahr.

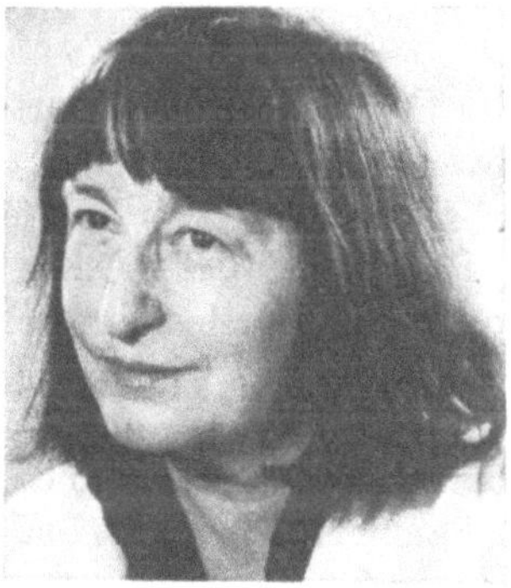

Prof. Zabel kann auf eine sehr erfolgreiche Schaffensperiode zurückblicken. 1948 wurde sie an der Humboldt-Universität in Berlin für das Medizinstudium immatrikuliert. Nach erfolgter Approbation 1954 war sie zunächst zwei Jahre im Bezirk Frankfurt/Oder tätig. 1956 begann sie ihre Facharztausbildung als Dermatologin an der Hautklinik der Charité, wo sie nunmehr 26 Jahre erfolgreich wirkte. 1966 erfolgte die Habilitation, 1977 die Ernennung zum Dozenten und 1979 die Berufung zum außerordentlichen Professor.

Wissenschaftlich hat sich Frau Zabel zunächst mit Fragen der Intersexualität beschäftigt. 1966 erschien ihre gemeinsam mit R. WITKOWSKI verfaßte Monografie „Chromosomenstudie bei Intersexualität". Ein besonderer Schwerpunkt ihrer Arbeit ist aber zweifelsohne die medizinische Kosmetik. Sie hat in der Berliner Klinik nicht nur eine entsprechende Abteilung aufgebaut, sondern Berufsbild und Ausbildung der medizinischen Kosmetik in der DDR entscheidend geformt und getragen. Ihr mit einem Autorenkollektiv verfaßtes „Lehrbuch der Kosmetik" befindet sich im Druck.

Auf der Grundlage ihres großen klinischen Könnens und fundierten Wissens zur dermatologischen Kasuistik schrieb sie schließlich gemeinsam mit N. SÖNNICHSEN das Buch „Hautkrankheiten — Diagnostik und Therapie".

N. SÖNNICHSEN

Am 27. November 1982 beging der Emeritus unserer Universität, der langjährige Ordinarius für Physiologische Chemie an der Charité, der Präsident der Gesellschaft für Experimentelle Medizin der DDR und Vorsitzende des Koordinierungsrates Medizinisch-Wissenschaftlicher Gesellschaften der DDR, Prof. Dr. med. Dr. phil. Dr. h. c. Samuel Mitja RAPOPORT, seinen 70. Geburtstag.

Nach dem Medizinstudium und der Promotion bei O. Fürth am Medizinisch-Chemischen Institut der Universität Wien

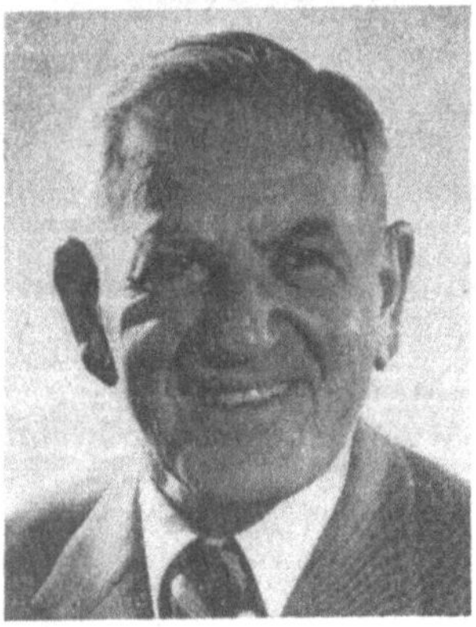

setzte er während der Emigration 1937 bis 1951 in Cincinnati/USA seine Forschungen zum Stoffwechsel der organischen Phosphate in roten Blutkörperchen fort, promovierte zum Dr. phil. und wurde zum Professor für Biochemie und Pädiatrie berufen. 1952 folgte er einem Ruf an die Humboldt-Universität Berlin. Unter seinem Direktorat (bis 1978) hat sich das Institut für Physiologische und Biologische Chemie unserer Universität zu einer international anerkannten Stätte hoher Leistungen in der Forschung, eines vorbildlichen Systems der Lehre und Erziehung und zu einer die Profilierung des Fachgebiets Biochemie in der DDR nachhaltig beeinflussenden Einrichtung entwickelt.

Seine Pionierrolle bei der Auffindung und Charakterisierung des Stoffwechselweges des 2,3-Diphosphoglyzerats in Erythrozyten anerkennt die Fachwelt (Rapoport-Luebering-Zyklus). Die experimentellen Arbeiten zur intrazellulären Kooperation der Atmungskettenenzyme, zur Regulation der Glykolyse und zur Reifung und Differenzierung der erythroiden Zellen sind ein schöpferischer Beitrag zur Erkenntnis der Regulationsmechanismen und -prinzipien des zellulären Stoffwechsels. Zum theoretischen Verständnis komplexer Stoffwechselsysteme, insbesondere der Glykolyse, haben die unter seiner Anleitung entwickelten Methoden der mathematischen Modellierung geführt. Internationales Aufsehen erregen seine jüngsten Ergebnisse zur Rolle der Lipoxygenase beim Mitochondrienabbau während der Retikulozytenreifung sowie über die energieabhängige Proteolyse.

Aufmerksam verfolgt der Jubilar die Entwicklung der ärztlichen Praxis und hat große Beiträge zur Verbesserung der Diagnostik und Therapie geleistet. Den Studenten und Facharztkandidaten ist die inzwischen in sieben Auflagen erschienene „Medizinische Biochemie" „Stachel ihres Nichtwissens und ihrer Neugierde".

Als Mitglied zahlreicher staatlicher, wissenschaftlicher und gesellschaftlicher Gremien hat Prof. Rapoport einen hohen persönlichen Anteil an der Profilierung der Biochemie und der Erarbeitung der Biologieprognose unseres Landes, an der Vorbereitung und Realisierung wissenschaftspolitischer Entscheidungen. Frühzeitig zur kommunistischen Jugendbewegung gestoßen, blieb er dem dialektischen Materialismus in Theorie und Praxis treu ergeben. In Wort und Schrift vertritt er seine Weltanschauung zu erkenntnistheoretischen Fragen der modernen Biowissenschaften und Medizin. Folgerichtig erwächst daraus sein von tiefem Humanismus und dem Ethos des Wissenschaftlers und Arztes getragenes Engagement in der Friedensbewegung. In dem kürzlich in Berlin konstituierten Komitee „Ärzte der DDR zur Verhütung eines Nuklearkrieges" wirkt er als Vorsitzender.

G. Gerber

Nachrufe

Am 5. April 1982 verstarb der Direktor des Instituts für Kardio-Vaskuläre Diagnostik des Bereiches Medizin (Charité), o. Professor Dr. sc. med. Werner Porstmann, im Alter von 61 Jahren.

Prof. Porstmann war ein Arzt, Wissenschaftler und akademischer Lehrer von Weltruf. Seine Arbeit war rastlos und hart.

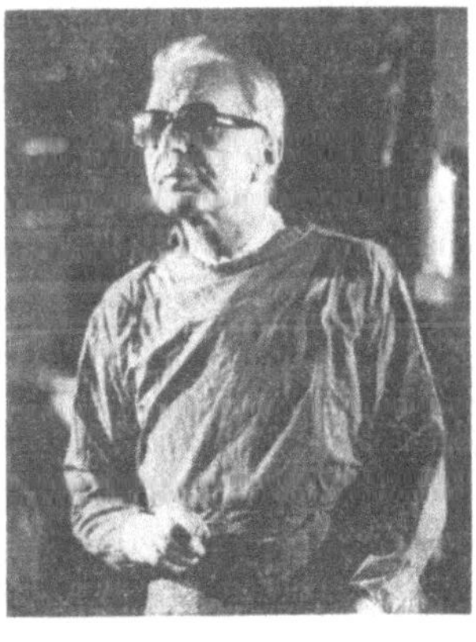

Er stellte hohe Anforderungen an sich selbst und seine Mitarbeiter. Gegenüber Schwierigkeiten besaß er eine beharrliche Unduldsamkeit. Sein Ideenreichtum und sein Vorbild beflügelten Ärzte, Schwestern, Röntgenassistentinnen, Studenten, Techniker und Industriepartner. Bis zu seinem Tod schonte er seine Kräfte nie und betrachtete alle Erfolge als Ansporn für weiteres Streben. Die Arbeit für kranke Menschen bedeutete ihm höchstes Glück.

Sehr zahlreiche, von ihm ausgehende Impulse und Vorarbeiten führten zu entscheidenden Entwicklungen der Kardiologie, Angiologie, Herz- und Gefäßchirurgie und Röntgendiagnostik. Er sah den Fortschritt in der Medizin nur durch interdisziplinäre Zusammenarbeit gewährleistet.

Von ihm und seinem Mitarbeiterkollektiv völlig neu entwickelte Diagnose- und Therapieverfahren wirkten revolutionierend, begründeten einen neuen Trend des Spezialgebietes und werden heute weltweit angewandt. Seine Originalität, Überzeugungsfähigkeit und Lehrfähigkeit erwarben ihm Schüler und Freunde überall in der Welt. Das Institut für Kardio-Vaskuläre Diagnostik der Humboldt-Universität wurde innerhalb der vergangenen zwanzig Jahre ein international viel beachtetes Zentrum, das Spezialisten aus allen Erdteilen konsultieren.

Werner Porstmann wurde 1961 zum Dozenten und 1965 zum ordentlichen Professor berufen. Er war Mitglied der Deutschen Akademie der Naturforscher LEOPOLDINA und korrespondierendes Mitglied der Akademie der Wissenschaften der DDR. Die tschechoslowakischen, slowakischen und polnischen Gesellschaften für medizinische Radiologie sowie die Gesellschaft für Kardiologie und Angiologie der DDR ernannten ihn zum Ehrenmitglied. Seine wissenschaftlichen Leistungen wurden durch hohe staatliche Auszeichnungen, wie Nationalpreis 1967 und 1979, Orden „Banner der Arbeit",

Verdienstmedaille der DDR und Virchow-Preis, gewürdigt.
Wir nehmen schmerzvoll Abschied von Werner Porstmann, einem großen Arzt, leidenschaftlichen Lehrer, erfolgreichen Wissenschaftler, engagierten Mitarbeiter gesellschaftlicher, staatlicher und akademischer Gremien, einem vorbildlichen Institutsdirektor, einem herausragenden Menschen, dessen Lebenswerk lange Zeit weiterwirken wird.

W. MÜNSTER

Nach längerer schwerer Krankheit ist Professor Dr. Dr. Wolfgang GERTLER, ehemaliger Ordinarius für Dermatologie an der Humboldt-Universität zu Berlin und Direktor der Hautklinik der Charité, am 19. August 1982 in seinem Heim in Dahlwitz-Hoppegarten bei Berlin verstorben. Damit ist eine Dermatologen-Persönlichkeit von uns gegangen, ohne die die Entwicklung der Dermatologie in der DDR kaum vorstellbar ist.

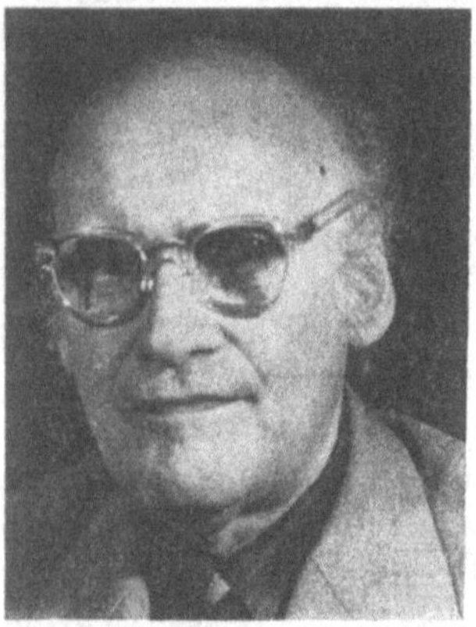

Nach intensiver Ausbildung bei A. H. Gottron im ehemaligen Breslau wurde W. Gertler 1950 zum Ordinarius für Dermatologie der Karl-Marx-Universität Leipzig berufen. 1962 folgte er einem Ruf nach Berlin, wo er bis 1970 die Leitung der Hautklinik am Bereich Medizin (Charité) inne hatte.

Wolfgang Gertler hat in einer langen Schaffensperiode viele Probleme bearbeitet. Sein Interesse galt u. a. den Geschlechtskrankheiten, der Tuberkulose, den Mykosen, den Berufsdermatosen, der Seborrhoe und den männlichen Fertilitätsstörungen. In den letzten Jahren haben sich seine Arbeiten ganz auf die Lymphome und das Melanom konzentriert.
Unverkennbar spricht aus Gertlers Arbeiten die Gottronsche Schule. Seine diagnostischen Fähigkeiten waren meisterhaft entwickelt. Immer wieder hat er auf die Wechselbeziehungen zwischen Integument und Gesamtorganismus verwiesen. Dabei vereinte sich seine makroskopische Diagnostik mit hervorragendem histopathologischen Wissen. Wolfgang Gertler hat seine Tätigkeit nie nur auf die Klinik bezogen gesehen, sondern war immer bereit, für andere Aufgaben Verantwortung zu übernehmen. 1954 und 1964 leitete er die Dermatologen-Kongresse der DDR in Leipzig und in Berlin. Ebenso dürfen seine Verdienste um die Neuprofilierung der „Dermatologischen Monatsschrift" nicht unerwähnt bleiben. Viele Jahre wirkte er als engagierter Chefredakteur.
Sichtbarer Ausdruck des umfangreichen Wissens Wolfgang Gertlers ist die von ihm geschriebene dreibändige „Systematische Dermatologie". Wer vermag heute noch allein eine so gewaltige Aufgabe zu vollbringen? Als Gottron-Schüler gehörte Wolfgang Gertler wohl zu den letzten Dermatologen mit dieser universellen Übersicht. Ganz sicher war er ein vollendeter Exponent der klassischen morphologischen Ära in der Dermatologie. So gesehen ist die „Systematische Dermatologie" zugleich Dokument einer dermatologischen Epoche.
Professor Gertler hat eine ganze Generation von Dermatologen ausgebildet und geprägt. Seine Persönlichkeit und sein Lebenswerk werden uns unvergessen bleiben.

N. SÖNNICHSEN

Am 2. September 1982 verstarb nach schwerer Krankheit unsere hochverehrte langjährige Oberin Genn. Ruth Naujeck, Trägerin der Verdienstmedaille der DDR und der Hufeland-Medaille in Gold, im Alter von 76 Jahren.

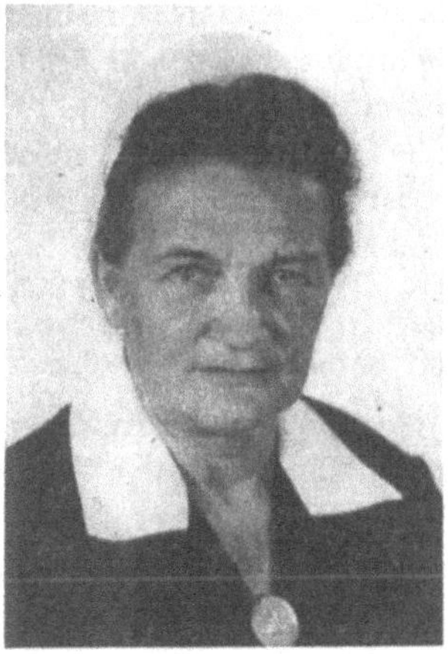

Mit dem Wirken von Ruth Naujeck ist die Entwicklung der Charité zu einer sozialistischen Gesundheits- und Bildungseinrichtung untrennbar verbunden. Als Aktivist der ersten Stunde war sie maßgeblich am Wiederaufbau der im Krieg schwer zerstörten Charité beteiligt. Getragen durch das Vertrauen der Mitarbeiter wurde sie in die erste Betriebsgewerkschaftsleitung der Charité nach der Befreiung vom Faschismus gewählt.

In ihrer langjährigen, verdienstvollen Tätigkeit an der Charité war sie Generationen von Schwestern, Pflegern und anderen mittleren medizinischen Fachkadern auch über die Grenzen der Charité hinaus ein hervorragender Lehrer und Erzieher. Über ein Jahrzehnt hinaus hat sie als Oberin den Einsatz der Schwestern und Pfleger an der Charité geleitet.

Ihrer Initiative verdanken wir die ersten Jugendstationen und die Einführung von Leistungsvergleichen zwischen den Stationen. Durch ihre selbstlose und unermüdliche Einsatzbereitschaft, ihr großes Engagement und durch ihr tatkräftiges Vorbild verstand sie es, die Mitarbeiter zu festen Kollektiven zusammenzuschweißen und sie zu hohen Leistungen zu führen.

In ihren zahlreichen Parteifunktionen hat sie Vorbildliches geleistet und viele junge Parteiarbeiter zu klassenbewußten und aktiven Genossen erzogen.

Wir werden das Andenken unserer Genossin Ruth Naujeck stets in Ehren halten.

D. Feder

Am 19. September 1982 verschied im Alter von 67 Jahren OMR Professor em. Dr. sc. med. Friedrich-Horst Schulz, ehemaliger Direktor der I. Medizinischen Universitätsklinik und Poliklinik des Bereiches Medizin (Charité) der Humboldt-Universität zu Berlin.

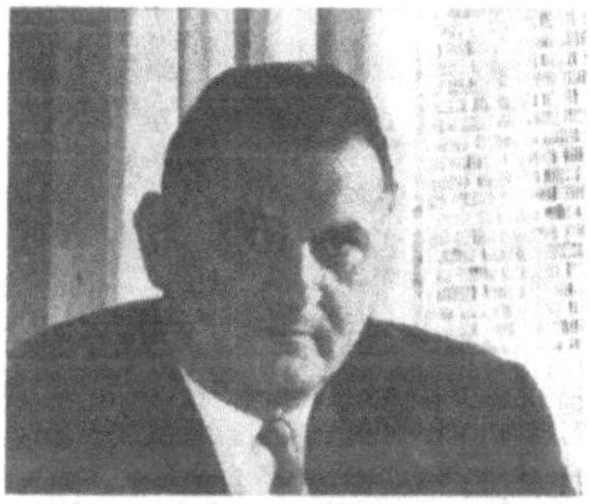

Als Nachfolger von Prof. Dr. Theodor Brugsch übernahm Prof. Schulz 1958 die Leitung dieser traditionsreichen Einrichtung der Charité. Unter seinem Direktorat formierten sich an der Klinik spezielle Arbeitsbereiche für Kardiologie, Hämatologie, Endokrinologie, Gastroenterologie, Immunologie, Röntgenologie und die Medizinische Poliklinik sowie eine leistungsfähige Labordiagnostik.

Professor Schulz war ein leidenschaftlicher Hochschullehrer. Sein konsequentes und kontinuierliches Streben, die Studenten zu sozialistischen Ärzten auszubilden und zu erziehen, hatte die eigene Vorbildwirkung zum Ausgangspunkt und war deshalb von hoher Wirksamkeit. Große

Verdienste hat er sich als langjähriges Mitglied des Wissenschaftlichen Beirats für Medizin beim Minister für Hoch- und Fachschulwesen und als Mitglied des Hoch- und Fachschulrates der DDR erworben. Als Mitherausgeber des Lehrbuches „Grundlagen der Inneren Medizin" hat er vielen Ärztegenerationen Grundwissen in der Inneren Medizin vermittelt und als Dekan der Medizinischen Fakultät der Humboldt-Universität zu Berlin von 1962 bis 1966 und langjähriger Prodekan die Entwicklung der Charité nachhaltig mitgestaltet.

Über viele Jahre hatte er den Lehrstuhl für Innere Medizin an der Akademie für Ärztliche Fortbildung der DDR inne und hat in dieser Funktion ebenso wie als langjähriger Chefredakteur der Zeitschrift „Das deutsche Gesundheitswesen" zur Verbreitung neuer wissenschaftlicher Erkenntnisse und praktischer Erfahrungen wesentlich beigetragen.

In seiner wissenschaftlichen Arbeit hat sich Prof. Schulz als Schüler von Max Bürger besonders der Gerontologie zugewandt. Die Entwicklung dieses Fachgebietes in der DDR ist durch die langjährige Leitung des Forschungsprojektes Gerontologie und der Gesellschaft für Gerontologie der DDR untrennbar mit seinem Namen verbunden. Er war Mitverfasser des Handbuches für Gerontologie, das gemeinsam mit Wissenschaftlern aus dem Institut für Gerontologie der Akademie der Medizinischen Wissenschaften der UdSSR entstand, und Mitherausgeber der „Zeitschrift für Alternsforschung".

Professor Schulz war der erste Präsident der Gesellschaft für Klinische Medizin und prägte auch als Präsident des Koordinierungsrates der Medizinisch-Wissenschaftlichen Gesellschaften der DDR die Entwicklung des wissenschaftlichen Lebens in der DDR entscheidend mit. Seit 1980 war er Mitglied des Ältestenrates für Medizinische Wissenschaft.

Für sein vielfältiges Wirken als Hochschullehrer, Arzt und Wissenschaftler und seinen persönlichen Anteil an der Entwicklung unseres sozialistischen Hochschul- und Gesundheitswesens wurde Professor Dr. F.-H. Schulz mit dem Vaterländischen Verdienstorden in Silber und Bronze, dem Ehrentitel „Verdienter Arzt des Volkes", der Artur-Becker-Medaille in Gold und weiteren hohen staatlichen Auszeichnungen geehrt. Er war Ehrenmitglied verschiedener medizinisch-wissenschaftlicher Gesellschaften des In- und Auslandes.

J. Haase

Am 24. Dezember 1982 verstarb unerwartet im Alter von 42 Jahren der Leiter der Abteilung Klinische Immunologie, Dozent Dr. sc. med. Stefan Schnitzler.

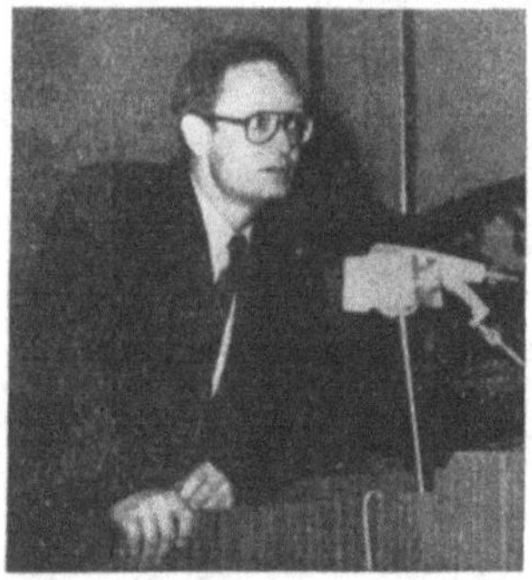

Nach dem Studium an der Humboldt-Universität zu Berlin in den Jahren 1959 bis 1965 und der Pflichtassistenz im Kreiskrankenhaus Seelow begann Dr. Schnitzler seine wissenschaftliche Tätigkeit 1966 im Institut für Gerichtliche Medizin der Charité. Von 1971 bis 1980 war er Arbeitsgruppenleiter am Institut für Wirkstofforschung der Akademie der Wissenschaften der DDR und kehrte dann in die Charité zurück, wo ihm die Leitung der Abteilung Klinische Immunologie übertragen wurde.

Dozent Dr. Schnitzler hat sich in seiner sehr erfolgreichen wissenschaftlichen Laufbahn vor allem mit Fragen der

antikörperähnlichen Substanzen, der Lektine sowie mit der Anaphylaxie und Transplantationsimmunologie beschäftigt. Seine Ergebnisse, die ihm hohes nationales und internationales Ansehen eintrugen, sind in 120 wissenschaftlichen Publikationen und mehreren Handbuchbeiträgen niedergelegt. Er hat es stets verstanden, sein umfangreiches methodisches Wissen Mitarbeitern und Studenten in lebendiger und prägnanter Form zu vermitteln.
Der Bereich Medizin (Charité) verlor in Dozent Dr. Schnitzler viel zu früh einen Wissenschaftler und Hochschullehrer, auf den noch große Aufgaben in der medizinischen Forschung und Lehre zum Wohle der Patienten warteten.
Wir sind von seinem Verlust sehr betroffen.

J. Grosser

Auszeichnungen am Bereich Medizin (Charité) 1982

Zum Tag der Republik wurde anläßlich der feierlichen Übergabe des Charité-Neubaus der „Nationalpreis II. Klasse" folgenden Mitarbeitern des Leitungskollektivs für Neubau und Rekonstruktion der Charité verliehen:

MR Dr. med. Geerd Dellas, Direktor für Neubau und Rekonstruktion am Bereich Medizin (Charité)
Prof. Dr. Ing. habil. Peter Korneli, Leitender Architekt der Aufbauleitung Sondervorhaben Berlin
Fritz Oske, Oberbauleiter der Aufbauleitung Sondervorhaben Berlin
Karl-Ernst Swora, Komplexprojektant Charité des VEB BMK Ingenieurhochbau Berlin.

Anläßlich der feierlichen Übergabe des Charité-Neubaus wurden im Juni 1982 folgende Mitarbeiter der Charité mit Auszeichnungen geehrt:

„Banner der Arbeit Stufe I" im Kollektiv:

Ing. Rainer Graumnitz, Ingenieur im Direktorat für Neubau und Rekonstruktion
Dipl. oec. Siegbert Thomas, Stellvertreter des Direktors für Neubau und Rekonstruktion

„Banner der Arbeit Stufe II" im Kollektiv:

Prof. Dr. sc. med. habil. Karl Heinrich Günther, Abteilungsleiter in der Klinik für Innere Medizin „Theodor Brugsch"
Doz. Dr. sc. med. Dietrich Kunze, stellv. Leiter der Abteilung Klinische Biochemie
Dipl. Ing. Ludwig Lange, Technischer Leiter
Walter Lettow, Ingenieur im Direktorat für Neubau und Rekonstruktion
Dipl. Ing. Manfred Scheel, Leiter der Arbeitsgruppe Medizintechnik im Direktorat für Neubau und Rekonstruktion
Dr. med. Manfred Schneider, Oberarzt in der Klinik für Anaesthesiologie und Intensivtherapie
Doz. Dr. sc. med. Dietmar Scholz, Abteilungsleiter in der Urologischen Klinik

„Banner der Arbeit Stufe III" im Kollektiv:

Emmi Bath, Oberschwester im Neubau der Charité
Dr. sc. med. Lothar Dressler, Oberarzt in der Chirurgischen Klinik
Doz. Dr. med. Aloisie Lange, Oberärztin im Institut für Medizinische und Allgemeine Mikrobiologie, Virologie und Epidemiologie
Arno Lock, Ingenieur im Direktorat für Neubau und Rekonstruktion
Uwe Lukoschat, Ingenieur im Direktorat für Neubau und Rekonstruktion
Dipl. oec. Susanne Otto, Direktorat für Neubau und Rekonstruktion
Herrmann Schwarze, Oberpfleger in der Zentralen Sterilgutversorgung

Doz. Dr. rer. oec. Helmut WEIHRAUCH, Leiter der Arbeitsgruppe Informationsverarbeitung

Dr. med. Waltraud WINTER, Oberärztin in der Augenklinik

„Verdienter Aktivist"

Prof. Dr. sc. med. Meinhard LÜNING, stellv. Direktor des Instituts für Röntgendiagnostik

„Hufeland-Medaille in Silber"

Barbara MELZER, leitende med.-techn. Röntgenassistentin im Institut für Röntgendiagnostik

„Hufeland-Medaille in Bronze"

Rosemarie GERBER, leitende Operationsschwester im Neubau der Charité

„Humboldt-Medaille in Silber"

Manuela SCHULTZ, Leiterin des Büros für Neubau und Rekonstruktion

„Medaille für ausgezeichnete Leistungen"

Gerd HOLZMÜLLER, Meister im Bereich Technik

Karin SEIBERT, Sachbearbeiterin im Direktorat für Neubau und Rekonstruktion

„Medaille für ausgezeichnete Leistungen im Bauwesen"

Rudi GANSEWAND, Facharbeiter im Bereich Technik

„Obermedizinalrat"

Prof. Dr. sc. med. Hans-Jacob CORRENS, Direktor der Klinik für Nuklearmedizin

Prof. Dr. sc. med. Helmut WOLFF, Direktor der Chirurgischen Klinik

„Medizinalrat"

Dr. sc. med. Bernd SCHUBEL, Oberarzt in der Chirurgischen Klinik.

Zum 1. Mai 1982 erfolgten die nachstehenden Auszeichnungen:

„Banner der Arbeit Stufe I" im Kollektiv:

Dr. med. Horst ADAM, Facharzt in der Klinik für Anaesthesiologie und Intensivtherapie

Doz. Dr. sc. med. Gerhard EVERS, Oberarzt in der Chirurgischen Klinik

Dr. med. Rainer HÜBNER, Facharzt in der Klinik für Anaesthesiologie und Intensivtherapie

Die Mitglieder des Kollektivs Herzchirurgie:

Doz. Dr. sc. med. Karl-Friedrich LINDENAU, Oberarzt in der Chirurgischen Klinik

Charlotte LIPPERT, Schwester in der Klinik für Anaesthesiologie und Intensivtherapie

Prof. Dr. sc. med. Derk OLTHOFF, stellv. Direktor der Klinik für Anaesthesiologie und Intensivtherapie

Anita ROGGE, OP-Schwester in der Chirurgischen Klinik

Dr. sc. med. Bernd SCHUBEL, Oberarzt in der Chirurgischen Klinik

Prof. Dr. sc. med. Harry WARNKE, ordentlicher Professor in der Chirurgischen Klinik

„Banner der Arbeit Stufe II" im Kollektiv:

Doz. Dr. sc. med. Gunther GESERICK, stellv. Direktor des Instituts für Gerichtliche Medizin

Dr. med. Dieter PAZELT, wiss. Assistent im Institut für Gerichtliche Medizin

Annerose RACKWITZ, leitende med.-techn. Fachassistentin im Institut für Gerichtliche Medizin

Doz. Dr. sc. med. Georg RADAM, Oberarzt im Institut für Gerichtliche Medizin

Dr. rer. nat. Michael ROSE, wiss. Assistent im Institut für Gerichtliche Medizin

Dr. sc. med. Hansjürg STRAUCH, Oberarzt im Institut für Gerichtliche Medizin

„Vaterländischer Verdienstorden in Bronze"

Prof. Dr. sc. med. Wolfgang RÜDIGER, Direktor des Physiologischen Instituts

„Verdienstmedaille der DDR"

Isolde DAHLKE, OP-Schwester in der Frauenklinik

Ilse HÖROLD, Schwester in der Klinik für Innere Medizin „Theodor Brugsch"
Hannelore SCHLEHUBER, Fotografin in der Geschwulstklinik.

Anläßlich des Studienjahresbeginns 1982/1983 wurden folgende Auszeichnungen verliehen:

„Humboldt-Medaille in Silber"

Prof. em. Dr. sc. med. Marianne LINDEMANN, ehem. Leiter der Abt. Pathophysiologie

„Humboldt-Medaille in Bronze"

Doz. Dr. sc. med. Georg HARIG, Oberarzt im Institut für Geschichte der Medizin
Dr. med. Rainer NABILEK, Facharzt im Institut für Geschichte der Medizin

„Hufeland-Medaille in Bronze"

Birgit KLINGEBERG, Studentin im 3. Studienjahr der Medizinischen Fachschule „Jenny Marx".

Zum Tag der Republik wurden folgende Mitarbeiter ausgezeichnet:

„Vaterländischer Verdienstorden in Bronze"

Prof. Dr. sc. med. Gerhard BRÜSCHKE, ordentlicher Professor in der Klinik für Innere Medizin „Theodor Brugsch"

„Verdienter Aktivist"

Dr. med. Regina FLORIN, Oberärztin in der Klinik für Konservierende Stomatologie
Erna JÜRGENS, Sachbearbeiterin im Direktorat für Kader und Weiterbildung

„Medaille für ausgezeichnete Leistungen im Wettbewerb"

Das Kollektiv „Arbeitsgruppe Toxikologie" am Institut für Pharmakologie und Toxikologie

Die Mitglieder des Kollektivs sind:
Angelika FRIEDRICH, Chemieingenieur
Rita HARTMANN, Biologielaborantin
Dr. rer. nat. Dietmar KÄSTNER, Dipl.-Lebensmittelchemiker
Christine KÖLZKE, Agraringenieur
Doz. Dr. sc. med. Helga REX, Leiter des Kollektivs
Christiane SPRANG, Veterinäringenieur
Dr. rer. nat. Rüdiger SCHADE, Dipl.-Biologe.

Anläßlich des 161. Geburtstages von Rudolf Virchow am 13. Oktober 1982 erhielt den „Rudolf-Virchow-Preis"

Dr. sc. med. Detlef KRÜGER, Oberarzt im Institut für Medizinische und Allgemeine Mikrobiologie, Virologie und Epidemiologie.

Mit der „Ehrennadel für Verdienste im sozialistischen Bildungswesen" wurden anläßlich der 4. Schwesternkonferenz geehrt:

Ingeborg GRASSE, Oberschwester in der Klinik für Innere Medizin „Theodor Brugsch"
Heidel KARUTZ, Kinderkrankenschwester in der Kinderklinik.

Zum Tag des Gesundheitswesens erfolgten die nachstehenden Ernennungen und Auszeichnungen:

„Verdienter Arzt des Volkes"

MR Doz. Dr. sc. med. Bernd HEUBLEIN, Direktor für medizinische Betreuung und Stellvertreter des Prorektors für Medizin

„Hufeland-Medaille in Silber"

Karin FENSKE, Schwester in der Klinik für Innere Medizin „Theodor Brugsch"
Helmut KORN, Leiter der Sanitärtechnik im Bereich Technik

„Hufeland-Medaille in Bronze"

Annemarie BADER, Schwester in der Orthopädischen Klinik
Dr. rer. nat. Adolf SITTE, Dipl.-Chemiker in der Abteilung Klinische Biochemie
Brigitte SCHÖNEBERG, med.-techn. Assistentin im Institut für Transfusiologie und Transplantologie
Manfred WERNER, Kraftfahrer

„Obermedizinalrat"

Prof. Dr. sc. med. Dr. med. dent. Günter KNAK, ordentlicher Professor in der Poliklinik für Prothetische Stomatologie

Prof. Dr. sc. med. Niels SÖNNICHSEN, Direktor der Dermatologischen Klinik

„Medizinalrat"

Prof. Dr. sc. med. Roland KLUGE, Oberarzt in der Poliklinik für Konservierende Stomatologie

Doz. Dr. med. Aloisie LANGE, Oberärztin im Institut für Medizinische und Allgemeine Mikrobiologie, Virologie und Epidemiologie

Dr. sc. med. Joachim RITTER, Oberarzt in der HNO-Klinik

Dr. med. Kurt SCHELLNACK, Oberarzt in der Orthopädischen Klinik

Dr. med. Heinz-Rüdiger SCHULTE, Oberarzt in der Frauenklinik

Dr. med. Gert-Dieter SPRANGER, Oberarzt in der Klinik für Innere Medizin „Theodor Brugsch".

Mit dem „Rudolf-Virchow-Preis" wurde ein Kollektiv des Instituts für Gerichtliche Medizin ausgezeichnet.

Die Mitglieder des Kollektivs sind:

Doz. Dr. sc. med. Gunther GESERICK, stellv. Institutsdirektor

Dr. Tatsuo NAGAI, Assistentprofessor

Dr. med. Dieter PAZELT, wiss. Assistent

Annerose RACKWITZ, leitende med.-techn. Fachassistentin

Helga SCHRÖDER, med.-techn. Assistentin.

Zum Tag des Lehrers wurden folgende Lehrkräfte der Medizinischen Fachschule „Jenny Marx" ausgezeichnet bzw. zum Oberstudiendirektor oder Fachschuldozenten ernannt:

„Pestalozzi-Medaille in Gold"

Ingrid BURMEISTER, Fachschullehrerin

Kurt LAUBE, Fachschullehrer

„Pestalozzi-Medaille in Bronze"

Christa WAGNER, Medizinpädagogin

„Oberstudiendirektor"

Diethild LEMCKE, Direktor

„Fachschuldozent"

Helmar PFEIFFER, Leiter der Abt. Marxismus-Leninismus

Klaus REICHE, stellv. Leiter der Abt. III.

Chronik besonderer Ereignisse an der Charité im Jahre 1982

1. Januar

Der Minister für Hoch- und Fachschulwesen der DDR bestätigt die Bildung der Abteilung Krankenpflege am Bereich Medizin (Charité)

6./7. Januar

Das Institut für Geschichte der Medizin des Bereiches Medizin (Charité) veranstaltet ein Robert-Koch-Symposium mit internationaler Beteiligung anläßlich des 100. Geburtstages der Entdeckung des Tuberkelbazillus.
Wissenschaftliche Leitung: Prof. Dr. Dietrich TUTZKE (s. S. 94)
Aus dem gleichen Anlaß wird das Robert-Koch-Museum durch den Prorektor für Medizin, Prof. Dr. Jürgen GROSSER, wiedereröffnet (s. S. 79)

9. Januar

Die Teilnehmer an der Kreisdelegiertenkonferenz der Gewerkschaft Wissenschaft der Humboldt-Universität zu Berlin übermitteln Gen. Konrad NAUMANN, Mitglied des Politbüros und 1. Sekretär der Bezirksleitung Berlin der SED, die Verpflichtungen der Mitarbeiter in Auswertung der III. Tagung des ZK der SED

27. Januar

2. Wissenschaftliche Charité-Konferenz zum Thema „Fortschritte in der neurowissenschaftlichen Forschung" unter Leitung von Prof. Dr. Heinz A. F. SCHULZE (s. S. 160)

28. Januar

Innerhalb der Reihe „Charité-Gespräche" informiert der Minister für Kultur und Mitglied des ZK der SED, Gen. Hans-Joachim HOFFMANN, Mitarbeiter und Studenten des Bereiches Medizin (Charité) über aktuelle Fragen der Kulturpolitik der SED
Die Vertrauensleute der Gewerkschaftsgruppen der Humboldt-Universität beraten über neue Initiativen im sozialistischen Wettbewerb in Vorbereitung des 10. FDGB-Kongresses sowie über die Beschlußfassung zum Betriebskollektivvertrag (BKV) 1982

31. Januar

Prof. Dr. Ehrhardt GISSKE, Direktor der Aufbauleitung Sondervorhaben Berlin, informiert im Rahmen der Sonntagsvorlesungen in der Charité über „Neubau und Rekonstruktion der Charité"

1. Februar

NPT Prof. em. Dr. Dr. h. c. Mitja RAPOPORT, ehem. Direktor des Instituts für Physiologische und Biologische Chemie, begeht sein 30jähriges Dienstjubiläum
Der Minister für Hoch- und Fachschulwesen der DDR beruft 10 Hochschul- und Honorardozenten am Bereich Medizin (Charité) (s. S. 25)

2. Februar

NPT Prof. Dr. sc. med. Otto PROKOP, Direktor des Instituts für Gerichtliche Medizin, begeht sein 25jähriges Dienstjubiläum

18. Februar

Führende Wissenschaftler der Charité, die Professoren Dr. Mitja RAPOPORT, Dr. Moritz MEBEL und Dr. NIELS SÖNNICHSEN, erheben aus humanistischer Verantwortung ihre Stimme in der Presse, um zur Bewahrung des Friedens beizutragen

24. Februar

Parteiaktivtagung des Bereiches Medizin (Charité) zur Eröffnung der Parteiwahlen 1982 in Anwesenheit von Prof. Dr. Gregor SCHIRMER, stellv. Leiter der Abteilung Wissenschaften beim ZK der SED, und Gen. Harry SMETTAN, 1. Sekretär der Kreisleitung der SED. Vor 250 Parteiaktivisten erläutert Dr. Lienhard LINKE, Sekretär der SED-Grundorganisation, die weiteren Aufgaben zur Durchführung der Parteiwahlen für die über 1200 Kommunisten an der Charité, wie sie sich aus der Rede des Generalsekretärs des ZK der SED, Gen. Erich HONECKER, vor den 1. Sekretären der SED-Kreisleitungen ergeben

26./27. Februar

Gewerkschaftsaktivtagung der BGL des Bereiches Medizin mit den AGL-Vorsitzenden der Kliniken, Institute und sonstigen Einrichtungen zum Thema „Auswertung der Gewerkschaftswahlen und Stand der Vorbereitung der Inbetriebnahme des Charité-Neubaus"

28. Februar

Sonntagsvorlesung in der Charité zum Thema „Arzneimittel — Nutzen und Gefahren".
Vortragender: Prof. Dr. Hansgeorg HÜLLER

12. März

Festakt und Wissenschaftliches Symposium anläßlich des 100jährigen Bestehens der Universitäts-Frauenklinik unter Leitung von Prof. Dr. Hans BAYER.

15. März

Protokollunterzeichnung über die Beteiligung des Bereiches Medizin (Charité) an der Interkosmosforschung der sozialistischen Länder

18. März

Im Rahmen der Diskussionsreihe „Charité-Gespräche" spricht der stellvertretende Vorsitzende der Staatlichen Plankommission, Gen. Siegfried WENZEL, zum Thema „Zu aktuellen Problemen der ökonomischen Politik der SED"

22. März

Der als Gast des Ministeriums für Gesundheitswesen in der DDR weilende stellvertretende ungarische Gesundheitsminister Prof. Dr. Imre HUTAS besucht die Charité

23. März

Der Wissenschaftliche Rat der Humboldt-Universität berät gemeinsam mit Nationalpreisträgern und Mitgliedern von Akademien in Auswertung der Beschlüsse der 3. Tagung und der Beratung des ZK der SED mit den 1. Sekretären der Kreisleitungen der SED. An der Tagung nimmt das Sekretariat der Kreisleitung der Humboldt-Universität teil

24. März

Höhepunkt der Nationalen Robert-Koch-Ehrung in der DDR. Als Auftakt der Feierlichkeiten zum 100. Jahrestag der Entdeckung des Erregers der Tuberkulose wird am Gebäude des Instituts für Medizinische und Allgemeine Mikrobiologie, Virologie und Epidemiologie eine Robert-Koch-Gedenktafel enthüllt (s. S. 73). Anschließend wird am Robert-Koch-Platz das von Louis TUAILLON geschaffene Robert-Koch-Denkmal neu enthüllt.
Der Einladung des Rektors der Humboldt-Universität zu Berlin, Prof. Dr. Helmut KLEIN, sind gefolgt: Prof. Dr. Hans-Joachim BÖHME, Mitglied des ZK der SED und Minister für Hoch- und Fachschul-

wesen, Prof. Dr. Ludwig MECKLINGER, Minister für Gesundheitswesen, Kandidat des ZK der SED, Prof. Dr. Karl SEIDEL, Leiter der Abteilung Gesundheitspolitik beim ZK der SED, Dr. SCHWERDTNER, Stellv. des Leiters der Abteilung Wissenschaften beim ZK der SED, Gen. Anatoli Wiktorowitsch LEBEDEW, Kulturattaché an der Botschaft der UdSSR in der DDR, Repräsentanten der WHO, internationaler nicht staatlicher Organisationen sowie nationaler medizinisch-wissenschaftlicher Gesellschaften aus 24 Ländern. Nach der Festrede des Prorektors für Medizin (s. S. 75) wird das Robert-Koch-Denkmal von FDJ-Studenten enthüllt

Der Minister für Hoch- und Fachschulwesen der RSFSR, Prof. Iwan Filipowitsch OBRASSOW, besucht die Charité

25. März

Arbeitstagung an der Humboldt-Universität zum Thema „Individuum und Gesellschaft" unter aktiver Teilnahme von Mitarbeitern des Bereiches Medizin

28. März

Sonntagsvorlesung in der Charité anläßlich der 100. Wiederkehr der Entdeckung des Tuberkuloseerregers durch Robert Koch zum Thema „Über Infektionskrankheiten". Es spricht Prof. Dr. Jürgen GROSSER

29. März bis 2. April

XVII. FDJ-Studententage an der Humboldt-Universität zu Berlin. Am Bereich Medizin finden wissenschaftliche Studentenkonferenzen statt. Die Themen der 11 Arbeitskreise entsprechen erstmals den Forschungsschwerpunkten der Charité

1. April

Im Rahmen der Nationalen Robert-Koch-Ehrung der DDR gestaltet der Prorektor für Medizin, Prof. Dr. Jürgen GROSSER, das diesjährige Humboldt-Seminar im Kaminzimmer der Mensa Nord zum Thema „Robert Koch als Wissenschaftler und Hochschullehrer"

Auf einer Festveranstaltung im Roten Rathaus werden anläßlich der Robert-Koch-Ehrung Mitarbeiter der Charité für hervorragende Leistungen auf dem Gebiet der Tuberkulosebekämpfung mit der Robert-Koch-Medaille ausgezeichnet (s. S. 78)

19. April

In Auswertung des Weltkongresses der „Internationalen Vereinigung von Ärzten zur Verhinderung eines nuklearen Krieges" in Cambridge vom 3. bis 7. April 1982 spricht Prof. em. Dr. Mitja RAPOPORT, der als Vertreter der DDR-Mediziner am Kongreß teilnahm, vor FDJ-Studenten des Bereiches Medizin (Charité)

21. April

Hochschullehrerkonferenz am Bereich Medizin (Charité). Gemeinsam mit Mitarbeitern der Sektion Marxismus-Leninismus beraten fast 90 Hochschullehrer über Erfahrungen, Probleme und Reserven bei der weiteren Vervollkommnung der kommunistischen Erziehung der Medizin-, Stomatologie- und Medizinpädagogikstudenten

21. bis 28. April

Der Prorektor für Medizin besucht mit einer Delegation der Humboldt-Universität zu Berlin unter Leitung des Rektors Prof. Dr. Helmut KLEIN die Universität von Angola in Luanda

21. bis 24. April

Der 10. FDGB-Kongreß tagt in Berlin. Als Delegierte unseres Bereiches nehmen teil: Renate LANGE und Dr. Karl KÖGLER, Vorsitzender der BGL, der zum Mitglied des Bundesvorstandes des FDGB gewählt wird

22. April

Die FDJ-Grundorganisation Medizin erhält durch die Staatliche Leitung der

Charité das Jugendobjekt „Silberrückgewinnung durch Entarchivierung der Röntgenfilme“ übertragen

23. April

Akademischer Trauerakt für den am 5. April verstorbenen Direktor des Instituts für Kardio-Vaskuläre Diagnostik, Prof. Dr. sc. med. Werner PORSTMANN, zweifacher Nationalpreisträger, Mitglied der Deutschen Akademie der Naturforscher und Ärzte LEOPOLDINA und korrespondierendes Mitglied der Akademie der Wissenschaften der DDR

25. April

Sonntagsvorlesung in der Charité zum Thema „Der heutige Stand der Krebsbehandlung“. Es spricht Prof. Dr. Hans-Ulrich LAU

29. April

Besuch einer Delegation der Universität Kairo unter Leitung des Rektors, Prof. Hassan EL HAMAY

Prof. Dr. Helmut KOZIOLEK, Mitglied des ZK der SED, spricht in der Reihe „Charité-Gespräche“ zu Fragen der ökonomischen Strategie der SED in den 80er Jahren

1. Mai

Aus Anlaß des Internationalen Kampftages der Werktätigen werden Mitarbeiter für herausragende Leistungen auf dem Gebiet der Erziehung und Ausbildung, Forschung und/oder medizinischen Betreuung durch den Staatsrat der DDR ausgezeichnet (s. S. 38)

5. Mai

Wissenschaftliches Symposium „Monitoring Enzyme in der Tumordiagnostik“ an der Geschwulstklinik mit 50 Teilnehmern aus der Republik.

Leitung: Prof. Dr. Karl-Heinz RIESSBECK

12. Mai

Erweiterte Beratung der BGL mit den Vertrauensleuten zur Auswertung des 10. FDGB-Kongresses

20. Mai

Besuch einer Delegation des Ministeriums für Hochschulwesen der Republik Kuba unter Leitung des 1. Vizeministers Dr. Benito PEREZMAZA

20./21. Mai

Bezirksparteiaktivtagung der Bezirksleitung Berlin der SED zu „Erfahrungen und Aufgaben der politischen Führungstätigkeit bei der Erhöhung des Beitrages von Wissenschaft und Technik für die Sicherung eines raschen Leistungsanstieges in den Berliner Kombinaten, Betrieben und Einrichtungen.“

In der Diskussion spricht Dr. Geerd DELLAS, Direktor für Neubau und Rekonstruktion der Charité

23. Mai

Prof. em. Dr. Dr. h. c. Mitja RAPOPORT spricht in der Sonntagsvorlesung an der Charité zum Thema „Die rote Blutzelle in Forschung und medizinischer Praxis“

25. Mai

Auf einer Beratung der Universitätsleitung werden Leistungen von Forschungskollektiven als „Wissenschaftliche Höchstleistungen“ anerkannt. Aus dem Bereich Medizin (Charité) sind es 11 Arbeitsgruppen (s. S. 10)

27. Mai

Als Auftakt zu den Pfingsttreffen der Jugend der DDR bekunden 150000 Berliner Jugendliche, unter ihnen 8000 FDJ-Studenten, junge Wissenschaftler und Arbeiter, Lehrlinge und Schwestern der Humboldt-Universität, ihren festen Willen, alles für die Stärkung der sozialistischen Heimat und damit für die Verteidigung des Friedens zu tun. Sie verurteilen entschieden den NATO-Hochrüstungs- und Konfrontationskurs und geben gleichzeitig ihrer uneingeschränkten Unterstützung für die von Leonid I. BRESHNEW auf dem 19. Komsomolkongreß unterbreiteten neuerlichen weitreichenden Friedensvorschläge Ausdruck

3. Juni

Gen. Hermann AXEN, Mitglied des Politbüros und Sekretär des ZK der SED, spricht vor dem Kreisparteiaktiv der Humboldt-Universität zu aktuellen Fragen der Außenpolitik

9. Juni

Der Wissenschaftliche Rat der Humboldt-Universität zu Berlin verleiht Prof. Dr. Ing. Ehrhardt GISSKE die Ehrendoktorwürde (s. S. 16)

11. Juni

Anläßlich der bevorstehenden Übergabe des Charité-Neubaus werden verdienstvolle Mitarbeiter der Charité mit hohen Auszeichnungen geehrt (s. S. 37)

14. Juni

Der Charité-Neubau für die operativ tätigen Disziplinen wird durch den Generalsekretär des ZK der SED und Vorsitzenden des Staatsrates der Deutschen Demokratischen Republik, Genossen Erich HONECKER, seiner Bestimmung übergeben. Unter starkem Beifall der anwesenden 10000 Bauschaffenden sowie Mitarbeiter und Studenten der Humboldt-Universität wird Gen. Erich HONECKER an der Spitze einer Delegation des Politbüros des ZK der SED am Fuße des neuen Klinikums durch den Minister für Bauwesen, Gen. Wolfgang JUNKER, herzlich begrüßt. An der Übergabe nehmen die Mitglieder des Politbüros Prof. Kurt HAGER, Werner KROLIKOWSKI, Günther MITTAG und Konrad NAUMANN sowie weitere Persönlichkeiten der Partei- und Staatsführung teil, unter ihnen der Minister für Hoch- und Fachschulwesen, Prof. Dr. Hans-Joachim BÖHME, der Minister für Gesundheitswesen, Prof. Dr. Ludwig MECKLINGER, sowie die Abteilungsleiter im ZK der SED Prof. Dr. Hannes HÖRNIG, Prof. Dr. Karl SEIDEL und Gerhard TRÖLITZSCH. Daran anschließend besichtigen Erich HONECKER und die ihn begleitenden Persönlichkeiten den Neubau. Zum Abschluß der Übergabe des Charité-Neubaus findet im Versorgungszentrum der Charité ein Gespräch Erich HONECKERS mit Bauschaffenden und Medizinern statt (s. S. 50)

21. Juni

Feierliche Immatrikulation der 31 Studenten in der neuen Grundstudienrichtung Krankenpflege (s. S. 148)

23. Juni

Gemeinsame Beratung des Prorektors für Medizin mit den Direktoren der Kliniken, Institute und sonstigen Einrichtungen, den APO-Sekretären und AGL-Vorsitzenden zur Eröffnung der Plandiskussion über den Entwurf des Volkswirtschaftsplanes 1983

27. Juni

Letzte Sonntagsvorlesung in der Charité im Studienjahr 1981/82 zum Thema „Möglichkeiten und Grenzen der zahnärztlichen Prothetik".
Vortragender: Prof. Dr. Alfred BREUSTEDT

29. Juni

10 Parlamentarier aus Kolumbien besichtigen den Neubau der Charité und informieren sich über die Aufgaben des sozialistischen Hochschul- und Gesundheitswesens

30. Juni

Weitere verdienstvolle Bauschaffende und Mitarbeiter der Charité werden anläßlich der Inbetriebnahme des Neubaus ausgezeichnet

14. Juli

Prof. Dr. Helmut WOLFF führt die erste Operation im Neubau aus

19. Juli

Besuch einer Delegation aus Nigeria unter Leitung des Staatsministers für

Gesundheitswesen, Claudius Agboola BAMGBOYA
Der FDJ-Studentensommer 1983 wird eröffnet, und das „Interlager Charité" nimmt seine Arbeit auf

26. Juli

Prof. Dr. A. M. GENIN, Leiter der medizinischen Forschung der Orbitalstationen „Salut", und der leitende Ingenieur für medikobiologische Apparaturen dieser Orbitalstationen besuchen die Charité

31. August

Namhafte Mediziner bilden das Komitee „Ärzte der DDR zur Verhütung eines Nuklearkrieges". Prof. em. Dr. Dr. h. c. Mitja RAPOPORT wird zum Vorsitzenden des Komitees gewählt

1. September

Der Minister für Hoch- und Fachschulwesen der DDR beruft zum Studienjahresbeginn 9 ordentliche, außerordentliche und Honorarprofessoren am Bereich Medizin (Charité) (s. S. 25)
Mit der Leitung der Abteilung Krankenpflege beauftragt der Minister für Hoch- und Fachschulwesen der DDR Herrn MR Doz. Dr. sc. med. Friedhelm DIETZE

3./4. September

Die für das Studienjahr 1982/83 immatrikulierten Studenten werden vom Prorektor für Medizin begrüßt, in ihre Aufgaben eingeführt und mit den Einrichtungen des Bereiches Medizin (Charité) vertraut gemacht

10. September

Exmatrikulationsfeier im Marx-Engels-Auditorium der Humboldt-Universität für 348 Absolventen der Medizin, Stomatologie und Medizinpädagogik. Die Übernahme der Absolventen in das sozialistische Gesundheitswesen erfolgt durch den Stellvertreter des Ministers für Gesundheitswesen der DDR, Prof. Dr. Konstantin SPIES
363 Absolventen des Immatrikulationsjahrganges 1979 der Medizinischen Fachschule „Jenny Marx" werden feierlich verabschiedet

15. September

Der Bereich Medizin ehrt das Andenken der nach schwerer Krankheit am 2. September verstorbenen langjährigen Oberin der Charité, Genossin Ruth NAUJECK, mit einem Trauerakt

15. bis 17. September

Unter Leitung des Stellvertreters des Ministers für Hoch- und Fachschulwesen, Prof. Dr. Klaus THIELMANN, weilt eine Inspektionsgruppe des Ministeriums für Hoch- und Fachschulwesen am Bereich Medizin (Charité)

20. bis 25. September

1. Studienwoche, in der die Studenten mit der politischen Orientierung, der inhaltlichen Aufgabenstellung und dem organisatorischen Ablauf des Studienjahres 1982/83 vertraut gemacht werden

21. September

Im Palast der Republik findet die feierliche Immatrikulation für 4500 Studenten, darunter auch der Medizin, Stomatologie, Medizinpädagogik und der Medizinischen Fachschule „Jenny Marx" statt

23. September

Besuch einer Delegation der DKP, die sich mit den Aufgaben der Medizinischen Bereiche an den sozialistischen Universitäten bekannt macht

24. September

Akademischer Festakt zu Ehren des 85. Geburtstages von Prof. em. Dr. Dr. h. c. Karl VELHAGEN

26. September

Beginn der Sonntagsvorlesungen in der Charité im Studienjahr 1982/83 im Hörsaal der Chirurgischen Klinik. Zum Thema „Gerichtsmedizinische Untersuchungen an einem Fall unnatürlichen Todes“ spricht Prof. Dr. Otto PROKOP. Die Vorlesung wird am 3. Oktober wiederholt

29. September

Mitglieder des URANIA-Präsidiums, der NBI-Redaktion und Leser besichtigen die Charité und werden über die Vergangenheit und Gegenwart der Charité informiert

30. September

Beginn des Abendkurses für Studenten aller Fachrichtungen und Studienjahre und Berliner Bürger „Fortschritte in der medizinischen Praxis und Forschung“

1./2. Oktober

Klausurtagung des Prorektors für Medizin mit den Direktoren der Kliniken und Institute sowie den Leitern der selbständigen Einrichtungen zur Erziehung und Ausbildung, Inbetriebnahme des Neubaus, zu Fragen der Forschungsstrategie und zu Problemen der medizinischen Betreuung

7. Oktober

Der Bereich Medizin trifft zu Ehren des Nationalfeiertages der Republik eine Zwischenauswertung der im sozialistischen Wettbewerb erreichten Arbeitsergebnisse
Zum Nationalfeiertag erhalten Mitarbeiter hohe Auszeichnungen als Ausdruck der Anerkennung der an der Charité geleisteten Arbeit (s. S. 37, 39)

9. Oktober

Anläßlich eines Aufenthaltes des Prorektors für Medizin und der Leiterin der Abt. Internationale Beziehungen beim Direktorat für Forschung der Charité wird in Tbilissi, Georgische SSR, ein Protokoll über die Fortführung der Zusammenarbeit von Instituten und Kliniken der Charité mit medizinischen Forschungseinrichtungen in Tbilissi unterzeichnet

13. Oktober

Traditionelle Verleihung der Virchow-Preise anläßlich des 161. Geburtstages von Rudolf VIRCHOW durch den Minister für Gesundheitswesen, Prof. Dr. Ludwig MECKLINGER, im Pathologischen Institut, Virchow-Haus

14. Oktober

Der Bereich Medizin (Charité) ehrt in einem akademischen Trauerakt das Andenken des am 19. September 1982 verstorbenen ehemaligen Dekans und langjährigen Direktors der früheren I. Medizinischen Klinik der Charité, OMR Prof. Dr. sc. med. Friedrich-Horst SCHULZ

21. Oktober

Der Direktor im Hauptquartier der Weltgesundheitsorganisation für die Koordinierung der Strategie „Gesundheit für alle bis zum Jahr 2000“, Prof. Dr. Hakon HELLBERG, besucht im Rahmen seines Studienaufenthaltes in unserer Republik die Charité
Der Sektionschef im Bundesministerium für Gesundheit und Umweltschutz der Republik Österreich, Dr. Richard HAVLASEK, besichtigt den Charité-Neubau

24. Oktober

2. Sonntagsvorlesung in der Charité zum Thema „Hormone und Gehirnentwicklung“.
Vortragender: Prof. Dr. Günter DÖRNER

28. Oktober

Festveranstaltung des Kreiskomitees des DRK der DDR an der Humboldt-Universität zu Berlin aus Anlaß des 30. Jahrestages der Gründung des DRK als sozialistische Massenorganisation

3./4. November

Dienstberatung des Stellvertreters des Ministers für Hoch- und Fachschulwesen, Prof. Dr. Klaus Thielmann, mit den Prorektoren für Medizin der Universitäten und Rektoren Medizinischer Akademien in der Charité

4. November

Auszeichnung verdienstvoller Angehöriger der Kampfgruppen durch den Prorektor für Medizin und die GOL der SED des Bereiches Medizin

4. bis 6. November

Eine Delegation der Semmelweis-Universität Budapest unter Leitung von Prof. Dr. Endre Somogyi, Prorektor für Forschung, weilt an der Charité. Während des Aufenthaltes werden Vereinbarungen zum Arbeitsplan für 1983 unterzeichnet

8. November

Der Rektor der Universität Hanoi, SR Vietnam, Prof. Dr. Phom Hun Dat, informiert sich über den Neubau der Charité

15. November

Das Mitglied des Exekutivkomitees der Internationalen Krankenhausgesellschaft, MR R. H. Kronberg, Generalmanager des Austin Hospital, Heidelbert Victoria, Australien, besucht die Charité

Der Rektor der Medizinischen Akademie Varna, VR Bulgarien, Prof. Dr. Garabed Kaprelian, weilt zu einem Arbeitsbesuch an der Charité. Er informiert sich über Fragen der kommunistischen Erziehung und Ausbildung der Studenten und besichtigt den Neubau

16. November

In Würdigung des 65. Jahrestages der Großen Sozialistischen Oktoberrevolution weilen verdienstvolle sowjetische Hochschullehrer von medizinischen Hochschulen der UdSSR, an denen DDR-Studenten studieren, zu einem Studienaufenthalt in der DDR. Vier sowjetische Hochschullehrer unter Leitung von Prof. Dr. Raabzow, Prorektor des I. Moskauer Medizinischen Instituts, besuchen die Charité

Prof. Dr. Christian Thierfelder, Direktor für Forschung der Charité, unterzeichnet in Havanna, Republik Kuba, den Arbeitsplan für 1983 über die Zusammenarbeit mit dem Medizinischen Hochschulinstitut „Victoria de Girón“

19. November

Empfang im Clubhaus der sowjetischen Botschaft aus Anlaß des 65. Jahrestages der Großen Sozialistischen Oktoberrevolution. Etwa 100 Mitarbeiter des Bereiches Medizin (Charité) nehmen teil

Prof. Waleri Feodorowitsch Djomin, Prorektor für internationale Beziehungen des II. Medizinischen Instituts in Moskau, besucht die Charité

22./23. November

Prof. Dr. Pak Mjong Bin, Minister für Gesundheitswesen der VR Korea, weilt zu einem Arbeitsbesuch an der Charité

25. November

Die 4. Schwesternkonferenz am Bereich Medizin (Charité) berät auf der Grundlage des vom Prorektor für Medizin gehaltenen Hauptreferates die weiteren Aufgaben in der medizinischen Betreuung

28. November

3. Sonntagsvorlesung in der Charité zum Thema „Computertomographie — Eine Sensation für die medizinische Diagnostik?“

Referent: Prof. Dr. M. Lüning

30. November

Wissenschaftliches Fest-Kolloquium aus Anlaß des 70. Geburtstages von NPT Prof. em. Dr. Dr. Dr. h. c. Mitja Rapoport im Institut für Physiologische und Biologische Chemie

1. Dezember

Der Minister für Gesundheitswesen der Republik Zypern, Dr. Christos PELEKANOS, besucht die Charité und informiert sich über die Arbeit der Urologischen und Chirurgischen Klinik im Neubau
Die Karl-Marx-Universität Leipzig verleiht Prof. em. Dr. Dr. Dr. h. c. Mitja RAPOPORT die Ehrendoktorwürde

1./2. Dezember

3. Interdisziplinäres Charité-Symposium „Biochemie und Pathobiochemie in der Stomatologie" zum Thema „Salivation". Wissenschaftliche Leitung: Prof. Dr. J. SCHULZ

2. Dezember

Vertrauensleutevollversammlung der Gewerkschaft Wissenschaft am Bereich Medizin (Charité)
Der Vertrag über bilaterale Zusammenarbeit zwischen dem I. S. Berltaschwili-Institut für Physiologie der Akademie der Wissenschaften der Georgischen SSR (Tbilissi) und dem Physiologischen Institut der Humboldt-Universität zu Berlin für den Zeitraum 1983 bis 1985 wird von Prof. Dr. Michail M. CHANANASCHWILI und Prof. Dr. Wolfgang RÜDIGER unterzeichnet

8. Dezember

Der Botschafter der UdSSR in der DDR, Dr. Pjotr A. ABRASSIMOV, nimmt an der Festveranstaltung der Humboldt-Universität zu Berlin zu Ehren des 60. Jahrestages der Gründung der UdSSR teil und hält die Festansprache
Der irakische Hochschulminister Dr. Abdul Razzak QUASIM AL-HASHEMY läßt sich während eines Rundganges durch den Charité-Neubau die Möglichkeiten auf dem Gebiet der medizinischen Betreuung erläutern

16. Dezember

Das XIII. Konzil der Humboldt-Universität zu Berlin berät unter dem Motto „Höhere Leistungen in der Forschung – Beitrag der Humboldt-Universität zur Lösung der vom X. Parteitag der SED gestellten Aufgaben" über die weitere Arbeit.
Anläßlich des Konzils erfolgt die Eintragung von

Schwester Bärbel KEDOR, Stationsschwester in der Frauenklinik,
OMR Prof. Dr. Günter LIESS, Direktor des Instituts für Röntgendiagnostik und
Student Thomas WILKE, Beststudent im 5. Studienjahr Medizin

in das Ehrenbuch der Humboldt-Universität.
An den Bereich Medizin (Charité) werden die folgenden Jugendobjekte übergeben:

1. Krankenhaushygiene
2. Der Gelenkschaden (Das degenerative Gelenk)
3. Computertomographie (im Rahmen der HFR „Gastroenterologie")
4. Belastungssonographie.

Der Neubau für die operativ tätigen Disziplinen

Übergabe des neuen Klinikums

Am 14. Juni 1982 wurde das neuerbaute Klinikum der Charité für die operativ tätigen Disziplinen vom Generalsekretär des ZK der SED und Vorsitzenden des Staatsrates der Deutschen Demokratischen Republik, Genossen Erich HONECKER, seiner Bestimmung übergeben.
An der Übergabe nahmen die Mitglieder des Politbüros des ZK der SED Prof. Kurt HAGER, Werner KROLIKOWSKI, Günter MITTAG und Konrad NAUMANN sowie weitere Persönlichkeiten der Partei- und Staatsführung teil, unter ihnen der Minister für Hoch- und Fachschulwesen, Gen. Prof. Hans-Joachim BÖHME, der Minister für Gesundheitswesen, Gen. Prof. Ludwig MECKLINGER, sowie die Abteilungsleiter im ZK der SED Gen. Prof. Dr. h. c. Hannes HÖRNIG, Gen. Prof. Dr. Karl SEIDEL und Gen. Gerhard TRÖLITZSCH.

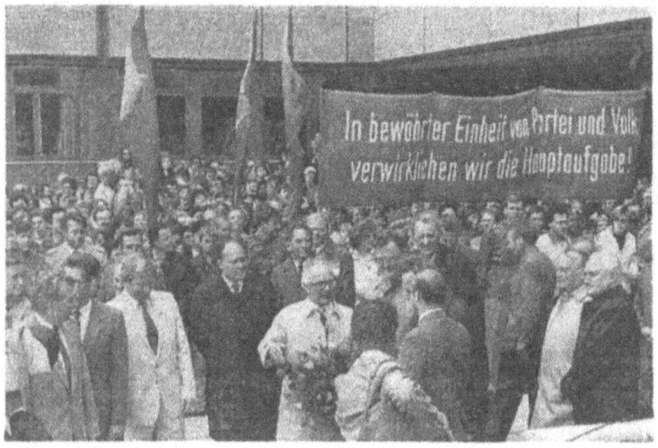
In bewährter Einheit von Partei und Volk
verwirklichen wir die Hauptaufgabe!

Begrüßung des Generalsekretärs des ZK der SED und Vorsitzenden des Staatsrates der DDR, Gen. Erich Honecker, und der ihn begleitenden Genossen vor dem Neubau

Der Minister für Bauwesen der DDR, Gen. Wolfgang JUNKER, begrüßte die Gäste und die etwa 10000 Bauschaffenden, Mitarbeiter der Charité, Studenten und Wissenschaftler der Humboldt-Universität mit folgenden Worten:

Liebe Genossen der Partei- und Staatsführung!
Liebe Bauschaffende!
Liebe Genossen und Freunde!

Wir haben uns in dieser festlichen Stunde zusammengefunden, um gemeinsam den bedeutendsten Bauabschnitt der Rekonstruktion und Modernisierung der Berliner Charité seiner Bestimmung zu übergeben.
Wir freuen uns ganz besonders, aus diesem Anlaß in unserer Mitte den Generalsekretär des ZK der SED und Vorsitzenden des Staatsrates der DDR, Genossen Erich Honecker, auf das herzlichste begrüßen zu können.
Herzlich willkommen heißen wir die Mitglieder des Politbüros des ZK der SED, Genossen Kurt Hager, Werner Krolikowski, Günter Mittag und Konrad Naumann.
Auf unserer Veranstaltung sind anwesend Mitglieder des ZK, des Staats- und Ministerrates, Vertreter der örtlichen Staatsorgane sowie aus den gesellschaftlichen Organisationen. Auch ihnen gilt unser herzlicher Gruß.
Ich möchte Ihnen, Genosse Generalsekretär unserer Partei und Vorsitzender des Staatsrates, melden: Eine fleißige,

angestrengte Arbeit liegt hinter den Bauleuten. In gemeinsamer Arbeit mit den Mitarbeitern des Gesundheitswesens, der Humboldt-Universität zu Berlin sowie mit den Angehörigen der NVA haben sie Großes vollbracht. Der Neubau dieses schönen Gebäudes reiht sich würdig ein in die zahlreichen Bauvorhaben, die hier im Zentrum unserer Hauptstadt Berlin in Durchführung der Beschlüsse des X. Parteitages errichtet wurden.

Der Bau der großen Lehr -und Forschungsstätte auf dem Gebiet des Hochschul- und Gesundheitswesens war für alle Beteiligten ein verpflichtender und ehrenvoller Auftrag. In beispielhafter Gemeinschaftsarbeit unter Verantwortung der Aufbauleitung Sondervorhaben Berlin wurden die übertragenen Aufgaben termin- und qualitätsgerecht erfüllt. Dieses anspruchsvolle Haus, das kann man mit gutem Gewissen sagen, legt Zeugnis ab von hohem technischen Können, von ausgezeichneter Qualitätsarbeit und solider architektonischer Gestaltung seiner Erbauer.

Der Bau ist nun vollendet!

Der bedeutendste Abschnitt und das größte Gebäude unserer Charité sind fertiggestellt.

Liebe Genossen und Freunde!
Liebe Kolleginnen und Kollegen!

Ich bitte unseren Genossen Erich Honecker zur Eröffnung dieses Gebäudekomplexes der Charité zu uns zu sprechen.

Rede des Generalsekretärs des Zentralkomitees der SED und Vorsitzenden des Staatsrates der DDR, Gen. Erich Honecker

Liebe Bauleute!
Liebe Angehörige der Humboldt-Universität, liebe Studenten!
Liebe Berlinerinnen und Berliner!

Wir haben uns zusammengefunden, um das Chirurgisch Orientierte Zentrum der Charité seiner Bestimmung zu übergeben. Fertiggestellt wurde das bisher größte und bedeutendste Investitionsvorhaben des Hochschul- und Gesundheitswesens unserer Republik. Es zeugt davon, daß wir die vom X. Parteitag der SED beschlossene Wirtschafts- und Sozialpolitik konsequent verwirklichen.

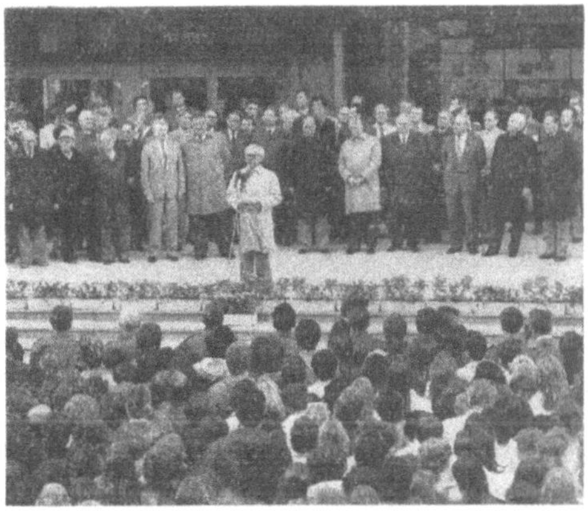

Gen. Erich Honecker spricht zu den versammelten Bauschaffenden und Mitarbeitern der Humboldt-Universität

Nach gründlicher Beratung verschiedener Varianten hatten wir im Jahre 1975 entschieden, die Charité an dieser traditionsreichen Stätte im Herzen der Hauptstadt der DDR, Berlin, zu erweitern und zu rekonstruieren. Hier, wo so weltberühmte Gelehrte wie Christoph Wilhelm Hufeland, Robert Koch, Rudolf Virchow, Ferdinand Sauerbruch, Theodor Brugsch und viele andere den medizinischen Wissenschaften große schöpferische Impulse verliehen, entstand ein leistungsfähiges Zentrum der Forschung, Lehre und ärztlichen Hilfe. Diese Einrichtung hält anspruchsvollen internationalen Vergleichen stand und bereichert zugleich das Stadtbild Berlins.

Sie wurde in sozialistischer Gemeinschaftsarbeit geschaffen. Die Kollektive des Bauwesens, des Anlagenbaus und der Zulieferindustrie trugen gemeinsam mit den Wissenschaftlern und Ärzten des medizinischen Bereiches der Humboldt-Universität zum Gelingen dieses Werkes bei. Ihnen allen spreche ich für ihre erfolgreiche Arbeit den herzlichsten Dank des Zentralkomitees der SED, des Staatsrates und des Ministerrates der DDR aus.

Liebe Genossen und Freunde!

Die planmäßige Fertigstellung des neuen Klinikums beweist erneut, daß wir entschlossen sind, unsere bewährte Politik zum Wohle des Volkes in den 80er Jahren kontinuierlich fortzusetzen. Dem humanistischen Wesen unseres sozialistischen Staates entspricht es zutiefst, der Gesundheit seiner Bürger, der Heilung und Pflege Erkrankter, der Erhaltung des Lebens größte Aufmerksamkeit zu widmen.
So genießt die aufopferungsvolle Arbeit der Wissenschaftler, Ärzte, Pfleger und Schwestern und aller anderen, die im Gesundheitswesen tätig sind, bei uns hohe gesellschaftliche Wertschätzung. Das gilt für die großen Zentren ebenso wie für die vielfältige medizinische Betreuung in allen Städten und Gemeinden.
Bedeutendes wurde vor allem in den vergangenen 10 Jahren geleistet, um durch den Neubau und die Modernisierung von Krankenhäusern, Polikliniken, Ambulatorien und Arztpraxen, durch Entwicklung der Medizintechnik und der Pharmazie die materiellen Bedingungen für den Dienst an der Volksgesundheit spürbar zu verbessern. Wesentliche Fortschritte wurden bei der Ausbildung von Medizinern erreicht. Waren im Jahre 1970 bei uns 34000 Ärzte und Zahnärzte tätig, so sorgen heute 45000 Hochschulkader verschiedener medizinischer Fachgebiete für die Betreuung der Bevölkerung. 1981 kam in der DDR auf 483 Einwohner im Durchschnitt ein Arzt. International ist das ein beachtlicher Stand.
Nicht zuletzt verdient hervorgehoben zu werden, wovon die Einwohner selbst hochentwickelter kapitalistischer Länder nur träumen können: Über die kompliziertesten Operationen und aufwendige Behandlungen entscheidet nicht der Geldbeutel des einzelnen, sondern ausschließlich die medizinische Notwendigkeit. Auch im Gesundheits- und Sozialwesen der DDR treten die Errungenschaften und Vorzüge des real existierenden Sozialismus klar zutage.
Das Anliegen der Bauleute und der Werktätigen des Gesundheitswesens kann sich nur im Frieden erfüllen. Heute gibt es nichts Wichtigeres, als den Frieden zu sichern. Dazu trägt die weitere allseitige Stärkung der DDR wesentlich bei. Im Bunde mit der Sowjetunion und den anderen Bruderländern tut unser sozialistischer Staat der Arbeiter und Bauern alles, um die Gefahr eines nuklearen Weltbrandes zu bannen und auf dem Wege der Rüstungsbegrenzung und Abrüstung die friedliche Zukunft der Völker, die friedliche Zukunft des Volkes der Deutschen Demokratischen Republik zu gewährleisten. Mit dieser Friedenspolitik stehen alle Aktivitäten, die dem weiteren Fortschritt der sozialistischen Gesellschaft dienen, in untrennbarem Zusammenhang.

Liebe Genossen und Freunde!

Die Charité verfügt als medizinische Hochschule und Krankenhaus über eine lange Geschichte, in der vieles Hervorragende geleistet wurde. Weit über die Grenzen unseres Landes hinaus genießt sie einen guten Ruf. An ihre fortschrittlichen Traditionen anknüpfend, sind wir bestrebt, die Charité zu einem medizinischen Zentrum modernster Prägung zu gestalten. Dafür wurde bereits nicht wenig getan. Heute kommt nun das Herzstück der rekonstruierten Charité, das Chirurgisch Orientierte Zentrum mit seinen 1156 Betten, 24 Operationssälen, diagnostischen Funktionalbereichen und Forschungslaboratorien hinzu.
Mit diesem Klinikum entstehen neue Möglichkeiten für komplizierte Eingriffe sowie für die Behandlung akut erkrankter

und besonders gefährdeter Patienten. Wurden bisher jährlich rund 13000 Operationen ausgeführt, so werden es künftig 18000 sein. Statt bisher 2000 Schwerstkranker, die einer besonders intensiven Behandlung bedürfen, können künftig 7000 betreut werden. Das wird erheblich dazu beitragen, die gesundheitliche Betreuung der Bürger der Hauptstadt weiter zu verbessern. Auch werden wie bisher erkrankte Bürger aus anderen Bezirken Hilfe bei hervorragenden Spezialisten finden. Zugleich sind mit diesem Zentrum günstige Voraussetzungen geschaffen worden, den Lehr- und Forschungsauftrag des medizinischen Bereiches der Humboldt-Universität mit noch höherer Qualität und Effektivität zu erfüllen.

Liebe Freunde und Genossen!

Bauleute und Mediziner, Architekten und Ärzte waren gemeinsam bestrebt, die neuesten wissenschaftlichen Erkenntnisse der Medizintechnik und des Bauens in das Projekt einfließen zu lassen. Das reicht von der wohldurchdachten Organisation des Arbeitsablaufes über den Einsatz von Prozeßrechnern und weiterentwickelten Überwachungsanlagen für besonders gefährdete Patienten bis zur Zentralisation wichtiger Funktionsbereiche und zur Entwicklung eines neuen Mobiliars für die Krankenzimmer.
Alles in allem kann man feststellen: Unter Führung unserer Partei, bei zielklarer Organisation der Arbeit durch die staatlichen Leiter hat hier ein großes Kollektiv von Werktätigen im sozialistischen Wettbewerb beispielgebende Leistungen vollbracht. Stellvertretend seien genannt die Kollektive des Kombinates Ingenieurhochbau Berlin, des VEB Elektroprojekt und Anlagenbau Berlin, des Tiefbaukombinates Gera, des VEB Lufttechnische Anlagen Dresden und Berlin, des Geräte- und Reglerwerkes Teltow sowie des VEB Ausbau Berlin und des VEB Technische Gebäudeausstattung Berlin. Zur Ausstattung des Gebäudes mit neuentwickelten Erzeugnissen aus landeseigener Produktion haben das Kombinat Medizintechnik Dresden, Innenprojekt Halle und Intercor Berlin beigetragen. Mit hoher Einsatzbereitschaft halfen die Soldaten des 22. Pionierbataillons der NVA, das Vorhaben termingerecht zu übergeben.
Es ist uns eine besondere Freude, daß die Jugend im Rahmen der „FDJ-Initiative Berlin" eine so wichtige Rolle beim Aufbau des neuen Klinikums gespielt hat. Ihr Tatendrang, verbunden mit der Erfahrung älterer Kollegen, führte zu Schrittmacherleistungen an entscheidenden Schwerpunkten des Baus und bewährte sich vor allem bei der schnellen Überleitung neuer wissenschaftlich-technischer Erkenntnisse in die Produktion.
Unser Dank gilt auch dem Kollektiv unter Leitung des Direktors der Aufbauleitung Sondervorhaben Berlin, Genossen Prof. Gisske, mit dem stellvertretenden Direktor der Aufbauleitung, Genossen Oske, dem Komplexprojektanten des BMK Ingenieurhochbau Berlin, Genossen Swora, dem Direktor für Neubau und Rekonstruktion der Charité, Genossen Dr. Dellas, und Prof. Korneli. Es hat als Generalauftragnehmer den Gesamtprozeß der Vorbereitung, Projektierung und Ausführung des Vorhabens mit gutem Erfolg schöpferisch und organisatorisch geleitet.
Bekanntlich wurde gebaut, während der Krankenhaus- und Lehrbetrieb im älteren Teil der Charité weiterging. Das hat viel gegenseitiges Verständnis erfordert. Auch die Vorbereitung der Inbetriebnahme des neuen Zentrums stellte Ärzte, Schwestern und technisches Personal vor manche Belastungsprobe. Andererseits sind wir davon überzeugt, daß sich das bewährte Kollektiv der Charité darauf freut, künftig unter weitaus günstigeren Bedingungen zu arbeiten, und daß es bereit ist, sein Bestes zu geben.

Liebe Genossen, liebe Freunde!

Die Übergabe des neuen Klinikums reiht sich würdig ein in die großen Leistungen, welche die Berliner Bauschaffenden Seite an Seite mit ihren Kollegen aus allen Bezirken der Republik bei der Ausgestaltung unserer Hauptstadt vollbringen. Mehr als 154000 Wohnungen wurden seit 1971 neu gebaut oder modernisiert. Neue und rekonstruierte Gebäude bereichern und verschönern das Antlitz der Stadt. Wieviel wurde doch im letzten Jahrzehnt für das Aufblühen Berlins getan! Dennoch bleibt noch manche Aufgabe zu lösen.

Wir sind fest entschlossen, dieses Aufbauwerk mit Konsequenz und Kontinuität, mit höherer Effektivität und Qualität fortzusetzen. Dabei tritt in den Vordergrund, die vorhandene wertvolle Bausubstanz intensiv zu nutzen, sie sorgfältig instand zu setzen, zu modernisieren und zu rekonstruieren. Das wird auch für den künftigen Ausbau der Charité zum führenden Zentrum der Medizin in der DDR charakteristisch sein.

Liebe Freunde und Genossen!

Groß sind die Erwartungen, die viele Bürger der Hauptstadt Berlin und der ganzen Republik an diese neue medizinische Einrichtung knüpfen. Im modernen Hause werden die bedeutenden Traditionen medizinischer Forschung bewahrt und die medizinische Wissenschaft zu neuen Leistungen geführt werden. Die erfahrenen Wissenschaftler und Ärzte der Charité werden ihr reiches Wissen, ihre ärztliche Kunst und ihr Berufsethos den Studenten und dem wissenschaftlichen Nachwuchs weitergeben. Damit tragen sie wesentlich zur Ausbildung und Erziehung dem Sozialismus eng verbundener Ärztegenerationen in unserem Lande bei. Nicht zuletzt werden hier Menschen, die ärztliche Hilfe benötigen, gut umsorgt und von hervorragenden Spezialisten behandelt, Heilung und Genesung finden.

In dieser Überzeugung übergebe ich das Chirurgisch Orientierte Zentrum der Charité an den Bereich Medizin der Humboldt-Universität. Dazu wünsche ich im Namen der Partei- und Staatsführung den Angehörigen der Charité viel Erfolg und alles Gute im persönlichen Leben.

Worte des Bauarbeiters Willi Ritter bei der Schlüsselübergabe

Wir Bauleute haben Wort gehalten und planmäßig den Auftrag, den uns die Partei- und Staatsführung zur Fertigstellung der 1. Baustufe des Neubaus und der Rekonstruktion der Charité gegeben hat, erfüllt. Stellvertretend für alle an diesem Bauvorhaben Beteiligten

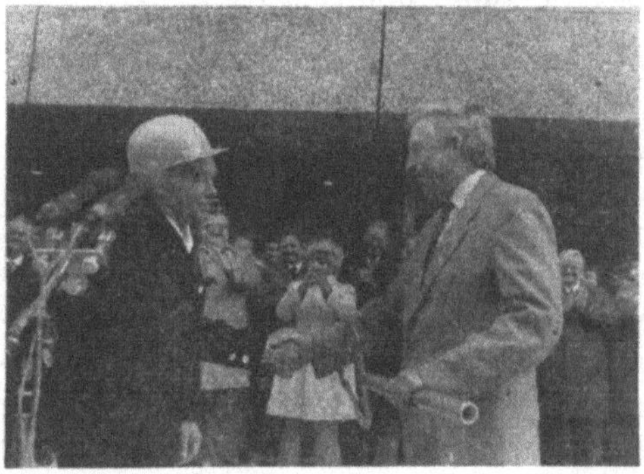

Übergabe des symbolischen Schlüssels durch Bauobermeister Willi Ritter an Prof. Dr. Jürgen Großer, Prorektor für Medizin der Humboldt-Universität

möchte ich der Parteiführung, insbesondere Ihnen, Genosse Erich Honecker, Dank sagen, daß wir dieses Kapitel des sozialistischen Programms verwirklichen durften.

Nunmehr soll dieses neue schöne Haus der Gesundheit in Frieden allen Bürgern unseres Landes dienen.

In diesem Sinne möchte ich Ihnen, Genosse Prorektor, den Schlüssel für das neue Charité-Hochhaus überreichen.

Dank des Prorektors für Medizin, Gen. Prof. Dr. Jürgen Großer

Der heutige Tag ist ein außerordentlich bedeutungsvoller in der 272jährigen Geschichte der Charité. In dieser bewegenden Stunde erfüllt uns Verpflichtung, Freude und Dank.

Der Dank gilt zuerst Euch, den Genossen der Parteiführung und Dir persönlich, Genosse Erich Honecker, für die stete Förderung und Unterstützung unseres „Jahrhundertbaus".

Wir danken Euch, den Erbauern, Werktätigen aus 100 Betrieben und Kombinaten aller Bezirke der DDR, den Genossen des 22. Pionierbataillons für die erbrachten großartigen Leistungen.

Gesundheit ist etwas, was die Menschen sehr unmittelbar und oft tief berührt. Rasche und gute medizinische Betreuung in gesunden wie kranken Tagen vermittelt Geborgenheit. Die Bürger betrachten und schätzen dies als eine grundlegende Errungenschaft, als Ausdruck des tiefen Humanismus unserer Gesellschaftsordnung.

So erleben wir täglich, daß ein unter allen Bedingungen gut funktionierendes Gesundheitswesen ein wesentlicher politischer Faktor für die weitere stabile innere Entwicklung der DDR und die Erhöhung der Ausstrahlungskraft des realen Sozialismus ist. Wir werden an unserer traditionsreichen Charité Euch Bauarbeitern nicht nachstehen und gleichfalls auf allen Gebieten um qualitativ und quantitativ höhere Leistungen kämpfen. Wir setzen alles daran, die von der Gesellschaft geschaffenen und uns anvertrauten umfangreichen Werte und Möglichkeiten in Lehre, Forschung und bei der Vorbeugung, Diagnostik, Behandlung und Nachsorge von Krankheiten effektiv im Interesse der Bürger, besonders der Hauptstadt, einzusetzen. Es geht uns um einen bedeutenden Beitrag zur Erfüllung der vom X. Parteitag der Sozialistischen Einheitspartei Deutschlands beschlossenen hochschul- und ge-

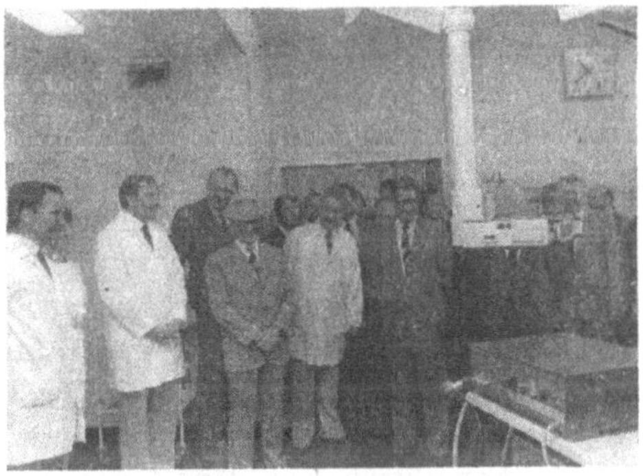

Bei seinem Rundgang durch den Neubau besichtigt Erich Honecker die Rettungsstelle

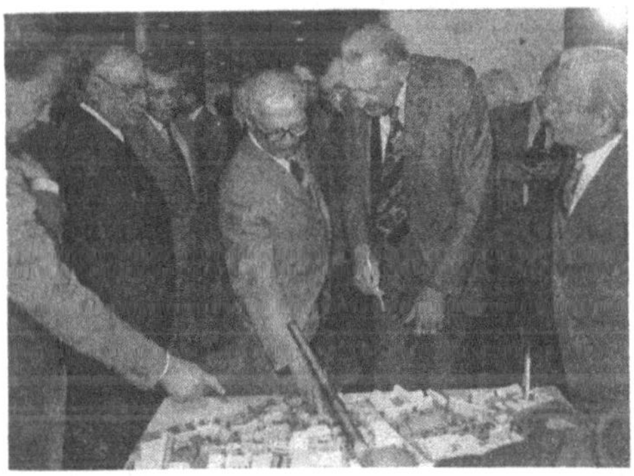

Prof. Dr. Ing. Dr. h. c. Ehrhardt Gißke, Direktor des Aufbaustabes Sondervorhaben Berlin, erläutert Gen. Erich Honecker das Modell für Neubau und Rekonstruktion der Charité

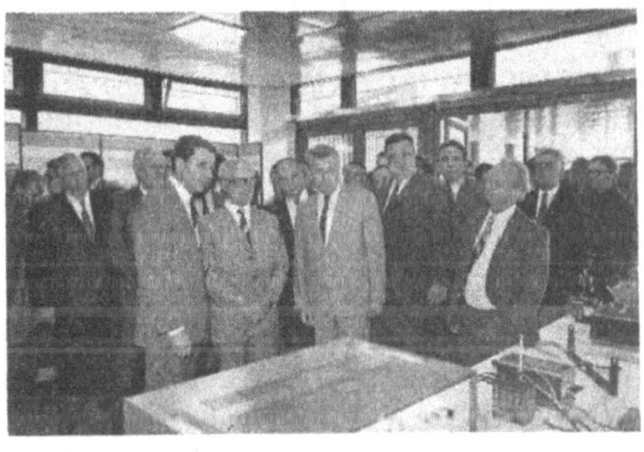

In einer Ausstellung der Charité werden den Mitgliedern der Partei- und Regierungsdelegation neu entwickelte wissenschaftliche Geräte vorgestellt

sundheitspolitischen Aufgaben. So tragen wir zur allseitigen Stärkung unseres sozialistischen Friedensstaates bei.

Nach der symbolischen Übergabe des Schlüssels für das neue Gebäude besichtigten Erich Honecker und die ihn begleitenden Persönlichkeiten das Klinikum.

Zum Abschluß der Übergabe des Charité-Neubaus fand im Versorgungszentrum der Charité ein Gespräch Erich Honeckers mit Bauschaffenden und Angehörigen der Charité statt, das vom Rektor der Humboldt-Universität zu Berlin, Gen. Prof. Dr. Helmut Klein, mit folgenden Worten eröffnet wurde:

Heute ist für unsere Universität ein großer Tag: Wir haben die Ehre, den Generalsekretär des ZK der SED und Vorsitzenden des Staatsrates der DDR, unseren hochverehrten Genossen Erich Honecker, bei uns begrüßen zu können, um das neue Hochhaus der Charité – Zentrum aller operativen Disziplinen – seiner Bestimmung zu übergeben.

Mit diesem Neubau wird die Leistungsfähigkeit unseres Gesundheitswesens bedeutend erhöht und erhält unsere Universität wesentlich verbesserte Bedingungen für die kommunistische Erziehung und Ausbildung der Studenten und für die medizinische Forschung.

Ich hatte als Rektor das Glück, das Entstehen dieses großartigen Bauwerkes, wie den gesamten Prozeß des Neubaus und der Rekonstruktion der Charité am alten, traditionsreichen Standort, vom ersten Spatenstich an unmittelbar miterleben zu können. Dieser Prozeß war nicht immer einfach, und es gab auch schlaflose Nächte bei allen Beteiligten.

Aber gekennzeichnet waren diese 5 Jahre vor allem durch das Erlebnis, zu welchen Leistungen unsere sozialistische Gesellschaft fähig ist, und wie sich konkret neue, unserer Gesellschaft gemäße zwischenmenschliche Beziehungen und Arbeitsweisen herausbildeten. Vom ersten Tage an spürten wir die Aufmerksamkeit, Hilfe und – wenn notwendig – auch fordernde Kritik der Genossen des Politbüros des Zentralkomitees der SED und der Bezirksleitung Berlin der SED, des Ministerrates und der zuständigen Ministerien, vor allem aber von Dir persönlich, lieber Genosse Erich Honecker.

Ich werde z. B. nie vergessen, wie Du in einer Beratung des Sekretariats des ZK die politische Bedeutung des Vorhabens sinngemäß mit den Worten unterstrichen hast, daß weder das Kaiserreich noch die Weimarer Republik und schon gar nicht der Faschismus in der Lage waren, ein vergleichbares Bauvorhaben zu verwirklichen, daß aber der Arbeiter-und-Bauern-Staat mit Weitsicht und Konsequenz die Voraussetzungen dafür schafft, ein führendes Zentrum medizinischer Betreuung, Forschung und Ausbildung entstehen zu lassen.

Wir möchten Dir, lieber Genosse Erich Honecker, und allen Genossen der Partei- und Staatsführung an diesem großen Tag sehr herzlich für Eure weitsichtige Entscheidung und Eure ständige Unterstützung danken. In diesen Dank schließen wir ein alle Bauschaffenden und Soldaten, die das Bauwerk in einem so relativ kurzen Zeitraum errichtet haben. Unser Dank gilt Genossen Oberbauleiter Fritz Oske und den leitenden Genossen des BMK Ingenieurhochbau Berlin und zahlreichen Ausrüstungsbetrieben.

In den vergangenen 5 Jahren hat sich eine Zusammenarbeit zwischen Architekten und Experten des Bauwesens einerseits und Medizinern andererseits herausgebildet, die nur in unserer sozialistischen Gesellschaft möglich ist. Das Bündnis zwischen Arbeiterklasse und Intelligenz wurde und wird auf den Baustellen der Charité täglich praktiziert. Alle Beteiligten haben einen großen Lernprozeß vollzogen.

Unseren Genossen und Kollegen, die unmittelbar Partner der Bauleute waren, unter ihnen zahlreiche Ärzte und Schwe

stern, sind heute technische Fragen des Krankenhausbaues sehr geläufig.
Umgekehrt sind die Kollegen vom Bau schon halbe Mediziner geworden.
Auf jeden Fall: man hat die Arbeit gegenseitig sehr schätzen gelernt, und es werden wohl Beziehungen auf Dauer sein, die sich aus dem Neubau entwickelt haben.
Wir haben diese größte Investition unseres Landes im Gesundheits- und Hochschulwesen immer als eine Herausforderung verstanden, unsere Leistungen auf allen Gebieten beträchtlich zu steigern. In diesem Raum sind Mitarbeiter der Charité und Bauschaffende versammelt, die sich in besonderem Maße entweder um das neue Bauwerk oder um die Leistungssteigerung in der kommunistischen Erziehung und Ausbildung der Studenten, in der medizinischen Betreuung und in der Forschung verdient gemacht haben. Alle hier freuen sich auf das Gespräch mit Dir, lieber Genosse Erich Honecker.

Gen. Fritz Pannier, Brigadier im VEB BMK Ingenieurhochbau Berlin

Auch wenn ich manches der letzten Stunden wiederhole, zuerst will ich hier mit großer Freude sagen: Vielen Dank, Genosse Erich Honecker, daß Du – der, wie wir alle wissen, jenes große Programm, an dem wir arbeiten, wesentlich persönlich begründet hat – in diesen feierlichen Stunden als unser Genosse und Arbeiter unter uns weilst und mit uns feierst. Das ist eine hohe Anerkennung für unsere Arbeit. Und da gehen mir die Gedanken durch den Kopf, wie sich unsere Gesellschaft doch von jenem System abhebt, an dessen Spitze die Kriegsabenteurer in den USA Politik gegen das Volk machen und aus der Gesunderhaltung der Menschen durch Sozialabbau mit höchster Menschenverachtung Profit schlagen.

Liebe Genossen und Kollegen!

Meine Brigade kam nach Berlin, um an der Errichtung des Palastes der Republik mitzuhelfen. Als eine schöne neue Aufgabe lockte der Neubau und die Rekonstruktion der Charité. So sind wir in Berlin hängengeblieben, wie man so sagt.
Die roten Klinker an und in diesem Haus, die als ein architektonisches Bindeglied die Backsteinbauten der alten ehrwürdigen Charité mit den Betonkonstruktionen unserer Zeit verbinden – das war unsere Arbeit, genauso wie die 35000 m² Putz, die im Bauwerk stecken.
In nicht wenige der verarbeiteten Zentner Zement floß auch der Schweiß unseres Putzers auf Zeit, des Genossen Helmut Baierl, Vizepräsident der Akademie der Künste. Er hat mehrere Wochen das Leben vor Ort studiert, um etwas Neues zu schreiben, und tüchtig mitgearbeitet. Das war ein sehr produktives und kameradschaftliches Verhältnis zwischen Arbeitern und Kunst. Nützlich für beide.

Liebe Kollegen!

Mit den Mühen um das Bestehen unseres Gewerkes haben wir auch viel gelernt, so manch neue Technologie!
Durch zwei spezialisierte Produktionsabteilungen unseres Kombinates wurden neue Verfahren bzw. Konstruktionen angewandt, die die Putzerarbeiten maßgeblich reduzierten. Die Kollegen des spezialisierten Monolithbaues haben im Bettengeschoß, von der 6. bis zur 20. Ebene, 41000 m² Wand- und Deckenflächen der monolithischen Stahlbetonkonstruktionen in solch einer Qualität hergestellt, daß der Putz entfallen konnte. Auf 26000 m² Fußbodenfläche wurde der sonst übliche schwimmende Estrich eingespart, indem die Rohdecke so maßgerecht hergestellt wurde, daß ein trittschallgedämmter Fußbodenbelag sofort verlegt werden konnte. Auch an den über 55000 m² Trennwänden als Ständerwandkonstruktion aus leichten Blechprofilen mit Gipskartonplatten fiel das Putzen weg.
Das alles führte dazu, entscheidend die

Bauzeiten zu verkürzen und Material einzusparen.

Lieber Genosse Erich Honecker!

Im Namen meiner Brigade kann ich sagen, unsere Partei kann fest mit unserer Initiative rechnen, wenn es nun darum geht, unter neuen volkswirtschaftlichen Bedingungen die ökonomische Strategie durchzukämpfen.

Genn. Diethild Feder, Oberin der Charité

Seit 1972 bin ich Oberin der Charité, in der ich 1950 als Schwesternschülerin begann, und wo mich wenige Jahre später die Parteiorganisation in ihre Reihen aufnahm. Ich habe also die Entwicklung unseres Staates und den Aufbau unseres sozialistischen Gesundheitswesens an der Charité miterlebt

– vom schweren Anfang an, wo wir neben unserer pflegerischen Tätigkeit auch noch die Trümmer des Krieges beseitigten,
– über das Improvisieren in den ersten Jahren
– bis zum großartigen Beschluß über Neubau und Rekonstruktion von 1975 und bis zur Übergabe des modernsten Krankenhauses unserer Republik.

Mit allen anderen Mitarbeitern der Charité freuen sich über 1000 Schwestern und Pfleger – von denen etwa 720 im Neubau arbeiten werden – auf seine Inbetriebnahme, weil sie von Anfang an wußten, daß sich vor allem die Betreuungsbedingungen für unsere Patienten, aber auch die Arbeits- und Lebensbedingungen für sie selbst weitgehend verbessern.

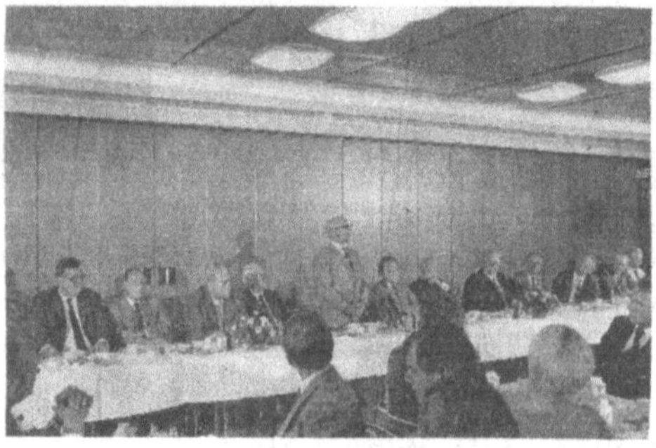
Gen. Erich Honecker bei der Diskussion mit Bauschaffenden und Mitarbeitern der Charité

Wir danken deshalb unserer Partei- und Staatsführung sehr herzlich für den Beschluß über Neubau und Rekonstruktion der Charité sowie für seine Realisierung durch die Bauschaffenden und meinen, daß wir unseren Dank für diese schöne Einrichtung am besten durch gute Arbeit zum Wohl unserer Patienten ausdrücken können.

In den letzten Jahren haben wir große Anstrengungen unternommen, die politischen und personellen Voraussetzungen für die Inbetriebnahme zu schaffen, vor allem bei den mittleren medizinischen Fachkräften. Es gelang uns mit Unterstützung der Ministerien für Hoch- und Fachschulwesen sowie für Gesundheitswesen, die Zahl der Schwestern zu erhöhen. 90 junge Schwestern nahmen die Arbeit bei uns auf und bereiten sich mit ihren Kollektiven auf den Umzug vor. Es gelang uns, die Kollektive für neue Arbeitsbereiche zu formieren und auf die bevorstehenden Aufgaben vorzubereiten. Viele Schwestern nutzen auch die Möglichkeit der Qualifizierung.

Ein großer Stimulus für alle waren die leistungsorientierten Lohnmaßnahmen ab Dezember 1981, die als hohe Würdigung der Leistungen der Mitarbeiter des Gesundheitswesens empfunden wurden und zu zahlreichen Verpflichtungen führten.

Zur Zeit laufen die Vorbereitungen für den Umzug auf Hochtouren. Viele Schwestern sind in den Probebetrieb in den wichtigsten Funktionsbereichen einbezogen, nehmen an Vorbereitungsarbeiten teil und haben auch bei der Reinigung mit Hand angelegt. So leisteten die Schwestern und Pfleger ihren Beitrag für die Inbetriebnahme. Doch auch jede Leistungssteigerung der letzten Jahre

war in unserem Bereich nur durch aktive Mitarbeit der Schwestern und der anderen mittleren medizinischen Fachkräfte in enger Partnerschaft mit den Ärzten möglich.
Mit hoher Einsatzbereitschaft und vielen Ideen werden wir mögliche Schwierigkeiten der ersten Zeit überwinden. Wir sehen unsere Verpflichtung darin, in den nächsten Jahren weiterhin zu hohen Leistungen sowie zur Verbesserung von Qualität und Wirksamkeit der medizinischen Betreuung in unserer Einrichtung beizutragen und all unser Wissen und Können, unsere Liebe und Fürsorge einzusetzen, damit sich unsere Patienten geborgen und gut betreut fühlen. Das ist unser Beitrag zur Durchsetzung der Gesundheitspolitik von Partei und Regierung — zum Wohle aller Bürger unseres Staates.

Genn. Ursel Heinicke, Obermeisterin am Objekt vom VEB Ausbau Berlin

Ich freue mich sehr, bei dieser festlichen Zusammenkunft im Namen meiner Kollegen über unsere Arbeit reden zu können.
Als Obermeisterin im Gewerk Maler bin ich verantwortlich für die geleisteten Malerarbeiten am Objekt. Hier zu arbeiten hat uns viel Spaß gemacht und manchen Schweißtropfen gekostet. Und, wie heute schon oft aus anderem Munde gehört, die Sache hat sich gelohnt!
Jeder von uns sah am eigenen Arbeitsauftrag, wie ernst es unserer Partei um das Wohl der Menschen ist. Dafür läßt sich wirklich gut kämpfen!
Und ich denke mir, daß auch unserer Hände Arbeit heute den prüfenden Blikken unseres Genossen Erich Honecker — sozusagen von Berufs wegen ein naher Partner unseres Gewerkes — standgehalten hat.

Genossen und Kollegen!

Wenn wir Bilanz ziehen, so nehmen wir von diesem schönen Bauwerk die Erfahrung mit: Es zahlt sich aus, jederzeit in der Arbeit das Beste zu geben und für eine gute politische Atmosphäre in der Brigade zu sorgen, weil das das Beste für jeden einzelnen ist.
Wir knobelten z. B. viele Stunden im Kollektiv, wie wir die Verarbeitung des Glasseidenmischgewebes besser in den Griff bekommen. Rund 80000 m² Glasseidengewebe mußten unter manchmal komplizierten Bedingungen an Wand und Decke gebracht werden. Und überhaupt war das für uns ja ein völlig neuer Werkstoff, mit dem es galt, Qualität zu leisten.
Der durch Eigeninitiative realisierte Aufbau einer Fließstrecke über das Zuschneiden, Abmessen bis zur Vorbereitung und Vorfertigung half uns, sehr effektiv zu arbeiten.
Allein im Jahr 1982 stehen bei uns bisher 11600 eingesparte Arbeitsstunden und über 58000 Mark an Selbstkostensenkung zu Buche.
Während wir hier waren, haben wir mit 5 ausgezeichneten Jugendfreunden der FDJ unsere Parteigruppe gestärkt. Zwei unserer jungen Leute wurden für mehrere Jahre zum Friedensschutz in die NVA verabschiedet.

Lieber Genosse Erich Honecker!

Ich möchte Dir abschließend sagen, wir haben uns in den letzten Wochen im Kollektiv viel mit den Problemen für unser weiteres Vorankommen beschäftigt.
Wir danken Dir und dem Kollektiv der Parteiführung sehr herzlich für die konsequente Friedenspolitik, für das Wirken um den Erhalt unseres Lebensniveaus und für die klare Linie, um unsere DDR für den Klassengegner unangreifbar zu machen. Freilich, die Aufgaben, denen wir uns da zu stellen haben, sind keine kleinen, aber wir werden sie schaffen im Bewußtsein, daß alles der Arbeiterklasse dient.

Gen. Prof. Dr. Moritz Mebel, Kandidat des ZK der SED, Direktor der Urologischen Klinik

Seit 16 Jahren bin ich als Ordinarius für Urologie an der Charité tätig. Natürlich freue ich mich sehr, daß in unserem Neubau erstmalig in der langen Geschichte der Charité eine Urologische Klinik geschaffen wurde. Auf ihre Inbetriebnahme haben wir — bisherige Mitarbeiter aus dem Krankenhaus im Friedrichshain und neu hinzugewonnene — uns wie alle anderen Kliniken gut vorbereitet.

Als Hochschullehrer sind für uns die kommunistische Erziehung unseres Nachwuchses, der Ärzte, Zahnärzte, Medizinpädagogen, Krankenschwestern usw. zu einem klaren Klassenstandpunkt und ihre gute fachliche Ausbildung zum Wohle unserer Menschen die grundlegenden Aufgaben. Sie liegen uns besonders am Herzen. Unsere Erfolge auf diesem Gebiet hängen in hohem Maße von der Vorbildwirkung und der Parteilichkeit der Hochschullehrer und einer guten, aufrüttelnden FDJ-Arbeit unter Führung der Parteiorganisation ab.

Im Namen aller Klinik- und Institutsdirektoren kann ich versichern, daß wir uns der großen politischen Verantwortung bewußt sind, die uns als Mitarbeiter des Hochschul- und Gesundheitswesens für die weitere Entwicklung der Wissenschaft und die Durchführung des sozialpolitischen Programms unserer Partei obliegt.

Wie Du, lieber Genosse Erich Honecker, im Schlußwort der XIII. Bezirksdelegiertenkonferenz unserer Partei gefordert hast, haben wir große Anstrengungen unternommen, um die politischen und personellen Voraussetzungen für die Inbetriebnahme des neuen Klinikums zu schaffen. Dies konnte auch weitgehend erfüllt werden.

Die günstigen materiellen Voraussetzungen für unsere fachliche Arbeit, die durch den Fleiß der Arbeiterklasse geschaffen wurden, haben zu einer höheren politischen Bewußtheit unserer Mitarbeiter geführt und fordern sie auch. Wir werden die uns anvertrauten umfangreichen Fonds klug, schöpferisch und effektiv im Interesse der Bürger nutzen, sie mit Leben erfüllen und insgesamt unseren Bauschaffenden in nichts nachstehen.

Es wird unser besonderes Anliegen sein, die Betreuung der Bürger der Hauptstadt Berlin weiter zu verbessern. Mit Hilfe des Sekretariats der Bezirksleitung sind wir dabei bereits ein gutes Stück vorangekommen. Aber auch hier gibt es noch Reserven.

Mit der Inbetriebnahme der Rettungsstelle der Charité im Neubau werden die Voraussetzungen für die Dringliche Medizinische Hilfe für akut und schwer Erkrankte spürbar verbessert werden. Das werden besonders die Bürger des

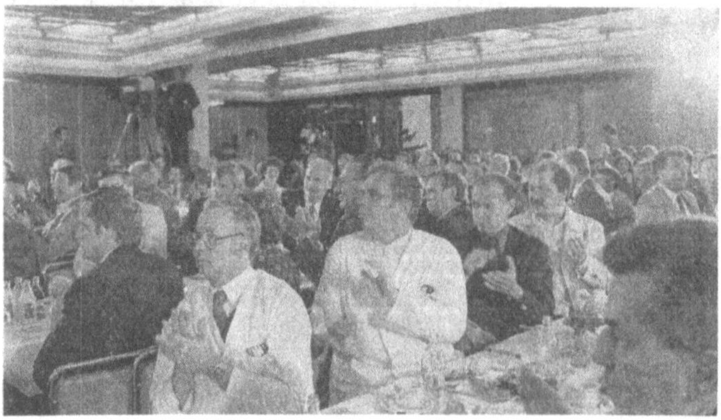

Während der Aussprache im Versorgungszentrum

rasch wachsenden Stadtbezirkes Marzahn erfahren.
Die Inbetriebnahme des Neubaus, in engem Zusammenwirken mit den nicht minder wichtigen bestehenden Kliniken und Instituten, schafft noch günstigere Voraussetzungen, um — wie die Parteiführung festgelegt hat — die Charité zu dem führenden Zentrum der Medizin in der DDR zu entwickeln.

Gen. Klaus Ottke, VEB Elektroprojekt und Anlagenbau Berlin

Ich bin Montagemeister in unserem Betrieb und verantwortlich für die Realisierung der elektrotechnischen Anlagen in den Bauteilen 4 und 5 des Chirurgisch Orientierten Zentrums.
Während der gesamten Realisierungsphase dieses so bedeutenden und einmaligen Objektes sind unsere Achtung vor dieser imposanten Aufgabe und der große Stolz, daran mitgewirkt zu haben, gewaltig gestiegen.
Wir haben nicht nur die Geschichte der Charité und eine Reihe hervorragender Wissenschaftler kennengelernt, sondern können auch einfache chirurgische Eingriffe theoretisch vornehmen — nur mit der Praxis hapert es noch.
Insbesondere im Bauteil I mußten wir Erfahrungen sammeln und lernen, auch aus medizinischer Sicht unsere Anlagen zu betrachten und zu bewerten. Dabei haben Zusammenkünfte, Beratungen und Vorträge durch Vertreter der Medizin uns sehr geholfen.
In der Vorbereitungsphase wurden von unserem Baustellenkollektiv 10 Neuerervereinbarungen abgeschlossen und im Chirurgisch Orientierten Zentrum realisiert.
Voller Stolz können wir heute hier sagen, daß unser gesamtes Betriebskollektiv das Leipziger Seminar nicht nur ausgewertet hat, sondern bereits aus dem heutigen Anlaß 1,5 Tagesproduktionen zusätzlich erarbeitet hat.
Mit der Realisierung des Chirurgisch Orientierten Zentrums sind unsere Arbeiten in der Charité aber noch nicht beendet. Entsprechend des Beschlusses des Politbüros werden bis 1985 vorrangig die notwendigen Rekonstruktionen der Altbausubstanz der Charité vorgenommen.
Im Vertrauen auf die Führung unseres sozialistischen Staates werden wir in der täglichen Arbeit noch weitere Maßstäbe setzen, um durch hohe Arbeitsleistungen als Schrittmacher zu wirken und somit unseren Beitrag zur allseitigen Stärkung unseres sozialistischen Vaterlandes zu leisten.

Genosse Erich Honecker zum Abschluß des Gesprächs

Für die ihm übergebene Leistungsbilanz der Charité mit neuen Wettbewerbsverpflichtungen dankte Erich Honecker herzlich. „Wir alle stehen noch unter dem Eindruck des heutigen Erlebnisses, denn ein solches Klinikum zu übergeben, ist ja nicht alltäglich." Die Übergabe finde zu einer Zeit statt, in einer internationalen Situation, die von der tagtäglichen großen weltweiten Auseinandersetzung um die Frage Krieg oder Frieden gekennzeichnet sei. „Und in dieser Situation", betonte Erich Honecker unter dem Beifall der versammelten Bauleute und Wissenschaftler, „unterstreichen wir unsere sozialistische Friedenspolitik, indem wir hier ein Klinikum, ein Symbol des Friedens übergeben."
„Für uns gibt es nichts Wichtigeres als den Frieden", bekräftigte der Generalsekretär des ZK der SED und Vorsitzende des Staatsrates der DDR. Mit Recht könne man sagen, daß dieses neue Haus der Gesundheit im Dienste des friedlichen Lebens der Menschen stehe. Es handele sich um ein Zentrum der medizinischen Forschung, Ausbildung und Betreuung für die ganze Republik, das für den humanitären Inhalt unserer Arbeiter-und-Bauern-Macht spreche. In der kapitalisti-

schen Welt würden gegenwärtig Mittel für das Gesundheits- und Sozialwesen gestrichen. In den USA streiche man die unter Roosevelt geschaffenen Ansätze von sozialer Sicherheit, um die Milliarden für die Hochrüstung herbeizuschaffen.
Erich Honecker erinnerte an die riesigen Friedensdemonstrationen in New York, Bonn und Westberlin. „Die dort demonstrierten auf den bisher größten Friedensmanifestationen in der Geschichte der USA und der BRD, haben im Namen der Mehrheit ihrer Völker gesprochen. Ihr Ziel ist, ein atomares Inferno zu verhindern. Sie wenden sich auch gegen den Sozialabbau." Vor diesem Hintergrund seien die Leistungen der Sowjetunion, der DDR, der anderen sozialistischen Länder und der jungen Nationalstaaten mit dem Ziel zu sehen, die Völker der Welt vor einer nuklearen Katastrophe zu bewahren.
Daß die sozialistischen Länder, daß die Sowjetunion, daß die DDR alle Anstrengungen unternehmen, um der Menschheit ein atomares Inferno zu ersparen, sei selbstverständlich; Sozialismus und Frieden bilden eine untrennbare Einheit. „Uns Kommunisten muß niemand davon überzeugen, daß man abrüsten muß. Wir kämpfen seit jeher dafür." Erich Honecker erinnerte in diesem Zusammenhang auch daran, daß es die Kommunisten waren, die in den Jahren vor 1933 den Friedenskämpfer und erklärten Pazifisten Carl von Ossietzky am entschiedensten unterstützt haben. Natürlich reiche es nicht aus, den Frieden nur zu wünschen oder nur über ihn zu sprechen, sondern man müsse etwas für ihn tun. Die tägliche Leistung zur Stärkung unserer Republik zähle. Und dazu gehöre eben auch dieses wunderbare Klinikum.
Erich Honecker erzählte dann, wie er vor vielen Jahren den großen Mediziner Sauerbruch kennenlernte, dessen Wirken wie das anderer großer Wissenschaftler eng mit der Charité verbunden war. „Ich habe damals jemanden, der hier im Krankenbett lag, öfter besucht, auch außerhalb der Besuchszeiten. Und der Sauerbruch hat mich, seinerzeit Vorsitzender der FDJ, gefragt: ‚Können Sie sich nicht an die Besuchszeiten halten?‘ Wir haben das Problem freundlich geklärt. Das wurde mit einem Gläschen Klaren begossen. Und so lernte ich einen Menschen mit hohen Fachkenntnissen und großer persönlicher Ausstrahlungskraft kennen."
Die herausragenden Traditionen wissenschaftlichen Schaffens des deutschen Volkes, so unterstrich Erich Honecker, würden bei uns gepflegt. An sie gelte es immer wieder anzuknüpfen. Hohe Fachkenntnisse seien unbedingt nötig. Und erforderlich sei auch, die kommunistische Erziehung des medizinischen Nachwuchses zu verbessern. Kliniken bauen könne man auch in anderen Ländern, auch in kapitalistischen. In einigen Ländern des Kapitals habe man gegenwärtig das Privileg, vorhandene Kliniken nicht im Interesse der Kranken voll zu nutzen, weil man die Mittel gestrichen habe. Für den Sozialismus sei kennzeichnend, daß jedem Kranken, unabhängig vom Geldbeutel, die medizinische Hilfe zuteil werde, die er nötig hat. Dieses humanistische Prinzip stelle auch an die Wissenschaftler, Ärzte und Schwestern hohe Anforderungen.
Erich Honecker wies auf die Fotos einer Ausstellung über die Geschichte der Charité hin, auf die Fotos von 1945, als nur ganz wenige Gebäude des traditionsreichen Krankenhauskomplexes unzerstört waren. „Wir haben in den Jahren der Arbeiter-und-Bauern-Macht viel geleistet beim Aufbau unserer Städte und Dörfer. Unsere größte Leistung war, daß wir einen stabilen Staat errichtet haben, der wesentlich dazu beitrug, daß 37 Jahre lang der Frieden in Europa gesichert wurde. Wir sind eine feste, verschworene Gemeinschaft, stets bestrebt, die anspruchsvollen Ziele des X. Parteitages zu erfüllen."

Unter starkem Beifall dankte Genosse Erich Honecker noch einmal allen Beteiligten für ihre Leistungen beim Aufbau des neuen medizinischen Zentrums, gratulierte er den Medizinern zu dem zweckmäßigen und schönen Gebäudekomplex und wünschte er allen das, was den Hauptinhalt medizinischen Wirkens ausmacht: Gesundheit!

Aus der Zeitung „Humboldt Universität" vom 24. 6. 1982:

Ehre und Verpflichtung

In feierlicher Form erfolgte am 14. Juni die Übergabe des neuen Klinikums an die Charité. Daß dies in Anwesenheit einer Delegation des Politbüros des ZK der SED unter Leitung des Generalsekretärs unserer Partei, Genossen Erich Honecker, geschah, ist für uns alle eine außerordentliche Ehre und Verpflichtung. Schritt für Schritt und ohne Abstriche oder Terminverzug wurden seit 1975 die von der Parteiführung und von der Regierung gefaßten Beschlüsse über Neubau und Rekonstruktion der Charité am traditionellen Standort verwirklicht.

Tausende Bauarbeiter aus fast 100 Betrieben aller Bezirke der DDR und die Genossen des 22. Pionier-Baubataillons haben in beispielhafter Gemeinschaftsarbeit mit den Angehörigen der Charité in weniger als fünf Jahren und in hoher Qualität eine Stätte der Erziehung, Aus- und Weiterbildung, Forschung und medizinischen Betreuung errichtet, die den Ansprüchen des X. Parteitages in jeder Hinsicht gerecht wird und völlig neue Perspektiven für die künftige Arbeit eröffnet. Damit sind die objektiven Möglichkeiten wesentlich verbessert, um die Charité zum führenden Zentrum der Medizin in der DDR zu entwickeln.

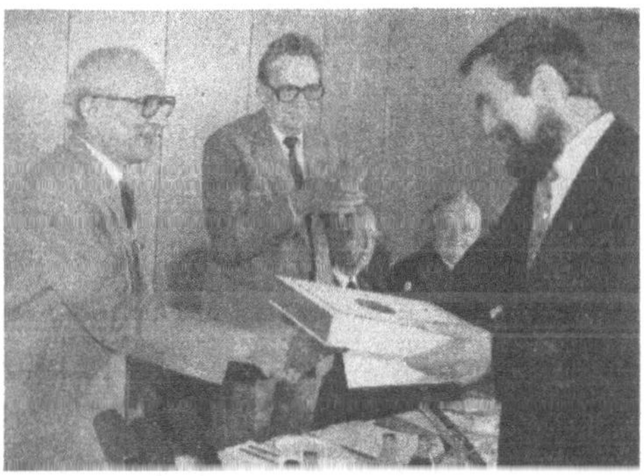

Gen. Dr. Lienhard Linke, Parteisekretär der Charité, überreicht Erich Honecker eine Kassette mit Verpflichtungen

Die Inbetriebnahme des Neubaus der Charité gerade in dieser Zeit ist ein weithin sichtbarer Ausdruck der ständigen Sorge der Partei der Arbeiterklasse für das Wohl der Werktätigen. Dabei zählen auch die über 31000 stationären und die mehr als 920000 ambulanten Behandlungen in der Charité, die wir zu 60 bzw. 75% für Berliner Bürger erbringen.

Bereits im vergangenen Jahr übergaben die Bauschaffenden am Vorabend des X. Parteitages in Anwesenheit der Mitglieder bzw. Kandidaten des Politbüros Genossen Kurt Hager, Genossen Konrad Naumann und Genossen Gerhard Schürer neun Monate vorfristig den funktionsdiagnostischen Trakt des Neubaus. Seit Juli 1981 arbeiten die Poliklinik für Physiotherapie, das Institut für Kardio-Vaskuläre Diagnostik, das Institut für Röntgendiagnostik, die Klinik für Nuklearmedizin und die klinisch-chemischen Laboratorien im Neubau. Seitdem wurden über 30000 physiotherapeutische Behandlungen durchgeführt, erfolgten fast 20000 Röntgenuntersuchungen, etwa 300 komplizierte therapeutische Eingriffe, zum Beispiel an den Herzkranzgefäßen, wurden etwa 2200 Patienten mit nuklearmedizinischen Methoden untersucht und haben die Mitarbeiter in den modernen klinisch-chemischen Laboratorien etwa 850000 Analysen angefertigt.

16 von insgesamt 42 Einrichtungen der Charité — Kliniken, Institute, selbstän-

dige Abteilungen, die Apotheke, die Medizinische Fachschule — werden künftig im Neubau arbeiten.
In Vorbereitung und Durchführung der Beschlüsse des X. Parteitages ist in den vergangenen Jahren an der Charité insgesamt wesentliches erreicht worden. Dazu gehören das bessere Verständnis unserer Verantwortung für Erziehung und Ausbildung sozialistischer Ärzte, Zahnärzte und Medizinpädagogen ebenso wie Fortschritte in der Weiterbildung und die Erzielung von Spitzenleistungen in der medizinischen Forschung, etwa durch die Kollektive um die Professoren Mebel, Wolff, Sönnichsen, David, Gliem, Gerhard oder Prokop. Auch in der medizinischen Betreuung hat sich der Beitrag der Charité für die Lösung wichtiger gesundheitspolitischer Aufgabenstellungen — so auf den Gebieten der Herzchirurgie, der allgemeinen Chirurgie, Urologie, Dermatologie, Orthopädie, in der Hals-Nasen-Ohren- oder Augenheilkunde u. a. — quantitativ und qualitativ erhöht. Die Abstimmung mit anderen medizinischen Einrichtungen der Hauptstadt ist spürbar vorangekommen.
Ein jederzeit und unter allen Bedingungen gut funktionierendes sozialistisches Gesundheitswesen ist ein wesentlicher politischer Faktor für die weitere stabile innere Entwicklung der DDR und die internationale Ausstrahlungskraft des realen Sozialismus.
Die über 1200 Kommunisten der Charité betrachten es als ihre Ehrenpflicht, alle Mitarbeiter und Studenten des Bereiches Medizin für eine aktive Mitwirkung an den großen Aufgaben unseres Universitätsklinikums zur Verwirklichung der Wirtschafts- und Sozialpolitik unserer Partei zu gewinnen. Dabei gilt es nicht nur, die Erkenntnis zu vertiefen, daß die vom X. Parteitag beschlossene Politik richtig ist; vor allem ist die Bereitschaft jedes einzelnen zu künftig noch höherem Einsatz und größeren Leistungen zu verstärken. Wir erwidern die Übergabe des Neubaus mit einem überzeugenden Bekenntnis zu unserem sozialistischen Staat und sind bereit, alles in unseren Kräften stehende zu tun, um den Gesundheitsschutz unserer Menschen in sozialer Geborgenheit und im Ringen um eine friedliche Gegenwart und Zukunft jederzeit zu gewährleisten.

OMR Prof. Dr. P.-J. Großer
Prorektor für Medizin
Dr. L. Linke
Sekretär der SED-Grundorganisation Medizin

Die Inbetriebnahme des Charité-Neubaus

Von G. Dellas

Nach nur 5jähriger Bauzeit konnte am 14. 6. 1982 der Neubau an die Mitarbeiter der Charité übergeben werden.
Schon ein Jahr zuvor konnten folgende Funktionsbereiche im Bauteil 1 in Betrieb genommen werden, nachdem die Übergabe dieses Bauteils nach 3jähriger Bauzeit am 27. 3. 1981 erfolgt war:

— 10 Arbeitsplätze des Instituts für Röntgendiagnostik ab 21. 6. 1981
— 4 Arbeitsplätze des Instituts für Kardio-Vaskuläre Diagnostik ab 1. 7. 1981; weitere 2 Arbeitsplätze am 1. 10. 1981 sowie am 1. 3. 1982
— 4 Arbeitsplätze der Klinik für Nuklearmedizin ab 1. 9. 1981
— Teile des Zentrallabors (Abt. Klinische Biochemie) ab Juni 1981
— Physiotherapeutische Abteilung der Poliklinik für Physiotherapie ab 16. 5. 1981.

Nach der Übergabe des Operationstraktes (Bauteil 5), des intensivmedizinischen Traktes (Bauteil 4), des Bettenhauses, des funktionsdiagnostischen und Forschungstraktes (Bauteil 2) am 14. 6. 1982 wurden große Anstrengungen von Seiten der

Bauschaffenden und Mitarbeiter der Charité unternommen, um mit der medizinischen Inbetriebnahme schon einen Monat später beginnen zu können.
Am 9. 7. 1982 wurden auf der Station 2 der Chirurgischen Klinik die ersten Patienten aufgenommen. Zur gleichen Zeit gingen die Zentralsterilisation, die Bettenaufbereitung und andere Ver- und Entsorgungsbereiche in Betrieb. Die erste Operation im neuen Haus wurde am 14. 7. 1982 vom Direktor der Chirurgischen Klinik, Prof. WOLFF, im Op-Saal 16 durchgeführt. Wegen einer Cholelithiasis erfolgte bei dem Patienten eine Cholecystektomie. Nach der Operation wurde der Patient auf die interdisziplinäre Intensivtherapiestation III der Klinik für Anaesthesiologie und Intensivtherapie verlegt.
Anfang September 1982 konnten die Vorbereitungen zur Inbetriebnahme der anderen Funktionsbereiche im Charité-Neubau abgeschlossen werden.
Die einzelnen Kliniken, Institute und Abteilungen zogen nach einem genauen Zeitplan in das neue Haus ein. Um möglichst wenig Verlegungen von Patienten durchführen zu müssen, wurden die Stationen in den alten Kliniken so zusammengelegt, daß ein allmähliches Auslaufen der Stationen gewährleistet werden konnte. In den neueröffneten Stationen wurden überwiegend Neuzugänge aufgenommen. Parallel zur Inbetriebnahme der Normalstationen wurden die Op-Säle und Intensivtherapiestationen eröffnet.

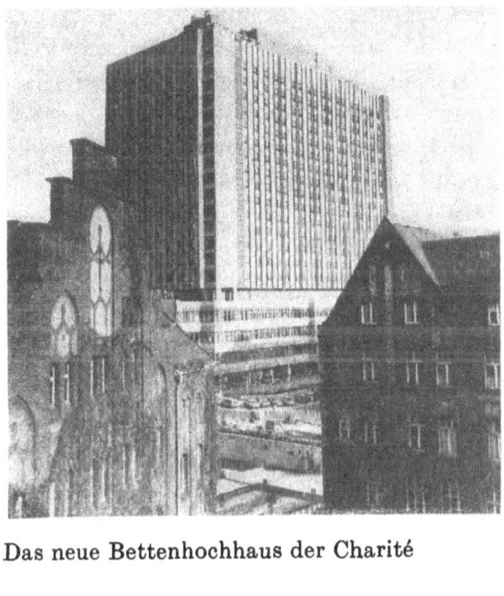

Das neue Bettenhochhaus der Charité

Die Chirurgische Klinik konnte zwischen dem 6. 9. 1982 und dem 30. 9. 1982 folgende weitere Funktionsbereiche in Betrieb nehmen:

- 8 Normalstationen
- 8,5 Op-Säle
- 2 Intensivtherapiestationen
- 8 ärztliche Arbeitsplätze in der Traumatologischen Poliklinik
- 1 Forschungslabor.

Parallel dazu erfolgte die weitere Inbetriebsetzung der Arbeitsbereiche der Klinik für Anaesthesiologie und Intensivtherapie mit 2 Intensivtherapiestationen und den Anaesthesiezonen im Op-Trakt.
Die Rettungsstelle mit dem Notfall-Op und der Notfallaufnahme hat ihre Arbeit am 2. 1. 1983 aufgenommen.
Die Urologische Klinik zog zwischen dem 9. 9. 1982 und dem 16. 9. 1982 in den Charité-Neubau ein und nahm in dieser Zeit 2 Normalstationen und 3 Op-Säle in Betrieb.
Die Funktionsbereiche der Klinik für Innere Medizin begannen ihre Arbeit zwischen dem 15. 9. 1982 und dem 30. 9. 1982 mit der

- Dialyse
- Endoskopie
- Akutstation
- Intensivtherapiestation
- Funktionsdiagnostik.

Die pädiatrische Akutstation wurde am 24. 9. 1982 eröffnet. Die beiden interdisziplinären Kinderstationen begannen mit der Patientenbetreuung zwischen dem 15. 9. 1982 und dem 15. 10. 1982.
Die HNO-Klinik zog zwischen dem 15. 10. und dem 31. 10. 1982 in den Neubau und nahm 3 Op-Säle, 2 1/2 Normalstationen

und einen funktionsdiagnostischen Bereich in Betrieb. In der gleichen Zeit begann auch die Klinik für Kiefer- und Gesichtschirurgie im Neubau zu arbeiten. Dieser Klinik stehen 1,5 Op-Säle und 1 1/2 Normalstationen zur Verfügung.
Die Inbetriebsetzung der Funktionsbereiche der Frauenklinik erfolgte zwischen dem 1. 11. und dem 20. 11. 1982 mit

- 8 Entbindungsplätzen
- der praepartalen Intensivüberwachungsstation
- 4 Op-Sälen
- 5 Normalstationen.

Parallel dazu erfolgte die Inbetriebnahme der neonatologischen Funktionsbereiche der Kinderklinik mit der

- neonatologischen Intensivtherapie
- Frühgeborenenpflege
- Neugeborenenpflege.

Die Augenklinik zog zwischen dem 8. 12. und dem 20. 12. 1982 in den Neubau und eröffnete 3 Normalstationen und 2 Op-Säle sowie einen funktionsdiagnostischen Bereich.
Die Orthopädische Klinik wird ihre 2 Op-Säle und 4 Normalstationen zwischen dem 17. 1. und dem 24. 1. 1983 übernehmen.
Die noch nicht genannten Arbeitsbereiche des funktionsdiagnostischen und Forschungstraktes (Bauteil 2) begannen wie folgt ihre Arbeit:

- Labore der Abt. Klinische Biochemie am 15. 9. 1982
- Labore der Abt. Pathobiochemie am 15. 9. 1982
- 5 Röntgenarbeitsplätze des Instituts für Röntgendiagnostik im Zeitraum 15. 10. bis 20. 11. 1982.

Die Bibliothek arbeitet seit dem 1. 11. 1982 im Charité-Neubau.
Zwischen dem 9. 7. 1982 und dem 24. 1. 1983 wurden insgesamt folgende Kapazitäten im Charité-Neubau in Betrieb genommen:

- 1050 Normalbetten
- 106 Spezialbetten
- 26 Op-Säle
- 8 ärztliche Arbeitsplätze in der Traumatologischen Poliklinik
- 8 Entbindungsplätze
- diagnostische und Forschungsbereiche
- gebäudetechnische und krankenhausbetriebswirtschaftliche Ver- und Entsorgungsbereiche.

Verf.: MR Dr. med. Geerd DELLAS, Direktor für Neubau und Rekonstruktion des Bereiches Medizin (Charité)

Zur Entwicklung der interdisziplinären Arbeit im Neubau der Charité

Von B. HEUBLEIN und G. DELLAS

Der notwendige Leistungsanstieg unserer sozialistischen Volkswirtschaft insgesamt erfordert auch die Aufdeckung vorhandener Reserven im Gesundheitswesen sowie ein neues Herangehen an die Lösung der vor uns stehenden Aufgaben. Die Erhöhung der Qualität und Wirksamkeit der verschiedenen medizinischen Prozesse eines Universitätsklinikums steht im engen Zusammenhang mit der zielgerichteten Entwicklung einer interdisziplinären Arbeit. Diese vollzieht sich nicht nur spontan, sondern ist an Voraussetzungen gebunden. Sie ist eine Methode sowie ein Weg zu höherem Leistungsvermögen und verlangt ein differenziertes Vorgehen. Klare inhaltliche Vorstellungen sind notwendig, verbunden mit einer positiven Einstellung derer, die sich daran beteiligen sollen. Das oftmals vorhandene verbale Bekenntnis allein reicht nicht aus, Zwangsbindungen bringen keinen Erfolg. Überzeugende Lösungen verlangen eine gute Vorbereitung und bedingen gleichzeitig auch

Möglichkeiten zur Änderung entsprechend den ständig wechselnden Anforderungen in der medizinischen Betreuung, Forschung, Erziehung und Ausbildung von Hoch- und Fachschulstudenten.

Die interdisziplinäre Arbeit ist jedoch nicht nur ein Erfordernis höherer (ökonomisch orientierter) Effektivität, nicht nur ein Weg zur rationelleren Nutzung der zur Verfügung stehenden materiellen, finanziellen und personellen Fonds. Sie ist eine Notwendigkeit, die sich zwangsläufig aus der Entwicklung der Medizin insgesamt ergibt. Die immer stärkere Spezialisierung in Diagnostik und Therapie, die noch lange nicht abgeschlossen ist, hat auch dazu geführt, daß eine Teilung der großen Fachgebiete, zumeist methodisch oder organorientiert, stattgefunden hat und weiterhin stattfinden wird. Das macht es erforderlich, sich wieder stärker nach Wegen umzusehen, die zu einer erneuten Integration der medizinischen Teilprozesse — allerdings auf einer höheren Stufe — führen. Trotzdem wird eine weitere Spezialisierung notwendig sein. Auch in der Medizin ist die Methode ein revolutionierendes Element und verlangt Spezialisten. Es kommt nur darauf an, Formen zu finden, die verschiedenen Methoden und Spezialisten, den materiellen und geistigen Fundus wieder zusammenzuführen, sinnvolle Komplexe zu schaffen auf der Basis inhaltlicher Zusammengehörigkeit. Auch wir haben die Erfahrung gemacht, daß die spontane Triebkraft für die Spezialisierungsprozesse häufig größer ist als die für die Integration, wodurch die Gefahr einer disproportionalen Entwicklung entsteht. Hier hat der Charité-Neubau mit seinen Integrationsmöglichkeiten für die medizinische Wissenschaft eine wichtige Aufgabe zu erfüllen, um die noch bestehenden Widersprüche zwischen Spezialisierung und Integration schrittweise zu überwinden. Dazu gibt es mehrere Wege:

1. Die Formierung neuer Strukturen, die diesen Anforderungen gerecht werden. Diese Strukturen bzw. deren Zweckmäßigkeit ist abhängig von den Gesamtaufgaben der Einrichtung (z. B. Lehre, Forschung, Charakter der medizinischen Betreuung), von den regionalen Bedingungen, vom Profil der Einrichtung, von den materiellen und personellen Voraussetzungen. Entsprechende Entscheidungen sind deshalb nicht ohne weiteres zu verallgemeinern bzw. übertragbar.
2. Die zielgerichtete Entwicklung einer interdisziplinären Arbeit. Dieser Beitrag beschränkt sich auf einige Gedanken und deren reale Umsetzung im Neubau der Charité zum zweiten Weg, wohl wissend, daß zwischen beiden Möglichkeiten fließende Übergänge existieren und daß beide Wege einander nicht ausschließen, sondern immer in enger Verbindung zu betrachten sind.

Welche prinzipiellen Voraussetzungen bestehen für eine interdisziplinäre Arbeit?

1. Zuerst muß hier die konkrete aktuelle Notwendigkeit für eine solche Zusammenarbeit erwähnt werden. Nicht für jede Aufgabe sind solche Arbeitsformen notwendig, sinnvoll und adäquat. Viele Aufgaben sind besser, übersichtlicher und effektiver disziplinär zu lösen.
2. Eine weitere Voraussetzung ist die disziplinäre Leistungsfähigkeit. Durch die organisierte interdisziplinäre Arbeit sind mangelnde disziplinäre Leistungen nicht zu ersetzen. Interdisziplinäre Arbeit setzt eine hohe disziplinäre Leistungsfähigkeit aller Beteiligten voraus.
3. Es müssen, in Abhängigkeit von der Aufgabenstellung, Möglichkeiten räumlicher, materieller und personeller Art vorhanden sein, die für eine Effektivitätssteigerung geeignet sind.

Für die funktionstechnologische Umsetzung im Neubau der Charité war deshalb eine Konzeption zur weiteren Entwicklung der Hauptprozesse am Bereich Medizin — eine Entwicklungskonzeption — die Voraussetzung. Damit werden für einen überschaubaren Zeitraum die Profillinien in der medizinischen Betreuung und Forschung, die Hauptaufgaben in der Lehre und Erziehung und in der Weiterbildung festgelegt. Aus dieser Konzeption leiteten sich auch die besonderen Anforderungen und Möglichkeiten für eine neue oder erweiterte interdisziplinäre Zusammenarbeit ab.

Auf diesen Grundlagen erarbeiteten Bauschaffende und Mediziner funktionstechnologische Modelle unter Berücksichtigung der technischen und ökonomischen Möglichkeiten, deren Zweckmäßigkeit unter den konkreten Bedingungen der Charité geprüft und nach intensiver Überarbeitung in entsprechende Projekte umgesetzt wurde.

Die Ausgangspositionen für die Planung des Neubaus der Charité waren folgende Zielvorstellungen:

- weitgehende Integration aller operativen und diagnostischen Fachgebiete der Charité sowie internistische und pädiatrische Funktionsbereiche in einen Gesamtverband;
- Zusammenfassung gleichgerichteter Funktionen einschließlich der immer komplizierter und teurer werdenden medizin-technischen Ausrüstungen und Schaffung von zentralen Einrichtungen;
- möglichst große Universalität für die Nutzungsmöglichkeiten in allen Arbeitsbereichen — auch dann, wenn die Flexibilität in der Regel mit höheren einmaligen Aufwendungen erkauft werden muß —, um jeden notwendig werdenden Anpassungsvorgang kurzfristig und mit minimalem Aufwand realisieren zu können.

Da diese Zielvorstellungen im Projekt und bei der Realisierung des Projektes erfüllt werden konnten, waren die entscheidenden Voraussetzungen für eine gut funktionierende interdisziplinäre Zusammenarbeit bei einem ausgewogenen Verhältnis in bezug auf Spezialisierung und Integration gegeben. Trotzdem waren Kompromisse notwendig, da einmal nicht alle Widersprüche zwischen Spezialisierung und Integration überwunden und zum anderen historisch gewachsene Strukturen nicht ohne Schwierigkeiten verändert werden konnten.

Immer galt es dabei, den Entwicklungsstand und überschaubaren Trend der Medizin mit den räumlichen, materiellen und personellen Voraussetzungen zu verbinden. Nur selten war (und ist) es möglich, bereits an anderer Stelle vorhandene und erprobte Formen der interdisziplinären Arbeit ohne Änderungen, ohne Adaptation zu übernehmen. So bietet sich z. B. im Neubau eine vollständige Konzentration aller intensivmedizinischen Bereiche — interdisziplinär und fachspezifisch — an, geht man nur von den materiellen, räumlichen, krankenhaustechnologischen und personellen Voraussetzungen aus. Unter den konkreten Bedingungen der Charité, wo nahezu alle nicht-operativen Disziplinen im Pavillonsystem räumlich dezentralisiert verbleiben, würde das jedoch für einige fachspezifische Formen der Intensivmedizin eine Abtrennung von der Mutterdisziplin zur Folge haben, was dem Charakter einer fachspezifischen intensivmedizinischen Abteilung widerspricht. So wurden im Neubau (Bauteil 4) die intensivmedizinischen Kapazitäten konzentriert, deren Umfeld (operative Disziplinen, Geburtshilfe, Rettungsstelle, Akutdialyse) ebenfalls im neuen Gebäude konzentriert ist, während andere intensivmedizinische Kapazitäten (neurologisch-psychiatrische und internistische Intensivmedizin) am alten Standort verblieben bzw. am alten Standort entwickelt werden.

Auf der Grundlage der erwähnten Prämissen sollen einige Beispiele für interdisziplinäre Arbeitsmöglichkeiten im Neubau der Charité dargestellt werden.

1. Rettungsstelle

Mit dem Neubau verfügt die Charité erstmals über eine komplette Rettungsstelle mit einem festgelegten Einzugsbereich für die Grund- und Spezialbetreuung rund um die Uhr. Mit der Inbetriebnahme am 2. Januar 1983 kommt es zu einer Profilverschiebung in der medizinischen Betreuung für viele Disziplinen der Charité. Das Universitätsklinikum rückt einen weiteren Schritt näher an die örtliche medizinische Versorgung. Die Anforderungen an die spezialisierte und hochspezialisierte medizinische Betreuung bleiben jedoch in vollem Umfang erhalten. Das verlangt höheren Einsatz, ein flexibleres Reagieren auf veränderte Anforderungen, einen höheren Grad an Abstimmungen mit anderen Krankenhäusern der Hauptstadt. Das verlangt auch die Entwicklung neuer Haltungen und zwangsläufig ein interdisziplinäres Arbeiten. Das Profil einer Rettungsstelle erfordert die Anwesenheit oder die schnelle Abrufbarkeit einiger Disziplinen. Eine Rettungsstelle muß in der Lage sein, unselektiert die erste Phase eines akuten Krankheitsprozesses oder Unfalls zu versorgen. Hier wird der Spezialist um den Patienten konzentriert, hier ist nur eine interdisziplinäre Konzeption denkbar.

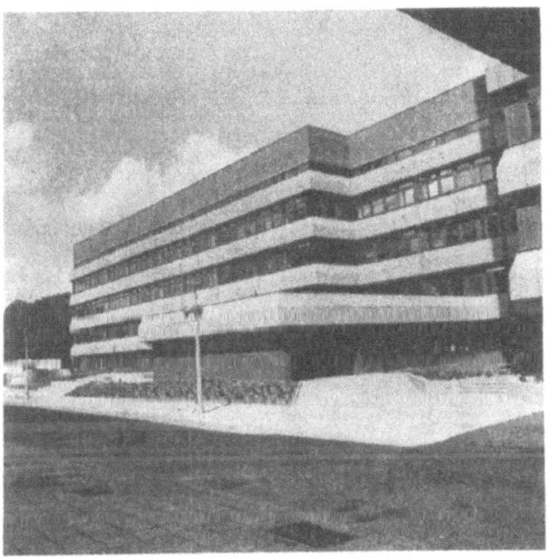

Neubau der Charité; Operations- und intensivmedizinischer Trakt mit Anfahrt zur Rettungsstelle

Diesen Anforderungen stehen — durchaus berechtigte — Fragen zur Leitung gegenüber. Ein interdisziplinäres Konzept birgt in Problemfällen auch die Gefahr einer interdisziplinären Diskussion mit fehlender oder verzögerter Entscheidung in sich. In der klinischen Medizin ist jedoch eine begründete Entscheidung zwischen mehreren diskutablen Varianten keine Seltenheit, ja ein Erfordernis, da die Empirie noch immer einen hohen Stellenwert besitzt. Die Kompetenz in der medizinischen Betreuung ist unteilbar. Deshalb wurde bewußt diese Rettungsstelle einer Disziplin, der Klinik für Anaesthesiologie und Intensivtherapie, strukturell zugeordnet. Für die interdisziplinäre Betreuung aller in der Rettungsstelle der Charité aufgenommenen schwerverletzten und schwerkranken Patienten stehen jeweils die diensthabenden Ärzte aus allen Kliniken der Charité zur Verfügung, die je nach Erkrankungs- und Verletzungssituation von der Klinik für Anaesthesiologie und Intensivtherapie angefordert werden. Eine besonders enge Zusammenarbeit gibt es zwischen den in der Rettungsstelle ständig diensthabenden Ärzten, der Klinik für Anaesthesiologie und Intensivtherapie, der Chirurgischen Klinik und der Klinik für Innere Medizin.

Auch bei einer interdisziplinären Funktionslösung, wie sie mit der Rettungsstelle vorhanden ist, muß eine Disziplin die Verantwortung tragen und damit natürlich auch die definitive Entscheidungsbefugnis besitzen. Wird das nicht beachtet, so bleibt die interdisziplinäre Arbeit auf der Stufe der Information, der Abstimmung, der allgemeinen Verständigung stehen. In den Hauptprozessen der medizinischen Betreuung bleibt die disziplinäre Arbeit die „Substanz", mit der letztendlich der Rahmen „interdisziplinärer Arbeit" gefüllt werden muß. Mehr von der interdisziplinären Arbeit zu erwarten, entspricht nicht der Realität medizinischer Praxis. Deshalb sind wohl auch bisher alle Bemühungen fehlgeschlagen, für die interdisziplinäre Arbeit besondere Strukturen zu entwickeln, z. B. Querschnittsebenen zwischen verschiedenen Disziplinen zu schaffen. Die interdisziplinäre Arbeit hat ihre Grenzen dort, wo übergreifende Entscheidungen notwendig sind; sie ist eine überwiegend kooperative Arbeitsform. Gerade das macht deutlich, daß interdisziplinäre Arbeit nicht nur an gemeinsame Aufgaben, räumliche und materielle Voraussetzungen gebunden ist, sondern auch an die Bereitschaft der Spezialisten, dieses Prinzip anzuerkennen und ständig mitzugestalten. Es gibt keine Rezeptur für die interdisziplinäre Arbeit. Noch bestimmen zu oft und in zu starkem Maße die beteiligten Partner und deren individuelle (subjektive und mitunter auch subjektivistische) Auffassungen die Antwort auf die Frage, ob sich interdisziplinäre Arbeit lohnt. Es wird notwendig sein und müßte bereits in der Ausbildung und Erziehung stärker berücksichtigt werden, die objektiven Zwänge der Entwicklung der klinischen Medizin noch mehr zum bestimmenden Parameter in der Entscheidungsfindung zu entwickeln. Auch dies ist eine Aufgabe, an deren Erfüllung die Charité in der Zukunft gemessen werden wird.

2. Intensivmedizin

Die intensivmedizinische Betreuung von vitalgefährdeten Patienten aus allen Kliniken der Charité erfolgt in der interdisziplinären Intensivtherapie und -überwachung (ITS/IÜ) unter Leitung der Klinik für Anaesthesiologie und Intensivtherapie. Weiterhin wird die postoperative Intensivüberwachung bei den Patienten aus den chirurgisch orientierten Fachgebieten unter der Leitung dieser Klinik durchgeführt. Zur Lösung dieser Aufgaben stehen insgesamt 35 Betten zur Verfügung. Für die postoperative chirurgische ITS/IÜ mit 28 Betten ist die Chirurgische Klinik verantwortlich. Für die kardiologische ITS/IÜ stehen der Klinik für Innere Medizin 7 Betten zur Verfügung. Die neonatologische ITS/IÜ erfolgt in Verantwortung der Kinderklinik.

Trotz der Aufteilung der intensivmedizinischen Betten auf mehrere Struktureinheiten ergeben sich durch ihre weitgehende räumliche Konzentration ausgezeichnete interdisziplinäre Arbeitsmöglichkeiten.

Die Verantwortlichkeiten wurden nach inhaltlichen Gesichtspunkten eindeutig festgelegt. Über Prioritäten im Untersuchungs- und Versorgungsablauf kann gemeinsam entschieden werden, ohne daß die Verantwortlichkeit des Fachvertreters für sein Fachgebiet dadurch eingeschränkt wird.

Auch im intensivmedizinischen Trakt wurde nach unserer Auffassung ein aus-

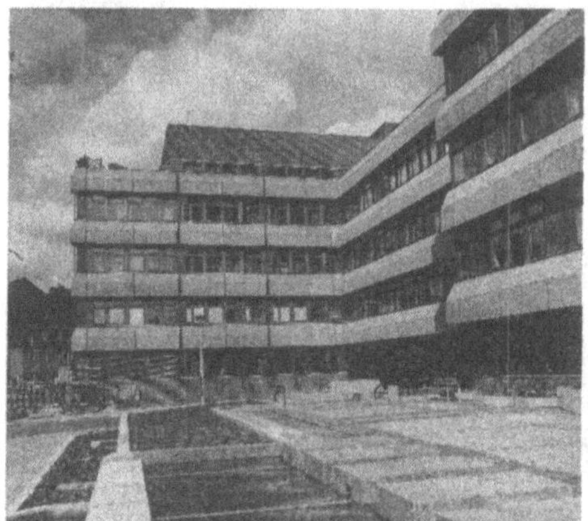

Blick auf den funktionsdiagnostischen Trakt und die Verbindungsbrücke zum Bettenhochhaus (rechts)

gewogenes Verhältnis von interdisziplinärer und disziplinärer Leitung gefunden. Die Entwicklungen der letzten Jahre auf dem Gebiet der Intensivmedizin wurden berücksichtigt. Die interdisziplinäre Leitung von intensivmedizinischen Bereichen ist dann notwendig, wenn damit eine höhere Sicherheit für den Patienten zu erreichen ist. Kann dies jedoch nicht nachgewiesen werden, dann sind disziplinäre Leitungsformen gerechtfertigt und notwendig. Trotz dieser unterschiedlichen Zuordnung der einzelnen intensivmedizinischen Bereiche muß die Leitungs- und Betriebsorganisation von vornherein berücksichtigen, daß eine interdisziplinäre Zusammenarbeit und multidisziplinäre Gerätenutzung besonders in der Intensivmedizin unabdingbar ist.

3. Op-Trakt

Da von den 26 Operationssälen 20 flexibel genutzt werden können, wurde eine interdisziplinäre Nutzung dieser Operationssäle konzipiert, d. h., wird eine zusätzliche Operationssaalkapazität von einer Fachdisziplin benötigt, so kann diese von der leitenden Funktionsschwester des Operationstraktes in einem der 20 Operationssäle zur Verfügung gestellt werden.
Auf den Gebieten der Onkochirurgie, plastischen Chirurgie u. a. werden Operationen von zwei oder drei Kliniken gemeinsam geplant und durchgeführt. Auch die operative Versorgung polytraumatisierter Patienten erfolgt oft interdisziplinär.

4. Herz-Kreislauf-Erkrankungen

Diagnostik und Therapie der wichtigsten Herz-Kreislauf-Erkrankungen erfolgen interdisziplinär. Die entsprechenden Methoden verlangen eine ausgesprochene Spezialisierung, die Behandlung der Erkrankung — z. B. der Ischämischen Herzkrankheiten — eine Integration. Der Kardiologe muß mit dem Kardiochirurgen sehr eng zusammenarbeiten — gleichgültig, ob er das will oder nicht. Die Diagnostik verlangt Subspezialisten, gleichgültig, ob das Konzept befürwortet wird oder nicht. Die Betreuungskette von der frühen Diagnostik bis zur Rehabilitation ist durch einen Fachvertreter oder durch eine Disziplin auf hohem Niveau nicht mehr zu sichern. Deshalb lag dem Neubau der Charité auch für diese Richtung ein wissenschaftlich begründetes Konzept zugrunde. Zum ersten Male in der Charitégeschichte wurden die wichtigsten diagnostisch-therapeutischen Potentiale auf einer Ebene nebeneinander — getrennt nur durch hygienische Barrieren — angeordnet. Invasive kardiovaskuläre Diagnostik (Ebene 3/Bauteil 1), kardioangio-pulmologische Funktionsdiagnostik (Ebene 3/Bauteil 2), kardiologisch/angiologische Intensivmedizin (Ebene 3, westliche Seite/Bauteil 1), kardiochirurgische Op-Säle (Ebene 3, westliche Seite/Bauteil 5) und kardiochirurgisch-orientierte (da entsprechend ausgerüstete) interdisziplinäre Intensivtherapie (Ebene 3/Bauteil 4) ermöglichen bei optimal kurzen Wegen für Patienten und Personal eine lückenlose und effektive Betreuung und Forschung in der kardioangiologischen Akutmedizin.

5. Geburtshilfe — Neonatologie

Auf diesem Gebiet ist die interdisziplinäre Zusammenarbeit traditionell gut entwickelt. Im Neubau der Charité wurde diesem Sachverhalt durch eine Konzentration von Neonatologie (Intensivtherapie und Frühgeborenenpflege) und der Geburtshilfe (präpartale Intensivüberwachung im Entbindungsbereich) in einer Ebene des Operationstraktes entsprochen (Ebene 2/Bauteil 5). Unter Berücksichtigung des notwendigen Hygieneregimes arbeiten Geburtshelfer und Neonatologen im wahrsten Sinne des Wortes miteinander und sichern

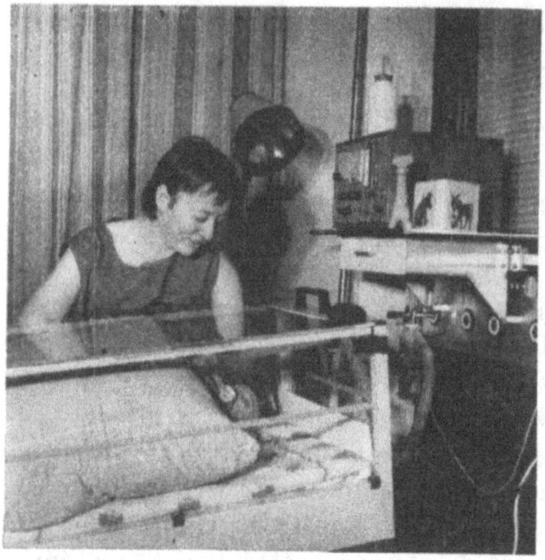
In der Intensivstation für Neugeborene

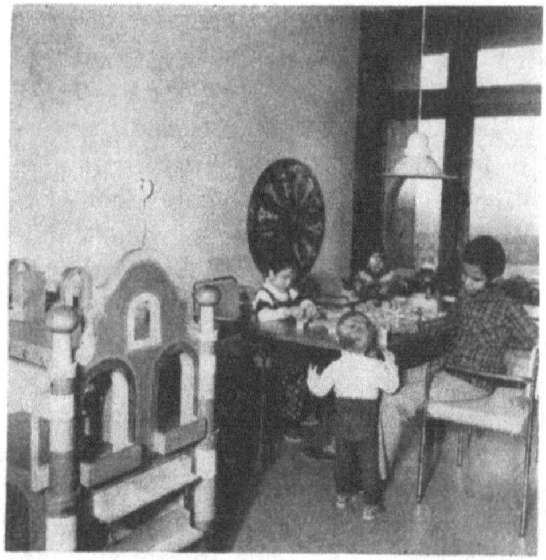
Spielzimmer in der Kinderetage

lückenlos, ohne Patiententransportwege, die Betreuungskette. Hier sind auch räumlich alle Voraussetzungen für eine „Perinatologie" gegeben.

6. Interdisziplinäre Kinderstationen

Hier konnte auf Erfahrungen an anderen großen Krankenhäusern aufgebaut werden. Ausgangspunkt für Überlegungen, die Kinder verschiedener Disziplinen räumlich und strukturell bei unterschiedlicher medizinischer Spezialversorgung (und natürlich auch wechselnder Verantwortung) zu konzentrieren, war die bekannte Notwendigkeit einer pädiatrischen Basisbetreuung. Für zwei interdisziplinäre Kinderstationen mit Patienten aus der HNO-, Augen-, Urologischen Klinik sowie der Klinik für Kiefer- und Gesichtschirurgie konnte ein Leitungs- und Organisationsmodell geschaffen werden.

Die operative Einrichtung ist verantwortlich für die fachspezifische Diagnostik und Therapie. Es könnte dadurch erreicht werden, daß die allgemeinpädiatrische und fachspezifische medizinische Betreuung der allseitigen körperlichen und psychischen Entwicklung der Kinder in optimaler Weise Rechnung trägt. Die Pädiatrie hat hierbei eine integrierende Funktion. Das Kind erfährt die komplexe Betreuung durch Spezialisten, ohne „wandern" zu müssen. Es lassen sich neue, bessere, rationellere Formen der psychischen Betreuung organisieren, und es entwickeln sich neue Formen der Zusammenarbeit von Pädiatern und den Vertretern der operativen Disziplinen. Dies ist ein Weg, der eine weitere Chance für eine höhere Qualität der medizinischen Betreuung bietet.

7. Forschungsbereiche

Alle biochemischen, pathobiochemischen, immunologischen und elektrophysiologischen Forschungslabors sind strukturell den einzelnen Einrichtungen zugeordnet, doch wurde von vornherein eine interdisziplinäre Nutzung durch alle Einrichtungen der Charité konzipiert. Diejenige Einrichtung, die einen „bestimmten" Laborbereich besitzt, stellt die erforderlichen Kapazitäten für andere Einrichtungen zu Verfügung.

Verf.: MR Prof. Dr. sc. med. B. Heublein, Direktor für medizinische Betreuung des Bereiches Medizin (Charité)

Robert-Koch-Ehrung am Bereich Medizin (Charité)

Ansprache des Prorektors für Medizin, Prof. Dr. J. Großer, zur Enthüllung der Robert-Koch-Gedenktafel am Haus Clara-Zetkin-Straße 96 am 24. März 1982

Meine Damen, meine Herren!
Sehr geehrte Kolleginnen und Kollegen!
Verehrte Gäste aus dem In- und Ausland!
Liebe Freunde!

In dieser frühen Stunde darf ich Sie alle auch im Namen der Grundorganisationsleitung der SED der Charité sowie unserer Gewerkschafts- und FDJ-Leitung herzlich willkommen heißen.

Wir freuen uns besonders, daß

der Rektor der Humboldt-Universität zu Berlin
Gen. Prof. Dr. paed. habil. Dr. h. c. Klein

Gen. Prof. Dr. sc. med. Knoblich
Abteilung Wissenschaft des ZK der SED

Gen. Dr. phil. Meyer
Abteilung Gesundheitspolitik des ZK der SED

Gen. OMR Dr. med. Jacob
Stadtrat für Gesundheitswesen und Bezirksarzt

Gen. Prof. Dr. sc. med. Steinbrück
langjähriger Direktor des Forschungsinstituts für Tuberkulose und Lungenkrankheiten Berlin Buch

und der Schöpfer der Gedenktafel
Herr Diplom-Bildhauer U. Skoddow

zu uns gekommen sind.

Höhepunkt der Nationalen Robert-Koch-Ehrung der DDR 1982 ist der heutige Tag. Es ist für uns sehr ehrenvoll, mit Veranstaltungen an der Humboldt-Universität zu Berlin, an der Charité, den Auftakt geben zu können.

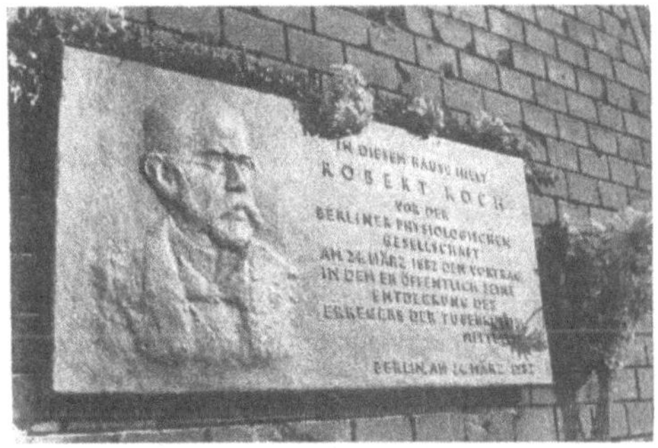

Vor 100 Jahren, am Abend des 24. März 1882, hielt Robert Koch in der Bibliothek dieses Hauses, der früheren Tagungsstätte der Berliner Physiologischen Gesellschaft, seinen berühmten Vortrag „Über Tuberkulose“.

In den Jahren 1874 bis 1877 war unter dem Direktorat von Emil du Bois Reymond dieses für damalige Verhältnisse vorbildliche Physiologische Institut der Universität erbaut worden. Nur so ist zu verstehen, daß das Portal des heutigen Instituts für Medizinische und Allgemeine Mikrobiologie, Virologie und Epidemiologie nicht Köpfe bekannter Hygieniker oder Bakteriologen zieren, sondern der Naturforscher, Arzt und Dichter Albrecht von Haller (1708—1777) und der Lehrer Henles, Virchows und du Bois Reymonds, Johannes Peter Müller (1801—1838) auf uns herabschauen.

Heimstätte des Hygieneinstituts wurde dieses Haus erst im Jahre 1909, nachdem der Nachfolger Robert Kochs, Max Rubner, für den auf dem ehemaligen Charité-Fried-

hof in der heutigen Hessischen Straße ein neues Hygiene-Institut gebaut worden war, zwar den Ruf auf den frei gewordenen Lehrstuhl für Physiologie annahm, jedoch nicht bereit war, umzuziehen.
Die Institute tauschten die Gebäude. So verdanken wir es einem Zufall und etwas Eigenwillen, daß der Raum, in dem Robert Koch seinen denkwürdigen Vortrag hielt, heute zu einem Institut gehört, das als eine Nachfolgeeinrichtung des 1885 in Berlin mit Robert Koch als erstem Leiter entstandenen Hygieneinstituts in der Klosterstraße anzusehen ist.
Das Leben in den großen medizinischen Gesellschaften Berlins war Anfang der 80er Jahre des vorigen Jahrhunderts durch Rudolf Virchow geprägt. Robert Koch war Mitglied der kleineren, dennoch hohes Ansehen genießenden Berliner Physiologischen Gesellschaft geworden. Es war stets eine große Ehre, hier sprechen zu können.
Du Bois-Reymond, der Begründer der Berliner Physiologischen Gesellschaft, veranstaltete wöchentlich wissenschaftliche Vortragsabende. Für den 24. März 1882 hatte der Regierungsrat Dr. Koch aus dem Kaiserlichen Gesundheitsamt, damals unweit der Charité in der Luisenstraße 57, der heutigen Hermann-Matern-Straße gelegen, einen Vortrag angemeldet.
Der kleine Raum soll an diesem Abend überfüllt gewesen sein. Es wird von 80 Teilnehmern gesprochen. Was begründet dieses große Interesse? Allein die Tatsache, daß zu dieser Zeit noch jeder siebente an Tuberkulose starb, wohl nicht. Robert Koch war jedoch durch seine Arbeiten über Milzbrand und Wundinfektion kein Unbekannter mehr. Auch seine Karriere war ungewöhnlich. Zwei Jahre zuvor berief man den Landarzt und Kreisphysikus direkt ins Kaiserliche Gesundheitsamt.
Was hatte der 38jährige Wissenschaftler mitzuteilen? Er, der an diesem Abend im Blickfeld einer Gruppe bekannter Berliner Wissenschaftler wie Helmholtz, Fränkel, von Leyden und anderer stand und zu bestehen hatte, war an die Zusammenstellung beweiskräftiger Präparate und das Einstellen gefärbter Schnitte aus menschlichen und tierischen Organen unter den Mikroskopen genau so gewissenhaft herangegangen, wie an die exakte Formulierung seines Vortrages, den er langsam vortragen wollte. Der revolutionierenden Bedeutung seiner Entdeckung bewußt, glaubte er sich auf eine harte und kritische Diskussion einstellen zu müssen.
Nach einer kurzen Eröffnungsansprache hatte du Bois-Reymond Dr. Koch das Wort erteilt. Ausgehend von den bis dahin bekannten Ergebnissen der Tuberkuloseforschung und der Bedeutung, die die Gesundheitspflege der so mörderischen Krankheit beimessen mußte, führte Koch die Zuhörer auf direktem Wege zu den Ergebnissen seiner Untersuchungen. Er trug den lückenlosen Beweis für die ursächliche Bedeutung der Tuberkelbakterien für die Tuberkulose vor. Je tiefer er in die Thematik eindrang, desto mehr löste sich seine anfängliche Befangenheit. Sein erster Mitarbeiter im Kaiserlichen Gesundheitsamt, der spätere Professor Friedrich Loeffler, berichtete über diese historische Sitzung:

> „Koch war damals noch nicht der siegesbewußte Redner, der sein Auditorium in glänzender Rede zu faszinieren und mit sich fortzureißen verstand. Langsam und stockend kamen die Worte aus seinem Munde, aber was er sprach war klar, einfach, streng logisch aufgebaut, reines unverfälschtes Gold. Mit steigender Spannung folgte das Auditorium seinen auf jeder Etappe durch untrügerische Beweismittel, durch ausgezeichnete Präparate gestützten Darlegungen ...“.

Und an anderer Stelle schrieb er:

> „Es war nicht ein einziger in dem Saal, der nicht, ..., von der Richtigkeit

dessen, was er gehört und gesehen, überzeugt gewesen wäre und gefühlt hätte, daß er einer epochemachenden, die ganze Medizin erschütternden Verkündigung von ungeheuren Konsequenzen beigewohnt hätte, und diese Konsequenzen wurden von Koch sofort mit scharfer Logik gezogen."

Verehrte Anwesende!

Robert Koch gehört zu jenen Wissenschaftlern, die die Berliner Universität, die Charité im ausgehenden 19. Jahrhundert zu einem Zentrum der Medizin von Weltruf werden ließen.
Die Persönlichkeit, die Verdienste Robert Kochs, die Pflege, Erhaltung und Weiterführung seines Erbes in unserer Republik werden heute und in diesen Tagen an anderer Stelle ausführlicher gewürdigt. Das kann nicht in diesen Minuten geschehen.
Mit der Enthüllung einer Gedenktafel an diesem historischen Ort ehren wir einen der bedeutendsten Hochschullehrer, Wissenschaftler und Ärzte, die an unserer Alma mater gewirkt haben.
Im Kampf gegen Infektionskrankheiten wurde vieles erreicht. Das trifft in besonderem Maße auf die Jahre der Existenz unseres sozialistischen Staates zu. Durch die Liquidierung auch der Tuberkulose als Volkskrankheit haben wir Robert Kochs Wunsch, der größte Nutzen aus seinen Untersuchungen möge der Gesundheitspflege erwachsen, erfüllt. Aber vieles bleibt noch zu tun, und durch Mikroorganismen hervorgerufene Erkrankungen haben der medizinischen Wissenschaft und Praxis neue Fragen gestellt.
Den Direktor des Institutes für Medizinische und Allgemeine Mikrobiologie, Virologie und Epidemiologie, Gen. OMR Prof. Dr. G. Schmidt und alle Mitarbeiter dieser traditionsreichen Ausbildungs- und Forschungsstätte bitte ich, sich ideenreich, mit Initiative und Engagement diesen neuen Fragen mit zu stellen und sich weiterhin und verstärkt der sozialistischen Traditionspflege, vor allem dem Wirken Robert Kochs, zu widmen.

Sehr geehrte Anwesende!

Mein letztes Wort ist ein Wort des Dankes an den Schöpfer unserer neuen Gedenktafel, an Herrn Ulrich Skoddow, Diplombildhauer, Absolvent der Kunsthochschule Berlin-Weißensee, der unserem Anliegen in gelungener Weise künstlerische Gestalt gab. Ich bitte, die Gedenktafel nun zu enthüllen.

Ansprache des Prorektors für Medizin, Prof. Dr. J. Großer, anläßlich der Einweihung des restaurierten Robert-Koch-Denkmals von Louis Tuaillon am neuen Standort in der Charité am 24. März 1982

Genosse Minister Böhme!
Genosse Minister Mecklinger!
Sehr geehrter Genosse Professor Seidel!
Verehrte Gäste aus dem In- und Ausland!
Liebe Kolleginnen und Kollegen, Freunde und Bauschaffende!

Heute vor 100 Jahren gab Robert Koch vor der Berliner Physiologischen Gesellschaft die Entdeckung des Tuberkuloseerregers bekannt. Ihm zu Ehren haben wir eben an historischer Stätte eine Gedenktafel enthüllt.
Es ist für die Humboldt-Universität, für die Charité eine große Ehre, Sie unmittelbar vor Beginn des Festaktes des Ministerrates der Deutschen Demokratischen Republik anläßlich der nationalen Robert-Koch-Ehrung der DDR 1982 begrüßen zu können.
Dank der großen Anstrengungen der Mitarbeiter des VEB Stuck und Naturstein, seiner Restauratoren, des Komplexprojektanten Genossen Ernst Swora und der Baubetriebe auf unserer Großbaustelle Charité, insbesondere des Ingenieur-Hochbaus Berlin, des Tiefbau-

kombinats Gera und des VEB Grünanlagenbau Neubrandenburg unter Leitung von Gen. Prof. Gißke und unseres Oberbauleiters Fritz Oske kann heute das restaurierte Robert-Koch-Denkmal von Louis Tuaillon unweit seines alten Standortes in neuer Umgebung wieder der Öffentlichkeit übergeben werden. Hier hat eine neue Zeit Einzug gehalten, bestimmen neue Dimensionen, erschließen sich auch städtebaulich neue Räume.

Persönlichkeit und Verdienste Robert Kochs und die Pflege, Erhaltung und Weiterführung seines Erbes in unserer Republik zu würdigen, kann nicht Aufgabe dieser Stunde sein. Hier sollen nur wenige Gedanken geäußert werden.

Zuerst seien das Verhältnis Robert Kochs zur hauptstädtischen Universität und sein persönliches Beispiel genannt.

Robert Koch war sechs Jahre, von 1885 bis 1891, ordentlicher Professor und später Zeit seines Lebens Honorarprofessor unserer Alma mater. Er war Professor für Hygiene und Direktor des ersten Hygiene-Institutes der Universität in der Klosterstraße und damit zugleich Inhaber des ersten Hygiene-Lehrstuhls in Preußen. 1890 ernannte ihn der Magistrat zum Ehrenbürger unserer Stadt. Der spätere Nobelpreisträger für Medizin gehört zu denjenigen Wissenschaftlern, die die Berliner Universität, die Charité im ausgehenden 19. Jahrhundert zu einem Zentrum der Medizin von Weltruf werden ließen.

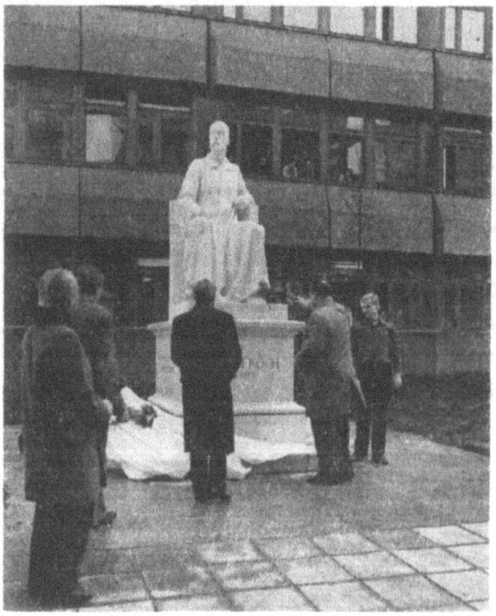

In den Jahren von 1885 bis 1891 widmete sich Robert Koch als Professor der Universität auch intensiv der Erziehung und Ausbildung von Studenten. Großer Beliebtheit erfreuten sich seine Vorlesungen sowie die von ihm geleiteten Kurse in praktischer Hygiene, bakteriologischer Untersuchungs- und Impftechnik. Mit seinen Studenten besuchte er regelmäßig hygienisch bedeutsame Einrichtungen. Er lebte ständig die Einheit von Forschung, Lehre und praktischer Arbeit vor.

Robert Koch gibt uns ein Beispiel auch im persönlichen Verhalten. Er war ein ernst veranlagter Mensch. Die Wege, die er gehen mußte, waren vielfach schwierig, ja beschwerlich. Aber ihn erfüllte unermüdlicher Fleiß, ein eiserner Arbeitswille, die Bereitschaft, Strapazen auf sich zu nehmen bis ins hohe Alter, ein klarer Verstand, wissenschaftliche Akribie, Unbestechlichkeit, Bescheidenheit, praktischer Sinn und Furchtlosigkeit. Ein Vorbild für unsere Studenten also, aber nicht nur für diese.

In einem zweiten Aspekt sei an den Schöpfer des Denkmals erinnert: Louis Tuaillon (1862—1919) wurde in Berlin geboren und starb auch in unserer Stadt. Er besuchte die Berliner Akademie und das Meisteratelier von Begas. Tuaillon gehörte zu denjenigen Bildhauern der Jahrhundertwende, die sich um eine formstrenge Erneuerung der Plastik bemühten. Er schloß sich eng an alte Berliner Traditionen an, wie sie Anfang des 19. Jahrhunderts von Gottfried Schadow und Christoph Daniel Rauch begründet worden waren. Das Reiterstandbild „Amazone“ vor der Berliner Nationalgalerie machte Tuaillon berühmt. Sein

Robert-Koch-Denkmal reiht sich ein in Bestrebungen um mehr Sachlichkeit und Konzentration auf das Wesentliche. Es besteht aus einer vergleichsweise schlichten Figur auf einfachem Sockel, die vor allem die geistige Persönlichkeit des Dargestellten zum Ausdruck bringt. Das Standbild wirkt blockhaft, ernst, würdevoll, ruhig und ausgeglichen. Wir sehen Robert Koch im Kittel des tätigen Menschen ohne theatralische Pose.

Der dritte Gesichtspunkt meiner Ansprache gilt der ersten Enthüllung dieses Denkmals. Sie erfolgte erst am 27. Mai 1916, dem 6. Todestag Robert Kochs mitten im 1. Weltkrieg, obgleich das Denkmal bereits im Sommer 1914 fertiggestellt war.

Der Vorsitzende des Denkmalkomitees leitete die Eröffnungsrede mit den Worten ein:

> „Die Welt ist vom Kriegslärm erfüllt ... und noch ist kein Ende dieses gewaltigen Weltkrieges abzusehen. Da hat wohl niemand Lust, Feste zu feiern!“

Weiter räumte er ein, daß man gehofft hatte, die Enthüllung des Robert-Koch-Denkmals als Teil der Siegesfeier vornehmen zu können. Der deutsche Imperialismus hat sich stets verrechnet, und die in seine Fußstapfen treten, sollten dessen gedenken! Die Siegesfeier fand nicht statt. 23 Jahre später entfachte der Hitlerfaschismus einen neuen, schlimmeren Weltbrand.

Wir, unser Land, Partei und Regierung, das ganze Volk der DDR werden jetzt und in Zukunft, gerade in dieser Zeit ernster, nicht von uns verschuldeter Zuspitzung der internationalen Lage alles tun, um den Frieden zu sichern. Wir wissen wohl, daß seit dem Ende des 2. Weltkrieges der Frieden noch nie so in Frage gestellt war wie in diesen Monaten. Aber wir wissen auch um die Möglichkeiten, diese Gefahr zu bannen.

Wenn wir heute die Leistung eines Mediziners ehren, dann darf und kann nicht unbeachtet bleiben, daß die großen Entdeckungen bedeutender Forscher der Vergangenheit und der Gegenwart den nachfolgenden Generationen nicht mehr zugute kommen und ihre eigentliche Bedeutung verlieren werden, wenn es nicht gelingt, den Frieden zu erhalten, die Vernichtung der Menschheit zu verhindern. Robert Koch ehren heißt deshalb auch, die fortschrittlichen Kräfte aller Länder im weltweiten Friedenskampf zusammenzuführen, einem Kampf, an dessen Spitze die Sowjetunion steht, die am schmerzlichsten erfahren hat, was Krieg bedeutet. Sozialismus und Frieden sind identisch, das ist eine Grundwahrheit, alles andere ist Lüge.

Die Rückseite des Sockels unseres Robert-Koch-Denkmals trägt die Inschrift:

> „Ich wünsche, daß im Krieg gegen die kleinsten, aber gefährlichsten Feinde des Menschengeschlechts eine Nation die andere immer wieder überflügeln möge.“

Diese Worte sprach Robert Koch auf dem X. Internationalen Medizinischen Kongreß 1890 in Berlin. Wir verstehen Robert Koch und müssen ihn doch heute berichtigen. Die „gefährlichsten Feinde des Menschengeschlechts“, das sind die, die zum Kriege treiben, die den Frieden in Frage stellen. Deshalb gilt es, diese zuerst zu besiegen. Schon heute wären wir noch viel erfolgreicher im Kampf gegen die „kleinsten Feinde des Menschengeschlechts“, wenn wir alle Kraft auf den Kampf gegen sie und gegen andere Krankheiten konzentrieren könnten.

Ein vierter und letzter Gedanke:

Wir haben Grund zum Feiern, heute und überhaupt.

Partei und Regierung richten erfolgreich alle Anstrengungen darauf, trotz kompliziertér gewordener Bedingungen festzuhalten an der auf das Wohl des Volkes gerichteten Politik. Dazu zählen unser großes Wohnungsbauprogramm, die vielfältigen Unterstützungen für junge Eheleute, Mütter und Kinder, ältere und geschädigte Menschen und nicht zuletzt die auch international beachteten Fortschritte im Bildungs- und Gesundheitswesen. Das größte Bauvorhaben im Hochschul- und Gesundheitswesen unserer Republik, der Neubau und die Rekonstruktion der Charité, das jetzt diesen Platz prägt, ist dafür eindrucksvoller, weithin sichtbarer Beweis.

Partei und Regierung haben uns den Auftrag erteilt, die Charité unter neuen Bedingungen und günstigen Voraussetzungen zum führenden Zentrum der Medizin in unserem Lande zu entwickeln. Das ist ein hoher Anspruch und ein Ziel, das wir noch entschlossener anstreben und erreichen werden. Auch Robert Koch ist uns dafür Ansporn und Beispiel.

Dank der großen Leistungen der Werktätigen in unserem Lande, unserer Bauschaffenden im besonderen, werden wir noch in diesem Jahr nach einer beispielhaft kurzen Bauzeit von nur fünf Jahren das gesamte neue Charité-Hochhaus mit 1000 Betten, 24 Operationssälen, rund 100 intensivmedizinischen Betten, der modernsten Rettungsstelle unseres Landes und weiteren funktionsdiagnostischen Bereichen in Betrieb nehmen. Wir, die 5100 Mitarbeiter der Charité, die Wissenschaftler, Ärzte, Schwestern, Medizinisch-technischen Assistentinnen, Physiotherapeuten, Fürsorgerinnen, Zahntechniker, Köche, Arbeiter und Angestellten haben uns darauf sorgfältig vorbereitet und werden alles tun, damit die aufgewendeten umfangreichen Mittel nun allen Bürgern, besonders auch denen der Hauptstadt, Nutzen bringen, sei es durch die Erziehung und Ausbildung sozialistischer Ärzte, Zahnärzte, Diplom-Medizinpädagogen, Diplom-Krankenschwestern und mittlerer medizinischer Fachkräfte oder durch höhere Leistungen in Weiterbildung, Forschung und medizinischer Betreuung.

Robert Koch ist uns nun nähergerückt und die Charité ihm zugleich entgegengekommen.

Das Robert-Koch-Denkmal befindet sich künftig auf Charité-Gelände. Wir werden Robert Kochs Erbe pflegen im Sinne von Thomas Mann. Nach ihm bedeutet Tradition, auf eigene Art einem Beispiel folgen. Dem fühlen wir uns bei der Verwirklichung der hochschul- und gesundheitspolitischen Beschlüsse von Partei und Regierung verpflichtet. Dem dient auch die vorgesehene und beim Minister für das Hoch- und Fachschulwesen beantragte Einrichtung eines Robert-Koch-Lehrstuhls für ausländische Gastprofessoren und Dozenten. Bis zum 275. Jubiläum unserer traditionsreichen Charité und dem 175. der Humboldt-Universität im Jahr 1985 — das ist zugleich das Jahr des 75. Todestages von Robert Koch — werden wir dabei sichtbar ein Stück vorangekommen sein, um den hohen Erwartungen, die Bürger und medizinische Öffentlichkeit in die Leistungsfähigkeit der Charité setzen, gerecht zu werden.

Es ist für mich eine große Ehre, hiermit das restaurierte Robert-Koch-Denkmal wieder der Öffentlichkeit zu übergeben.

Verleihung der Robert-Koch-Medaille

Auf einer Festveranstaltung im Roten Rathaus wurden anläßlich des 100. Jahrestages der Entdeckung des Tuberkelbazillus durch Robert Koch folgende Mitarbeiter der Charité für hervorragende Leistungen auf dem Gebiet der Tuberkulosebekämpfung mit der Robert-Koch-Medaille ausgezeichnet:

OMR Prof. Dr. Jürgen Grosser, Prorektor für Medizin
Prof. Dr. Christian Thierfelder, Direktor für Forschung der Charité

Am Hygieneinstitut:
OMR Prof. Dr. Karlwilhelm Horn, Direktor des Instituts
OA Dr. Barbara Baumann

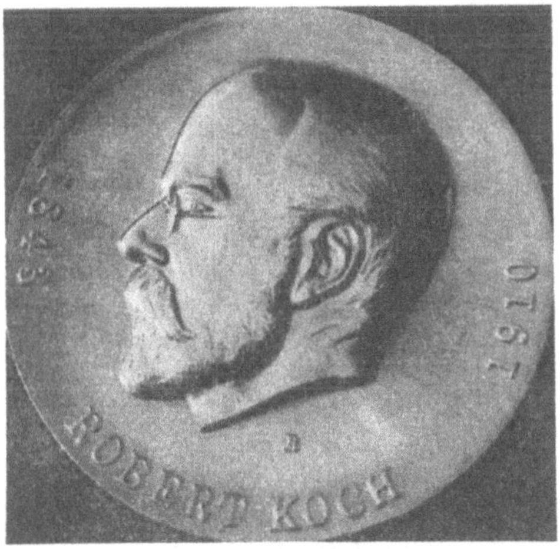

Die Robert-Koch-Medaille. Die Rückseite enthält die Worte „1882 – Entdeckung des Tuberkelbakteriums – Nationale Robert-Koch-Ehrung 1982 – Deutsche Demokratische Republik"

Am Institut für Allgemeine und Medizinische Mikrobiologie, Virologie und Epidemiologie:

OMR Prof. Dr. Gerhard SCHMIDT, Direktor des Instituts

Doz. Dr. Aloisie LANGE

OA Dr. Waltraud RÖTHIG

Prof. Dr. Hans-Alfred ROSENTHAL

Evamarie GÜNTHER, medizinisch-technische Laborassistentin

Am Institut für Geschichte der Medizin:

Prof. Dr. Dietrich TUTZKE, Direktor des Instituts

Ruth LANGE-PFAUTSCH

An der Klinik für Innere Medizin:

Karin GALLUS, medizinisch-technische Laborassistentin

Lieselotte GOLDE, Schwester der Medizinischen Poliklinik

Am Direktorat für medizinische Betreuung:

Sonja SCHUBERT, leitende medizinisch-technische Assistentin der Charité.

In der Sitzung der Medizinischen Fakultät am 16. Juni 1982 wurde die Medaille dem Assistentprofessor Dr. Tatsuo NAGAI aus Tokio überreicht.

Zur Wiedereröffnung des Robert-Koch-Museums

von G. SCHMIDT und H. LORENZ

Anläßlich des Robert-Koch-Symposiums, das in Vorbereitung des 100. Jahrestages der Bekanntgabe der Entdeckung des Tuberkelbazillus am 6. und 7. Januar 1982 in Berlin stattfand (s. S. 94), übergab der Prorektor für Medizin das 1981 rekonstruierte Robert-Koch-Museum wieder der Öffentlichkeit.

Zu dieser Gedenkstätte gehören der Saal, in dem Robert KOCH am 24. März 1882 seinen denkwürdigen Vortrag „Über Tuberkulose" hielt, sowie ein großer Raum, in dem sich eine Ausstellung befindet. Hier werden nach Themen geordnet zahlreiche Exponate vorgestellt, die, unter mehr als 400 dem Institut zur Verfügung stehenden Sachzeugen ausgewählt, Einblick in das Leben und Wirken des großen deutschen Arztes und Forschers Robert KOCH (1843–1910) geben. Die Herkunft der Exponate ist nicht in jedem Falle zu belegen. Fest steht jedoch, daß wir die Mehrzahl der Witwe Robert KOCHS, Frau Hedwig, geb. FREIBERG verdanken, die zahlreiche Schriftstücke und persönliche Notizen ihres Mannes, Reisegeschenke und viele Photographien, insbesondere von gemeinsamen Auslandsreisen, hinterließ. In den Fundus des Museums konnten in der letzten Zeit auch einige Sachzeugen aufgenommen werden, die in engem Zusammenhang mit dem praktischen Wirken des Altmeisters der Bakteriologie stehen. Die letzte Erwerbung ist ein Gemälde von Wilhelm TRÜBNER (1851 bis 1917), das Robert KOCH, wahrscheinlich in seinen letzten Lebensjahren, darstellt.

Die folgenden Notizen zur Wiedereröffnung des Robert-Koch-Museums verfolgen nicht das Ziel, eine Übersicht über die in der Gedenkstätte vorhandenen Exponate zu vermitteln. Noch weniger ist es Absicht, den vielen Robert-Koch-Biographien eine neue hinzuzufügen. Die Autoren sehen ihre Aufgabe eigentlich nur darin, auf Fragen zu antworten, die häufig von Besuchern des In- und Auslandes gestellt werden. Die Gunst der Stunde nutzend, sollen darüber hinaus einige besonders wertvolle, im Bild dargestellte Dokumente zum Besuch des Museums anregen.

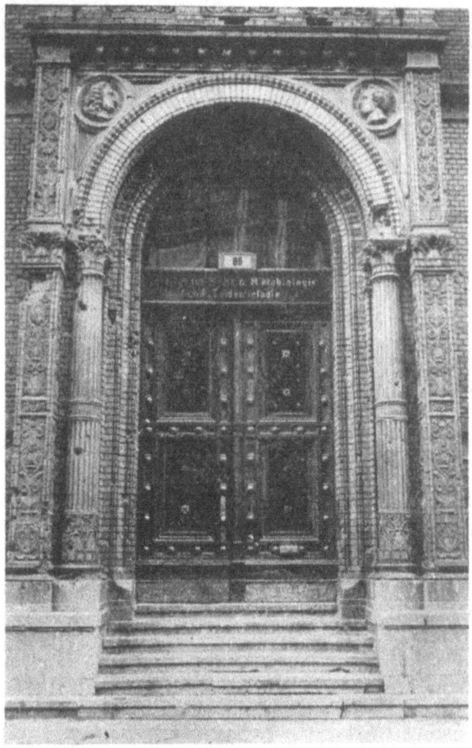

Abb. 1. Portal des Instituts für Medizinische und Allgemeine Mikrobiologie, Virologie und Epidemiologie des Bereiches Medizin (Charité) der Humboldt-Universität zu Berlin, Clara-Zetkin-Str. 96

Die Heimstätte des Robert-Koch Museums

Das Institut für Medizinische und Allgemeine Mikrobiologie, Virologie und Epidemiologie des Bereiches Medizin (Charité) der Humboldt-Universität zu Berlin, Clara-Zetkin-Straße 96, schätzt sich glücklich, Heimstätte für das Robert-Koch-Museum zu sein. Dennoch verdanken wir es nur einem glücklichen Zufall, daß wir den Besuchern des Museums und Gästen unseres Instituts unsere heutige Institutsbibliothek als jenen Raum demonstrieren können, in dem KOCH die Entdeckung des Erregers der Tuberkulose kundtat. Wie es dazu kam, ist in der Ansprache zur Enthüllung der Robert-Koch-Gedenktafel dargestellt (s. S. 73).

Der Besucher betritt das Gebäude durch ein kunstvoll gestaltetes Portal (Abb. 1), dessen besondere Zier Halbreliefs der Köpfe Albrecht von HALLERS (1708 bis 1777) und Johannes Peter MÜLLERS (1801–1838) sind. Über eine von Säulen getragene Vorhalle erreicht er einen nach beiden Seiten lang auslaufenden Korridor mit – wie es HEYMANN (2) ausdrückt – stimmungsvoll gotischem Gewölbe. Einen Eindruck vermitteln die Abbildungen 2 und 3.

Vom rechten Korridor gelangt man in die Bibliothek (Abb. 4), deren besonderer Schmuck die bis unter die Decke reichenden Bücherregale und ein mehrere Meter langer, an den Ecken abgerundeter Tisch aus Eiche sind. Hier hatte am besagten 24. März 1882 der redegewandte Emil du BOIS-REYMOND zahlreiche zur Tagung der Berlinder Physiologischen Gesellschaft erschienene Gäste, unter ihnen Hermann von HELMHOLTZ (1821–1894), Paul EHRLICH (1854–1915), Bernhard FRÄNKEL (1836–1911) und Ernst von LEYDEN (1832–1910) sowie als Referenten den Regierungsrat im Kaiserlichen Gesundheitsamt Dr. Robert KOCH begrüßt. Die Wirkung dessen, was KOCH den Mitgliedern sagte und demonstrierte,

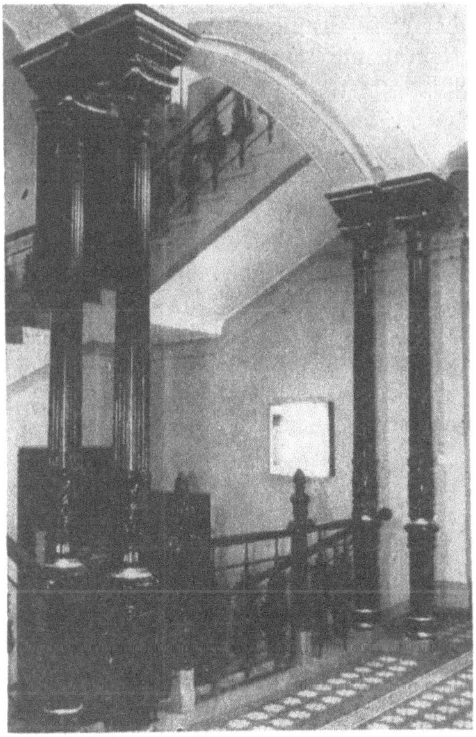

Abb. 2. Treppenhaus im Institut für Medizinische und Allgemeine Mikrobiologie, Virologie und Epidemiologie

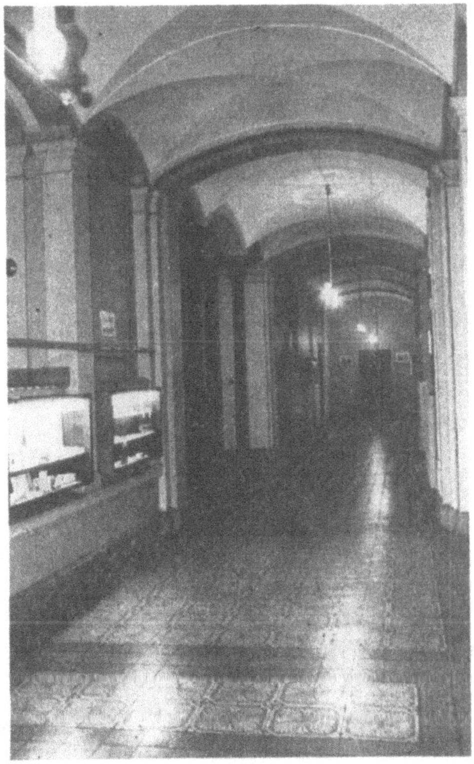

Abb. 3. Korridor im Institut für Medizinische und Allgemeine Mikrobiologie, Virologie und Epidemiologie

muß gewaltig gewesen sein (3; s. S. 74). Eine über der Tür angebrachte hölzerne Gedenktafel erinnert an den großen Tag, an dem Robert KOCH das Geheimnis der Ätiologie der Tuberkulose lüftete. Eine zum gleichen Thema von dem Berliner Künstler U. SKODDOW geschaffene Gedenktafel wurde am 24. März 1982 an der Außenwand des Instituts für Medizinische und Allgemeine Mikrobiologie, Virologie und Epidemiologie angebracht (s. S. 73).

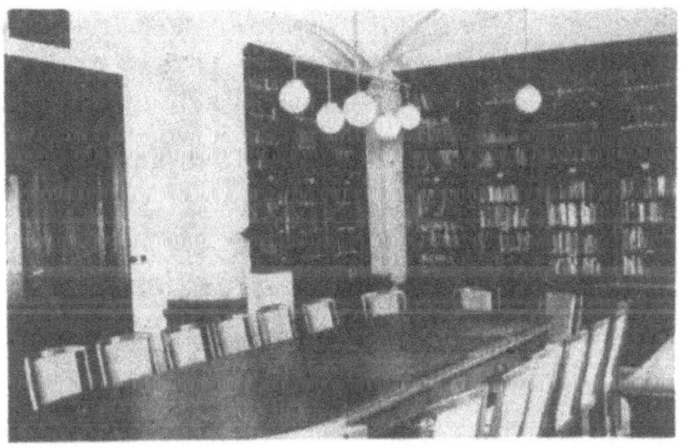

Abb. 4. Bibliothek des Instituts für Medizinische und Allgemeine Mikrobiologie, Virologie und Epidemiologie

Der Einfluß Robert Kochs auf die Entwicklung der Bakteriologie

Als Robert KOCH 1882 vor die Weltöffentlichkeit trat, war er kein ganz Unbekannter mehr. Mit seiner 1876 publizierten Arbeit zur Ätiologie des Milzbrandes (4), mit seiner ein Jahr jüngeren Publikation über Verfahren zur Untersuchung, zum Konservieren und Photographieren der Bakterien (5), mit seinem

Werk „Untersuchung über die Ätiologie der Wundinfektionskrankheiten“ (6) und insbesondere auch mit der Mitteilung „Zur Untersuchung von pathogenen Mikroorganismen“ (7) hatte er die Fachwelt aufhorchen lassen. Es waren vor allem Arbeiten, mit denen er das Methodenspektrum der Bakteriologie entscheidend verbesserte. Mit den neuen Verfahren und Techniken wurde es KOCH, seinen Schülern und vielen Bakteriologen auf der ganzen Welt möglich, in breiter Front gegen viele erregerbedingte Krankheiten anzutreten, die in der Rangfolge der Morbiditäts- und Mortalitätsstatistiken dieser Epoche die vorderen Plätze einnahmen. Zunächst sei KOCHS Arbeit genannt, die zur Aufklärung der Ätiologie des Milzbrandes führte. Mit dieser Entdeckung konnte die Lehre vom *Contagium animatum* der ansteckenden Krankheiten und von der Spezifität der pathogenen Bakterien in eindeutiger Weise abgesichert werden. Bei einer kurzen Gesamteinschätzung der Arbeit über den Milzbrand wäre die Grundsätzlichkeit, mit der Robert KOCH die zu lösenden Aufgaben gestellt hat, besonders hervorzuheben. Die von ihm entwickelten Schlußfolgerungen wurden die Richtschnur für sein weiteres Handeln. Seinem vorbildlichen Arbeitsstil als Forscher entsprang das Vorgehen, mit der Lösung der einen Aufgabe bereits die nächsten klar umrissen zu haben – und wie ernst er es mit den 1876 formulierten Nachfolgeaufgaben hielt, bewiesen die folgenden Jahre.

Bereits 1877 erschien die zweite wichtige Arbeit aus seiner Feder. In ihr teilte er Verfahren zur Untersuchung, zum Konservieren und Photographieren der Bakterien mit. Die Bedeutung dieses KOCHschen Frühwerks ist insbesondere darin zu sehen, daß es mit den dort erläuterten Methoden möglich wurde, die sich in zunehmendem Maße entwickelnde Bakteriologie zu objektivieren. Der von KOCH betonte Nutzen, den die Sammlung von mikroskopischen Präparaten für eingehendere Studien hat, wurde sehr bald erkannt und sein Vorschlag, konservierte Präparate „zur Berichtigung eines falschen Urteils“ oder „zur schnelleren Bekanntgabe einer Entdeckung an andere Mikroskopiker“ zu verwenden, zu einer intensiv geübten Praxis. Der große Einfluß, den die genannte Arbeit auf die weitere Entwicklung der Bakteriologie ausgeübt hat, ist im übrigen auch an der sprunghaft ansteigenden Zahl der Veröffentlichungen in den bereits vorhandenen und neu geschaffenen Zeitschriften ablesbar, die eine Bekanntgabe von Weiter- und Neuentwicklungen zum Inhalt haben.

1881 gibt Robert KOCH in den „Mittheilungen aus dem Kaiserlichen Gesundheitsamte“ ein erstes, großes Resümee seiner bereits so erfolgreichen Tätigkeit. In seiner programmatischen Arbeit entwickelt er die Strategie, die bei der umfassenden Aufklärung der Rolle von Mikroorganismen als Krankheitserreger anzuwenden ist. Bemerkenswert ist hier, daß es KOCH darauf ankam, den Mikroorganismus nicht nur in seiner unmittelbaren Auseinandersetzung mit dem Makroorganismus zu sehen, sondern daß er es auch für erforderlich hielt, das pathogene Agens in seinem Verhalten im Umfeld des Menschen zu untersuchen und die Faktoren zu ermitteln, die die Existenz des Mikroorganismus beeinflussen. Diese Arbeit reflektiert den auf höchste Effektivität in der wissenschaftlichen Tätigkeit ausgerichteten Arbeitsstil des Forschers und weist Robert KOCH als exzellenten Forschungsplaner mit enormer, bis in die Gegenwart reichender Vorbildwirkung aus.

Im Abschnitt „Photographische Abbildungen von Mikroorganismen“ begründet er noch einmal die Bedeutung der Photographie für die weitere Untersuchung von Bakterien, die „eine rein objektive, von jedem Voreingenommensein freie Aufklärung“ gewährleiste. Zu dieser

Arbeit gehören 84 Photogramme. Von den für die Anfertigung der instruktiven Bilder verwandten Negativen befinden sich die zu den Photogrammen Nr. 17 und Nr. 28 gehörenden im Robert-Koch-Museum. Darüber hinaus zählen zu den interessantesten Sachzeugen des Museums mikroskopische Präparate, die in der KOCHschen Zeit angefertigt wurden und so gut erhalten sind, daß von ihnen die Abbildungen 5 und 6 hergestellt werden konnten.

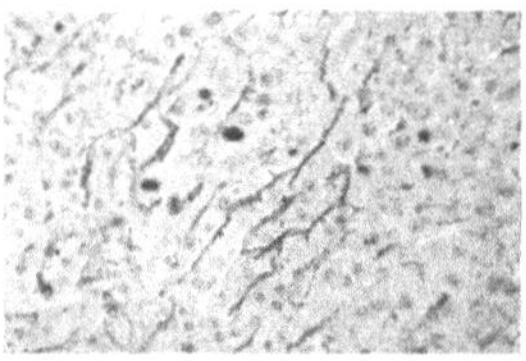

Abb. 5. *Schizotrypanum cruzi-chagas* — Sangue do cobala, color Giemsa 20-VIII-09 (Instituto De Manguinhos)

Abb. 6. Milzbrand — Leber 10. 2. 00 (aufgen. 24. 9. 08)

Weitere 1881 erschienene Arbeiten KOCHS befassen sich mit Problemen der Desinfektion. Die drei diesbezüglichen Publikationen (8, 9, 10) geben die Gelegenheit, den außerordentlich hohen Grad der Praxisorientiertheit seiner Forschungsarbeit zu würdigen. Die Annahme ist sicherlich berechtigt, daß es insbesondere die Praxisbezogenheit der Forschung gewesen ist, die Robert KOCH und die große Zahl seiner Schüler zu Ruhm und Ehre geführt hat.

Die Arbeiten über die Desinfektion gestatten aber auch einen weiteren Aspekt des KOCHschen Wirkens zu würdigen, belegen sie doch den kollektiven Arbeitsstil, den der Meister zunehmend pflegte, und der die Jünger der Bakteriologie in großer Zahl nach Berlin kommen ließ. Mitautoren der genannten Publikationen waren bekanntlich seine ersten Schüler Friedrich LOEFFLER, Georg GAFFKY (1850 bis 1918) und Gustav WOLFFHÜGEL (1845 bis 1899). Friedrich LOEFFLER schildert die Zusammenarbeit mit Robert KOCH folgendermaßen:

> „Die Erinnerung an jene Zeit, als wir noch in diesem Zimmer arbeiteten, in der Mitte Koch und wir (Loeffler und Gaffky) zu seinen Seiten, als fast täglich neue Wunder der Bakteriologie sich vor unseren erstaunenden Augen aufthaten und wir dem leuchtenden Beispiel unseres Chefs folgend, vom Morgen bis zum Abend an der Arbeit sassen ... die Erinnerung an jene Zeit wird uns unvergeßlich bleiben, lernten wir doch damals, was es heißt, beobachten und exakt arbeiten und mit Energie ein vorgesetztes Ziel verfolgen“ (11).

Robert Koch und die Militärmedizin

Robert KOCH nahm trotz starker Kurzsichtigkeit am deutsch-französischen Krieg teil und lernte ihn als Feldlazarettarzt bei Metz in seiner ganzen Härte kennen. Darüber geben mehrere im Museum vorhandene Dokumente Auskunft (Abb. 7). Daß KOCH einen hohen militärischen Dienstgrad hatte, belegt das Patent General-Arzt I. Classe à la suite des Sanitäts-Corps vom 21. 4. 1892 (Abb. 8). Ein weiteres im Museum vorhandenes Schriftstück (Abb. 9) gibt Auskunft darüber, daß Robert KOCH am 19. Juni 1888 das Angebot für eine ordentliche Professur am medicinisch-chirurgischen Friedrich Wilhelms-Institut erhalten hat. Wenn er diesem Ruf auch nicht folgte, so bestand über den wissenschaftlichen Senat, zu dessen Mitglied er gewählt worden war, enger Kontakt zur Kaiser-

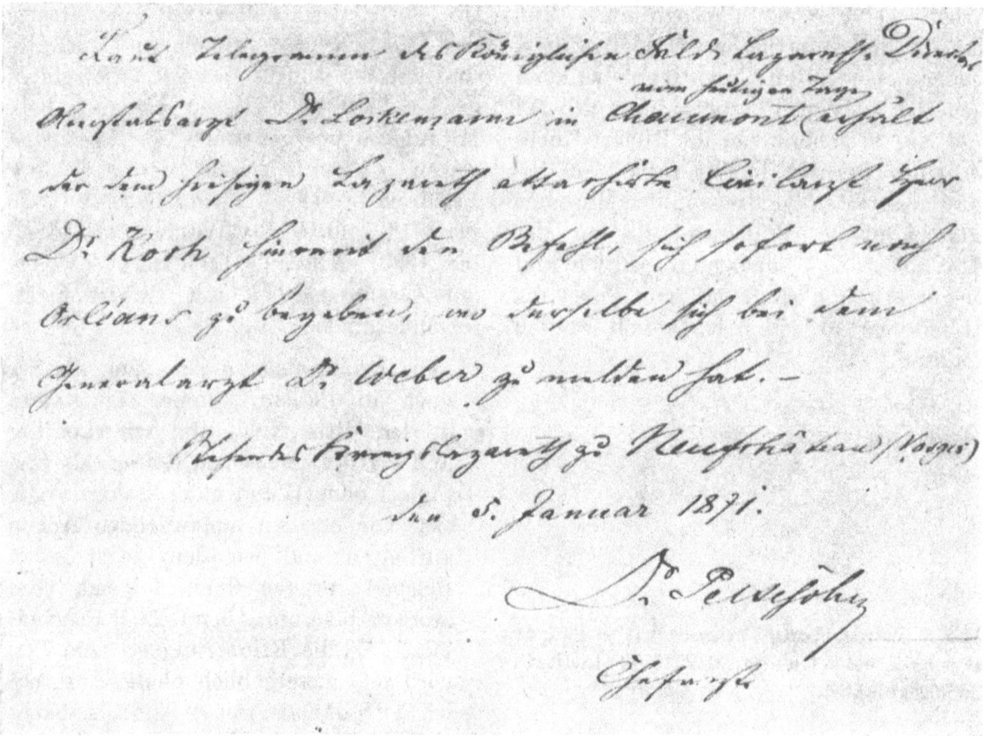
Laut Telegramm des Königlichen Feld-Lazareth-Direktors vom heutigen Tage Oberstabsarzt Dr. [illegible] in Chaumont erhält der dem hiesigen Lazareth attachirte Civilarzt Herr Dr. Koch hiermit den Befehl, sich sofort nach Orléans zu begeben, wo derselbe sich bei dem Generalarzt Dr. Weber zu melden hat. –

[illegible] Kriegslazareth zu Neufchâteau (Vosges)

den 5. Januar 1871.

Dr. [illegible]

Chefarzt

Abb. 7. Marschbefehl von Chaumont nach Orléans vom 5. Januar 1871

Wilhelm-Akademie für das Militärärztliche Bildungswesen. Die Verbindungen Robert Kochs zur Militärmedizin wurden von Hornei u. Mitarb. (12) näher untersucht. Dabei wurde offenkundig, daß Robert Koch aus großem inneren Verantwortungsbewußtsein heraus, insbesondere vom Zeitpunkt seiner Berufung nach Berlin an, einen beträchtlichen Teil seines Schaffens einer der Hauptaufgaben der Militärmedizin, der Verhütung der in Armeen wirkenden Kriegsseuchen widmete. Bereits während des Medizinstudiums hatte er erwogen, sich den Weg zur Wissenschaft über die militärärztliche Tätigkeit zu erschließen. Doch erst der genannte Einsatz als Feldlazarettarzt verschaffte ihm die erste und um so tiefer wirkende Begegnung mit der Militärmedizin. Er hatte die Aufgabe, mit zwei anderen Zivilärzten ein Lazarett zu übernehmen, das voll mit Typhuskranken belegt war. Sie hatten sich noch vor Erreichen des Einsatzortes Metz im Aufmarschraum infiziert. Typhus und Ruhr forderten ihre Opfer auch unter Ärzten und dem Sanitätspersonal. Kochs Kriegsbriefen zufolge bewegte ihn die erste episodenhafte Begegnung mit dem Typhus als Kriegsseuche sehr tief. Das mag ihn auch zu besonderem Eifer bei seinen Forschungen angetrieben haben, die er dann in Wollstein begann.

Kochs Beziehungen zum preußischen Militärmedizinalwesen nahmen bereits kurz nach seiner Berufung an das Kaiserliche Gesundheitsamt Berlin offizielle Formen an. Vermutlich hatte der Direktor dieses Amtes, der ehemalige Militärarzt Dr. Struck, schon an eine solche Verbindung gedacht, als er Kochs Berufung an diese Institution betrieb, der das Heeressanitätswesen und der preußische Generalstab reges Interesse entgegen-

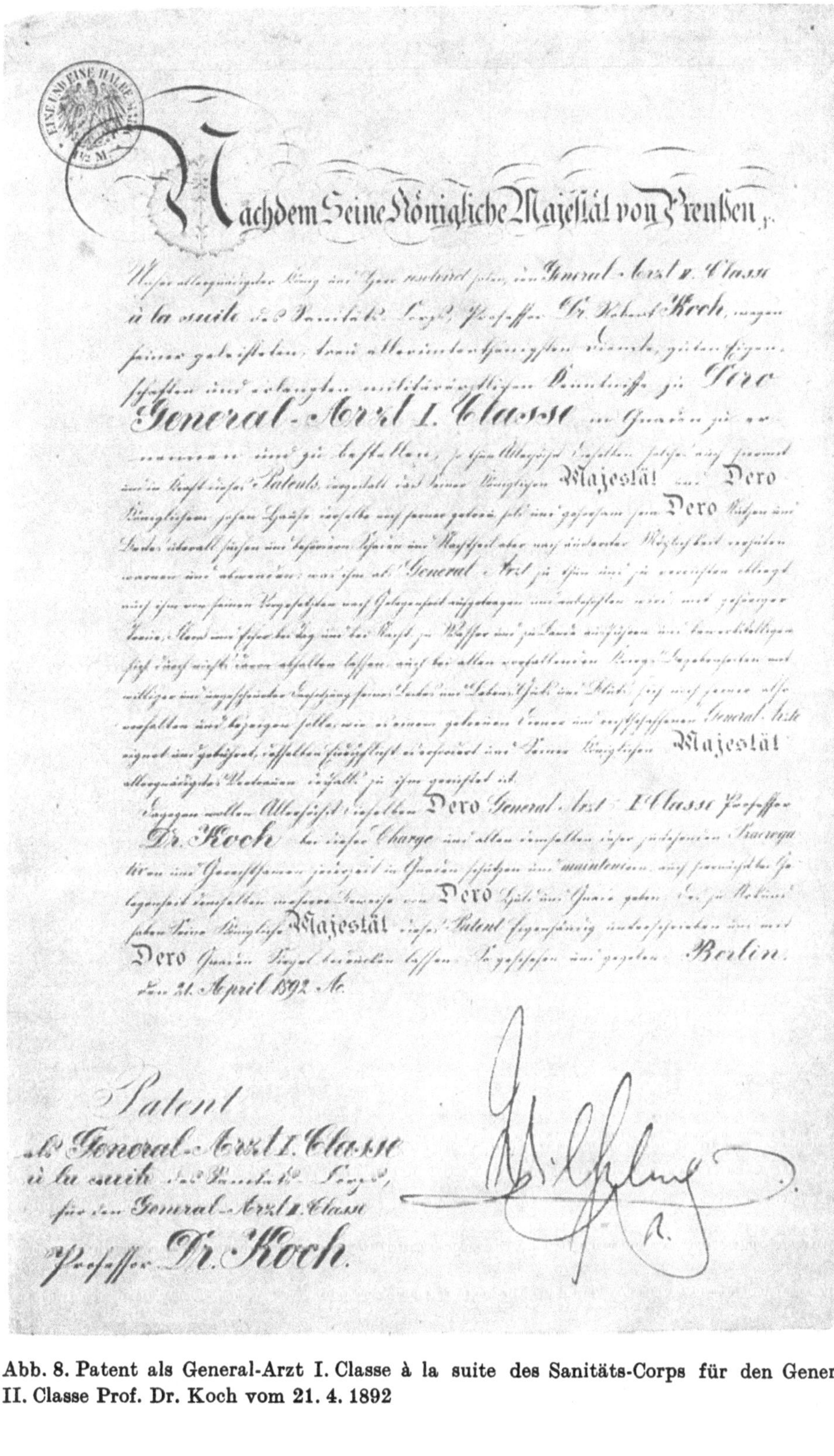

Nachdem Seine Königliche Majestät von Preußen

den 21. April 1892

Patent
als General-Arzt I. Classe
à la suite des Sanitäts-Corps,
für den General-Arzt II. Classe
Professor Dr. Koch.

Abb. 8. Patent als General-Arzt I. Classe à la suite des Sanitäts-Corps für den General-Arzt II. Classe Prof. Dr. Koch vom 21. 4. 1892

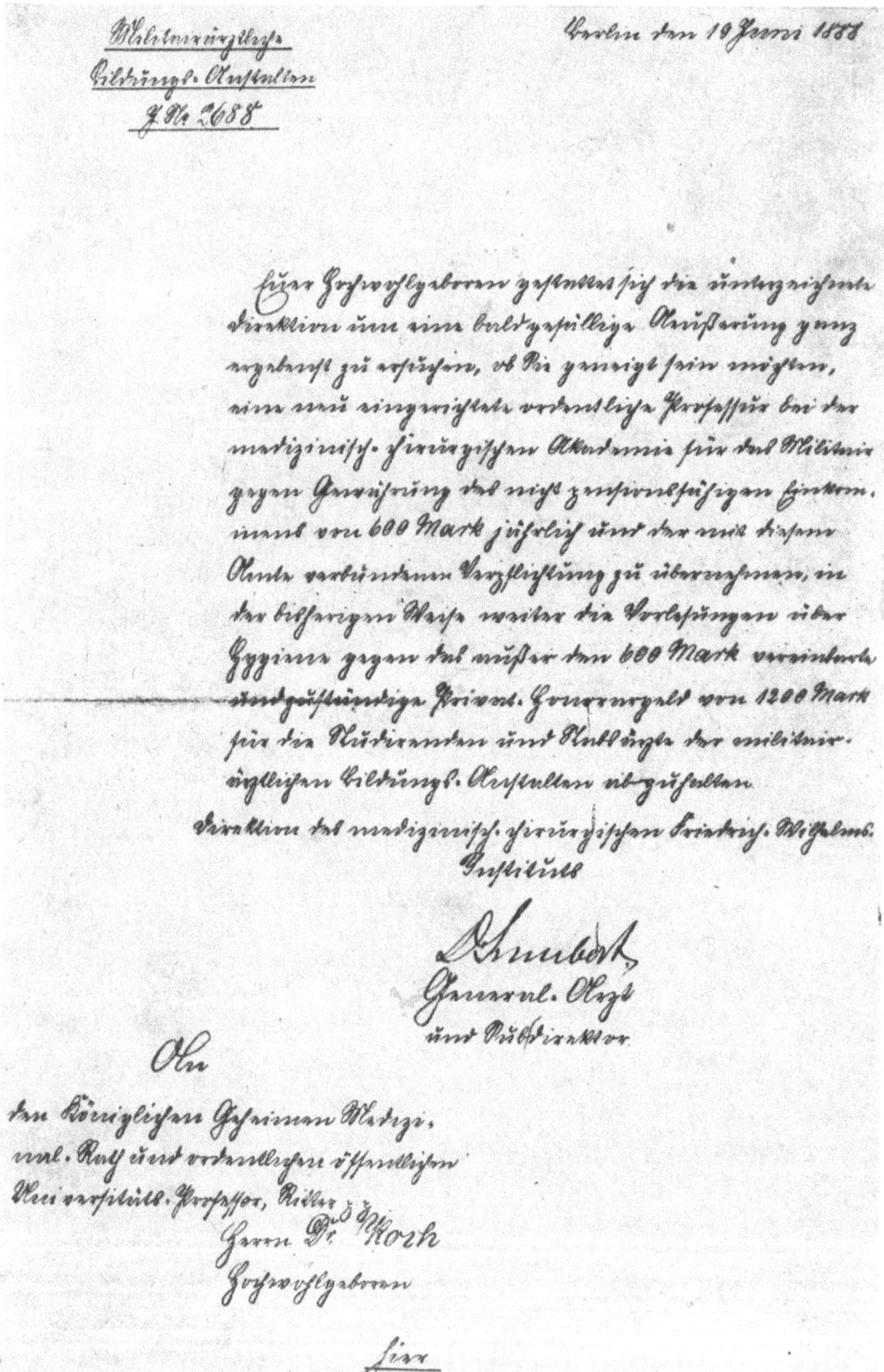

Militairärztliche Bildungs-Anstalten
J. Nr. 2688

Berlin den 19 Juni 1888

Euer Hochwohlgeboren gestattet sich die unterzeichnete Direktion um eine baldgefällige Äußerung ganz ergebenst zu ersuchen, ob Sie geneigt sein möchten, eine neu eingerichtete ordentliche Professur bei der medizinisch-chirurgischen Akademie für das Militair gegen Gewährung des nicht pensionsfähigen Einkommens von 600 Mark jährlich und der mit diesem Amte verbundenen Verpflichtung zu übernehmen, in der bisherigen Weise weiter die Vorlesungen über Hygiene gegen das außer den 600 Mark vereinbarte [illegible] Privat-Honorargeld von 1200 Mark für die Studierenden und Unterärzte der militairärztlichen Bildungs-Anstalten abzuhalten.

Direktion des medizinisch-chirurgischen Friedrich-Wilhelms-Instituts

Schubert
General-Arzt
und Subdirektor.

An
den Königlichen Geheimen Medizinal-Rath und ordentlichen öffentlichen Universitäts-Professor, Ritter p. p.
Herrn Dr. Koch
Hochwohlgeboren
hier

Abb. 9. Angebot des medicinisch-chirurgischen Friedrich-Wilhelms-Instituts an Robert Koch vom 19. 6. 1888, eine ordentliche Professur zu übernehmen

brachten. STRUCK vermittelte die Begegnung KOCHS mit dem Generalstabsarzt der Armee, v. LAUER (1807—1889). Von LAUER und seine Nachfolger v. COLER (1831—1901) und v. LEUTHOLD (1832 bis 1905) strebten nach einer möglichst unverzüglichen Ausnutzung der sich damals in schneller Folge anreichernden neuen Erkenntnisse der Medizin für die Belange der Armee, für die Profilierung der Militärmedizin und vor allem für die zielgerichtete wissenschaftliche Qualifizierung der Militärärzte der Armeen des deutschen Kaiserreiches. Aus den ersten formalen Begegnungen erwuchs später ein zielgerichteter Gedankenaustausch und mehrfach ein gemeinsames Zusammenwirken.

Als KOCH in das Kaiserliche Gesundheitsamt (KGA) kam, war dort bereits der Militär-Assistenzarzt I. Klasse LOEFFLER (1852—1915) tätig; es folgten bald die gleichrangigen GAFFKY und HUEPPE (1852 bis 1938). Sie hatten als hochtalentierte junge Kader KOCH mit ganzer Hingabe ihrer Person zu unterstützen.

Die Kommandierung von Militärärzten an wissenschaftliche Institutionen und Kliniken war damals nichts ungewöhnliches. Sie gehörte zu deren Weiterbildung und erfüllte außerdem eine eigenartige Funktion der militaristischen Durchdringung des medizinischen Lebens im kaiserlichen Deutschland. Die Generalstabsärzte v. LAUER bis v. SCHJERNING (1853—1921) sahen in den Kommandierungen zu KOCH und später zu den durch seine Schule gegangenen nunmehrigen Ordinarien oder Direktoren von Instituten oder bakteriologischen Laboratorien eine ideale Möglichkeit, ohne allzugroße Aufwendungen den so dringend benötigten Stamm tüchtiger Hygieniker und Bakteriologen zu erhalten, die gelernt hatten, die neuesten hygienischen und bakteriologischen Methoden praktikabel zu handhaben. Die Liste der längerfristig zu Robert KOCH in das KGA oder an die beiden von ihm geleiteten Berliner Institute kommandierten Militärärzte weist nicht weniger als 45 Namen aus, ungerechnet die Militärärzte, die ihn auf seinen Expeditionen begleiteten und die, die auf tropenmedizinischem Gebiet mit ihm in Korrespondenz standen. In dieser Liste sind mehrere spätere Ordinarien für Hygiene an deutschen Universitäten aufgeführt. Namen wie LOEFFLER, GAFFKY, BEHRING und viele andere mehr belegen, daß die deutschen Pioniere der Bakteriologie Schüler Robert KOCHS waren und häufig den Weg zu ihm als Militärärzte gefunden haben.

Über die genannten Kommandierungen hinaus trugen die z. T. direkt unter KOCHS Leitung am Institut für Infektionskrankheiten durchgeführten Kurse für Militärärzte sowie der breite Anteil bakteriologisch-antiepidemischer Themen an den Weiterbildungskursen für leitende Militärärzte wesentlich dazu bei, in wenigen Jahren das Sanitätsoffzierskorps zu befähigen, im KOCHschen Sinne zu denken und nach den von ihm und seiner Schule entwickelten Methoden zu arbeiten.

Als spezielles Zentrum der preußischen Armee arbeitete das nach seinen Vorschlägen eingerichtete und von seinem Schwiegersohn PFUHL (1852—1917) von 1898—1908 geleitete hygienisch-chemische Laboratorium der „Kaiser-Wilhelm-Akademie".

Robert Koch in Japan

KOCHS umfangreiche Reisetätigkeit ist bekannt und, wie so vieles über ihn, in zahlreichen Schriften niedergelegt. Während seine Reisen in europäische Länder, nach Afrika, Indien, auf die Südseeinseln oder nach Amerika durch die damit verbundenen Entdeckungen seinen Weltruhm begründeten oder der aktiven Teilnahme an wissenschaftlichen Veranstaltungen dienten, verfolgte er mit einer seiner letzten Reisen ein anderes Ziel. Er

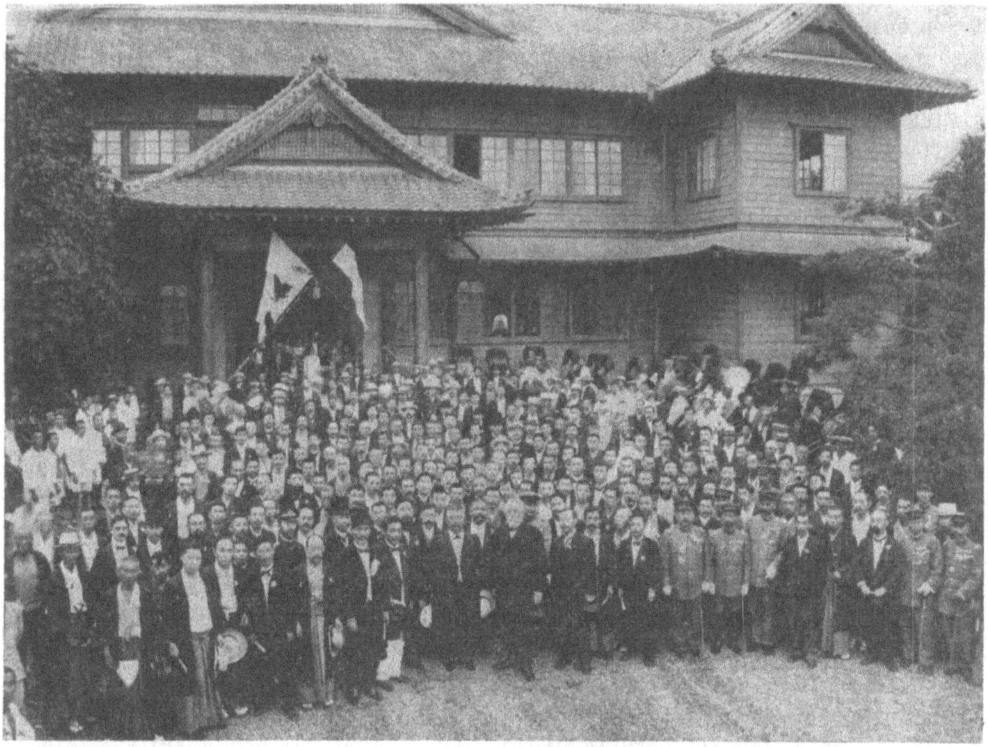

Abb. 10. Erinnerungsphoto an Robert Kochs Aufenthalt in Japan (Juni—August 1908)

wollte diese, die ihn für die Zeit vom 12. Juni bis 24. August 1908 nach Japan führte, nutzen, um einmal die lange bestehende und äußerst herzliche Freundschaft zu seinem großen Schüler und Freund Shibasaburo Kitasato (1852 bis 1931) neu zu beleben. Zum anderen drängte es ihn, das herrliche und exotische Japan näher kennenzulernen. Ein schöner Bericht über die Reise, für dessen Vermittlung wir Herrn Prof. Dr. med. habil. Ernst Holstein danken, stammt von Prof. Dr. Shigeru Goto (13). Aus diesem Bericht erfahren wir, daß Robert Koch in Japan außerordentlich ehrenvoll empfangen wurde (Abb. 10). Einen Willkommensgruß entboten die Regierung, alle medizinischen Gesellschaften, die Bürger der von ihm besuchten Städte und überhaupt alle Menschen, die ihm begegneten. Kitasato ließ seinem Freund und Lehrer ein Denkmal setzen. Als Standort wählte er den Hügel „Reisenan" aus, von dem Koch so gern den Berg „Fuji" betrachtet hat. Goto schreibt weiter, daß zum 72. Geburtstag Robert Kochs in Tokio das Kitasato-Institut eröffnet und der berühmte Koch-Schrein geweiht wurden (Abb. 11). Jeden 11. Dezember führt das Institut eine Koch-Gedächtnis-Vortragsveranstaltung durch.

Nach Goto soll während der großen Weltwirtschaftskrise Kitasato der Witwe Kochs etwa zehntausend US-Dollar übermittelt haben. Als Gegengeschenk hätte Kitasato ein Portrait von Koch erhalten, das 1891 von dem Maler Gustav Gräf (1821—1895) gemalt worden ist. Dieses und ein Bildnis von Kitasato zieren eine Wand im zentralen Konferenzzimmer des Kitasato-Instituts. Goto schließt seinen Bericht mit der Feststellung, daß die Bedeutung Kochs für

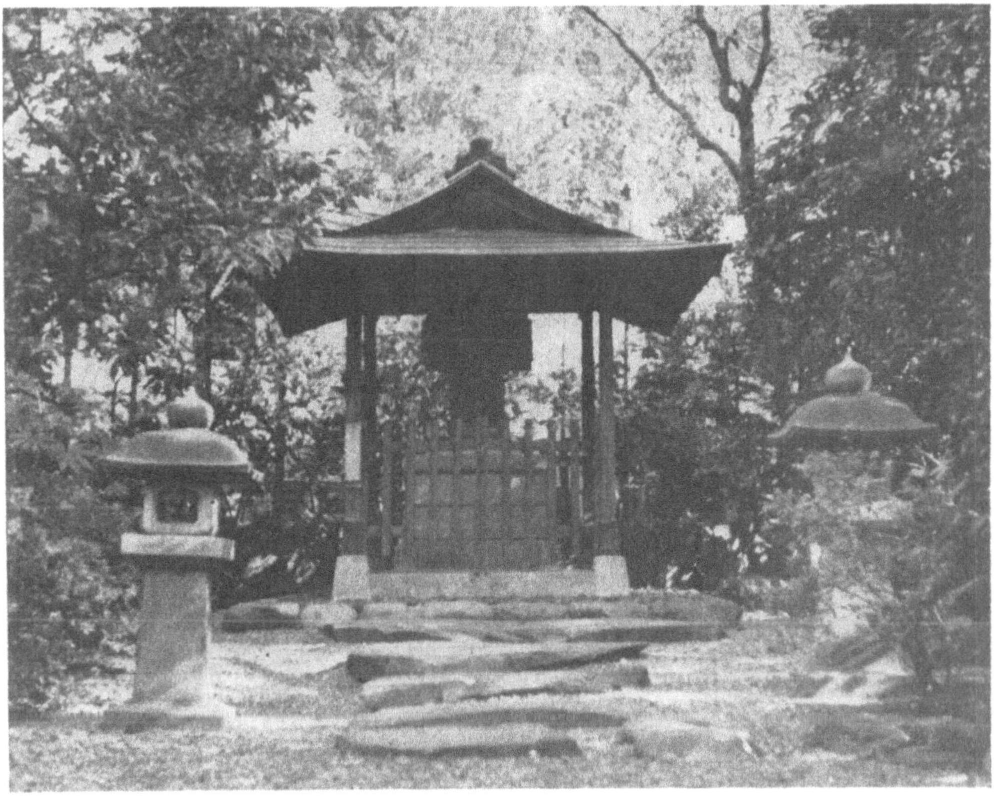

Abb. 11. Der am 11. Dezember 1915 im Garten des Kitasato-Instituts in Tokio geweihte Koch-Schrein

Japan vor allem darin zu sehen ist, daß er der Lehrer von KITASATO, dem Begründer des Kitasato-Instituts und der Kitasato-Schule, war. Aus letzterer seien so hervorragende Wissenschaftler wie SHIGA, KITAJIMA, HATA, KUSAMA, TERUUCHI u. a. hervorgegangen. Weiterhin würde Japan es nie vergessen, daß anläßlich des Koch-Besuches das Japanische Institut zur Prophylaxe der Tuberkulose gegründet wurde.

Ehrungen

Robert KOCH sind bekanntlich zahlreiche Ehrungen zuteil geworden. Viele der damit verbundenen Urkunden, Diplome und Glückwunschschreiben zählen zu den wertvollen Exponaten des Museums. Kurz vorgestellt seien die Urkunde zum Nobelpreis, die Urkunde für das Ehrenbürgerrecht von Berlin und die Urkunde über die Wahl Robert KOCHS zum Ehrenmitglied der Sektion Medizin der Gesellschaft für experimentelle Wissenschaft an der Kaiserlichen Universität Charkow.

Robert KOCH erfuhr im Jahr 1905 mit der Verleihung des Nobelpreises die wohl größte Ehrung seines Lebens. Neben der Urkunde (Abb. 12) besitzt das Museum in einer Lederprachtmappe die Übersetzung der Begründung durch das Lehrerkollegium des Karolinischen Instituts. Bemerkenswert daraus sind insbesondere die folgenden zwei Sätze:

„Selten hat ein Forscher mit solchem Scharfblick im voraus ein ungeordnetes

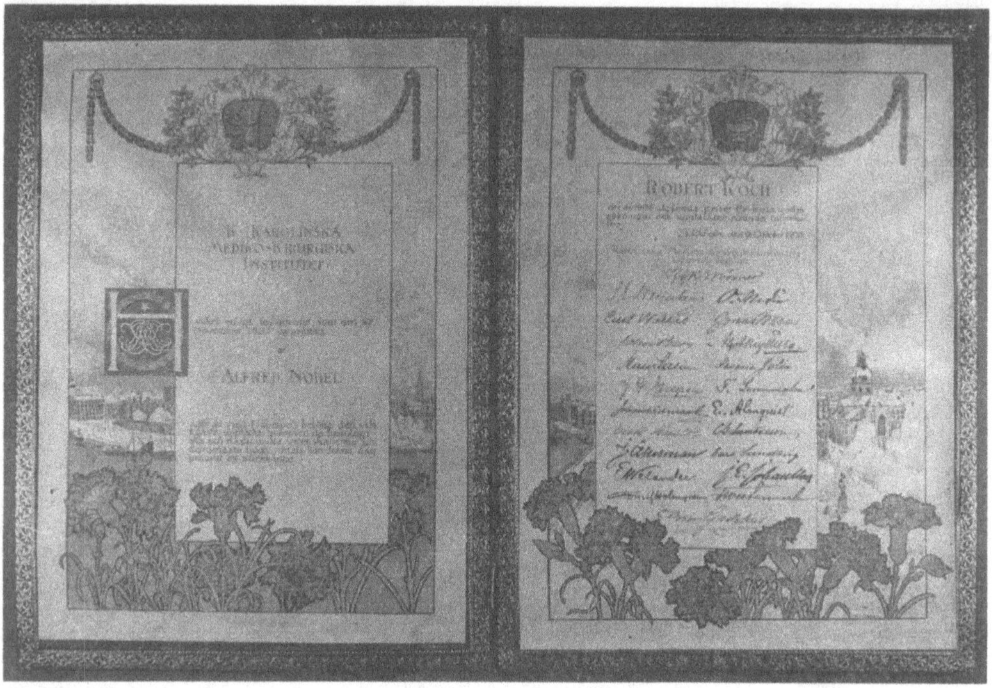

Abb. 12. Urkunde über die Verleihung des Nobelpreises 1905 für Medizin an Robert Koch

Forschungsfeld umfassen können, und selten ist es einem gelungen, dessen Bearbeitung so genial und erfolgreich durchzuführen, wie Robert Koch dies getan hat. Selten sind so viele Entdeckungen, welche für das Menschengeschlecht von so einschneidender Bedeutung sind, aus der Tätigkeit eines einzigen Mannes hervorgegangen, wie dies mit ihm der Fall ist."

Am 21. November 1890 wurde dem Geheimen Medizinalrath Dr. Robert Koch das Ehrenbürgerrecht der Stadt Berlin verliehen (Abb. 13). „Der Magistrat hiesiger Königlicher Haupt- und Residenzstadt . . . bescheinigen Robert Koch, die Bakterienkunde mit bewunderungswürdigem Scharfsinn zur sicheren Wissenschaft erhoben und durch sie zweier verheerender Krankheiten wahre Natur klar gestellt . . . " (gemeint sind hier sicherlich die Erreger der Tuberkulose und die der Cholera).

Am 12. Dezember des gleichen Jahres wählte die Medizinische Sektion der Gesellschaft für experimentelle Wissenschaften an der Kaiserlichen Universität zu Charkow Robert Koch einstimmig zu ihrem Ehrenmitglied. Sie begründete die Wahl mit seinen großen Entdeckungen auf dem Gebiete der Hygiene und Bakteriologie (Abb. 14).

Robert-Koch-Bildnis

Seit 1982 ist das Robert-Koch-Museum Besitzer eines Bildnisses von Robert Koch. Das bis dahin in Privatbesitz befindliche Gemälde wurde von Wilhelm Trübner in Öl gemalt und trägt auf der Rückseite die Kennzeichnung „Geheimer Med.-Rath Prof. Dr. Koch Berlin". Wenngleich dieses Bildnis (Abb. 15) im Verzeichnis der Werke von W. Trübner nicht nachgewiesen ist, so dürfte an seiner Echtheit kaum zu zweifeln sein.

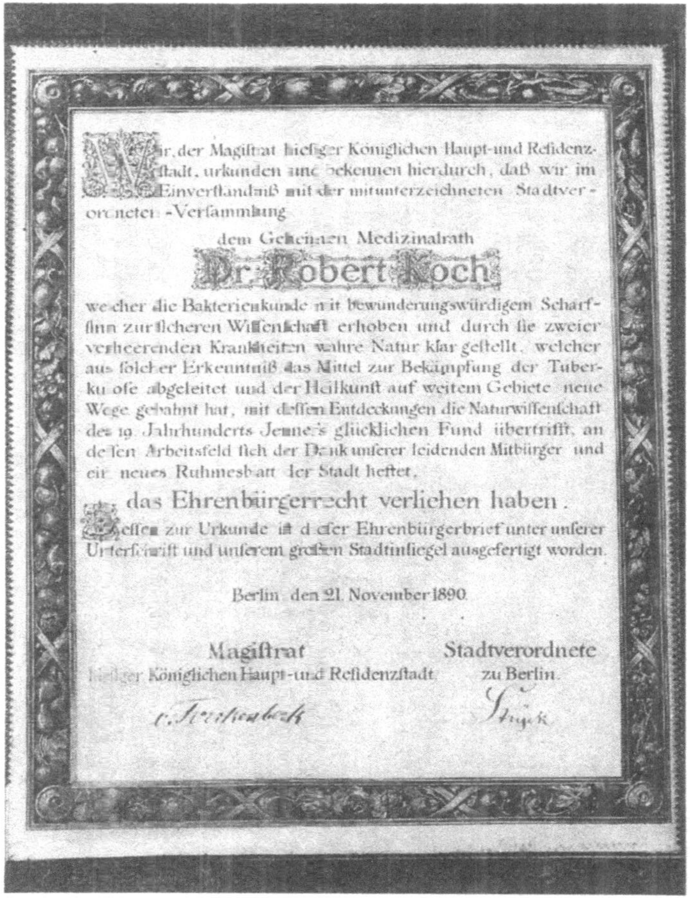
Wir, der Magiſtrat hieſiger Königlichen Haupt- und Reſidenzſtadt, urkunden und bekennen hierdurch, daß wir im Einverſtändniß mit der mitunterzeichneten Stadtverordneten-Verſammlung

dem Geheimen Medizinalrath

Dr. Robert Koch

welcher die Bakterienkunde mit bewunderungswürdigem Scharfſinn zur ſicheren Wiſſenſchaft erhoben und durch ſie zweier verheerenden Krankheiten wahre Natur klar geſtellt, welcher aus ſolcher Erkenntniß das Mittel zur Bekämpfung der Tuberkuloſe abgeleitet und der Heilkunſt auf weitem Gebiete neue Wege gebahnt hat, mit deſſen Entdeckungen die Naturwiſſenſchaft des 19. Jahrhunderts Jenner's glücklichen Fund übertrifft, an deſſen Arbeitsfeld ſich der Dank unſerer leidenden Mitbürger und ein neues Ruhmesblatt der Stadt heftet,

das Ehrenbürgerrecht verliehen haben.

Deſſen zur Urkunde iſt dieſer Ehrenbürgerbrief unter unſerer Unterſchrift und unſerem großen Stadtinſiegel ausgefertigt worden.

Berlin den 21. November 1890.

Magiſtrat hieſiger Königlichen Haupt- und Reſidenzſtadt

Stadtverordnete zu Berlin.

Abb. 13 a. Urkunde über die Verleihung des Ehrenbürgerrechtes der Stadt Berlin an Robert Koch

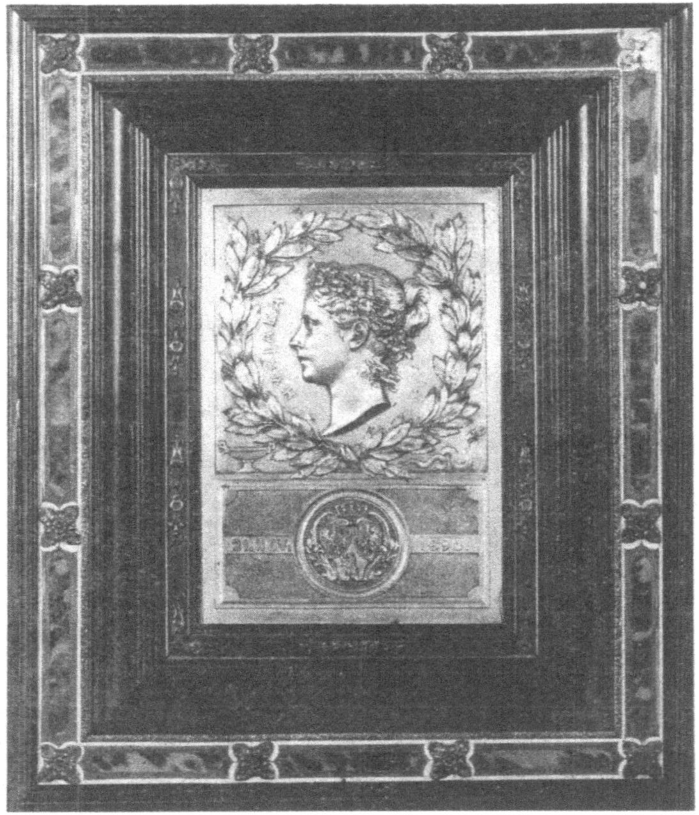
Abb. 13 b. Deckel der Urkunden-Kassette

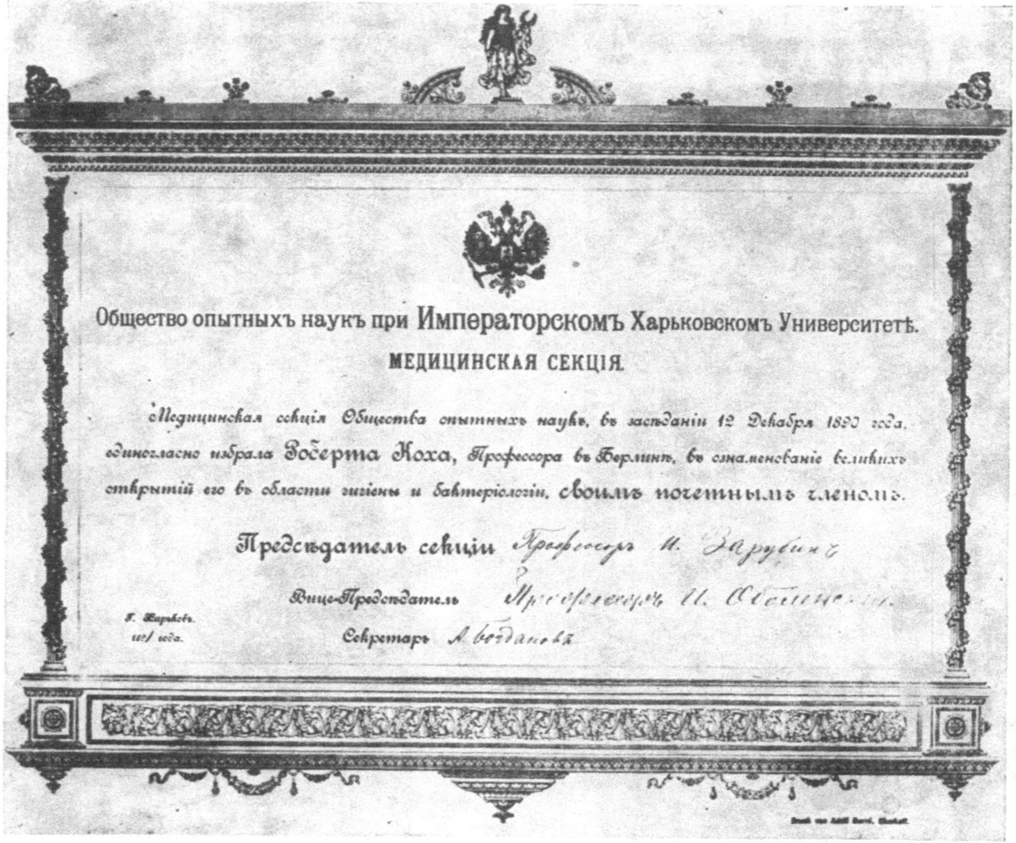

Общество опытныхъ наукъ при Императорскомъ Харьковскомъ Университетѣ.

МЕДИЦИНСКАЯ СЕКЦІЯ.

Медицинская секція Общества опытныхъ наукъ, въ засѣданіи 12 Декабря 1890 года, единогласно избрала Роберта Коха, Профессора въ Берлинѣ, въ ознаменованіе великихъ открытій его въ области гигіены и бактеріологіи, своимъ почетнымъ членомъ.

Предсѣдатель секціи Профессоръ И. Зарубинъ

Вице-Предсѣдатель Профессоръ И. Оболенскій

Секретарь А. Богдановъ

Г. Харьковъ.
18/1 года.

Abb. 14. Urkunde über die Wahl Robert Kochs zum Ehrenmitglied der Medizinischen Sektion der Gesellschaft für experimentelle Wissenschaften an der Kaiserlichen Universität Charkow

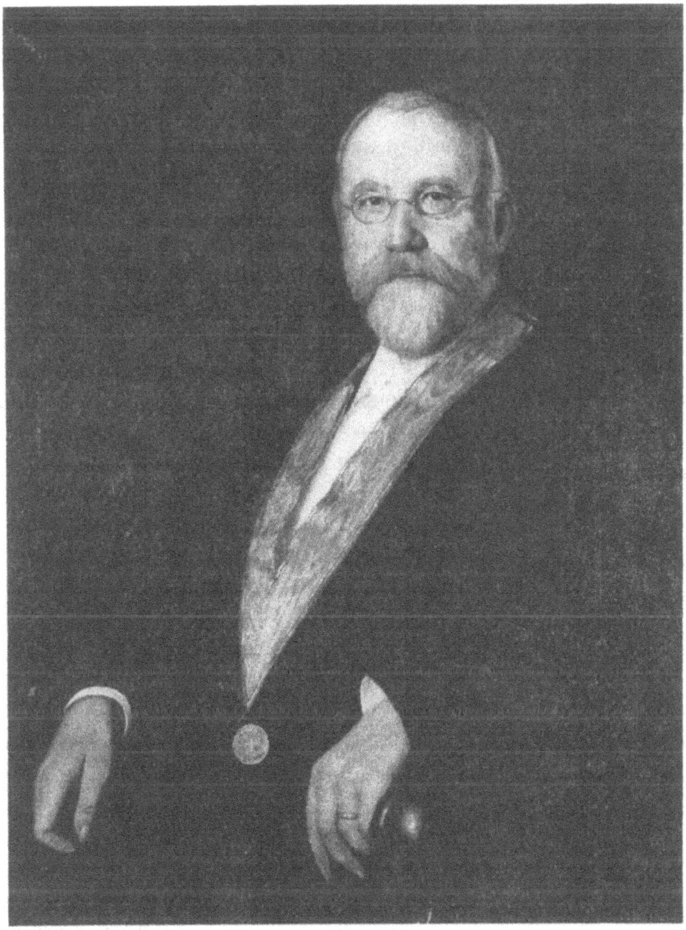

Abb. 15. Bildnis von Robert Koch (Ölgemälde von W. Trübner im Robert-Koch-Museum)

Wahrscheinlich ist es während Kochs Aufenthalt in Baden-Baden entstanden, da von Trübner bekannt ist, daß er, ein Schüler von Leibl, vor allem im Südwesten Deutschlands tätig war.

Literatur

1. Ruff, P. W.: Emil du Bois-Reymond. B. G. Teubner Verlagsgesellschaft, Leipzig 1981. — 2. Heymann, B.: Robert Koch: 1. Teil 1843 bis 1882. Akademische Verlagsgesellschaft, Leipzig 1932. — 3. Loeffler, F.: Zum 25jährigen Gedenktage der Entdeckung des Tuberkelbazillus. Deutsche Medizinische Wochenschrift 33 (1907) 449. — 4. Koch, R.: Die Aetiologie der Milzbrand-Krankheit, begründet auf die Entwicklungsgeschichte des Bacillus Anthracis. Beiträge zur Biologie der Pflanzen (Hrsg. F. Cohn), Bd. II, H. 2, S. 277, Breslau 1876. — 5. Koch, R.: Verfahren zur Untersuchung, zum Conserviren und Photographiren der Bacterien. Beiträge zur Biologie der Pflanzen (Hrsg. F. Cohn), Bd. II, H. 3, S. 399, Breslau 1877. — 6. Koch, R.: Untersuchungen über die Aetiologie der Wundinfectionskrankheiten, F. C. W. Vogel, Leipzig 1878. — 7. Koch, R.: Zur Untersuchung von pathogenen Organismen. Mittheilungen aus dem Kaiserlichen Gesundheitsamte, 1. Band, S. 1, Berlin 1881. — 8. Koch, R.: Über Desinfection. Mittheilungen aus dem Kaiserlichen Gesundheitsamte, 1. Band, S. 234, Berlin 1881.

9. Koch, R. und Wolffhügel, G.: Untersuchungen über die Desinfection mit heißer Luft. Mittheilungen aus dem Kaiserlichen Gesundheitsamte, 1. Band, S. 301, Berlin 1881.

— 10. KOCH, R., GAFFKY, G. und LOEFFLER, F.: Versuche über die Verwerthbarkeit heißer Wasserdämpfe zu Desinfectionszwecken. Mittheilungen aus dem Kaiserlichen Gesundheitsamte, 1. Band, S. 322, Berlin 1881. — 11. LOEFFLER, F.: Robert Koch zum 60. Geburtstage. Deutsche Medicinische Wochenschrift 29 (1903) 537. — 12. HORNEI, R., KOLMSEE, P. und SCHMIDT, G.: Robert Koch und die Militärmedizin. Schriften der Militärmedizinischen Sektion an der Ernst-Moritz-Arndt-Universität Greifswald 20 (1982) 3. — 13. GOTO, S.: Robert Koch in Japan. Zeitschrift für die gesamte Hygiene und ihre Grenzgebiete 17 (1971) 608.

Anschr. d. Verf.: Prof. Dr. sc. med. G. SCHMIDT, Institut für Medizinische und Allgemeine Mikrobiologie, Virologie und Epidemiologie des Bereiches Medizin (Charité), DDR-1080 Berlin, Clara-Zetkin-Str. 96

Bericht über das Robert-Koch-Symposium des Institutes für Geschichte der Medizin des Bereiches Medizin (Charité) am 6. und 7. Januar 1982

Von D. TUTZKE

Als Auftakt zur nationalen Robert-Koch-Ehrung der DDR anläßlich des 100. Jahrestages der Entdeckung des Tuberkelbakteriums führte unser Institut im Auftrage des Ministers für Hoch- und Fachschulwesen der DDR ein Robert-Koch-Symposium mit internationaler Beteiligung durch. Es fand im Senatssaal der Humboldt-Universität statt und wurde wissenschaftlich von Prof. Dr. sc. med. D. TUTZKE und organisatorisch von Doz. Dr. sc. med. G. HARIG geleitet. Nachdem der Prorektor für Medizin OMR Prof. Dr. sc. med. J. GROSSER die Teilnehmer im Auftrage des Rektors begrüßt hatte, wurde die Veranstaltung durch den Stellvertretenden Minister für Hoch- und Fachschulwesen der DDR Prof. Dr. sc. phil. G. ENGEL eröffnet.

Ziel und Anliegen des Symposiums war die Darstellung des Lebens und Wirkens von Robert KOCH in Abhängigkeit von den sozialökonomischen, politischen und ideologischen Bedingungen seiner Zeit, um auf diese Weise zu einer prinzipiellen Verständigung über die Rolle und die Aufgaben eines medizinischen Forschers beim Übergang vom Kapitalismus der freien Konkurrenz in den Monopolkapitalismus zu gelangen. Das wissenschaftliche Programm gliederte sich in die Themenkomplexe „Robert Koch und die Bakteriologie“, „Robert Koch und die Tropenkrankheiten“ sowie „Zur nationalen und internationalen Ausstrahlung der Wirksamkeit Robert Kochs“. Insgesamt wurden 23 Vorträge gehalten.

Im ersten Themenkomplex befaßten sich mehrere Referate mit KOCHS Verdiensten um die Erforschung der Tuberkulose. Es wurden aber auch Aspekte beleuchtet, welche die Medizinhistoriographie bisher vernachlässigt hat. Dazu gehörten die Auswirkungen von KOCHS Entdeckung des Tuberkuloseerregers sowohl auf den gesundheitspolitischen Kampf der zeitgenössischen deutschen Sozialdemokratie als auch auf die Erörterung ethischer Probleme der Tuberkulosebekämpfung in der Medizin des frühen 20. Jahrhunderts ebenso wie seine nicht zu unterschätzende Bedeutung für die Militärmedizin.

Die beiden Vorträge des zweiten Themenkomplexes vermittelten anhand archivalischer Untersuchungen in der DDR und in England interessante Einblicke in bisher wenig oder gar nicht bekannte Umstände, die Kochs Forschungsreisen in die Tropen vorangingen.

Von den Referaten des dritten Themenkomplexes enthielten die archivalisch belegten Ausführungen über KOCHS Berufung auf den Berliner Lehrstuhl für Hygiene und seine Einflußnahme auf die Gestaltung des Hygiene-Unterrichtes an den deutschen Universitäten eine Reihe wertvoller neuer Details. Aus französischer Sicht wurden die Gründe für die

bekannte wissenschaftliche und persönliche Gegnerschaft zwischen KOCH und PASTEUR vorurteilsfrei dargelegt. Unsere Gäste aus Japan, aus den Volksrepubliken Polen und Ungarn sowie aus den USA berichteten über die Aufnahme von KOCHS wissenschaftlichen Leistungen und deren Weiterentwicklung in ihren Heimatländern, während unsererseits in Kooperation mit einem sowjetischen Medizinhistoriker KOCHS und EHRLICHS wissenschaftliche Beziehungen zu Rußland anhand sowjetischer Dokumente beleuchtet wurden. Schließlich erfuhr die mehrfach behauptete wissenschaftliche Gegnerschaft zwischen VIRCHOW und KOCH eine erneute, überzeugende Widerlegung.
Das Symposium vermittelte den Teilnehmern viele zusätzliche Erkenntnisse und gab wiederholt Gelegenheit zu lebhafter Diskussion. Mit der vom Veranstalter angestrebten Überprüfung des überkommenen Robert-Koch-Bildes wurde zumindest ein erfolgversprechender Anfang gemacht, der als Impuls zu weiteren Archivstudien und Quelleninterpretationen für künftige Forschungen genutzt werden sollte.
Die feierliche Wiedereröffnung des in Kooperation mit unserem Institut neugestalteten Robert-Koch-Museums im Institut für medizinische Mikrobiologie und Epidemiologie durch den Prorektor für Medizin mit anschließender Besichtigung hinterließ bei allen Teilnehmern einen nachhaltigen Eindruck (s. S. 79).
Zum Rahmenprogramm des Symposiums gehörten je ein Empfang des Ministers für Hoch- und Fachschulwesen der DDR und des Prorektors für Medizin, eine Stadtrundfahrt durch Berlin sowie eine Tagesexkursion nach Dresden mit Besuch der Gemäldegalerie und des Museums für Dresdener Romantik.

Robert Koch und die Gründung des Lehrstuhls für Hygiene an der Berliner Universität

Von R. NABIELEK

Im September 1865 wurde für das Königreich Bayern die Hygiene durch Dekret des bayrischen Kultusministers zum Nominal- und Prüfungsfach erklärt. Die damit verfügte Einrichtung entsprechender Lehrstühle an den 3 bayrischen Universitäten München, Erlangen und Würzburg wurde in der konzipierten Weise zunächst jedoch nur an der Münchener medizinischen Fakultät realisiert. Während in Würzburg und Erlangen die Hygiene lediglich im Nebenamt durch die Chemiker Johann Josef von SCHERER (1814–1869) bzw. Eugen Franz von GORUP-BESANEZ (1817–1878) vertreten wurde und es erst 1894 in Würzburg (1) sowie 1902 in Erlangen (2) zur Bildung von Ordinariaten kam, war mit der Berufung Max von PETTENKOFERS (1818 bis 1901) auf den Münchener Lehrstuhl noch im Jahre 1865 das erste Ordinariat für Hygiene in Deutschland ins Leben gerufen worden. Im April 1879 konnte PETTENKOFER das auf sein Betreiben hin erbaute hygienische Institut an der Münchener Universität feierlich eröffnen (3).
Wenn auch die damit in Deutschland eingeleitete Entwicklung der Hygiene zu einer selbständigen medizinischen Disziplin weitgehend als Verdienst PETTENKOFERS angesehen werden kann, dessen persönliches Engagement für das neue Fach durch die glückliche Vermittlung des Regenten, Ludwig II. von Bayern (1845–1886), entscheidende Unterstützung fand, so war zweifellos die Zeit für eine derartige Entwicklung einfach reif geworden. Denn zum einen konnte man sich auf die Dauer den ständig wachsenden Bedürfnissen nach einer bewußt und planmäßig betriebenen Hygiene, die im Zuge der stürmisch verlaufenden

Industrialisierung mit allen ihren negativen Folgen für die Volksgesundheit immer offensichtlicher wurden, eigentlich nicht länger verschließen. Spätestens nämlich unter dem Druck der seit den 30er Jahren des 19. Jahrhunderts gehäuft auftretenden Choleraepidemien waren Fragen der öffentlichen Gesundheitspflege immer stärker in den Vordergrund gerückt. Darüber hinaus ließen sich die mit dem Wachstum des Industrieproletariats in den Städten entstandenen Probleme durch eine vorwiegend individuell ausgerichtete Hygiene nicht mehr bewältigen. Zum anderen hatte sich im zweiten Drittel des vorigen Jahrhunderts bekanntlich jener stürmische Aufschwung der Naturwissenschaften vollzogen, der auch in der Medizin zu einschneidenden Veränderungen geführt hatte, die eine umfassende Neubetrachtung fast ihrer gesamten Prinzipien erforderlich machten. Eines der hervorstechendsten Charakteristika jener neuen Medizin war die Ausbreitung der auf naturwissenschaftlicher Grundlage fußenden experimentellen Methodik, deren Anwendung auf die Erforschung der einzelnen hygienischen Faktoren wie Boden, Wasser, Nahrungsmittel, Kleidung, Witterung, Wohnung usw. die endgültige Loslösung von der Empirie bedeutete und damit auch der Hygiene erstmals ein wissenschaftliches Fundament im modernen Sinne gab.

Das ist freilich nicht so zu verstehen, daß bis dahin etwa die Erörterung hygienischer Feststellungen keine Rolle gespielt hätte. Bekanntlich gehörte die Erkenntnis, daß Vorbeugen besser als Heilen sei, bereits zum Gemeingut der Antike. Der in Rom tätig gewesene griechische Arzt Galen (129—199 u. Z.), der das Gesamtgebiet der Medizin in einen hygienischen (= Gesundheitspflege) und einen therapeutischen Teil untergliederte, hebt diesen Gesichtspunkt nachdrücklich in seiner Schrift *De sanitate tuenda* (Abhandlungen über die Erhaltung der Gesundheit) hervor. „Da der Zeit wie der Wertschätzung nach die Gesundheit vor der Krankheit kommt", heißt es dort, „müssen wir doch wohl zuerst darauf schauen, wie man sie bewahren und erst in zweiter Linie, wie man die Krankheit am besten ausheilen kann" (4). Jene Gesundheitspflege, deren theoretische Grundlage die Idee des Gleichgewichts und der Harmonie der Körpersäfte bildete und die im Schema der sogenannten sechs *res non naturales* (5), d. h. 1. umgebende Luft, 2. Bewegung und Ruhe, 3. Schlafen und Wachsein, 4. Essen und Trinken, 5. Füllung und Entleerung sowie 6. psychische Affektionen, ihren klassischen Ausdruck fand, war jedoch weitestgehend auf eine Individualhygiene beschränkt. Natürlich hat es neben der individuellen Hygiene seit alters her auch so etwas wie eine öffentliche Gesundheitspflege gegeben. Hinsichtlich ihrer Leistungsfähigkeit und ihres Wirkungsgrades waren ihr jedoch, sowohl was den Erkenntnisstand der Wissenschaft als auch die realen gesellschaftlichen Verhältnisse anbelangt, klare Grenzen gesetzt. Dies findet seinen Ausdruck in der für jede Gesellschaft mit antagonistischen Klassen typischen und unüberwindbaren Kluft zwischen theoretischer Erkenntnis und praktischer Umsetzung derselben. Wir müssen der Kürze wegen an dieser Stelle auf entsprechende Beispiele verzichten und verweisen auf den kürzlich erschienenen Band „Zur gesellschaftlichen Bedingtheit der Medizin in der Geschichte", der eine Reihe von Arbeiten enthält, die sich eingehend mit dieser Problematik befassen (6).

Die öffentliche Gesundheitspflege erhielt im Mittelalter infolge der Maßnahmen, die sich im Zusammenhang mit der Abwehr gehäuft auftretender Seuchen als notwendig erwiesen, einen gewissen Aufschwung, ohne daß sich am empirischen Charakter der Hygiene etwas Grundsätzliches verändert hätte. Wenn wir von Ausnahmen wie der 1309 verfaßten Schrift des Katalanen Arnald von VILLANOVA (um 1235 bis 1315) *De regimine castra sequentium* absehen, die sich mit Soldaten und Lagerhygiene befaßt, blieb die öffentliche Hygiene im Mittelalter weiterhin von den Betrachtungen der theoretischen Medizin ausgeschlossen (7). Die Situation begann sich während des 18. Jahrhunderts insofern zu ändern, als Krankheit z. B. nicht mehr nur als Störung der Säfte angesehen wurde, sondern auch die soziale Dimension des Krankheitsgeschehens ins Blickfeld gerückt war. Im Ergebnis und als Ausdruck jenes neugewonnenen Verständnisses in bezug auf den Zusammenhang von Krankheit und sozialem Umfeld, auf dessen Ursachen hier ebenfalls nicht weiter eingegangen werden kann, entstand als neuer Zweig der Heilkunde die „Medizinische Polizei". Der von ihr in Richtung auf eine Veränderung ausgelöste Impetus konnte aber auf Grund der herrschenden gesellschaftlichen Bedingungen keine oder nur eine sehr geringe Wirksamkeit auf die Lebenstätigkeit der breiten Massen entfalten. Dies wäre nur mittels grundlegender sozialökonomischer Veränderungen möglich gewesen. Kaum daß die „Medizinische Polizei" durch Johann Peter FRANK (1745—1821) ihr wissenschaftliches Fundament erhalten hatte, erstarrte sie jedoch zu einem, wie Erna LESKY treffend formuliert, „hoffnungslosen Wust von Vorschriften" (8). Im Verband mit der gerichtlichen Medizin den Komplex der sogenannten Staatsarzneikunde bildend, blieb die Hygiene schließlich bis zu ihrer Neukonzipierung durch PETTENKOFER weitgehend in Gesetzes- und Verwaltungsangelegenheiten stecken.

I.

Im Gegensatz zu Bayern vollzog sich im übrigen Deutschland die Institutionalisierung der Hygiene wesentlich später. Relativ frühzeitig trug jedoch Sachsen den Erkenntnissen der experimentellen Hygiene Rechnung. Nachdem man schon 1871 in Dresden eine „Chemische Zentralstelle für öffentliche Gesundheitspflege" eröffnet hatte (9), eroberte sich die Hygiene bald auch den akademischen Bereich. Im Jahre 1878 wurde Franz Adolf HOFMANN (1843—1922), ein Schüler von Max von PETTENKOFER und des Physiologen Carl von VOIT (1831—1908), auf den neugegründeten Lehrstuhl für Hygiene in Leipzig berufen, dem ebenfalls ein Institut angegliedert war. In Preußen jedoch ließ eine vergleichbare Entwicklung bis ins zweite Drittel der 80er Jahre auf sich warten. Die erste Professur richtete man 1883 in Göttingen ein, wo das ehemalige Ordinariat für medizinische Chemie Friedrich WÖHLERS (1800—1882) in ein Extraordinariat für Hygiene umgewandelt wurde. Den Lehrstuhl — ab 1885 Ordinariat — besetzte man mit Carl FLÜGGE (1847—1923), einem Schüler des Leipziger Hygienikers HOFMANN. Im Jahre 1885, als Göttingen auch ein Hygieneinstitut erhielt, erfolgte die Berufung Robert KOCHS zum Professor für Hygiene und Direktor des Hygiene-Instituts in Berlin. Die Errichtung weiterer Lehrstühle und Institute in Preußen ist aus der Tabelle 1 zu ersehen.

Tabelle 1: Entwicklung der Hygiene an den preußischen Universitäten

Universität	Extra-ordinariat	Ordinariat	Institut
Berlin	—	1885	1885
Bonn	1893	1895	1893
Breslau	—	1887	1887
Göttingen	1883	1885	1885
Greifswald	1889	1893	1893
Halle	—	1889	1890
Kiel	1891	1899	1899
Königsberg	1889	1900	1900
Marburg	1885	1888	1885

Da namentlich die Entwicklung Preußens in der zweiten Hälfte des vorigen Jahrhunderts durch die eingangs erwähnte

Industrialisierung mit allen ihren negativen Begleiterscheinungen für die Volksgesundheit gekennzeichnet war, ist die Tatsache, daß sich die Hygiene erst verhältnismäßig spät im akademischen Rahmen etablieren konnte, als Zeichen eines besonders eingefleischten Konservatismus bzw. als Ausdruck extremer Interesselosigkeit seitens des großpreußisch-militaristischen Staates gegenüber hygienischen Problemen angesehen worden. Daß es schließlich jedoch zu einer Art „Sinneswandel" kam, wird dem Einfluß der aufkommenden Bakteriologie zugeschrieben. Bevor wir auf diese Begründung zurückkommen werden, erscheinen aber zunächst einige allgemeine Bemerkungen zur Haltung des preußischen Staates im Hinblick auf die experimentelle Hygiene nötig.

Legt man als Kriterium für das Interesse an der naturwissenschaftlich-experimentell begründeten Hygiene lediglich die Eröffnung akademischer Institute für Hygiene zugrunde, dann muß der Eindruck entstehen, daß sich der preußische Staat in ganz besonderem Maße dem Fortschritt auf diesem Gebiet verschlossen hatte. Es sei jedoch daran erinnert, daß mit der 1876 erfolgten Bildung des Kaiserlichen Gesundheitsamtes auch in Preußen relativ frühzeitig dem Bedürfnis nach hygienischer Forschung Rechnung getragen worden war, und zwar Forschung im PETTENKOFERschen Sinne. Dies beweist u. a. die Tatsache, daß Bemühungen unternommen wurden, Max von PETTENKOFER für die Leitung des Gesundheitsamtes zu gewinnen. Während dieser aber die Berufung nach Berlin zugunsten seines Verbleibs in München ausschlug, konnte mit der Leitung des im Rechnungsjahr 1878/79 errichteten Labors für Hygiene der Pettenkoferschüler Gustav WOLFFHÜGEL (1845–1899) betraut werden, dessen Stelle 1887 mit der Besetzung durch Friedrich RENK (1850–1928) ebenfalls wieder ein Schüler PETTENKOFERS erhielt. Mit diesem Laboratorium verfügte auch Preußen wie Bayern und Sachsen bereits Ende der 70er Jahre über eine spezielle und relativ leistungsfähige Forschungseinrichtung auf dem Gebiet der experimentellen Hygiene.

Es darf in diesem Zusammenhang nicht unerwähnt bleiben, daß in Preußen auch schon vor dem Aufkommen der Bakteriologie vergleichsweise bemerkenswerte Aktivitäten im Bereich der praktischen Hygiene zu verzeichnen waren. Erinnert sei lediglich an die zahlreichen mit der Person und dem Wirken von Rudolf VIRCHOW (1821–1902) verknüpften Maßnahmen auf dem Gebiet der Abwässerhygiene und der Städtereinigung. Freilich hieße es den Charakter der kapitalistischen Gesellschaft völlig verkennen, würde man glauben, daß es sich bei derartigen Maßnahmen um einen Akt reinster humanistischer Gesinnung seitens der herrschenden Kreise gehandelt hätte. „Das Kapital trieb", wie Norbert GROHS und Horst SPAAR einmal treffend formulierten, „in seiner fanatischen Rücksichtslosigkeit die ‚Entwertung der Menschenwelt' (MARX) so weit, daß die physische und psychische Ruinierung der Produzenten die elementaren Bedingungen der Produktion des Mehrwerts selbst zu untergraben begann" (10). Deshalb muß auch der kapitalistische Staat im Interesse seines eigenen Bestandes gewisse gesundheitspolitische Maßnahmen ergreifen. Verschiedene Formen der Prophylaxe erweisen sich nämlich für den Staat oftmals kostensparender als die Beseitigung eventuell auftretender Schäden. Dieser Aspekt, auf den z. B. PETTENKOFER besonders nachdrücklich hingewiesen hat, spielte bei den im Zusammenhang mit der Begründung von hygienischen Lehrstühlen und Instituten in Preußen angestellten Überlegungen ebenfalls eine nicht unbedeutende Rolle. Mit anderen Worten: Wenn auch in zumeist extrem einseitiger Weise und damit letztlich nur in beschränktem Maße, so mußte doch der kapitalistische Staat selbst in dieser oder jener Weise an der Entwicklung der Hygiene interessiert sein. Schließlich ist nicht zu vergessen, daß Seuchen — um mit den Worten Jürgen KUCZYNSKIS zu sprechen — „bekanntlich so wenig Feingefühl haben, daß sie auch die Reichen angreifen" (10a).

II.

Wenden wir uns jedoch nun der Meinung zu, wonach die Errichtung von Lehrstühlen und Instituten für Hygiene durch die Bakteriologie initiiert worden sei. Eine derartige Argumentation findet sich schon sehr früh. Stellvertretend für viele andere (11) sei diesbezüglich die Ansicht des praktischen Arztes und Medizinhistorikers Julius Leopold PAGEL (1851 bis 1912) ausführlicher dargelegt. In seiner 1899 erschienenen „Einführung in das Studium der Medizin", in der er eine Gesamtschau der damaligen Medizin entwirft, beurteilt er den Prozeß der Herausbildung von Lehrstühlen für Hygiene folgendermaßen: „Bei uns in Deutschland hat zunächst die Bildung des Kaiserlichen Reichsgesundheitsamtes (1876) und die gerade um diese Zeit erfolgte Publication der ersten epochemachenden Arbeiten von Robert KOCH, der damit die Aera der Bakteriologie einleitete, den Anstoß zur Gründung akademischer Lehrstühle für Hygiene gegeben, wobei auch das sehr berechtigte Moment maßgebend war, daß man die Verdienste eines Mannes wie KOCH in gebührender Weise ehren wollte. Einem Mann wie diesem mußte Gelegenheit geschaffen werden, seine Kräfte weiter und ausschließlich der Wissenschaft zu widmen" (12).

Die Ausführungen PAGELS weisen bereits die beiden Aspekte auf, die bis in die Gegenwart hinein bei der Betrachtung der Entwicklung der Lehrstühle für Hygiene in Deutschland im Vordergrund stehen. Zum einen ist es der Hinweis auf die Bakteriologie, deren aufsehenerregende Erfolge als eigentlich impulsgebend für die Begründung von Lehr- und Forschungseinrichtungen der experimentellen Hygiene betrachtet werden. Zum anderen findet sich auch die damit im Zusammenhang stehende Meinung angedeutet, wonach der Lehrstuhl an der Berliner Universität für Robert KOCH errichtet worden sei. Bevor wir jedoch auf letzteren Punkt näher eingehen, halten wir es für erforderlich, daß wir uns zunächst mit einigen Aspekten des Verhältnisses zwischen der sich zu Beginn der 80er Jahre des vorigen Jahrhunderts herausbildenden Bakteriologie und dem etwa gleichzeitig einsetzenden Prozeß der Institutionalisierung der Hygiene an den medizinischen Fakultäten Deutschlands befassen. Es ist dabei zu untersuchen, welcher Stellenwert der Bakteriologie innerhalb dieser Entwicklung tatsächlich zukommt.

Aus dem bisher Dargelegten wird auf den ersten Blick deutlich, daß sich — zumindest was die Lehrstühle in München und Leipzig betrifft — ihre Entstehungsgeschichte auf keinen Fall in dieses Schema bringen läßt. Wenn Georg WILDFÜHR in einem historischen Rückblick auf die Geschichte der Hygiene in Leipzig zum einen die großen Erfolge auf dem Gebiet der Bakteriologie hervorhebt, die — nachdem Robert KOCH 1881 durch die Einführung durchsichtiger erstarrender Nährböden die Voraussetzungen für die Reinkultur geschaffen hatte und damit die Isolierung des Erregers aus dem infektiösen Untersuchungsmaterial und dessen Diagnose möglich waren — in das Arbeitsgebiet des Hygienikers einbezogen wurde und es immer mehr zu beherrschen begann, konstatiert er zum anderen aber mit Recht: „Die Gründung des Lehrstuhls für Hygiene war speziell für Leipzig der Abschluß einer Entwicklung, die bereits 1872 mit der Gründung des ‚pathologisch-chemischen Laboratoriums' begonnen hatte" (13).

Mit seiner Feststellung lenkt WILDFÜHR die Aufmerksamkeit auf eine Seite, die in bisherigen Darstellungen entweder zu wenig oder überhaupt nicht beachtet worden ist. Wir meinen damit, daß die Errichtung von Lehrstühlen und Instituten für Hygiene nicht erst durch einen einmaligen administrativen Akt seinen Anfang nahm, sondern auch in Preußen und anderen deutschen Bundesstaaten in dieser oder jener Weise vorbereitet war. Ein überzeugendes Beispiel bietet die Geschichte der Hygiene an der Universität Rostock. Dort hielt bereits ab 1877 Julius UFFELMANN (1837–1894) als Privatdozent Vorlesungen in Hygiene. Nachdem man ihn 1887 zum außerordentlichen Professor ernannt hatte, wurde er nach fast einem Jahrzehnt erfolgreicher wissenschaftlicher Tätigkeit Ordinarius für Hygiene und erhielt ein eigenes Institutsgebäude. Die Verhältnisse an der halleschen Universität, wo Teilgebiete der Hygiene ebenfalls bereits lange vor Errichtung eines Ordinariats gelesen wurden und das Fach sogar seit 1869 Bestandteil der medizinischen Staatsprüfung war, haben Andis MÜLLER (14) und kürzlich Wolfram KAISER, Karlheinz RENKER und Kurt WERNER dargestellt (15).

Ähnliches trifft auch für Heidelberg zu, wo ebenfalls die personelle Kontinuität gewahrt bleibt. Franz KNAUFF (1835 bis 1920), der 1868 als außerordentlicher Professor einen Lehrauftrag für öffentliche Gesundheitspflege und gerichtliche Medizin erhalten hatte, wurde 1892 zum Ordinarius für Hygiene und gerichtliche Medizin berufen.

Die Beispiele mögen genügen. Zeigen sie doch, daß Zurückhaltung geboten ist, im zeitlichen Zusammentreffen von sich herausbildender Bakteriologie und der Errichtung von Lehrstühlen und Instituten für Hygiene einen allzu engen Kausalnexus sehen zu wollen. Wie erwähnt, gab es außerhalb Bayerns und Sachsens auch schon in der vorbakteriologischen Ära Kollegs in Hygiene, die allerdings fakultativ oder für die Ausbildung der Beamtenärzte von Extraordinarien, Privatdozenten, Bezirks- oder Kreisphysikern gehalten wurden. In Berlin lasen zu Beginn der achtziger Jahre z. B. Karl SKRZECZKA (1833–1902), Wilhelm ZUELZER (1834–1893), Albrecht WERNICH (1843–1896), Friedrich FALK (1840 bis 1893) und Albert GUTTSTADT (1840 bis 1909).

Da sich aber sowohl in Kreisen der Ärzte als auch bei den Regierungsstellen immer stärker die Erkenntnis durchsetzte, daß gute Kenntnisse auf dem Gebiet der öffentlichen Gesundheitspflege für alle Ärzte notwendig seien, trug man der erwähnten Notwendigkeit dahingehend Rechnung, daß nach dem Vorbild Bayerns mit der Bekanntmachung des Reichskanzlers vom 2. Juni 1883 die Hygiene zum Prüfungsfach in der medizinischen Staatsprüfung für das Deutsche Reich erklärt wurde. Durch diese Festlegung, die einen entscheidenden Schritt auf dem Wege der Verselbständigung der Hygiene bedeutete, war gleichzeitig bei den Studierenden der Medizin das Bedürfnis nach einem systematischen Unterricht sowie praktischer Unterweisung gewachsen, und die Frage nach der Eröffnung von akademischen Lehranstalten für Hygiene stand dringender als je zuvor auf der Tagesordnung.

Es darf als sicher gelten, daß die Erfolge der Bakteriologie auf die Diskussion um die Errichtung von Lehrstühlen für Hygiene förderlich gewirkt haben. Ebenso sicher scheint es uns aber auch, daß das gesamte Problem der Institutionalisierung der Hygiene an den medizinischen Fakultäten bereits so weit herangereift war, daß es über kurz oder lang ohnehin zu der eingetretenen Entwicklung gekommen wäre. Das wird am Beispiel von Halle deutlich. Obgleich dort die Bakteriologie in Lehre und Forschung durch den Pathologen Karl Joseph EBERT (1835–1926) vertreten war, der seit 1881 mehrstündige bakteriologische Vorlesungen und Übungen abhielt (16), wurde 1889 die Professur für Hygiene eingerichtet. Den Lehrstuhl erhielt der bereits erwähnte Pettenkoferschüler Friedrich Georg RENK. Andis MÜLLER, auf dessen Untersuchungen wir uns hier stützen, schreibt dazu: „Von den beiden Hauptrichtungen, welche die hygienische Forschung zur Zeit einschlägt, hieß es in der Begründung (sc. der Fakultät — R. N.), werde die speziell bakteriologische Richtung durch den Professor EBERTH in ihrem Lehrkörper in ausgezeichneter Weise vertreten, während andererseits die Ergänzung der letzteren durch einen sich den physikalisch-chemischen Methoden widmenden Forscher und Lehrer besonders erwünscht erschiene" (17). Es soll nicht unerwähnt bleiben, daß RENK 1887 jeweils einen Ruf nach Gießen und Greifswald abgelehnt hatte, weil er das Versprechen halten wollte, seine Stellung im Kaiserlichen Gesundheitsamt nicht sofort wieder aufzugeben (18).

Kurz gesagt: Die Bakteriologie hat — im richtigen Augenblick aufgekommen — die Funktion eines Katalysators bei einem Prozeß ausgeübt, der längst in Gang gekommen war.

Es kann nicht unsere Aufgabe sein, an dieser Stelle den erwähnten Prozeß in seiner Gesamtheit auch nur umrißhaft darzustellen. Lediglich einige für den hier aufgeworfenen Sachverhalt wesentlich erscheinende Aspekte sollen Erwähnung finden.

Die von PETTENKOFER inaugurierte experimentelle Hygiene brach sich langsam aber sicher Bahn. Wenn auch nicht ganz ohne Widerstreben, hatte die Versammlung Deutscher Naturforscher und Ärzte auf ihrer 41. Versammlung 1867 zu Frankfurt a. M. eine besondere Sektion für öffentliche Gesundheitspflege aufgenommen, deren Bezeichnung im Verlaufe ihres Bestehens mehrfach gewechselt hat (19). Aus der Erkenntnis heraus, daß die Hygiene in besonderem Maße mit der Technik verbunden ist, die in der Versammlung Deutscher Naturforscher und Ärzte nicht vertreten war, kam es 1873 zur Gründung des „Deutschen Vereins für öffentliche Gesundheitspflege". Dieser Verein hat eine große Rolle bei der Popularisierung hygienischer Fragen gespielt. Von ihm ging u. a. 1880 die Anregung aus, eine Ausstellung für das gesamte Gebiet der Hygiene zu veranstalten, die schließlich vom 12. Mai 1883 bis zum 15. Oktober 1883 als „Allgemeine Deutsche Ausstellung auf dem Gebiet der Hygiene und des Rettungswesens" in Berlin stattfand. Nicht minder wichtig waren ihre Aktivitäten hinsichtlich des Versuchs, der Hygiene als selbständigem Unterrichts- und Forschungsgegenstand zum Durchbruch zu verhelfen.

Einen Höhepunkt bei diesem Bestreben stellte schließlich die XI. Versammlung des „Deutschen Vereins für öffentliche Gesundheitspflege" vom 15.–17. September 1884 in Hannover dar, auf der Carl FLÜGGE in grundsätzlicher Weise zum Problem des hygienischen Unterrichts an den Hochschulen Stellung nahm und die Gründung eigener Institute forderte. Wie seinen in der Deutschen Medizinischen Wochenschrift referierten Ausführungen zu entnehmen ist (20), sah man die Errichtung weiterer Hygienelehrstühle durchaus nicht nur unter dem Aspekt — wie der Koch-Biograph Richard BOCHALLI (1878—1966) schreibt —, mit ihnen „eigentliche Lehr- und Forschungsstätten der neuen bakteriologischen Wissenschaft" einzurichten (21), sondern steckte den Rahmen der von diesen Instituten zu erfüllenden Aufgaben erheblich weiter. Das oben erwähnte Beispiel von Halle hat dies deutlich demonstriert. Auch in Jena, wo 1886 mit August GÄRTNER (1848–1934) ein Kochschüler die Professur für Hygiene erhalten hatte, wurden in starkem Maße kommunalhygienische Probleme bearbeitet.

In Preußen, auf dessen Territorium sich allein 9 von den insgesamt 19 Universitäten bzw. medizinischen Fakultäten des ehemaligen Deutschen Reiches befanden, und dessen Hochschulpolitik entscheidend das Gesamtprofil der Medizin in Deutschland mitbestimmte, stand man seitens des Kultusministeriums dem Problem der Errichtung von Lehrstühlen und Instituten für Hygiene interessiert und aufgeschlossen gegenüber. Förderlich wirkte darüber hinaus die Haltung des hygienischen Fragestellungen ausgesprochen zugewandten Ministers von GOSSLER (1838–1902), der seit August 1879 das Direktorat im Kultusministerium innehatte, sowie seines Ministerialdirektors und Leiters der Hochschulabteilung Friedrich ALTHOFF (1839 bis 1908). Obwohl bereits seit 1884 die Anmeldung von hygienischen Professuren für Berlin, Breslau, Greifswald und Königsberg erfolgt war, dauerte es mehrere Jahre, bis auf diese Forderung breiter Ärztekreise und zahlreicher Regierungsstellen die Tat folgte. Die sehr schleppend verlaufene Entwicklung ist zum überwiegenden Teil auf den Widerstand bzw. das Unverständnis der medizinischen Fakultäten gegenüber der Anerkennung der Hygiene als eigenständige medizinische Disziplin zurückzuführen.

Als es z. B. um die Bewilligung des Etats für die Errichtung des Hygieneinstituts an der Universität Göttingen ging, hatte das außerordentliche Mitglied des Kaiserlichen Gesundheitsamtes und Abgeordneter im preußischen Abgeordnetenhaus, der Arzt Eduard GRAF (1829–1895) in der Sitzung am 1. Februar 1884 den Wunsch ausgesprochen und lebhaft befürwortet, daß im Hinblick auf die gesteigerte Technik der Nahrungsmitteluntersuchungen die Regierung an allen preußischen Universitäten Institute errichten möge, in welchen die verschiedenen Disziplinen der öffentlichen Gesundheitspflege nach einheitlichen und vollkommeneren Methoden gelehrt werden. Den Ausführungen GRAFs trat aber kein geringerer als Rudolf VIRCHOW auf das energischste entgegen. Wie bei vielen früheren Gelegenheiten wandte er sich strikt gegen die Errichtung von Hygieneinstituten, weil er der Auffassung war, daß zur Ausbildung in den Disziplinen der öffentlichen Gesundheitspflege an den Universitäten durch die bestehenden chemischen und physikalischen Laboratorien usw. hinreichend Gelegenheit vorhanden und die Errichtung besonderer Hygieneinstitute daher überflüssig sei. VIRCHOW ging in seiner Argumentation noch einen Schritt weiter. Er erklärte die Hygiene und die gerichtliche Medizin zu angewandten Wissenschaften, die „weder selbständige Methoden noch selbständige Objecte in der Untersuchung haben" (22).

Man darf auf Grund dieser seiner Auffassung nicht in den Fehler verfallen, zu glauben, daß VIRCHOW etwa die Nützlichkeit und Zweckmäßigkeit, Hygiene zu lehren und in besonderer praktischer Zusammenfassung vorzutragen, geleugnet hätte. Aber, so führte er in seiner Entgegnung auf Eduard GRAF weiter aus: „Wir halten es allerdings für ungleich wesentlicher und wichtiger, daß der Student die Grundlagen, welche zu der Behandlung der verschiedenen Fragen gehören, an derjenigen Stelle erlernt, wo sie hingehören. Der gerichtliche Mediziner darf nicht erst Anatomie und pathologische Anatomie in der gerichtlichen Medizin lernen, der Hygienist darf nicht erst chemische oder mikroskopische Methoden in dem Colleg über Hygiene lernen" (23). Die seit Beginn der Bestrebungen nach Institutionalisierung der Hygiene von VIRCHOW vertretene Meinung, die er an dieser Stelle sowie auch bei späteren Gelegenheiten immer wieder vorbrachte, trug entscheidend dazu bei, die Entwicklung der Hygiene als selbständige Disziplin an den medizinischen Hochschulen Preußens zu behindern und zu verzögern. Nach Aussage von Ferdinand HUEPPE (1852–1938) soll ihm der Minister von GOSSLER noch im Jahre 1889 mit der Begründung „daß er zurzeit in Preußen keine Professur ... habe, weil Virchow im Abgeordnetenhaus seine Pläne vereitelt hätte“ geraten haben, vorläufig eine Berufung in Prag anzunehmen (24).

Wenn man bedenkt, welche herausragenden Verdienste gerade VIRCHOW auf hygienischem Gebiet aufzuweisen hatte, so daß man ihm also ein fehlendes Verständnis für hygienische Fragen nicht vorwerfen konnte, läßt sich die Wirkung seines Standpunktes ermessen. Die Tatsache, daß die insgesamt schon zögernd verlaufene Entwicklung der Hygiene eben nicht nur, wie zum Teil behauptet worden ist, dadurch bedingt war, daß der preußische Staat nur wenig Interesse an der öffentlichen Gesundheitspflege zeigte, sondern daß nicht zuletzt auch Ursachen eine Rolle spielten, die im Bereich der Wissenschaftstheorie angesiedelt waren, wird zwar erwähnt, ihr aber in diesem Zusammenhang zu wenig Bedeutung beigemessen.

III.

Inwieweit haben nun Persönlichkeit und Wirken von Robert KOCH auf die Errichtung von Hygienelehrstühlen einen Einfluß ausgeübt? Ohne die Bedeutung und Wirkung der Leistungen KOCHS in irgendeiner Weise herabsetzen zu wollen, dürfte aber evident sein, daß die Entwicklung der Hygiene an den Hochschulen Deutschlands allein durch dessen persönliches Wirken nicht befriedigend erklärt werden kann. Tatsächlich haben wir es, wie bereits erwähnt, hierbei mit einem Prozeß zu tun, dessen Anfänge viel weiter zurückliegen, als daß man sie einseitig mit der bakteriologischen Arbeitsrichtung KOCHS in Verbindung bringen könnte. Mit anderen Worten: Urteilen, wonach die Hygiene erst wieder einen neuen Aufschwung und ganz besondere Förderung in ihrer allgemeinen Stellung als Lehrfach erfuhr, „als um die 70er Jahre die Erfolge Robert KOCHS auf dem Gebiet der Erforschung der Kleinlebewelt das allgemeine Interesse erregten“, wie KOCHS Nachfolger Max RUBNER (1854–1932) bemerkte (25), liegt eine eindeutige Überschätzung der Wirkung von Robert KOCHS Arbeiten vor Aufnahme seiner Tätigkeit im Kaiserlichen Gesundheitsamt 1880 zugrunde. Wir haben hier ein typisches und vielfach zu belegendes Beispiel dafür, daß man — ausgehend von der späteren Größe und Bedeutung eines Gelehrten — den Einfluß seiner Ideen für eine Phase seines Schaffens im nachhinein „präjudiziert“, obwohl ein solcher zu diesem Zeitpunkt noch nicht in der angenommenen Weise vorlag.

Kann bzw. muß aus unserer heutigen Sicht der Dinge die von Robert KOCH 1876 publizierte Arbeit zur Ätiologie des Milzbrandes zwar mit Fug und Recht als Auftakt zur modernen bakteriologischen Forschung gewertet werden, da in ihr erstmalig die Ätiologie einer Infektionskrankheit lückenlos dargestellt und bewiesen worden war (26), so darf man nicht vergessen, daß ein der Größe seiner Entdeckung adäquates Interesse bzw. Verständnis zunächst nur im engsten Fachkreis vorhanden war. Daß hingegen zumindest bis zum Jahre 1879 an so entscheidender Stelle wie im Kultusministerium, dessen Abteilung für Medizinalangelegenheiten sich im übrigen des fachlichen Rates einer „Wissenschaftlichen Deputation für das Medizinalwesen“ bedienen konnte, durchaus keine Klarheit über die Konsequenzen der von KOCH erkannten Zusammenhänge — weder für die Medizin im allgemeinen noch für die Bekämpfung der Epidemien im besonderen — herrschte, zeigte in überzeugender Weise folgender in seiner Gesamtheit nicht bekannter Vorgang.

In einem Schreiben der Breslauer Medizinischen Fakultät vom 17. Januar 1879 an den damaligen Kultusminister FALK heißt es: „Bei der Aufstellung der Pläne für den Neubau des anatomischen Instituts an der hiesigen Universität haben Ew. Excellenz anzuordnen geruht, daß in dem Gebäude ein Institut für Hygiene und ein solches für Staatsarzneikunde eingerichtet werden solle“ (27). Interessant an diesem Schreiben, dessen vollständigen Text die Kochbiographien von Bruno HEYMANN (28) und Bernard MÖLLERS (29) wiedergeben, ist die Tatsache, daß bereits Ende der 70er Jahre auch in Preußen von offizieller Seite die Absicht bestand, ein hygienisches Institut zu errichten. Der Anlaß, weshalb sich die Fakultät in Breslau an das Kultusministerium gewandt hatte, war der, daß man Robert KOCH in Würdigung seiner Verdienste als außerordentlichen Professor für eines der beiden erwähnten Institute zu berufen vorschlug. Da aber zum damaligen Zeitpunkt mit dem Neubau der Anatomie noch nicht begonnen worden war und es somit zunächst völlig unklar bleiben mußte, ob das Ansuchen der Fakultät in absehbarer Zeit überhaupt auszuführen sei, stellte der Antrag für das Ministerium in Berlin keinen ernsthaft entscheidungsbedürftigen Gegenstand dar. Der Vorgang scheint uns aber im Hinblick auf die Einschätzung KOCHS zum damaligen Zeitpunkt durch das Ministerium höchst interessant. Nach Meinung Bernard MÖLLERS', eines Schülers KOCHS und Verfasser einer umfassenden Ergobiographie seines Lehrers, lagen der Ablehnung rein sachliche Erwägungen zugrunde (30). MÖLLERS erklärt dies zwar nicht näher, doch wird ersichtlich, daß er damit die erwähnten äußerlichen Bedingungen, also die noch nicht erfolgte Fertigstellung eines Gebäudes meint. Aus einem uns nunmehr bekanntgewordenen Vermerk des Kultusministeriums über die Angelegenheit der Berufung KOCHS geht allerdings hervor, daß recht kontroverse Auffassungen über dessen tatsächliche Leistungen existierten und man sich über seine epochemachende Entdeckung nicht recht im klaren war. Während man nämlich seitens der Unterrichtsabteilung immerhin zu erwägen empfahl, „ob die bekannten großen Verdienste des Dr. Koch nicht unabhängig von den Zukunftsplänen der Fakultät seitens des Staates zu ehren sein möchten, sei es durch die Verleihung eines Ordens, sei es durch die des Sanitätsrathstitels“ (31), sah die Medizinalabteilung dazu keinerlei Veranlassung. Dort sprach man sich vielmehr gegen die Vorschläge mit der Begründung aus, „daß der Kreisphysikus Dr. Koch, welcher erst im Jahre 1866 approbiert und 1872 als Physicus angestellt worden ist, noch zu den verhältnismäßig jüngeren Ärzten der Provinz Posen gehört, für welche die Erwirkung des Charakters als Sanitätsrath, den bestehenden Bestimmungen nach zur Zeit, in Ermangelung ganz besonderer allgemein verdienstlicher Leistungen unzulässig erscheint. Da aber auch seine wissenschaftlichen Arbeiten und Bestrebungen zur Förderung des Allgemeinwohls nicht haben verwerthet werden können, so dürfte in gleicher Weise zur Befürwortung der Verleihung eines Ordens für denselben Veranlassung nicht vorliegen“ (32).

Da gerade die Breslauer Physikatsstelle vakant war, trug man ihm wenigstens jenes Amt an, das KOCH in der Hoffnung auf bessere Arbeitsbedingungen für seine wissenschaftlichen Untersuchungen annahm, aber bereits nach 2monatiger Tätigkeit auf Grund erheblicher wirtschaftlicher Einbußen wieder mit seiner alten Stellung in Wollstein vertauschte.

War es auch kein Zufall, so können wir es doch als einen sehr glücklichen Umstand bezeichnen, daß der damalige Direktor des Kaiserlichen Gesundheitsamtes Heinrich STRUCK (1825—1902) mit Weitblick die Tragweite der Untersuchungen KOCHS erkannt hatte und ihm durch eine Berufung an das Gesundheitsamt nach Berlin die Arbeitsmöglichkeiten einräumte, die bald darauf reiche Früchte trugen.

Wenn auch für Robert Koch die Aufnahme der neuen Tätigkeit sehr ehrenvoll gewesen sein mag, so sollte man seine Berufung jedoch nicht allzusehr überbewerten. Das Gesundheitsamt besaß nämlich zu diesem Zeitpunkt — ganz im Gegensatz zu später, wo z. B. Renk sogar eine Berufung auf einen Lehrstuhl ausschlug — als wissenschaftliche Forschungsstätte noch wenig Reputation. Der bereits oben genannte Gustav Wolffhügel betrachtete anfangs seine Berufung an das Kaiserliche Gesundheitsamt als nicht viel weniger als einen Abstieg seiner Laufbahn (33)! Von einer staatlich gelenkten Politik, die Bakteriologie zielstrebig zu fördern und zu entwickeln, konnte ebenfalls noch keine Rede sein. Bei Kochs Eintritt in das Kaiserliche Gesundheitsamt war, wie sein Mitarbeiter und Schüler Friedrich Loeffler (1852 bis 1915) später berichtet, z. B. kein Raum für ihn vorhanden. Er erhielt zunächst ein kleines einfenstriges Zimmer als Arbeitsraum, welches in auffälligem Kontrast zu den neu eingerichteten Laboratorien für Chemie und Hygiene stand (34).

Eine entscheidende Wende in bezug auf die allgemeine Anerkennung der Bakteriologie, die auch dem uns interessierenden Verhältnis von öffentlicher Gesundheitspflege und Bakteriologie eine neue Dimension verlieh, vollzog sich in dem Moment, als Koch das Problem der Reinzüchtung von Bakterienkulturen technisch gelungen war und damit die Spezifität der Krankheitserreger nachgewiesen werden konnte. Jetzt erst war es möglich, aus Bakterienmengen heraus die einzelnen Arten mit Sicherheit zu isolieren, sie beliebig lange in Reinkultur zu erhalten und mit ihnen exakte Versuche anzustellen (35). Spätestens seit diesem Zeitpunkt, d. h. dem Jahre 1881, war die bakteriologische Arbeitsmethodik aus der Seuchenforschung und Seuchenbekämpfung, die bekanntlich eines der Hauptbetätigungsfelder der Hygiene war, nicht mehr wegzudenken. Obgleich Robert Koch und seine Mitarbeiter besonders nach 1881 mit weiteren hervorragenden Leistungen, unter denen die Entdeckung des Tuberkulosebakteriums wohl die bedeutendste und wichtigste war, hervorgetreten sind und in der bakteriologischen Forschung tonangebend blieben, war doch ein sich nunmehr unabhängig von Kochs Person und Tätigkeit vollziehender Prozeß in Gang gekommen, der objektiv nicht mehr aufzuhalten war. Die im folgenden überall auf der Welt mit seiner Methodik gemachten Entdeckungen auf bakteriologischem Gebiet sind allerdings so bekannt, daß wir darüber ohne Bedenken hinweggehen dürfen.

Weshalb kam es in Deutschland zu jener engen und, wie Kurt Winter meint (36), tragischen Liaison zwischen Hygiene und Bakteriologie, in der letztere schließlich für längere Zeit sogar die Führungsrolle innehatte? Wie Dietrich Tutzke hervorhebt, waren die großartigen Erfolge der Bakteriologie für die Hygiene im Hinblick auf die Epidemiologie von höchster Bedeutung (37). Bekanntermaßen beschäftigten sich die deutschen Hygieniker — nicht zuletzt durch die häufig grassierenden Choleraepidemien bedingt — besonders intensiv und erfolgreich mit Problemen der Seuchenbekämpfung. Der Umstand jedoch, daß Robert Koch den Lehrstuhl für Hygiene in Berlin erhielt, hat u. E. dabei nur eine akzidentelle Rolle gespielt.

Es ist bisher zumeist übersehen worden, daß Koch einer Vorrangstellung der Bakteriologie innerhalb der Hygiene keinesfalls bewußt Vorschub geleistet hat. Wenn Kurt Winter die Berufung Kochs zum ersten Direktor des Hygiene-Instituts in Berlin als „zwar historisch folgerichtig aber ebenso folgenschwer“ beurteilt, „da Koch kein Hygieniker war“ (38), so ist einer solchen Auffassung folgendes zu entgegnen: Obgleich der Schwerpunkt von Kochs Tätigkeit eindeutig auf bakteriologischem Gebiet lag, so wurde doch an seinem Institut nicht nur bakteriologisch gearbeitet. Er hat vielmehr, wie in der ansonsten etwas unkritischen Darstellung und Würdigung seines Lebenswerkes durch Johannes KATHE (1880–1965) richtig herausgestellt worden ist, eine sehr aufgeschlossene Haltung gegenüber allgemeinhygienischen Fragen eingenommen (39) und die Forschung auch auf diesem Gebiet zu fördern gesucht. Das beweisen z. B. aus dem Institut hervorgegangene Arbeiten über die Hygiene der Heizung, die Enteisenung von Grundwasser, Abwässerreinigung u. ä. m. (40). Aufschlußreich ist in diesem Zusammenhang folgende Passage eines auf den 10. März 1891 datierten Briefes von KOCH an den Kultusminister von GOSSLER. Aufgefordert, Vorschläge zu entwickeln, wer seine Nachfolge als Direktor des Hygiene-Instituts antreten könne, schreibt KOCH: „Die Bedeutung, welche dem Lehrstuhl für Hygiene an der Berliner Universität zukommt, läßt es als notwendig erscheinen, daß derselbe mit einem Hygieniker besetzt wird, welcher nicht vorwiegend eine der beiden augenblicklich sich geltend machenden Richtungen, die physiologische oder die bakteriologische vertritt, sondern beide in möglichst gleich vollkommener Weise beherrscht, auch nicht allein als Lehrer, sondern zugleich als Forscher auf den verschiedensten Gebieten der Hygiene sich bewährt hat" (41).

IV.

In unserem letzten Abschnitt, der sich speziell mit der Gründung des Berliner Lehrstuhls für Hygiene beschäftigt, wollen wir schließlich die Frage untersuchen, inwiefern es eigentlich berechtigt ist, zu behaupten, daß dieser Lehrstuhl für KOCH eingerichtet worden ist.

Die Entstehungsgeschichte des Berliner Lehrstuhls für Hygiene ist eng mit der bereits erwähnten „Allgemeinen Deutschen Ausstellung auf dem Gebiet der Hygiene und des Rettungswesens" verbunden. Der außergewöhnliche Erfolg der Ausstellung ließ sehr bald den Gedanken aufkommen, daß, besonders im Hinblick auf den Wert derartiger Sammlungen für die Unterweisung im Unterricht, die Begründung einer ständigen Ausstellung in Form eines Museums von Nutzen sei. Es bestand daher die Absicht, die dafür in Frage kommenden Gegenstände für ein zu bildendes Museum zu erwerben. Aus diesem Grunde hatte der Minister für die geistlichen, Unterrichts- und Medicinal-Angelegenheiten, von GOSSLER, eine „Commission für Bildung des Hygiene-Museums" eingesetzt, der zunächst die Aufgabe zufiel, die staatlichen Interessen während der Verhandlungen mit den Privatausstellern bei Auflösung der Ausstellung wahrzunehmen. Dieser Kommission gehörten der Ministerialdirektor Johann Julius GREIFF (1818–1894), dem auch die Leitung oblag, sowie der Geheime Obermedizinalrat Hermann EULENBERG (1814 bis 1902), der Geheime Regierungsrat Otto POLENZ (1839–1910) und der Bauingenieur H. RIETSCHEL an.

Die Kommission unterbreitete im Ergebnis einer Beratung am 23. Februar 1884 dem Kultusminister von GOSSLER in einem sehr ausführlichen Votum den Vorschlag, „die hygienischen Sammlungen mit einem wissenschaftlichen Universitäts-Institut zu vereinigen und demgemäß eine combinirte Anstalt in's Leben zu rufen, bestehend einmal aus einem sogenannten hygienischen Institut, nach Art der von Pettenkofer in München begründeten Anstalt, unter der Leitung eines Hygienikers von Fach, und zum Anderen aus den nach Gruppen zu ordnenden hygienisch-technischen Sammlungen (= Hygiene-Museum) unter der Leitung eines Technikers von Fach mit akademischer Bildung". Dem Votum waren mehrere Anlagen beigefügt, darunter u. a. ein bis ins Detail gehendes Programm der künftig zu haltenden Vorlesungen und

Praktika im Fach Hygiene. Als Gebäude hatte man die alte Gewerbeakademie, Klosterstraße 36 und Sieberstraße 1/2 ins Auge gefaßt. Da von der inhaltlichen Konzeption der Vorlesung bis hin zu den Kostenvoranschlägen somit alles Notwendige vorlag, äußerte Greiff in seinem Begleitschreiben an Gossler die Ansicht, „daß das vorliegende Material ausreicht, um bald die Medizinische Fakultät der Universität zur gutachtlichen Äußerung über die in Vorschlag gebrachte neue Anstalt und die dafür in Aussicht genommene Professur zu veranlassen" (42).

Am 2. April 1884 erbittet von Gossler von der Medizinischen Fakultät unter vorläufiger Beiseitesetzung aller Einrichtungs- und Detailfragen — d. h. auch der Personalfrage — das Gutachten.

Mit dem Problem des neu zu begründenden Lehrstuhls für Hygiene beschäftigte sich von Anfang an sehr eingehend auch die Tagespresse. In der Morgenausgabe des Berliner Tageblattes vom 1. Mai 1884 erschien eine Meldung, wonach die medizinische Fakultät bereits in Beratung getreten sei und in ihrer Majorität dazu neige, die Frage nach der Errichtung einer Professur für Hygiene positiv zu beantworten. Darüber hinaus weiß das Blatt zu berichten, daß der Kultusminister als Leiter des zu errichtenden Instituts „bereits eine Persönlichkeit in Aussicht genommen [habe], die wie keine andere geeignet wäre, als Lehrer der Hygiene erfolgreich zu wirken, nämlich der Geh. Regierungsrath Dr. Robert Koch . . . ." (43).

In Wirklichkeit war aber zum damaligen Zeitpunkt die Person Kochs noch nicht Gegenstand offizieller Verhandlungen gewesen. Dies unterstreicht folgende Notiz des Referenten im Kultusministerium Otto Polenz zu der eben angeführten Passage des Artikels im Berliner Tageblatt:

„Referent steht diesem, sowie einem ähnlichen Communique an die National-Zeitung selbstredend nöthig fern. Der Hinweis auf Dr. Koch als Leiter des künftigen Instituts ist nur geeignet der Sache beim Reichsgesundheitsamt, dem Herrn Reichskanzler u(nd) dem Herrn Finanzminister zu schaden. Ich würde es daher für sehr angezeigt erachten, eine Erwiderung resp. Berichtigung in die Zeitungen zu lanciren" (44).

Die Antwort der medizinischen Fakultät ließ einige Zeit auf sich warten, so daß der Minister, dem offensichtlich an einer raschen Erledigung gelegen war, zweimal mahnen mußte, ehe im Juni 1884 die sehr ausführliche Rückäußerung der Universität eintraf. Eine Analyse des äußerst interessanten Gutachtens verbietet der hier gesteckte Rahmen. Allerdings sei auf einige wichtige darin vorkommende Gesichtspunkte hingewiesen.

Im Gutachten spiegelt sich ziemlich genau die Umbruchsituation wider. Da man sich einerseits den Realitäten nicht mehr verschließen konnte und die Vorteile eines systematischen Unterrichts zu Fragen der auf experimenteller Grundlage betriebenen Hygiene auf der Hand lagen, war die grundsätzliche Haltung der Fakultät gegenüber der Problematik insgesamt positiv. Allerdings war ein Teil der Fakultätsmitglieder — allen voran Virchow — nach wie vor der Ansicht, daß die Hygiene das, „was eine Wissenschaft auszeichnet (charakterisiert), bestimmte eigene Forschungsmethoden und feste Grenzen ihres Umfangs, nicht besitzen und beanspruchen kann" (45). Deshalb wird auch die von der „Commission für Bildung des Hygiene-Museums" vertretene Ansicht, wonach man eine Unterscheidung zwischen einer Gesundheitslehre als einer exakten Wissenschaft oder als dem theoretischen Teil einer Gesundheitspflege und dieser selbst als dem angewandten oder praktischen Teil der Hygiene treffen könne, als eine künstliche Differenzierung zurückgewiesen und die Hygiene als selbständige Disziplin überhaupt geleugnet. Aus dem Aktenmaterial wird ersichtlich, daß es um die endgültige Textfassung heftige Debatten gegeben haben muß. Besonders Ernst von BERGMANN (1836 bis 1907), der eine ausgesprochen aufgeschlossene Haltung gegenüber der Hygiene, namentlich ihrer bakteriologischen Richtung besaß, hat sich, wie aus den Unterlagen ebenfalls ersichtlich wird, mit Erfolg um die Formulierung einiger Passagen des Gutachtens zugunsten der Hygiene bemüht.

Wie schon erwähnt, hatte sich die Öffentlichkeit bereits frühzeitig für die ganze Angelegenheit interessiert und wurde durch die Tagespresse auf dem laufenden gehalten. Allerdings geschah dies nicht immer in der erforderlichen objektiven Weise. Wie sehr von der Presse der wahre Sachverhalt zum Teil verfälscht wurde, geht aus einer Meldung der „Germania" vom 8. August 1884 hervor, wo unter der Überschrift „Ueber das ‚Hygienische Institut' für welches Dr. Koch berufen werden soll, läßt sich die ‚Köln. Ztg.' folgendes berichten", die nachstehenden Ausführungen zu lesen sind:

„Es ist allerdings, wenn auch nicht neu, so doch noch immer richtig, daß man im Unterrichtsministerium mit dem Plane umgeht, ein neues ‚hygienisches Institut' zu schaffen, für das man hoffentlich einen vernünftigen deutschen Namen finden wird. Der künftige preußische Landtag wird voraussichtlich mit dieser Frage befaßt werden und die erforderlichen Mittel dafür zu bewilligen haben. Der Plan dieser Neuschaffung stützt sich auf Wünsche und Erfahrungen, die bei Gelegenheit der vorigen Berliner Hygiene-Ausstellung zu Tage getreten sind und die auf Gründung einer sich ausschließlich mit der Lehre von der öffentlichen Gesundheitspflege befassenden Zweiganstalt der Universität hinausliefen. Minister v. GOSSLER, der für solche Fragen ein sehr großes Verständnis besitzt, hat jetzt diese Frage aufgegriffen und scheint sie verwirklichen zu wollen. Bis zur Erörterung der Personalfrage ist aber der Plan bisher noch nicht gekommen" (46).

Tatsächlich war aber zu diesem Zeitpunkt die konzeptionelle Vorbereitung bis ins Detail abgeschlossen. Lediglich die Personalfrage war — zumindest offiziell — völlig offen geblieben. Soweit sich aus den Aktenbeständen des Kultusministeriums ersehen ließ, hat es bis zu diesem Zeitpunkt keine offiziellen Gespräche mit Robert KOCH gegeben. Daß auch keine verbindlichen privaten Absprachen zwischen KOCH und GOSSLER geführt worden sein dürften, bestätigen die im Zusammenhang mit der Berufung KOCHS nach Leipzig eingetretenen Ereignisse.

Die Leipziger Universität hatte KOCH bald nach dem Ableben von Julius COHNHEIM am 15. August 1884 dessen freigewordenen Lehrstuhl für pathologische Anatomie angeboten. Da in bezug auf den zu errichtenden Berliner Lehrstuhl für Hygiene bis zu diesem Zeitpunkt mit KOCH keinerlei Vereinbarungen getroffen worden waren, ihm aber offensichtlich sehr daran gelegen war, kam ihm das Leipziger Angebot insofern entgegen, als er nunmehr die Leipziger Berufung für seinen Verbleib in Berlin in der Position eines Professors für Hygiene in die Waagschale werfen und damit die Berliner Behörden vor eine Entscheidung stellen konnte.

Wie bei verschiedenen anderen Berufungsverfahren hatte auch hier Ernst von BERGMANN seine Hand im Spiel. BERGMANN, der mit KOCH in ziemlich engem Kontakt stand und durch ihn von dem Leipziger Angebot erfuhr, wandte sich am 8. September 1884 telegraphisch an den gerade in Lichtenthal bei Baden im Urlaub befindlichen Kultusminister von GOSSLER. Der Text, der besonders im Hinblick auf die Haltung des Reichskanzlers von BISMARCK aufschlußreich ist, hat folgenden Wortlaut: „Koch nach Leipzig berufen hat vom Reichskanzler Erlaubniß zu gehen. Ich möchte Ihrem

Ministerium den Ruhm verschaffen diesen außergewöhnlichen Geist Berlin zu erhalten meiner Ansicht hängt Ruf und Zukunft der Fakultät davon jetzt ab. Koch hat mir gesagt er bleibe, wenn ihm eine sichere Zusage für die Hygiene während des Wintersemesters gemacht werde. Die Sache drängt, da in 8 Tagen sächsischem Ministerium `Antwort zugesagt. Verzeihen Sie diesen geradesten Weg Ihrem ganzergebenen Bergmann" (47).

Gossler schickte am folgenden Tag (9. September 1884) ein Telegramm an das Kultusministerium und gab Anweisung, entsprechende Schritte einzuleiten: „Professor Bergmann telegraphirt, daß Koch Erlaubniß erhalten, Ruf nach Leipzig anzunehmen, aber bereit zu bleiben, wenn ihm sichere Zusage für Hygiene während Wintersemester gemacht werde. Bitte bei Koch, Reichsamt, Finanzminister schleunigst Geeignetes zu thun, um Koch zu fesseln. Goßler" (48).

Die hier erstmals veröffentlichten Dokumente machen deutlich, daß entgegen den Berichten in der Presse über die personelle Besetzung des neu zu errichtenden Lehrstuhls bis zum September 1884 keine eindeutige Entscheidung gefallen war. Nachdem Koch sowohl seitens des Kultusministeriums als auch durch Ernst von Bergmann über die Absicht informiert worden war, ihm seine Professur für Hygiene zu gewähren, richtet er aus dieser nunmehr sicheren Position heraus am 14. September an Gossler folgendes Schreiben, das in der Abbildung im Faksimile abgedruckt ist:

„Euer Hochwohlgeboren

beehre ich mich ganz ergebenst mitzutheilen, daß ich mich bereits dafür entschieden habe, die Berufung nach Leipzig abzulehnen. Es bestimmt mich dazu theils die Überzeugung, daß der Reichsregierung mein Ausscheiden aus dem Reichsdienst nicht ganz gleichgültig ist, theils fesselt mich das Gefühl der Dankbarkeit für alle die Beweise von Wohlwollen und Vertrauen, welche mir hier in Berlin zu Theil geworden sind. Wenn ich mit dieser Ablehnung eine Gelegenheit, um zu der von mir schon lange erwünschten akademischen Lehrtätigkeit zu gelangen, aufgebe, so darf ich mich wohl der Hoffnung hingeben, daß es sich ermöglichen lassen wird, mir durch Übertragung einer Professur auch in Berlin dazu Gelegenheit zu verschaffen.

Mit ausgezeicheter Hochachtung und Ergebenheit

Dr. Koch
Geh. Regierungsrat" (49).

Die eigentlichen Verhandlungen mit Koch wegen Übernahme einer Professur an der Universität Berlin wurden erst im März 1885 geführt. Im Mai 1885 erfolgte seine offizielle Bestallung zum ordentlichen Professor.

Literatur

1. Buchner, M.: Aus der Vergangenheit der Universität Würzburg, Berlin 1932, S. 725. — 2. Kolde, Th.: Die Universität Erlangen unter dem Hause Wittelsbach 1810—1910, Erlangen und Leipzig 1910, S. 423. — 3. 100 Jahre Lehrstuhl für Hygiene an der Ludwig-Maximilians-Universität München, Festgabe des Max-von-Pettenkofer-Instituts für Hygiene und Medizinische Mikrobiologie der Ludwig-Maximilians-Universität München zur 30. Tagung der Deutschen Gesellschaft für Hygiene und Mikrobiologie vom 6.—9. April 1965, München 1965 (ohne Seitenzahl). — 4. Galeni De sanitate tuenda I, 1, 1: CMG (Corpus Medicorum Graecorum) V 4, 2, S. 3, 4 (ed Koch). Vgl. dtsch. Übers. von E. Beintker, Die Werke des Galenos, Bd. I, Galenos Gesundheitslehre, Buch 1—3, Stuttgart 1939, S. 15. — 5. Der Terminus „nicht natürlich" wurde für die Faktoren verwendet, die weder „naturales" (natürliche) noch „contra naturem" (widernatürliche) sind, d. h., die in entsprechender Qualität und Quantität die Erhaltung des natürlichen Zustandes, der

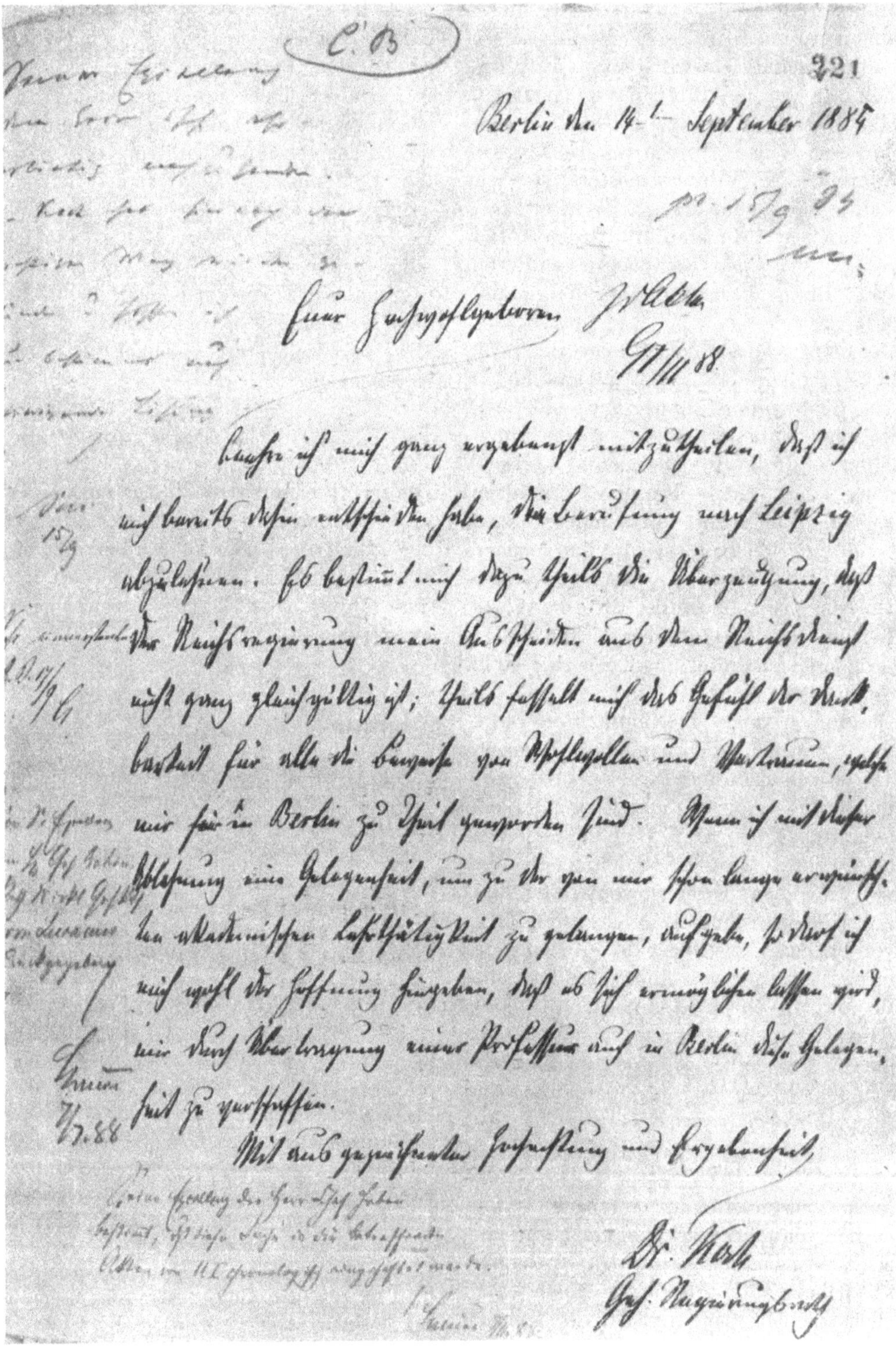

Berlin den 14ten September 1885

pr. 15/9 85

Euer Hochwohlgeboren

beehre ich mich ganz ergebenst mitzutheilen, daß ich mich bereits dafür entschieden habe, die Berufung nach Leipzig abzulehnen. Es bestimmt mich dazu theils die Überzeugung, daß der Reichsregierung mein Ausscheiden aus dem Reichsdienst nicht ganz gleichgültig ist; theils fesselt mich das Gefühl der Dankbarkeit für alle die Beweise von Wohlwollen und Vertrauen, welche mir hier in Berlin zu Theil geworden sind. Wenn ich mit dieser Ablehnung eine Gelegenheit, um zu der von mir schon lange erwünschten akademischen Lehrthätigkeit zu gelangen, aufgebe, so darf ich mich wohl der Hoffnung hingeben, daß es sich ermöglichen lassen wird, mir durch Übertragung einer Professur auch in Berlin diese Gelegenheit zu verschaffen.

Mit ausgezeichneter Hochachtung und Ergebenheit

Dr. Koch

Geh. Regierungsrath

Gesundheit, bewirken und im anderen Falle zum widernatürlichen Zustand, zur Krankheit führen. — 6. Zur gesellschaftlichen Bedingtheit der Medizin in der Geschichte, hrsg. von TUTZKE, D., Medizin und Gesellschaft, Beihefte zur Zeitschrift für ärztliche Fortbildung, Bd. 10, Jena 1981. — 7. TÖPLY, R. Ritter von: Die Lagerhygiene des Arnald von Villanove, Wiener med. Wochenschr. 1896. — 8. LESKY, E.: Hundert Jahre Hygiene in Österreich, Zbl. Bakt. Hyg., I. Abt. Orig. B 164 (1977) 413. — 9. TUTZKE, D.: Der Einfluß der Hygiene und Bakteriologie auf die Medizinverwaltung in Deutschland vor 1945. Z. ges. Hyg. 23 (1977) 11, 868. — 10. GROHS, N., und SPAAR, H.: Bedingungen, Inhalte und Grenzen der Gesundheitspolitik im heutigen Kapitalismus, hrsg. von einem Autorenkollektiv unter Leitung von Horst SPAAR. Medizin und Gesellschaft, Beihefte zur Zeitschrift für Ärztliche Fortbildung, Bd. 4, Jena 1978, S. 11. — 10a. KUCZYNSKI, J.: Die Geschichte der Lage der Arbeiter unter dem Kapitalismus. Darstellung der Lage der Arbeiter in Deutschland von 1871 bis 1900, Bd. 3, Berlin 1962, S. 388. — 11. Vgl. z. B. KIRCHNER, M.: Robert Koch zum 60. Geburtstag, Z. ärztl. Fortbild. 1 (1904); s. auch FLÜGGE, C.: Das hygienische Institut, Berliner klin. Wochenschr. X (1910) 41, 20. — 12. PAGEL, J.: Einführung in das Studium der Medizin, Berlin und Wien 1899, S. 190. — 13. WILDFÜHR, G.: 100 Jahre Hygiene in Leipzig, Wiss. Z. Karl-Marx-Univ., Math.-Naturwiss. R. 28 (1979) 1, S. 10. — 14. MÜLLER, A.: Zur Geschichte des Hygienischen Institutes der Universität Halle, Wiss. Z. Univ. Halle, Math.-Nat., 5 (1955) 2, S. 133—144. — 15. KAISER, W., RENKER, K., und WERNER, K.: Die territoriale Früh- und Vorgeschichte der Aufgaben des halleschen Hygiene-Instituts. Z. ges. Hyg. 24 (1978) 9, 708—722. — 16. MÜLLER, A.: Zur Geschichte des Hygienischen Institutes der Universität Halle, Wiss. Z. Univ. Halle, Math.-Nat., 5 (1955) 2, S. 134. — 17. Ders.: Zur Geschichte des Hygienischen Institutes der Universität Halle, a. a. O., S. 137. — 18. Ders.: Zur Geschichte des Hygienischen Institutes der Universität Halle, a. a. O., S. 138. — 19. TUTZKE, D.: „Sozialhygienisches" auf den allgemeinen Sitzungen der Versammlungen Deutscher Naturforscher und Ärzte im Verlaufe des 19. Jahrhunderts, Nova Acta Leopoldina N. F. Bd. 29, Nr. 17 1 (1964) 195. — 20. Dt. med. Wochenschr. 9 (1884) 39, 637f. — 21. BOCHALLI, R.: Robert Koch. Der Schöpfer der modernen Bakteriologie, Stuttgart 1954, S. 78f. — 22. MÖLLERS, B.: Robert Koch. Persönlichkeit und Lebenswerk 1843—1910, Hannover 1950, S. 168. — 23. Ders.: Robert Koch. Persönlichkeit und Lebenswerk 1843—1910, a. a. O. — 24. HUEPPE, F.: Selbstdarstellung, in: Die Medizin der Gegenwart in Selbstdarstellungen, hrsg. von GROTE, L. R., Leipzig 1923, S. 101. — 25. RUBNER, M.: Das Hygienische Institut der Universität Berlin, in: Medizinische Anstalten auf dem Gebiet der Volksgesundheitspflege in Preußen. Festschrift zum XIV. Internationalen Kongreß für Hygiene und Demographie in Berlin 1907, Jena 1907, S. 2. — 26. WAGNER, D.: Hundert Jahre Bakteriologie, Z. ges. Hyg. 22 (1976) 11, S. 862. — 27. HEYMANN, B.: Robert Koch, I. Teil 1843 bis 1882, Leipzig 1932, S. 273. — 28. Ders.: Robert Koch. I. Teil 1843—1882, a. a. O., S. 272f. — 29. MÖLLERS, B.: Robert Koch. Persönlichkeit und Lebenswerk 1843—1910, Hannover 1950, S. 20. — 30. Ders.: Robert Koch. Persönlichkeit und Lebenswerk 1843 bis 1910, a. a. O., S. 20. — 31. Zentrales Staatsarchiv, Dienststelle Merseburg, Ministerium des Inneren, Rep. 76 Va, Sekt 4, Tit. IV. Nr. 35, Bd. 5, Bl. 180. — 32. Zentrales Staatsarchiv, Dienststelle Merseburg, Ministerium des Inneren, Rep. 76 Va, Sekt. 4, Tit. IV, Nr. 35, Bd. 5, Bl. 180—180^{v}. — 33. KISSKALT, K.: Die ersten Beurteilungen Robert Kochs durch die Schule Pettenkofers, Arch. Hyg. Bakt. 112 (1934) 3, S. 168. — 34. LOEFFLER, F.: Robert Koch. Zum 60. Geburtstage, Dt. med. Wochenschr. 28 (1903) 20, S. 938. — 35. GAFFKY, G.: Gedächtnisrede auf Robert Koch, Dt. med. Wochenschr. 35 (1910) 50, S. 20, s. auch Gesammelte Werke von Robert Koch. Unter Mitwirkung von GAFFKY, G. und PFUHL, E., hrsg. von SCHWALBE, J., 1. Bd., Leipzig 1912, S. 21. — 36. WINTER, K.: Zur Entwicklung der Hygiene in Deutschland. Dt. Gesundh.-Wesen 16 (1961) 1015. — 37. TUTZKE, D.: Hygiene und Mikrobiologie, in: Geschichte der Medizin. Einführung in ihre Grundzüge, hrsg. von METTE, A. und WINTER, I., Berlin 1968, S. 451. — 38. WINTER, K.: Zur Entwicklung der Hygiene in Deutschland, a. a. O., S. 1015. — 39. KATHE, J.: Robert

Koch und sein Werk, Abhandl. dtsch. Akad. Wiss. zu Berlin, Kl. f. Med., Jg. 1960, Nr. 6, Berlin 1961, S. 15f. — **40.** Siehe SCHNEIDER, H.: Die Schüler Kochs während seines Wirkens als Direktor des Hyg. Instituts der Berliner Universität von 1885—1891, Med. Diss. Berlin 1965. — **41.** Zentrales Staatsarchiv, Dienststelle Merseburg, Ministerium des Inneren, Rep. 76 Va, Sekt. 2, Tit. IV, Nr. 46, Bd. 12, Bl. 81. — **42.** Zentrales Staatsarchiv, Dienststelle Merseburg, Ministerium des Inneren, Rep. 76 Va, Sekt 2, Tit. X, Nr. 83, Bd. 2 Bl. 3. — **43.** Berliner Tageblatt vom 1.5.1884 (Morgenausgabe). — **44.** Zentrales Staatsarchiv, Dienststelle Merseburg, Ministerium des Inneren, Rep. 76 Va, Sekt. 2, Tit. X, Nr. 83, Bd. 2, Bl. 73. — **45.** Zentrales Staatsarchiv, Dienststelle Merseburg, Ministerium des Inneren, Rep. 76 Va, Sekt. 2, Tit. X, Nr. 83, Bd. 2, Bl. 168. — **46.** Germania Nr. 181 vom 8. August 1884 (erstes Blatt). — **47.** Zentrales Staatsarchiv, Dienststelle Merseburg, Ministerium des Inneren, Rep. 76 Va, Sekt. 2, Tit. X, Nr. 83, Bd. 2 Bl. 222. — **48.** Zentrales Staatsarchiv, Dienststelle Merseburg, Ministerium des Inneren, Rep. 76 Va, Sekt. 2, Tit. X, Nr. 83, Bd. 2 Bl. 223. — **49.** Zentrales Staatsarchiv, Dienststelle Merseburg, Ministerium des Inneren, Rep. 76 Va, Sekt. 2, Tit. X, Nr. 83, Bd. 2, Bl. 221. Das Blatt hat die Randbemerkung GOSSLERS: Sehr einverstanden 17.9.84. — **50.** Anmerkung bei der Korrektur: Erst nach Fertigstellung dieser Arbeit macht mich Herr MR Prof. Dr. sc. med. H. HORN, Erfurt, auf die unter seiner Leitung entstandene Dissertation von P.-H. HEINICKE und K. HEINICKE „Zur Geschichte des Lehrstuhls für Hygiene an der Universität zu Berlin von der Gründung bis zur Berufung Max Rubners", Med. Diss., Erfurt 1979, freundlicherweise aufmerksam.

Anschr. d. Verf.: Dr. R. Nabielek, Institut für Geschichte der Medizin des Bereiches Medizin (Charité), DDR-1086 Berlin, Universitätsstraße 3b

Virchow contra Koch? Neue Untersuchungen zu einer alten Streitfrage

Von H.-U. LAMMEL

Noch immer hört man in Gesprächen mit älteren Kollegen aus der ärztlichen Praxis und unter medizinisch interessierten Laien die Ansicht, zwischen Robert KOCH und Rudolf VIRCHOW habe eine persönliche und wissenschaftliche Gegnerschaft bestanden. Die einen betonen bei derartigen Gelegenheiten den „Widerstand Virchows gegen die Vorherrschaft der Bakteriologie" (1), während andere von einer „blinden Gegnerschaft gegen Koch" sprechen, von einer Voreingenommenheit also, die ihn „zu seiner scheinbar ablehnenden Haltung und zum Schweigen in jener wichtigen Sitzung der Berliner medizinischen Gesellschaft veranlaßte, vor der Koch seine Entdeckung im Jahre 1882 darlegte und begründete" (2). Erkundigt man sich nun daraufhin nach den Quellen des Wissens über diese vermeintliche Kontroverse, so verweist ein Großteil der Gesprächspartner auf den im Jahre 1939 im nationalsozialistischen Deutschland gedrehten Robert-Koch-Film, der einen „tiefen Eindruck vom stillen, selbstlosen Wirken des unbekannten Arztes am Krankenbett und im Laboratorium" hinterließ und „alle Vorzüge in der Persönlichkeit ... Kochs konzentrierte" (3), eine Tatsache, die sich nicht zuletzt mit dem schauspielerischen Können eines Emil JANNINGS erklären läßt, während „ihm gegenüber ... Virchow als der strenge und einseitige Wissenschaftler" erschien, „der den Zusammenhang mit der Praxis verloren und sich in seiner wissenschaftlichen Einseitigkeit festgerannt" (4) hatte.

Nun ließe sich möglicherweise diese kinematographische Antinomie Koch-Virchow auf eine künstlerische, darstellungspraktische Fragestellung reduzieren, wenn nicht zur gleichen Zeit auch in der wissenschaftlichen Literatur hinsichtlich beider Mediziner ähnliche Tendenzen zu verfolgen wären. In den uns vorliegenden vor 1933 publizierten Biographien und Romanen über KOCH beleuchteten die Autoren mehr oder minder ausführlich das Verhältnis zu VIRCHOW, wobei immer wieder vage von „kühler Abweisung“ (5) durch den „höchsten Richter des wissenschaftlichen Tribunals, das den Spruch über den kleinen Landarzt Koch zu fällen hat“ (6), gesprochen wird. „Fast wird es zum tragischen Verhängnis für den Jüngeren“, kann man in UNGERS Koch-Roman erfahren, „daß die Begegnung der beiden großen Geister des Jahrhunderts so unerquicklich endet. Virchow, seiner Überlegenheit und Machtstellung bewußt und gewohnt, als Autorität bedingungslos anerkannt zu werden, glaubt, den als Bittsteller — wie er meint — zu ihm kommenden Kollegen mit einer großen Geste des Zweifels und einigen gewichtigen Einwänden abtun zu können. Robert Koch ist zu höflich, ihm zu widersprechen und seiner Sache zu sicher, als daß sich mit Virchow eine zwecklose Debatte verlohnte. Aber verbittert verläßt er den ‚Großen‘, in dessen wahrhafter, geistiger Überlegenheit er sich so getäuscht hat“ (7).

Dazwischen findet man dann eine so interessante Überlegung wie die, daß die Kontroverse zwischen beiden „mehr als einen Streit um die Gültigkeit einer Idee“ darstellt, sondern vielmehr als „Kampf zweier Systeme, der alten und jungen Schule“ (8) bewertet werden kann, ein Gedanke also, auf den noch zurückzukommen sein wird.

Und weiter heißt es über VIRCHOW: „Er entstammt einer dickschädligen, kämpferisch veranlagten Landwirtschaftsfamilie aus Pommern, die gelernt hat, die Ellenbogen zu gebrauchen und den Platz zu behaupten, den sie sich durch Tüchtigkeit und Klugheit erobert hat“. VIRCHOW, der „Brausekopf, an allen Zeitfragen interessiert und immer bereit, sich mit Widersachern herumzuschlagen“, ist „Autokrat und Demokrat“ (9) zugleich, „wie ein Halbgott ... gefeiert und verehrt“ (10), ihm baut man ein eigenes Pathologisches Institut, „in dem er unumschränkter Herrscher sein darf“ (11).

„Enttäuscht und verbittert jedenfalls kam Robert Koch von seiner Berliner Exkursion nach Wollstein zurück, und später, als Koch gleichfalls in Berlin wirkte, sind sich die beiden Männer niemals nahegekommen, obwohl Virchow im Laufe der Zeit versöhnlicher schien“ (12).

Das ist ungefähr der allgemeine Tenor in diesen mehr oder minder authentischen Darstellungen des KOCHschen Lebens: bei der ersten Begegnung gegenseitiger kühler Empfang und zurückhaltendes Verhalten VIRCHOWS den KOCHschen Entdeckungen gegenüber, später dann allmähliche Milderung des Widerstandes gegen die Anschauungen des Jüngeren, aber nie erfolgte vollständige Anerkennung.

Im Jahre 1940 nun erschien von dem Linzer Josef LARTSCHNEIDER mit dem provozierenden Titel „Hippokrates oder Virchow? Deutsches Arzttum am Scheideweg“ eine Schrift, die alle bisher genannten historischen Unschärfen in den Schatten stellen sollte. Der Autor hebt mit der Antinomiebildung Humoralpathologie — Zellularpathologie an und führt aus: „... im heutigen Deutschland ... ragen ... die stolzen Mauern des Virchowschen Lehrgebäudes ... fest, anscheinend unerschütterlich, während ringsum die neue Zeit einem Orkan gleich dahinfegt“ (13).

Und dann enthüllt der Verfasser seine unverfrorenen Intentionen; die Sprache verrät ihn vollends. Ein völkischer Umbruch sondergleichen habe eingesetzt, und man müsse sich deshalb einmal Rechenschaft darüber geben, wie und wo die Zellularpathologie entstanden sei, wessen Geistes sie sei und wer sie nach Deutschland gebracht habe. Daraufhin wird der Franzose DUTROCHET (14) zum Begründer der Zellularphysiologie, „einem Materialismus in Reinkultur“ (15), deklariert, während sein Landsmann RASPAIL (16) als Inaugurator der Zellularpathologie bezeichnet wird, die LARTSCHNEIDER als Theorie ausgibt, „die im Hirn eines Jakobiners, d. i. eines Entarteten, als Wahnidee zur Welt gekommen ist“ (17). Auf dem Wege des geistigen Diebstahls also wäre VIRCHOW „kurzerhand sozusagen über Nacht ... dieser Handstreich“ gelungen, seine Zellularpathologie der „Deutschen wissenschaftlichen Medizin als Grundlage“ aufzudrängen. Und weiter liest man: „Nur wer weiß, was Virchow im damals schon liberalistisch-materialistisch verseuchten wissenschaftlichen Deutschland für eine Rolle gespielt hat, kann dies halbwegs begreifen!“ (18). „Für beide“, gemeint sind RASPAIL und VIRCHOW, „waren Politik und Wissenschaft das Arsenal, aus dem sie die Waffen holten zur gewaltsamen Durchsetzung ihrer materialistischen Weltanschauung“ (19). Aber es ist weniger der Materialismus in der Wissenschaft, der LARTSCHNEIDER Kopfschmerzen bereitet, als vielmehr derjenige in der Politik, denn VIRCHOW „war allmächtig als Gründer und Führer der ‚Fortschrittspartei‘“, deren „verräterische Hintergründe Fürst Bismarck wiederholt in öffentlicher Sitzung bloßgelegt und gebrandmarkt“ (20) hat.

Dem Nationalsozialismus mußte unweigerlich ein Wissenschaftler, der sich engagiert in die politischen Zeitfragen mischte und dabei in Kontroverse mit denen geriet, in deren Nachfolge die Diktatur von 1933 zu stehen sich bemühte, ein Dorn im Auge sein. So gesehen stellt sich auch die im Film dargestellte Gegnerschaft zwischen VIRCHOW und KOCH nicht mehr als ein Kunstgriff dar, mit dessen Hilfe die Fabel eines Kunstwerkes über 90 Minuten in einem dramatischen Spannungsbogen zu halten ist, sondern offenbart sich als politische Methode.

Am Ende seiner Schrift kommt der Verfasser zu einigen bemerkenswerten Schlußfolgerungen, und es erübrigen sich angesichts dieser letzten Sätze jegliche weiteren Kommentare wie von selbst: „Zurück zu Hippokrates! ist der Schrei des Blutes nach einer blutgebundenen, arteigenen Arztwissenschaft, nach dem Deutschen Arzttum des Paracelsus, ‚das sich nicht nur aus den fortwirkenden mittelalterlich-galenischen Zwängen befreit und absichtlich der hippokratischen Art verschrieben hat, sondern vielmehr von sich aus, von innen her Hippokrates erreicht und auf Deutsche Weise eingekörpert und sogar, wenn man es will, übertroffen hat‘!“ (21).

Direkt mit der erwähnten Arbeit LARTSCHNEIDERS setzen sich DIEPGEN und ROSNER in einem Aufsatz mit dem bezeichnenden Titel „Zur Ehrenrettung Rudolf Virchows und der deutschen Zellforscher“ (22) auseinander. Die Autoren weisen in sachlicher, sauberer Art nach, daß VIRCHOWS Zellularpathologie kein geistiges Plagiat an den Franzosen DUTROCHET und RASPAIL ist, und daß sich der Verfasser dieses Pamphlets, wie sie es nennen, unwissenschaftlicher Arbeitsweisen bedient hat. So führt er z. B. Behauptungen an, ohne deren Herkunft nachzuweisen, von den Zitaten, deren Nachprüfung den Autoren tagelange mühselige Arbeit abverlangt habe, stimme nicht eines, manche träfen nicht einmal annähernd den Sinn, andere sind durch willkürliche Zusätze entstellt, von vielen Widersprüchen im Text erst gar nicht zu reden.

Was die „Ehrenrettung“ VIRCHOWS betrifft, gehen ROSNER und DIEPGEN einen Schritt weiter. Während LARTSCHNEIDER darauf aus war, die Deutschfeindlichkeit, die hochverräterischen Tendenzen VIRCHOWS insbesondere als Gründer und allmächtiger Führer einer Partei hervorzuheben, unterstreichen DIEPGEN und ROSNER die bewußt nationale Gesinnung, ja sie glauben geistige Bande zwischen

VIRCHOW und den Zielsetzungen im nationalsozialistischen Deutschland zu erblicken (23). Vieles, was er angeregt hätte, wäre erst durch den Nationalsozialismus verwirklicht worden, und es werden seine „Heimat- und Bodenverbundenheit, seine Volkstümlichkeit, seine große Bedeutung für unsere Rassenlehre" hervorgehoben (24). Diese Behauptungen lesen sich mit ein wenig Verwunderung, war man doch noch im ersten Teil der Arbeit von der seriösen, wissenschaftlichen Arbeitsweise beider Autoren überzeugt.

Für Ludwig ASCHOFF stellte nun gerade der Robert-Koch-Film die eigentliche Veranlassung dar, so schreibt der Herausgeber des „Geistigen Europa. Bücher über geistige Beziehungen europäischer Nationen", A. E. BRINKMANN, in seinem Nachwort, das Wagnis zu unternehmen und eine Studie mit dem Titel „Virchow, Wissenschaft und Weltgeltung" zu publizieren, deren Erscheinen bald das Einschreiten der Nazizensur zeitigte.

ASCHOFF schreibt zu dem von uns betrachteten Problem: „Virchow sah im Gegensatz zu den extremen Bakteriologen die Krankheit nicht schon in dem Eindringen eines oder mehrerer Bakterien in den lebenden Organismus, sondern erst in der Reaktion der Zellen im Organismus auf die eingedrungenen Bakterien; er unterschied also ganz streng zwischen dem ‚Ens morbi', dem Krankheitswesen, und der ‚Causa morbi', der Krankheitsursache. Darin", schlußfolgert der Autor, „hat er unweigerlich Recht behalten. Und weiter hat ihm die Folgezeit auch darin Recht gegeben, daß er mit großer Zähigkeit bei aller Anerkennung der bakteriologischen Forschung, die er mehrfach ausgesprochen hat, für die Aufrechterhaltung des Konstitutionsgedankens gesorgt hat" (25).

ASCHOFF geht dann auf den Film ein und bemerkt: „Daß Virchow unmittelbar nach dem Verlassen des Versammlungsraumes einen anerkennenden Bericht über Kochs Ergebnisse an den Kultusminister sandte, wird im Film nicht verschwiegen, von der Mehrzahl der Besucher aber übersehen". Und doch zeigte gerade diese Tatsache, daß es sich um einen rein wissenschaftlichen Gegensatz zwischen zwei bedeutenden Forschern gehandelt hat, die verschiedene Wege gingen (26, 27).

In seinem Widerstand gegen allzu hochgespannte Erwartungen und unsichere Behauptungen aus jener ersten Zeit der bakteriologischen Entdeckungen sieht der Autor keinen Drang VIRCHOWS nach persönlicher Geltung; vielmehr zeige sich hier nichts anderes als die vorsichtig abwägende Haltung des wahren Forschers, der Erwiesenes freudig anerkennt, im Interesse der Wissenschaft aber unsichere Verallgemeinerungen ablehnen muß (28).

Einen neuen Gesichtspunkt bringt der oben bereits erwähnte Gedanke UNGERS ein, daß der betrachtete Gegensatz „mehr als einen Streit um die Gültigkeit einer Idee", nämlich den „Kampf zweier Systeme, der alten und der jungen Schule" darstelle (29). Eine interessante Studie zu dieser Problematik findet sich im Heft 14 der Jenaer medizin-historischen Beiträge, in der Walter PAGEL die Stellung VIRCHOWS innerhalb der Medizin des XIX. Jahrhunderts untersucht und zu einigen, wenn auch nicht unwidersprochen gebliebenen Schlußfolgerungen kommt. Ausgehend von der Tatsache, daß VIRCHOW Lehrer hatte, die die letzten Vertreter der naturphilosophisch geprägten Medizin am Anfang des vergangenen Jahrhunderts waren, und er selbst den unmittelbaren Anschluß an die Zeit der Naturphilosophie, der naturhistorischen Schule und der sogenannten rationellen Pathologie darstellt, expliziert PAGEL, daß der Gipfel jenes Jahrhunderts in VIRCHOW liege, denn in seinen Lehren seien naturphilosophische Elemente mit exakt induktiver Naturforschung zu neuer großartiger und zeitlos werthafter Synthese verschmolzen. Seine Studie kulminiert in der Behauptung, daß die historische Mission und

Größe VIRCHOWS in der Weisung einer einheitlichen Forschungsrichtung für ein Zeitalter liege, das in empirischer Kleinarbeit zu zersplittern drohte, eben in der materiellen Unterlegung, Erfüllung und darum Glaubhaftmachung des romantischen, naturphilosophischen Einheits- und Lebensgedankens für eine naturwissenschaftlich gerichtete Ära (30).

Insofern war der 22 Jahre jüngere KOCH einer jener empirischen Kleinarbeiter, die der naturwissenschaftlich orientierten Medizin des vergangenen Jahrhunderts ihr ganz charakteristisches Gepräge gaben, und stellte so einen objektiven Gegensatz zu dem älteren, nach PAGEL von der Romantik geprägten VIRCHOW dar. Von DRIGALSKI, ein Schüler KOCHS, schreibt in seinen 1948 erschienenen Memoiren, daß er einmal zu einem Vortrag VIRCHOWS kam und mit Erstaunen hörte und sah, wie er (Virchow) eigentlich „einen bakteriologischen Vortrag hielt und Tuberkelbazillen, Typhusbazillen, Choleravibrionen, Gonokokken usw. im Lichtbilde vorführte, wobei es dem kurzsichtigen alten Herrn, der nie Bakteriologe gewesen war, passierte, daß er Gonokokken mit Tuberkelbazillen verwechselte“. Für DRIGALSKI war das eine „interessante Veranstaltung mit interessanter Corona“, die ihm ein Erlebnis vermittelte, „das für die Stellung von Virchow zu Koch bezeichnend war“ (31). Der Autor geht nun nicht näher darauf ein, wodurch denn eigentlich diese bezeichnende Stellung der beiden zueinander charakterisiert war, aber sicher beabsichtigte er mit dieser Schilderung, VIRCHOWS Interesse und Engagement auf Gebieten der Medizin, die nicht zu seinen ursprünglichen Forschungsbereichen gehörten, zu demonstrieren.

Nun ist die Tatsache allgemein bekannt, daß VIRCHOW im Verlaufe seines Lebens für relativ viele medizinische Disziplinen und deren Entwicklung offen blieb und sich auch das Recht zugestand, neuen Erkenntnissen anderer mit einem gewissen Skeptizismus zu begegnen und sie gegebenenfalls einer Überprüfung zu unterziehen, um anschließend mit wohlwollender Zustimmung oder strikter Ablehnung zu reagieren. „Ist es von Wichtigkeit“, so legte er seinen Standpunkt 1880 dar, „durch Nachuntersuchung eine eigene Anschauung und Ueberzeugung zu gewinnen, da stelle ich sie an, aber ich habe keinen Grund, über alle diese Nachuntersuchungen öffentlich zu berichten“ (32). Daß sich dieser Autokratismus mit zunehmendem Alter verfestigte, zeigte ein 2 Jahre vor seinem Tode publizierter Aufsatz, in dem es heißt: „Da ich daran gewöhnt bin, die allgemeine Meinung nicht als den entscheidenden Faktor anzuerkennen, so hielt ich an meiner Ueberzeugung (hier ging es um die Entzündungslehre) fest“ (33). Dieser Satz scheint gleichsam wie ein Credo formuliert zu sein, und man erinnert sich des Urteils der Zeitgenossen, die den Berliner Pathologen „Papst der Medizin“ titulierten.

Gleichfalls nach dem Kriege erschien ein Buch über VIRCHOWS Werk und Wirkung, in dem der Autor BOENHEIM das kühle und zurückhaltende Verhalten KOCH gegenüber nochmals kolportiert und schlußfolgernd aus einem Aufsatz VIRCHOWS aus dem Jahre 1885 schreibt, VIRCHOW hätte mit billigem Spott KOCHS große, verdienstvolle Arbeit als „Bazillenfärberei“ bezeichnet (34). Ich möchte diese Passage, in der BOENHEIM meint, dieses Urteil gelesen zu haben, ausführlicher zitieren, als er es tat, um zu zeigen, wie eine unsachliche Interpretation entstehen kann: „Als Herr Koch den Tuberkelbacillus gefunden hatte, stellten viele sich an, als seien nun alle die mühsamen Arbeiten der früheren Zeiten überflüssig. Einheit des Bacillus, — also Einheit der Phthise. Lungentuberculose ist identisch mit käsiger Hepatisation, Drüsentuberculose mit Skrofeln u. s. f. Die schöne Einheit hat nicht lange vorgehalten. Die Lungenphthise ist geblieben, was sie war: ein vieldeutiger Prozeß, der auf sehr verschiedene Weise beginnt, bald in der Schleimhaut der Luftwege, bald im Innern der Alveolen, bald im Lungenparenchym, der auch ganz verschiedene Produkte erzeugt, bald einfach entzündliche, bald spezifisch tuberculöse, und wer ihn verstehen will, der muß etwas mehr lernen, als Bacillen färben. Ja, der Bacillus hat das Verständnis so wenig gefördert, daß man nach kürzester Zeitfrist wieder bei der Untersuchung der Prädisposition und der Immunität angelangt ist.“ Und nur wenige Zeilen weiter, auf der gleichen Seite, kann man die anerkennenden Worte des Älteren finden, und BOENHEIM wäre diese falsche Interpretation sicher erspart geblieben, hätte er sich der geringen Mühe unterzogen und ein wenig weiter gelesen: „An dieser Stelle lag mir nur daran, dieses ausgezeichnete Beispiel (gemeint ist die KOCHsche Entdeckung) zu verwerthen, um daran zu zeigen, dass die Kenntnis des Bacillus, so nothwendig sie zu einem vollen Verständnis der Entstehung eines Krankheitsprozesses ist, doch keineswegs den Prozeß selbst erklärt, noch die besondere Erforschung desselben überflüssig macht“ (35).

Worauf es VIRCHOW wirklich ankam, war, eine Überschätzung der experimentell-bakteriologischen Forschungsergebnisse für die Erklärung pathologischer Prozesse zu vermeiden und der damals wohl weit verbreiteten Ansicht, mit der Entdeckung des Erregers sei das Wesen einer Krankheit bereits erklärt, den Kampf anzusagen (36). In dieser Hinsicht also, in der Auseinandersetzung der eigenen zellularpathologischen Anschauungen mit denen der sich entwickelnden Bakteriologie, ließe sich eine Kontroverse zwischen KOCH und VIRCHOW vermuten. Tatsächlich finden sich in der aufgezeigten Richtung Beispiele, die unsere Problematik beleuchten, und von denen 2 hier etwas ausführlicher geschildert werden sollen.

Bereits im Jahre 1880 äußert VIRCHOW die Vermutung, ein Pilz könne die gemeinsame Ursache der Tuberkeln beim Menschen und der Perlsucht des Rindes sein (37). Als Morphologe allerdings fühle er sich nicht imstande, eine Identität tuberkulöser und käsiger Produkte allgemein anzuerkennen (38). Er ist nur bereit, die pathologischen Tuberkel zu akzeptieren, deren konstituierendes Element die Zelle ist, während er den bakteriellen Tuberkel, eine Anhäufung von Tuberkelbazillen, ablehnt, denn tuberkulöse Prozesse sind für ihn nur die, die im formal-pathogenetischen Sinne diesen Namen verdienen (39). Aber schon LAËNNEC hatte auf die spezifische Natur der käsigen Pneumonie verwiesen, und letztendlich war es die KOCHsche Entdeckung des Tuberkelbazillus, die eine rein ätiologische, einheitliche Auffassung der knötchenbildenden und der käsig-exsudativen Prozesse postulierte. In seinem Geschwulstbuch (40) handelt VIRCHOW Tuberkulose, Skrofulose, Perlsucht, Lupus völlig getrennt voneinander ab, und er beharrte bis zu seinem Lebensende auf diesen Standpunkt.

Nicht ohne eine verständliche Genugtuung stimmt er viele Jahre später in einem Aufsatz „Ueber Menschen- und Rindertuberculose“ der KOCHschen Ansicht zu, daß sich nun beide Krankheiten doch voneinander unterscheiden, und daß diejenige des Menschen nicht auf das Rind übertragen werden könne. Auch war VIRCHOW auf Grund von perlsuchtähnlichen Peritonealtuberkulosefällen beim Menschen, die er gesammelt hat, in der Lage zu zeigen, daß KOCH in seiner Ablehnung der Übertragbarkeit der Perlsucht auf den Menschen über das Ziel hinausgeschossen war (41).

Ein weiteres interessantes Beispiel, das das Verhältnis der beiden Mediziner zueinander beleuchtet, gibt LÖHLEIN in seinem Aufsatz über VIRCHOW und die Entwicklung der ätiologischen Forschung. Ich möchte es hier ungekürzt wiedergeben:

„Nur einmal hat selbst dieser Gewaltige der Wissenschaft sich von dem klar erkannten Wege abdrängen lassen — durch die Wucht einer Entdeckung: in den Protokollen der berühmten Konferenz zur Erörterung der Cholerafrage finden wir wiederholt wörtlich wiedergegebene Äußerungen Virchows, in denen er den Kommabacillus ausdrücklich als ‚das Ens morbi' anerkennt. Nichts kann den überwältigenden Eindruck besser charakterisieren, den die Ergebnisse von Robert Kochs genialen Forschungen machen mußten, als die Tatsache, daß der größte Mediziner seiner Zeit ihnen gegenüber einen Augenblick die Grundanschauung vergaß, die er seiner Wissenschaft als richtungsgebend mit auf den Weg gegeben hatte. Gewiß hat er damit nicht den Parasitismus der Krankheiten zugegeben, aber er hat doch für eine Krankheit etwas eingeräumt, was wir heutigen nicht zugeben würden, als Schüler Virchows nicht zugeben könnten: daß der Krankheitserreger das ‚Ens morbi' sei" (42). Posner erinnert mit Recht daran, daß niemand schärfer als Virchow „schon im Jahre 1868, also lange vor Robert Kochs Entdeckung, Pettenkofer gegenüber die Ansicht formuliert (hatte), daß es wohl einen ‚Cholerapilz' geben müsse — nur hat(te) er immer den strikten Nachweis verlangt..." (43).

Aber weiter bei Löhlein: „Virchow hat bei den berühmten Erörterungen der ätiologischen Bedeutung des Kommabacillus, unter Anerkennung der erdrückenden Fülle der positiven Beweise für Kochs Behauptungen hervorgehoben, daß dem negativen Ausfall des Tierexperiments eine entscheidende Bedeutung nicht zukomme angesichts der ‚Erfahrung, daß wir außerstande sind, alle Krankheiten, die der Mensch hat, bei Tieren zu reproduzieren'. Virchow verteidigte selbst unter theoretischer Ablehnung einer der klassischen Forderungen Kochs die Beweiskraft von dessen Untersuchungsergebnissen" (44).

Angesichts dieser beiden Beispiele, die mit ihren Aussagen allerdings ein noch unklares Bild über das Verhältnis Virchows zu Koch hinterlassen, wollte ich darüber hinaus versuchen, an Hand der Publikationen Virchows aus den Jahren 1879—1902, wobei die in seinem Archiv erschienenen besonders interessierten, die Frage zu erörtern, in welchem Maße er Kochsche Entdeckungen erwähnte, und ob sich möglicherweise aus der Art und Weise der Zitate Schlußfolgerungen ziehen lassen.

Im Jahre 1880 führt Virchow die Entdeckung des *Bacillus anthracis* durch Koch an (45). 1885 bezeichnet er die Darstellung des Tuberkelbacillus als „ein ausgezeichnetes Beispiel" (46), 1895 wird Koch der „glückliche Entdecker einer der wichtigsten pathogenen Bakterien" (47) genannt, und 1900 spricht er von „Kochs schöner Entdeckung" (48).

Diese Beispiele, so meine ich, lassen einige der anfangs genannten Urteile der Sekundärliteratur unglaubwürdig werden. Sie stehen diesen sogar konträr gegenüber, wobei ich betonen möchte, daß ich ausschließlich bemüht war, das wissenschaftliche Verhältnis der beiden zu erörtern.

Sicherlich hat Ernst recht, wenn er es für begreiflich hält, „daß die vollständige Umstellung der Zeit auf die Ätiologie zu einer Verkennung und Unterschätzung der Pathologie führen mußte, daß man übersah, daß die Ätiologie die Vorstufe der Pathologie sein müsse" (49). Diese überschießenden Verallgemeinerungen der Ergebnisse der bakteriologischen Forschung immer wieder zu relativieren und zu verlangen, bei der Erklärung des Wesens einer Krankheit sich dem einheitlichen Prozeß zuzuwenden und nicht bei der Erregerfindung stehenzubleiben, diese Aufgabe oblag Virchow, und er hat sich ihr sein ganzes Leben lang vorbehaltlos gewidmet. Er formuliert dies selbst einmal ein wenig ironisch: „Die armen kleinen Zellen! Sie waren in der That eine Zeit lang in Vergessenheit geraten. Mancher, der vermittelst seines Abbe-Zeiss'schen Instruments die Zellen unsichtbar machte, wie wenn sie Tarnkappen angezogen hätten, und der schließlich nur die gefärbten Mikroben erblickte, mochte wirklich glauben, die Zellen seien gar nicht mehr ‚in Betracht zu ziehen'. Aber sie sind doch noch da und sie sind — um es offen zu sagen — immer noch die Hauptsache. Aber sie sind geduldig, sie können warten, — ihre Zeit wird wiederkommen, wenn die Mediciner die Lücken des botanischen Wissens durch ihre Arbeit einigermaßen ausgefüllt haben werden. Dann wird die Zellenthätigkeit in die erste Linie des wissenschaftlichen und des praktischen Interesses einrücken" (50). Und damit hat der 64jährige unweigerlich Recht behalten.

Das persönliche Verhältnis der beiden Ärzte zueinander läßt sich meines Erachtens wegen mangelnder zuverlässiger Quellen kaum sachlich einschätzen, und ich möchte mich vorbehaltlos der Ansicht GRUBERS aus dem Jahre 1939 anschließen, der in einer Zeit der gröbsten Verfälschungen in Sachen KOCH-VIRCHOW eine anschauliche und polemikfreie Studie über die wissenschaftlichen Positionen beider publizierte und darin zu dem Schluß kommt, daß es sich bei der angeblich gestörten Beziehung VIRCHOWS zu KOCH um „reichlich aufgebauschtes Werkstättengeschwätz" handle, wobei „viel Unverstandenes und wenig sachlich Greifbares der Flechtung eines Legendenzopfes gedient" habe, „den man abtun sollte; denn seine kleinliche Pflege ist schmählich" (51).

Was aber ihre verschiedenartigen Anschauungsweisen und ihr unterschiedliches Herangehen an die Beantwortung der Frage nach dem Wesen der Krankheit betrifft, gehen von dem Morphologen VIRCHOW und dem Bakteriologen KOCH zwei Entwicklungslinien aus, zwischen denen sich, gleichsam wie in einem Kraftfeld, die Medizin unserer Tage bewegt. Gerade in der Bakteriologie sieht ROTHSCHUH in seinem 1978 erschienenen Buch über die Konzepte der Medizin in der Vergangenheit und Gegenwart den „mächtigste(n) Anstoß zum Übergang vom anatomischen zum kausalätiologischen, iatrotechnischen Denken am Krankenbett" (52), dem Denkkonzept also, welches er für die Medizin des XX. Jahrhunderts als das charakteristische bezeichnet; und man glaubt mitunter Extrema ätiologischer Forschungstätigkeit im Labor eines Robert KOCH vor sich zu haben, liest man heutzutage von der Züchtung der Arteriosklerose im Reagenzglas oder hört von Versuchen, die Ursachen der menschlichen Homosexualität durch Experimente an Ratten und weißen Mäusen aufzuklären.

Anmerkungen und Literatur

1. ASCHOFF, L.: Rudolf Virchow. Wissenschaft und Weltgeltung, Hamburg 1948, S. 50. — 2. Ibidem. — 3. DIEPGEN, P.: Der Arzt Rudolf Virchow und die Medizin seiner Zeit, in: Zeitschrift des Vereins für die Geschichte Berlins (1943) H. 2. — 4. Ibidem. — 5. KIRCHNER, K.: Robert Koch, Wien und Berlin 1924, S. 18; vgl. auch Karl WEZEL, Robert Koch. Eine biographische Studie, Berlin 1912, S. 18. — 6. UNGER, H.: Helfer der Menschheit. Der Lebensroman Robert Kochs, Leipzig 1929, S. 164; dieses Buch bildete die Grundlage für den im Jahre 1939 gedrehten Robert-Koch-Film. — 7. Ibid., S. 165f. — 8. Ibid., S. 166. — 9. Ibid., S. 167. — 10. Ibid., S. 168. — 11. Ibidem. — 12. Ibid., S. 175; vgl. auch Karl WEZEL, S. 18. — 13. LARTSCHNEIDER, J.: Hippokrates oder Virchow? Deutsches Arzttum am Scheideweg, Wien 1940, S. 3. — 14. DUTROCHET, René-Joachim-Henri D., 1776—1847. — 15. LARTSCHNEIDER, J., S. 5. — 16. RASPAIL, Francois Vincent R., 1794—1878. — 17. LARTSCHNEIDER, J., S. 9. — 18. Ibid., S. 6. — 19. Ibid., S. 8. — 20. Ibid., S. 9. — 21. Ibid., S. 59. — 22. DIEPGEN, P., und ROSNER, E.:

Zur Ehrenrettung Rudolf Virchows und der deutschen Zellforscher, in: Virchows Archiv für pathologische Anatomie und Physiologie und für klinische Medizin (im folgenden mit VA abgekürzt) 307 (1941) S. 457–489. – DIEPGEN sah sich schon in der Neuen Deutschen Biographie, Bd. 5, Berlin 1937, S. 372, dazu veranlaßt, darauf hinzuweisen, daß es sicher sei, daß in Virchows Adern rein arisches Blut fließe. Vgl. dazu Werner KÜMMEL, Rudolf Virchow und der Antisemitismus. Medizinhistorisches Journal 3 (1968) S. 165 bis 179. – **23.** Dies.: S. 481 u. S. 482. – **24.** Ibid., S. 484f. Eine Rassenlehre im faschistischen Sinne schuf Virchow nicht, leitete er doch aus seinen vergleichend-anthropologischen Untersuchungen keine Wertigkeitskriterien ab. Vgl. dazu Hans GRIMM, Ziele und Mittel der modernen Anthropologie, hundert Jahre nach R. Virchows gleichnamigem Vortrag (Hamburg 1876), in: Biologische Rundschau 15 (1977) S. 245–254. DIEPGEN hat sich noch zweimal mit dem Lebenswerk Virchows auseinandergesetzt, 1943 und 1946; vgl. Anm. 2 und Paul DIEPGEN, Rudolf Virchow, Persönlichkeit und Werk, in: Das Deutsche Gesundheitswesen 1 (1946) S. 800–809; am Schluß beider Aufsätze nimmt er zum Koch-Film Stellung: „Die Meinung, Rudolf Virchow habe die Verdienste und die Tragweite der Kochschen Arbeit nicht erkannt, er habe den Schöpfer der Bakteriologie in eigensinnigem Unverständnis, um nicht zu sagen, Mißgunst die verdiente Ehre verweigert, ist einfach nicht wahr.“ Ibid., S. 809. – **25.** ASCHOFF, L.: Rudolf Virchow. Wissenschaft und Weltgeltung, Hamburg 1948, S. 48. – **26.** Ibid., S. 50f. – **27.** Ein entsprechendes Dokument Virchows mit dem Bericht an das Kultusministerium konnte im Staatsarchiv der DDR, Dienststelle Merseburg, nicht gefunden werden. – **28.** ASCHOFF, Ludwig, S. 52f. – **29.** UNGER, Hellmuth, S. 166; siehe Anm. 8. – **30.** PAGEL, W.: Virchow und die Grundlagen der Medizin des XIX. Jahrhunderts. Jenaer medizin-historische Beiträge, H. 14, Jena 1931, S. 44; vgl. auch Paul DIEPGEN, Virchow und die Romantik, in: Deutsche Medizinische Wochenschrift 58 (1932) 1256–1258. DIEPGEN teilt nicht uneingeschränkt die Ansicht PAGELS, vielmehr knüpfe Virchow an Gedankengänge an, die zwar der Romantik geläufig waren, aber weit höher als diese in die Geschichte der Medizin hinaufreichen, zum Teil der Zeit der Romantik angehören, aber nicht eigentlich romantisch sind. Es hänge eben alles davon ab, was man unter Romantik verstehe. – **31.** DRIGALSKI, W. v.: Im Wirkungsfeld Robert Kochs, Hamburg 1948, S. 153. – **32.** VIRCHOW, R.: Krankheitswesen und Krankheitsursachen, VA 79 (1880) 201. – **33.** Ders.: Zum neuen Jahrhundert, VA 159 (1900) 13. – **34.** BOENHEIM, F.: Virchow. Werk und Wirkung, Berlin 1957, S. 23. – **35.** VIRCHOW, R.: Der Kampf der Zellen und Bakterien, VA 101 (1885) 9f. – **36.** Vgl. hierzu Johannes ORTH, Rudolf Virchow und die Bakteriologie, in: Deutsche Medizinische Wochenschrift (1910), und Felix MARCHAND, Rudolf Virchow als Pathologe, München 1902, S. 20. – **37.** VIRCHOW, R.: Über die Perlsucht der Hausthiere und deren Uebertragung durch die Nahrung. Berl. klin. Wochenschr. 17 (1880) 191. – **38.** Ibid., S. 211. – **39.** Siehe auch Rudolf VIRCHOW, Zum neuen Jahrhundert, VA 159 (1900) 17f. – **40.** Ders.: Die krankhaften Geschwülste. 30 Vorlesungen, gehalten während des Wintersemesters 1862 bis 1863 an der Universität Berlin, Bd. I 1863, Bd. II 1865, Bd. III 1867. – **41.** Ders.: Ueber Menschen- und Rindertuberkulose. Berl. klin. Wochenschrift (1901), 819; vgl. auch LÖHLEIN, M., Rudolf Virchow und die Entwicklung der ätiologischen Forschung, VA 235 (1921) 230; LUBARSCH, O., Der Einfluß Robert Kochs auf die pathologische Morphologie und allgemeine Therapie, Berl. klin. Wochenschrift (1932) 480; MARCHAND, F., Rudolf Virchow als Pathologe, München 1902, S. 20ff; ORTH, J., Rudolf Virchow und die Bakteriologie, Deutsche Medizinische Wochenschrift (1910), und POSNER, C., Rudolf Virchow, Wien/Berlin/Leipzig/München 1921, S. 53f. – **42.** LÖHLEIN, M.: S. 227; vgl. Berliner klin. Wochenschr. (1884) 524f. – **43.** POSNER, C., S. 80f. – **44.** LÖHLEIN, M., S. 228. – **45.** VIRCHOW, R.: Krankheitswesen und Krankheitsursachen, VA 79 (1880) 220. – **46.** Ders.: Der Kampf der Zellen und Bakterien, VA 101 (1885) 10. – **47.** Ders.: Hundert Jahre Allgemeiner Pathologie, Berlin 1895, S. 40. – **48.** Ders.: Zum neuen Jahrhundert, VA 159 (1900) 18. – **49.** ERNST, P.: Virchows Cellularpathologie einst und jetzt, VA 235 (1921) 140. – **50.** VIRCHOW, R.: Der Kampf der Zellen und Bakterien, VA 101 (1885) 9. – **51.** GRUBER,

G. B.: Robert Koch und Rudolf Virchow, Mitteilungen des Universitätsbundes Göttingen 20 (1939) 1, S. 16. — 52. ROTHSCHUH, K. E.: Konzepte der Medizin in Vergangenheit und Gegenwart, Stuttgart 1978, S. 435.

Anschr. d. Verf.: Dipl.-Med. H.-U. LAMMEL, Institut für Geschichte der Medizin des Bereiches Medizin (Charité), DDR-1086 Berlin, Universitätsstraße 3b

Von der Agarplatte zum Genetic Engineering — Zum Wechselverhältnis von methodischem Fortschritt und Erkenntnis[1])

Von S. ROSENTHAL und H. A. ROSENTHAL

Am besten ehrt man einen bedeutenden und berühmten Forscher, indem man belegt, wie sich durch seine Arbeiten neue Dimensionen der Erkenntnis den Zeitgenossen und Nachfahren auftaten, und welche methodischen, methodologischen Entwicklungen auf ihn zurückgehen, die den weiteren Gang der Wissenschaft maßgeblich beeinflußten und das Tor zur Formierung neuer Gebiete eröffneten. Fragt man sich, welche der vielen bedeutenden Beiträge Robert KOCHS denn in den Rang erhoben werden könnten, als „Lokomotiven" des wissenschaftlichen Voranschreitens bezeichnet zu werden, so muß man auch eine methodische Neuerung, ein von KOCH entscheidend verbessertes Verfahren nennen, den **festen Nährboden.** Diesen konnte er Schritt für Schritt so gestalten, daß er zuletzt in der Form der mit Agar-Agar verfestigten Nährbodenplatte in der Petrischale den Ausgangspunkt für eine vielfältige Entwicklung der Mikrobiologie, Zellzüchtung, Virologie, Mikroben- und Zellgenetik bildete, die bis heute anhält und weit über das hinausgeht, was KOCH unmittelbar anstrebte. Bevor wir uns den Details zuwenden, lassen Sie uns sagen, daß ohne die Agarplatte keine Molekularbiologie, keine Molekulargenetik, keine Antibiotikaära, keine modernen bakteriologischen und virologischen Impfstoffe, Diagnosen und Forschungen denkbar wären.

Vielleicht wird man es dieser einfachen Vorrichtung, wie sie eine Agarplatte nun einmal darstellt, nicht zutrauen, daß sie eine solche überragende Bedeutung hat, aber gerade im Einfachen liegt das Geniale, und ganz versteht man das Problem erst, wenn man sich den Zustand der Mikrobiologie vor der Agarplatte vergegenwärtigt:

Die Kultivierung von Bakterien und niederen Pilzen erfolgte zunächst ausschließlich in flüssigen Nährmedien. Das Problem der Sterilisierung der Medien und Gerätschaften wurde bereits beherrscht, das Problem der Identifizierung der in die Kultur genommenen Keime jedoch nicht. Meistens gerieten verschiedene Bakterienarten gleichzeitig in das Medium, wenn der Experimentator aus dem Patienten- oder sonstigen Ausgangsmaterial die Nährlösung beimpfte, weil auch unspezifische Begleitflora oder Zufallskeime anwesend waren. Infolgedessen wuchs ein Gemisch von Mikroben heran, und es war außer der Trübung der Kultur nichts zu sehen. Unter dem Mikroskop ergaben sich entsprechende Bilder von Mischungen völlig unterschiedlicher Organismen, so daß eine Entscheidung, welcher Mikroorganismus für das eigentliche pathogene Geschehen verantwortlich sei, nicht gefällt werden konnte. Benötigt wurde eine **Reinkultur.** Ein Schüler Pasteurs, der englische Chirurg LISTER, der zum Begründer einer antiseptischen Operationstechnik wurde, bei der als Folge von Infektionen nur noch 10% an Stelle von 50 bis 70%

[1] Nach einem Vortrag vor der Berliner Physiologischen Gesellschaft am 24. März 1982 aus Anlaß des 100. Jahrestages des Vortrags Robert Kochs vor dieser Gesellschaft über die Entdeckung des Erregers der Tuberkulose

Todesfällen auftraten, hatte versucht, das Problem mit Hilfe einer Verdünnungsreihe zu lösen. Wenn zwischen der Begleitflora und dem gesuchten Keim bei dem benutzten Kulturverfahren ein Unterschied in der Wachstumsgeschwindigkeit zugunsten des gesuchten Keims existierte, gelangte man tatsächlich zum Erfolg. Am Ende der Verdünnungsreihe waren nur noch die gesuchten Bakterien zugegen. Wenn solche Unterschiede nicht oder in umgekehrter Richtung vorhanden waren, versagte LISTERS Methode.

KOCH kannte diese Schwierigkeiten und stellte Überlegungen an, einen festen Nährboden zu schaffen, auf dessen Oberfläche einzelne Keime zu Kolonien auswachsen konnten. Ein derartiges Oberflächenwachstum kannte man durch Naturbeobachtung: Wachstum von Pilzen und Bakterien in Kolonieform auf der Oberfläche von Brot, Fleisch, angeschnittenen Kartoffeln, Obst, an Baumstämmen usw. Für praktische Zwecke schied z. B. die Kartoffel aus. Sie konnte in der Medienzusammensetzung nicht beeinflußt werden, war also nicht variabel und bot vielen Keimen keine oder unzureichende Wachstumsbedingungen.

KOCH versuchte es mit Gelatine. Diese verfestigte zwar die Nährflüssigkeit, hatte jedoch andere Nachteile. Bei höheren Temperaturen wurde sie wieder flüssig; außerdem wurde sie von den Bakterien verstoffwechselt und dabei ebenfalls verflüssigt. Der Gelatinenährboden war die Grundlage für die Isolierung und Identifizierung des Tuberkelbakteriums. Dieser säurefeste Keim wächst sehr langsam, erst nach Wochen sind Kolonien nachweisbar. Nach der LISTER-Methode wäre er auf Grund seiner Wachstumseigenschaften nicht nachweisbar gewesen.

Im Jahre 1883 gelang nach langem Suchen der große Wurf. Es ist überliefert, daß dabei der Zufall eine Rolle gespielt hat, wie dies ja häufiger bei wichtigen Entdeckungen der Fall ist, wenn der Entdecker die Fähigkeit besitzt, die Gunst der Stunde zu nutzen und die Bedeutung des Zufallsbefundes zu erfassen. Jedenfalls wird berichtet, daß ein Mitarbeiter KOCHS, Dr. Walter HESSE, von seiner Ehefrau den Rat erhielt, Agar-Agar zur Herstellung eines festen Nährbodens auszuprobieren. Sie verwendete diese Substanz, die sie von Freunden aus Indonesien erhalten hatte, zum Gelieren von Speisen und Puddings in der Küche. Die von HESSE und dann auch von KOCH angestellten Versuche verliefen erfolgreich (v. GIERKE, 1935). Von diesem Zeitpunkt an können Mikroben auf einem festen Nährboden gezüchtet, mit bloßem Auge beurteilt und abisoliert werden (und zwar auch im genetischen Sinne als Klone).

Dieser Agarnährboden hat Furore gemacht und der Forschung und Diagnostik bis in die neuesten und modernsten Richtungen gedient. Es wurden viele Variationen erdacht, von denen die Rede sein wird. Aber das Grundprinzip — die Erkenntnis, daß der feste Nährboden die Voraussetzung für die Beherrschung der Mikrobenwelt ist — geht auf die Agarplatte zurück.

Die Vorteile des Agars:

Er wird von Bakterien und anderen Organismen nicht verstoffwechselt. Von dieser Regel gibt es nur ganz wenige und medizinisch völlig uninteressante Ausnahmen. Er läßt sich reinigen und autoklavieren. Er läßt sich beliebig mit einem Nährmedium mischen.

Welche Entdeckungen und Entwicklungen basieren auf der Agarplatte?

Wir werden nicht auf die Möglichkeiten der Identifizierung von Bakterien und Pilzen eingehen. Allein dieses Gebiet ist riesig genug, um stundenlange Vorträge zu initiieren. Auch das verwandte Gebiet der mikrobiologischen Routinediagnostik für die Klinik oder für die Forschung werden wir nicht behandeln.

TWORT (1915) und D'HÉRELLE (1917) entdeckten die Viren der Bakterien, die von letzterem als Bakteriophagen bezeichnet wurden. Viele Jahre lang erfolgte der Nachweis des bakterienfressenden Prinzips entweder als Klärung einer trüben Kultur der Wirtsbakterien oder auf der Agarplatte durch Aufbringung eines Tropfens mit Phagen auf einen dichten Zellrasen des Wirtsbakteriums. An der betreffenden Stelle entstand im Zellrasen ein leerer Fleck. 1936 wurde von GRATIA eine verbesserte Methode eingeführt. Zellen und Phagen werden mit Medium, das etwas Agar enthält, auf den festen Nährboden als Oberschicht-Weichagar ausgegossen. Nach der sofort einsetzenden Erstarrung der zweiten Schicht beginnen Zellteilungen mit der Bildung eines dichten Rasens von 1—2 mm Dicke, und Zellyse tritt in Form von kreisrunden Löchern oder Plaques im Rasen an den Stellen auf, wo Bakterien durch Phagen infiziert worden sind. Da im Prinzip ein Plaque durch ein Phagenpartikel initiiert werden kann (infolge einer Art Kettenreaktion), ergeben sich a) eine äußerst einfache Methode der quantitativen Bestimmung der Phagen und b) eine der Abimpfung einzelner Bakterienklone adäquate und analoge Methode der Isolierung von Viren als Nachkommen eines einzigen Viruspartikels.

Diese Methode wurde zu einer wesentlichen Grundlage der Entwicklung der Phagengenetik, die ihrerseits bekanntlich zu einer entscheidenden Quelle der Molekularbiologie wurde.

Später lernte man, tierische Zellen mit einem tierpathogenen Virus zu infizieren und mit Agar zu überschichten. Es werden dann in ganz analoger Weise Virusplaques ausgebildet. Derartige Methoden wurden von DULBECCO und VOGT (1953) in bewußter Übernahme aus der Bakteriophagenforschung in die tierische und Humanvirologie eingeführt. Dies wurde zur Basis der gesamten Virusgenetik (Abb. 1).

Martha VOGT ist übrigens die Tochter des Hirnforscher-Ehepaars VOGT. Oscar und Cecilie VOGT haben in Berlin-Buch das Institut für Hirnforschung gegründet, das auch ihren Namen an seiner Stirnseite in einer Gedenktafel trägt und heute das Zentralinstitut für Krebsforschung der Akademie der Wissenschaften beherbergt.

Eine Modifikation der Plaquebildung in einem Rasen tierischer Zellen ist die Focusbildung durch ein Tumorvirus. Nach Infektion z. B. einer Hühnerfibroblastenzelle mit dem Rous-Sarkom-Virus wird diese transformiert, sie rundet sich ab und beginnt als Tumorzelle mit unkontrollierten Teilungen. In einem Rasen normaler fibroblastischer, langgestreckter Zellen wird ein Focus, eine Kolonie von Tumorzellen, sichtbar. Es war diese von TEMIN und RUBIN (1958) entwickelte durchaus einfache Technik, die es ermöglichte, die Molekularbiologie eines RNA-Tumorvirus voranzubringen. Eine Agarplatte, auf der einzelne genetische Varianten des Rous-Sarkom-Virus ab-

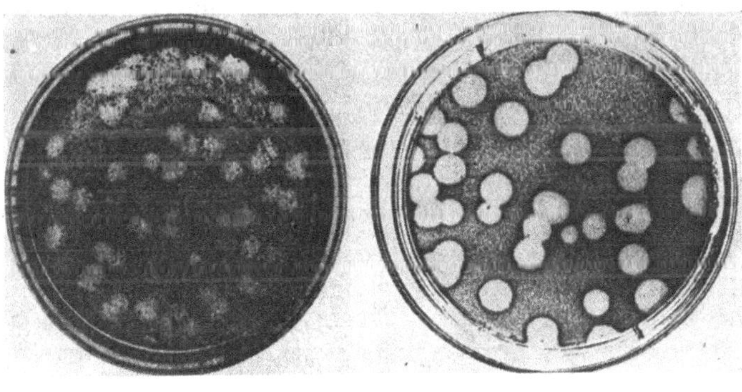

Abb. 1. Plaquebildung durch Viren auf einem Rasen tierischer Zellen.
Links: Westliches Pferde-Enzephalomyelitis-Virus auf embryonalen Hühnerfibroblasten
Rechts: Poliomyelitis-Virus auf Hela-Zellen

isoliert werden konnten, stand bei der Entdeckung des src-Gens dieses Virus Pate. Heute ist gesichert, daß dieses Gen a) als Teil des Virusgenoms in der infizierten Zelle eine Proteinkinase hervorbringt, welche die eigentliche Umschaltung der Normalzelle in eine Tumorzelle herbeiführt, und b) auch Teil des Genoms einer Normalzelle sein kann und dann durch die Infektion mit dem Rous-Sarkom-Virus aktiviert wird.

Auch zu dieser fundamentalen Erkenntnis, die ein völlig neues Licht auf den generellen Prozeß der virusinduzierten und zellgenaktivierten Krebsentstehung wirft, hat im übertragenen Sinne die Agarplatte der Kochschen Schule beigetragen. Sie ist in noch weiteren Fällen fruchtbar gewesen.

Wiederum unter Mitwirkung des Zufalls, diesmal in Gestalt eines kleinen Laborunfalls, einer kleinen Unachtsamkeit einer MTA, findet Alexander Fleming (1929) auf einer Agarplatte die Kolonie eines aus der Luft gelandeten Keims von *Penicillium notatum*, in deren Umkreis die dort eigentlich ausgesäten Kokken nicht gewachsen waren. Er ist, obwohl darauf nicht vorbereitet, in der Lage zu erkennen, daß er ein antibiotisches Prinzip in der Hand hat, das erste — Penicillin.

In einer Flüssigkultur wäre dieses Phänomen wahrscheinlich übersehen worden, ganz davon zu schweigen, daß die engen Flaschenhälse bei Flüssigkulturen weniger Chancen für eine Kontamination bieten als die Petrischale. Wie oft vor Fleming ist dasselbe gesehen und übersehen worden?

1952 entwickelt das Ehepaar Lederberg eine elegante Methode zur endgültigen Widerlegung der Hypothese, Antibiotikaresistenz käme über den Kontakt, über die Auseinandersetzung der Bakterien mit dem Antibiotikum zustande. Wiederum steht die Agarplatte Pate.

Worum ging es eigentlich? Es ging um die Frage, ob die anfangs nicht vorhandene erbliche Eigenschaft der Resistenz unabhängig vom Milieu zufällig bei einigen wenigen Individuen auftritt und das antibiotikumhaltige Medium lediglich die Rolle des Selektionsfaktors übernimmt, oder ob die Anwesenheit des Antibiotikums zur Erzeugung der Resistenz notwendig sei im Sinne einer irgendwie gearteten Induktion einer erblich werdenden Eigenschaft, also um die Frage: Mutation und Selektion oder Vererbung erworbener Eigenschaften (im Sinne des Lamarckismus).

Diese Frage war experimentell bis zu diesem Zeitpunkt noch nicht entschieden, hatte im konkreten Fall auch nicht entschieden werden können, weil man stets in Gegenwart des Antibiotikums arbeiten mußte. Die Lederbergs nannten ihre Methode „Replica-Technik" (Abb. 2).

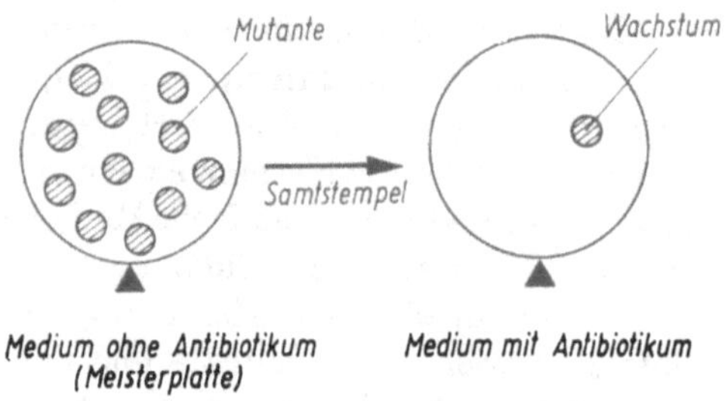

Abb. 2. Replica-Technik von Lederberg und Lederberg (1952) zur Auffindung von antibiotikaresistenten Mutanten in Abwesenheit des Antibiotikums. Erläuterungen s. Text

Sie arbeiteten mit zwei Agarplatten, von denen eine ohne, die andere mit Antibiotikum supplementiert war. Sie säten auf die Platte ohne Antibiotikum eine Anzahl von Bakterienzellen aus, so daß einzelne Kolonien entstanden. Danach übertrugen sie mit einem sterilen Samtstempel in gleichbleibender räumlicher Orientierung das Koloniemuster auf die Platte mit dem Antibiotikum. Die feinen Samthärchen wirkten wie Impfnadeln, die von den Kolonien der ersten Platte jeweils einige Zellen abhoben und auf die neue Platte aufimpften, auf der dann nur wenige Kolonien entstanden. Indem sie diese Kolonien auf der Ausgangsplatte identifizieren, d. h. die Elternkolonie auffinden konnten und zeigten, daß bereits diese Elternkolonie resistent war, ließ sich mühelos beweisen, daß die Resistenz nicht durch den Kontakt mit dem Faktor, sondern bereits vorher und völlig unabhängig aufgetreten war.

Es war diese genial einfache Versuchsanordnung, diese Variation der Agarplatte, die erstmals absolut eindeutig den Lamarckismus widerlegte. Bis heute bilden den einzigen Mechanismus, den wir als verantwortlich für die Entstehung genetischer Varianten erkannt haben, die verschiedenen Prozesse der Veränderung der Basensequenz der DNA, die unter dem Begriff „Mutation" subsummiert werden. Es würde zu weit führen, wenn wir näher darlegen wollten, welche durchaus unterschiedlichen Ereignisse dieses Wort ausdrückt. Auf jeden Fall sind sie keine Antwort des Organismus im Sinne einer Gerichtetheit der Umwelteinflüsse auf das Erbmaterial.

Die in den 50er und 60er Jahren entwickelten biologischen Techniken der Molekulargenetik fußten sämtlich auf der Agarplatte, da man einzelne genetische Varianten als Kolonien erkennen und isolieren konnte. Das trifft auf die genetische Transformation von Bakterien durch freie DNA ebenso zu wie auf die Transduktion mittels Phagen und die Konjugation zwischen männlichen und weiblichen Bakterien. Die Entdeckung einer Spielart der Sexualität bei Bakterien ist auch mit auf die von Koch und Mitarbeitern eingeführte Agarplatte zurückzuführen.

Erwähnung finden sollen auch die immunologisch-serologischen Techniken, bei denen in einem agarhaltigen Medium z. B. Antigen und Antikörper infolge Diffusion aufeinandertreffen und Präzipitationslinien ergeben, die sichtbar werden. Wahrscheinlich sind die verschiedenen Gele, die für Elektrophoresen ersonnen wurden, im Grunde wiederum nur Weiterentwicklungen des Agargels, das im Laufe von nahezu 100 Jahren in etwas unterschiedlicher Gestalt so vielfältigen Zwecken dienen konnte.

Bei der Besprechung der modernen Gentechnik wird die Agarplatte uns noch einmal begegnen, und zwar für völlig neuartige Screeningverfahren zur Auffindung von Bakterienklonen mit eingebauten Fremdgenen, und deshalb möchten wir schon hier folgende Bemerkung einfügen:

Die Wechselwirkung von methodischem Fortschritt und Erkenntnisfortschritt erscheint in unserer Darstellung vielleicht etwas einseitig nur als Wirkung einer Methode auf das Wissen. Wir haben natürlich bewußt die Agarplatte hervorgehoben, ebenso hätten wir ausführen können, wie z. B. die schrittweise erzielten Erkenntnisse ihrerseits Anlaß waren, um immer neue Variationen und Anwendungsmöglichkeiten des Grundgedankens hervorzubringen. Wir verweisen in diesem Zusammenhang auf das vor 10 Jahren im Akademie-Verlag erschienene Buch „Phagen und die Entwicklung der Molekularbiologie". Man lese den von Dulbecco (1972) verfaßten Bericht, wie er Zug um Zug unter Nutzung verschiedener Ergebnisse und mittels Intuition zu seiner Methode der Erzeugung von Plaques durch tierische Viren in einem Rasen tierischer Zellen gelangte. Wir möchten auch den interessanten Artikel von Rapoport (1981) als theoretischen Ausdruck dessen zitieren, was wir am Beispiel des mit Agar verfestigten Mediums vorstellen wollen.

Mit Beginn der 70er Jahre wurden wir Zeuge einer methodischen Explosion. Es wurden verschiedene, z. T. bereits erprobte und völlig neuartige Techniken miteinander verknüpft und die Überwindung einer fundamentalen Erkenntnisschranke der Biologie erreicht, nämlich die Auflösung der Barriere der genomischen Komplexität, der scheinbar undurchdringlichen Ganzheit des Erbmaterials vor allem der höheren Lebewesen. Es wurde möglich, einzelne Gene von Mensch, Tier, Pflanze, Mikroorganismus und Virus zu isolieren und vollständig zu charakterisieren, d. h. in allen Einzelheiten bis hin zur Sequenz der Basen, also der tatsächlich vorhandenen genetischen Information, zu entschlüsseln, im Reagenzglas zu synthetisieren und abzuwandeln, kurz, mit Genen in der Weise umzuspringen, wie es ein Chemiker mit Molekülen tut.

Das Ganze mündete in Experimente, in denen Bakterienzellen und Zellen tierischer, pflanzlicher und auch menschlicher Herkunft auf eine bis dahin kaum vorstellbare Art genetisch manipuliert wurden. In vielen Laboratorien gelingt es jetzt, einfachste Organismen, z. B. Bakterien zu erhalten, die ein menschliches Gen beherbergen und sogar das Eiweiß produzieren, das in diesem Gen kodiert ist. Man kann auch umgekehrt eine Zelle menschlicher Herkunft derart manipulieren, daß sich in ihr das Gen eines Bakteriums ausprägt. Es sind alle Kombinationen machbar geworden. Selbstverständlich müssen die Produkte der Fremdgene mit dem Leben des Wirtes vereinbar sein. Eierlegende Woll-Milch-Schweine werden deshalb nur als humorvolle Phantasievorstellung existieren, und man kann auch nur mit Genen arbeiten, für die man in irgendeiner Weise Methoden der Erkennung zur Verfügung hat, was für die äußerst komplexen Eigenschaften, die uns Nutztiere und Nutzpflanzen so wertvoll machen, auf der molekularen Ebene noch nicht (bzw. nur in ersten Anfängen) der Fall ist. Nach wie vor gilt: ein Gen — eine Polypeptidkette.

Aus der Mikrobiologie wurden folgende Methoden der neuen Gentechnik einverleibt:

1. Der Transfer von bakterieller DNA sowohl chromosomaler wie auch von Plasmidherkunft und von DNA aus Viren bzw. Phagen in Mikroorganismen, insbesondere *E. coli*, war zu gut reproduzierbaren quantitativen Verfahren entwickelt worden. Ein erfolgreicher Gentransfer konnte an Hand der im Empfänger auftretenden neuen genetischen Marken (Eigenschaften) sicher und einfach nachgewiesen werden. Allerdings waren Spender und Empfänger stets von der gleichen Art. Von Restriktionsenzymen eines mikrobiellen Empfängers, die die DNA aus fremdartigen Spendern sofort erkennen und zerschneiden, was Bakterien gegen derartige Invasionen schützt, wußte man noch nichts.

An dieser Stelle sei daran erinnert, daß das erste geglückte mikrobielle Gentransferexperiment mit freier Nukleinsäure an einem pathogenen Pneumokokkenstamm erfolgte. Insbesondere die Arbeit von Avery u. Mitarb. (1944) stellte ein Schlüsselexperiment vor, das zu einem Wegbereiter der Molekularbiologie wurde:

Erstmals wurde gezeigt, daß freie DNA Träger vererbbarer und übertragbarer Eigenschaften ist. Für uns heute Lebende, deren wissenschaftlicher Weg in der Ära der Erforschung der DNA-Struktur begann, ist der Kampf um diese Erkenntnis, die seit Anfang der 30er Jahre Averys Laboratorium über ein Jahrzehnt bewegte, kaum nachzuvollziehen (Mc Carty, 1980). Es handelt sich übrigens um eine der großen Entdeckungen, die nicht mit dem Nobelpreis geehrt wurden. Mit den ersten Wogen des internationalen molekularbiologischen Fortschritts in der Mitte der 50er Jahre kam die Kenntnis über diese Experimente auch zu uns und fand Eingang in die experimentelle Forschung und in die biochemischen und genetischen Lehrbücher.

2. Mit der Entdeckung des Prinzips der Modifikation und Restriktion von DNA in Bakterien (Luria und Human, 1952; Arber, 1965, 1974) und der Isolierung

der Enzyme, die DNA restringieren, d. h. zerschneiden, gelang es schlagartig, verschiedene Größenklassen definierter DNA-Fragmente zu gewinnen (SMITH und NATHANS, 1973). Restriktionsenzyme sind Endonukleasen, die kurze spezifische Basensequenzen in jedweder DNA, unabhängig von deren Ursprung, erkennen und hydrolytisch spalten. Durch die enzymatische Reaktion entstehen bei den Restriktasen der Klasse II überlappende einsträngige DNA-Enden. Mit dem gleichen Enzym gewonnene DNA-Fragmente anderer Herkunft können nun wegen der Identität und Komplementarität ihrer überlappenden Enden im Reagenzglas ohne weitere Manipulationen miteinander verknüpft werden (Abb. 3).

3. Ein anderer Weg, doppelsträngige spezifische DNA in die Hand zu bekommen, besteht in der Ausnutzung der reversen Transkriptase, eines in RNA-Tumorviren enthaltenen Enzyms, das einsträngige RNA in DNA transkribiert (Abb. 4). Damit kann jedwede einsträngige RNA, z. B. mRNA für ein Protein oder virale RNA, als Matrize für eine DNA-Synthese dienen.

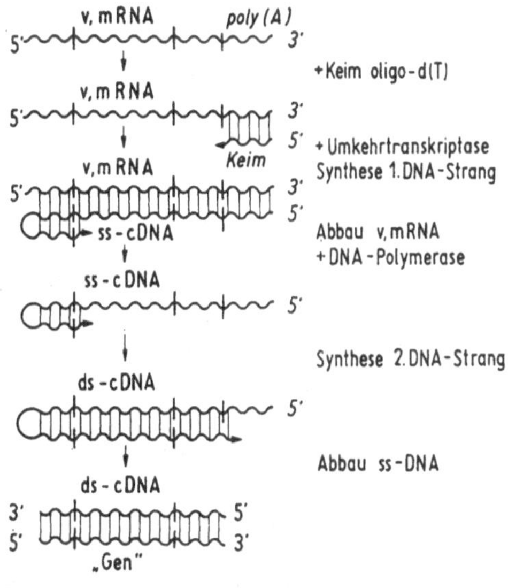

Abb. 4. Enzymatische Synthese von komplementärer cDNA.

v = viral, m = messenger, ss = single stranded, ds = double stranded

4. Es wurde dadurch möglich, im Reagenzglas in eine Vektor-DNA (Plasmid- oder Phagen-DNA) einen fremden DNA-Abschnitt einzusetzen. Unter Nutzung der bereits entwickelten Gentransfertechniken konnte eine solche Rekombinanten-DNA in einen Empfänger eingeführt und überprüft werden, ob dieser (meist ein Bakterium) die fremde DNA toleriert und akzeptiert, d. h. vermehrt und ihre genetische Information entschlüsselt, also ge-

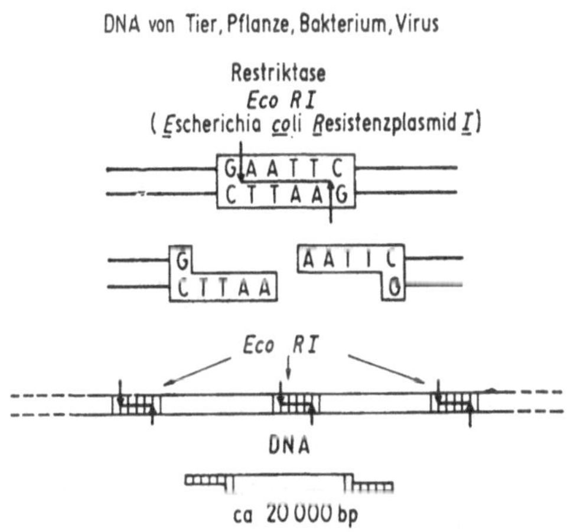

Abb. 3. DNA-Spaltung durch Restriktasen. Erläuterungen s. Text; bp = Basenpaare

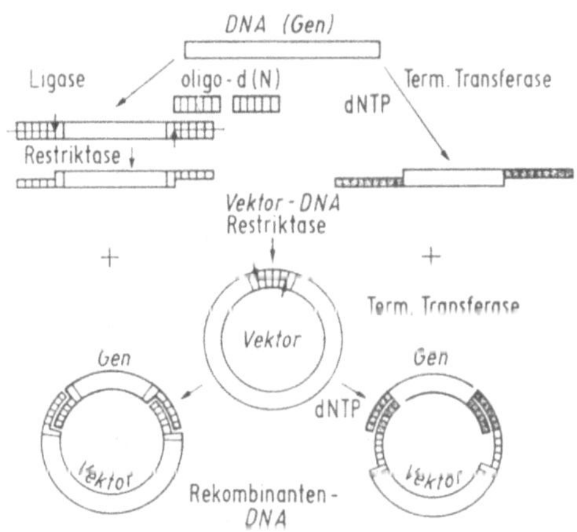

Abb. 5. Herstellung von Rekombinanten-DNA. dNTP = Desoxyribonucleosidtriphosphat, Term. = Terminale

gebenenfalls auch in ein Proteinprodukt übersetzt (Abb. 5).

Für die praktische Durchführung dieser neuen Experimente verwendet man häufig ein Plasmid als Vektor-DNA, das seinem bakteriellen Wirt Resistenz gegen zwei verschiedene Antibiotika verschafft, gegen Penicillin bzw. Ampicillin und gegen Tetracyclin. Der Einbau der fremden DNA kann z. B. innerhalb des Gens für die Ampicillinresistenz vorgenommen werden, wodurch das Genprodukt, eine Ampicillin spaltende ß-Lactamase, nicht mehr funktionstüchtig auftritt und die Eigenschaft der Resistenz gegen Ampicillin umschlägt in eine Empfindlichkeit gegenüber diesem Antibiotikum.

Man kann selbstverständlich auch umgekehrt vorgehen und das Gen für Tetracyclinresistenz zum Einbau für die fremde DNA benutzen. Im Erfolgsfall verschwindet dann diese Eigenschaft. Mit den bekannten Selektionsverfahren auf festen Nährböden mit und ohne die jeweiligen Hemmstoffe läßt sich dann leicht eine erste Auswahl derjenigen Bakterienklone vornehmen, denen als Folge des Einbaus des fremden Gens eine der beiden Resistenzen verlorengegangen ist. Es wird zumeist eine Modifikation der LEDERBERGschen Replika-Technik verwendet, bei der man auf einer Meisterplatte die Kolonie identifiziert und für weitere Untersuchungen heranzieht, die auf der zweiten Platte wegen der abhandengekommenen Resistenz fehlt.

Auch der nächste Schritt geht von einer Variation der Agarplatte aus. Es handelt sich um eine 1975 von GRUNSTEIN und HOGNESS angegebene Methode zum Nachweis spezifischer DNA-Sequenzen in Bakterienklonen mittels In-situ-Hybridisierung von radioaktiv markierter Nukleinsäureprobe und dem eingebauten Gen in der Bakterien-DNA quasi auf der Agarplatte. Dies ist die bisher letzte Variante der Agarplatte.

Die verdächtigen, gegen eines der Antibiotika empfindlich gewordenen Bakterienkolonien werden erneut auf einer Agarplatte verimpft, und nach Auswachsen der Kolonien wird entsprechend der Methode von LEDERBERG ein Duplikat angefertigt. Sind auch diese Kolonien gewachsen, werden sie lysiert. Man legt dann ein rundes Filterpapier vom Durchmesser der Petrischale auf den Agarnährboden, wodurch sich jeweils an den Stellen, wo sich zuvor die jetzt lysierten Kolonien befanden, die Extrakte in das Filterpapier saugen. Durch Erhitzen wird die bakterielle DNA in ihre Einzelstränge aufgeschmolzen (durch Lösen der die DNA-Stränge verbindenden Wasserstoffbrücken). Das Filterpapier wird mit einer kleinen Menge einer hochradioaktiv markierten spezifischen Nukleinsäureprobe übergossen. Diese Nukleinsäure muß wenigstens ein Stückchen der gesuchten Gensequenz enthalten. Ist das gesuchte Gen in dem Bakterienklon vorhanden gewesen, so bindet sich die Indikatorprobe infolge der Komplementarität der Basenpaare an die aufgeschmolzene DNA im Filter und bleibt dort haften. Die auf dem Filter gebundene Radioaktivität kann mit autoradiographischen Methoden sichtbar gemacht werden. Intensive Schwärzungen des Röntgenfilms werden durch besonders lange komplementäre DNA-Abschnitte ausgelöst (LIEBSCHER u. Mitarb., 1980; Abb. 6). Man kann die solchen intensiven Schwärzungen entsprechenden Bakterienklone auf der LEDERBERGschen Meisterplatte identifizieren und Reinkulturen herstellen, aus denen dann die DNA für weitere Charakterisierungen gewonnen werden kann. Die Bakterien können nun auch daraufhin untersucht werden, ob sie das fragliche oder gewünschte Eiweiß produzieren.

Ein kritischer Punkt dieses Verfahrens besteht in der Bereitstellung der hochmarkierten Nukleinsäureprobe. Während man bei der Transformation mit der rekombinanten Vektor-DNA auch mit Gemischen von Genen und sonstiger DNA

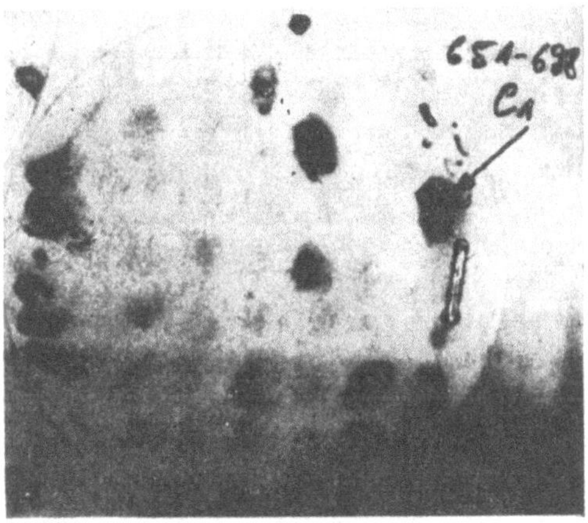

Abb. 6. Nukleinsäure-Hybridisierungstechnik in situ nach GRUNSTEIN-HOGNESS (1975). Erläuterungen s. Text

arbeiten kann, weil das Transformationssystem selbst stets eine Molekülseparierung vornimmt, so daß jeder Klon höchstens ein DNA-Molekül aufgenommen hat, muß die spezifische Probe so rein wie irgend möglich sein. Sie kann bestehen aus

a) mRNA mit der Information für ein spezifisches Protein;
b) cDNA, synthetisiert an einer mRNA-Matrize mit Hilfe der reversen Transkriptase;
c) durch chemische Synthese hergestellten Oligonukleotiden, wenn eine kurze Aminosäuresequenz des gesuchten Genprodukts bekannt und dadurch entsprechend dem universellen genetischen Code ein Rückschluß auf die Basensequenz möglich ist;
d) viraler DNA oder RNA, falls Virussequenzen kloniert wurden.

Steht keine hochreine spezifische Probe zur Verfügung, so kann eine Ergänzung des Screenings mittels weiterer Verfahren, auf die hier nicht eingegangen werden soll, erfolgen.

Besondere Schwierigkeiten treten auf, wenn eine spezifische DNA-Sequenz unter 10000 und mehr anderen Sequenzen nachgewiesen werden soll. Dies ist z. B. der Fall bei der Klonierung genomischer DNA-Fragmente tierischer oder pflanzlicher Zellen. Bekanntlich enthält das Genom einer Humanzelle mehr als 100000 verschiedene unikale Gene. Spaltung dieser genomischen DNA z. B. mittels der Restriktase EcoRI liefert eine Population von annähernd einer halben Million in ihrer Sequenz unterschiedlichen DNA-Fragmenten, die im Durchschnitt 20000 Basenpaare lang sind und identische Restriktionsenden besitzen. Diese lassen sich gut in den EcoRI-Ort der DNA einer lambda-Phagenmutante (Sicherheitsvektor Charon 8) einbauen und dann in *E. coli* klonieren. Die effektivsten Verfahren arbeiten mit Rekombinanten-DNA, die im Reagenzglas mit Phagenproteinen zu Phagenpartikeln verpackt wurde.

Eine Bank mit Bakterienklonen humaner genomischer DNA müßte aus mindestens einer halben Million Klone bestehen, um mit Sicherheit in einer solchen Bank ein Fragment mit dem gesuchten Gen zu isolieren.

D. H. LIEBSCHER (1982) hat am Zentralinstitut für Molekularbiologie der AdW für das gut charakterisierte und in großem Umfang in der Gentechnik als Vektor eingesetzte *E. coli*-Plasmid pBR 322 ein ökonomisches und sicheres Screening-Verfahren entwickelt, um unter einer sehr großen Zahl von Klonen den einen oder die wenigen mit dem gesuchten DNA-Abschnitt aufzufinden. pBR 322 besitzt außerdem einen wichtigen Vorteil gegenüber Phagen-DNA als Vektor, da es eine wesentlich größere Längenheterogenität der Fremd-DNA-Moleküle toleriert.

Es handelt sich um einen Trick, der das KOCHsche Verfahren der Isolierung einzelner Zellen und Klone und das LISTERsche Verfahren der Auffälligmachung einer Species in einem Gemisch von Arten in geschickter Weise miteinander kombiniert.

Die spezifische Rekombinante wurde noch in einem Mischungsverhältnis von 10^{-4} nachgewiesen. Mit dieser Methode kann eine Person innerhalb von 14 Tagen das Screening von 50000 Kolonien bei minimalem Materialeinsatz, hoher Sicherheit und großer Empfindlichkeit des Verfahrens bewerkstelligen. Die gesamte Bank befindet sich in 50 Mikrotiterplatten.

Was Zielstellungen und Ergebnisse des Einsatzes gentechnischer Methoden in der Mikrobiologie und Parasitologie anbelangt, so zeichnen sich folgende Linien und Tendenzen ab:

1. Es ist bekannt, daß gentechnisch manipulierte *E. coli*-Bakterien als biologische Fabrik zur Produktsynthese von Human- und Tierproteinen, insbesondere von Peptidhormonen, im Labor und bereits im industriellen Maßstab in der technischen Mikrobiologie eingesetzt werden. Es wird weltweit daran gearbeitet, die Syntheseleistungen solcher manipulierter *E. coli*-Stämme in viele Richtungen hin zu erhöhen (Tab. 1).

2. Mittels der Gentechnik wird intensiv versucht, die Genstruktur von *E. coli* vollständig zu erschließen. Hierunter fällt nicht nur die inzwischen begonnene molekulare Feinanalyse mehrerer Dutzend Gene, sondern auch die Aufklärung funktioneller Genkomplexe sowie von Regulatorsequenzen für die DNA- und RNA-Synthese. So hat z. B. die seit einigen Jahren steckengebliebene Forschung über die Regulation der DNA-Synthese und der DNA-Replikation neuen Auftrieb erhalten. Es konnten die in diesem Zusammenhang interessanten DNA-Sequenzen, an denen der Start der DNA-Replikation erfolgt, kloniert und über diesen Weg vermehrt werden. Nunmehr können damit eingehende Strukturanalysen angestellt werden.

3. Besonderes Interesse rufen mikrobielle Gene und Gengruppen hervor, deren Genprodukte in der technischen Mikrobiologie verwertet werden können. Dazu gehören Gene des Stickstoffwechsels, insbesondere der N-Fixierung, der Verwertung von Methanol und Toluol, der Biosynthese von Aminosäuren, und Gene, die den Transport von Eisen, Zucker oder verzweigten Aminosäuren regulieren. Für industriell interessante Mikroorganismen werden Klonierungsvektoren geschaffen. Die umfangreichen Erfahrungen, die im *E. coli*-System gesammelt wurden, werden nun schrittweise für *Bacillus subtilis*, methylotrophe Bakterien u. a. nutzbar gemacht.

4. Von der Einführung der neuen Technik in die medizinische und veterinärmedizinische Mikrobiologie läßt sich ein sehr

Tabelle 1: Synthese tierischer und humaner Peptide/Proteine in *E. coli*

Peptid, Protein	Moleküle pro Bakterium n	Produkt sezerniert	Synthese optimiert
Proinsulin			
Karpfen	30	ja	nein
Ratte	100; 10000	ja	nein; ja
Insulin A, B			
Mensch	100000		ja
Somatostatin	60–2000		nein
Ovalbumin	3000–20000	ja	nein
Wachstumshormon			
Mensch	190000	ja	ja
Interferone			
Mensch	10000–100000		ja

differenziertes Bild zeichnen:

Die Gentechnik hat die tierische Virologie erobert (Tab. 2). Eine wissenschaftliche Schlagzeile jagt gegenwärtig die andere Nicht nur, daß das Erbmaterial der wichtigsten human- und tierpathogenen Viren in *E. coli* kloniert und über diesen nun schon konventionellen Weg einer Feinanalyse zugänglich wird, sowohl *E. coli* als auch *B. subtilis* sind durch Genmanipulierung veranlaßt worden, virale Antigene von Proteinnatur zu synthetisieren, so daß Core- und Oberflächenantigen des Hepatitis-B-Virus und immunogene Hüllproteine des Maul- und Klauenseuche-Virus. Der Weg zu neuen mikrobiell synthetisierten viralen Antigenen als potentiellen Vakzinen ist eröffnet, jedoch ist dieser Weg noch voller Dornen und Überraschungen und kann auch in Sackgassen führen. Dies kann z. B. der Fall sein, wenn Viruseiweiße zusätzlich durch Reaktionen tierischer Zellen und nur in diesen modifiziert und abgewandelt werden und allein in dieser Form im Organismus eine Schutzwirkung gegen die Virusinfektion erzeugen. Kein Bakterium könnte dann ein immunkompetentes Antigen synthetisieren.

Tabelle 2: Klonierte Viren von Mensch, Tier und Pflanze

Human- und tierpathogene RNA-Viren

RNA-Tumorviren
- Aviäres Myeloblastose-Virus
- Aviäres Sarkom-Virus
- Murines Sarkom-Virus
- Murines Leukämie-Virus
- Murines Erythroblastose-Virus
- Felines Sarkom-Virus
- Felines Leukämie-Virus
- Bovines Leukämie-Virus

Picornaviren
- Poliomyelitis-Virus
- Maul- und Klauenseuche-Virus*)

Paramyxoviren
- Masern-Virus

Myxoviren
- Aviäres Influenza-Virus (Fowl Plague Virus)
- Influenza A-Virus (Human)*)

Rhabdoviren
- Vesikuläres Stomatitis-Virus

Arboviren
- Semliki Forest-Virus

Human- und tierpathogene DNA-Viren

Papovaviren
- Polyoma-Virus
- SV40
- Papillom-Virus

Herpesviren
- Herpes simplex-Virus Typ I und Typ II*)
- Epstein-Barr-Virus

Hepatitis B-Virus*)

Adenovirus

Pflanzenpathogene Viren
- Blumenkohlmosaik-Virus
- Kartoffel-Spindelknollen-Viroid
- Tabaknekrose-Satellitenvirus

*) Expression viraler Proteine in *E. coli* bzw. *B. subtilis*

Andererseits ist es auch recht aufwendig, effektive mikrobielle Produktionsverfahren und insbesondere biochemische Aufbereitungsverfahren zur Gewinnung dieser Eiweiße zu entwickeln.

Genmaterial human- und tierpathogener Bakterien ist erst in Einzelfällen kloniert worden. Die Sicherheitsregulationen waren hier lange Zeit hinderlich. Nachdem wissenschaftlich akzeptiert ist, daß die Klonierung von Genmaterial pathogener Erreger in biologischen Sicherheitswirten, die sich vom *E. coli* K12-Stamm ableiten und im menschlichen Organismus weder überleben noch sich dort vermehren, keine Gefahr bedeutet, sind in vielen mikrobiologischen Laboratorien der Welt solche Experimente begonnen worden, über deren Resultate man jetzt schnell Kenntnis erhalten wird. Unter den wenigen bereits publizierten Beispielen ist besonders auffällig die gentechnische Bearbeitung von Streptokokken und

Staphylokokken. Hier soll vor allem Dr. MALKEs Gruppe am Zentralinstitut für Mikrobiologie und Experimentelle Therapie in Jena genannt werden, die sich mit als erste in der Welt sehr verdient um die Konstruktion von Vektorsystemen für Streptokokken gemacht hat (MALKE und HOLM, 1982).

Weiterhin ist es gelungen, die Gene für die Enterotoxinbildung durch *E. coli* zu klonieren und näher zu charakterisieren (KEHOE u. Mitarb., 1981). Diese Enterotoxine sind die Ursache von Erkrankungen von Mensch und Nutztieren nach Infektionen mit pathogenen *E. coli*. Die Entwicklung wirksamer Impfstoffe gegen diese Toxine wäre von großer praktischer Bedeutung. Die Erweiterung unserer Kenntnisse über diese Gengruppe könnte auch anderweitig sehr nützlich sein. Auch einige Gene von *Salmonella typhimurium* wurden bereits kloniert, insbesondere Gene des N-Stoffwechsels.

5. Einige neuerdings publizierte Forschungsresultate haben direkten Bezug zu Arbeiten von Robert KOCH. Es ist bekannt, daß sich KOCH und einige seiner Mitarbeiter in mehreren medizinischen Expeditionen auf dem afrikanischen Kontinent der Erforschung und Bekämpfung der Schlafkrankheit widmeten. Diese Seuche befällt auch Rinder. Noch heute ist die Schlafkrankheit der Rinder in Äquatorial-Afrika nicht unter Kontrolle. Es gelang bisher nicht, einen wirksamen Impfstoff herzustellen. Dadurch ist diese Seuche ein wesentlicher Faktor für die ungenügende Bereitstellung von tierischem Protein für die menschliche Ernährung in diesen Breiten und damit eine Quelle für den Eiweißhunger mit seinen Folgen für Millionen von Menschen. Der Erreger, *Trypanosoma brucei*, ein kernhaltiger Einzeller, der sich im infizierten Organismus parasitär vermehrt, zeigt eine besondere Variabilität seiner Oberflächenantigene. Der infizierte Organismus erzeugt Antikörper gegen die Trypanosomen und neutralisiert sie. Einige wenige Trypanosomen besitzen jedoch in der Struktur veränderte Oberflächenantigene, die wahrscheinlich durch eine hohe spontane Mutations- bzw. Rekombinationsrate entstehen. Diese Erreger überleben. Die Krankheit verläuft daher wellenförmig, flackert immer wieder auf, und der befallene Organismus geht letztlich daran zugrunde.

Mehrere Forschungsgruppen haben bereits über die Klonierung von cDNA, die an mRNA-Fraktionen aus immunologisch unterschiedlichen *Trypanosoma brucei*-Populationen synthetisiert worden waren, berichtet. Mittels raffinierter Screening-Verfahren wurden die Rekombinanten-cDNA-Sequenzen identifiziert, die für zwei Oberflächenantigene des Parasiten kodieren. Außerdem gelang die Klonierung der Kinetoplasten-DNA von *Trypanosoma brucei* in *E. coli* (CHEN und DONELSON, 1980; HOEIJMAKERS u. Mitarb., 1980; PAYS u. Mitarb., 1980; PONZI u. Mitarb., 1980).

Es mußten 70 Jahre ins Land gehen, ehe der Wissenschaftsfortschritt einen qualitativ neuen Zugang zur Beherrschung und Erklärung dieser Phänomene eröffnete. Man kann hoffen, daß es mit Hilfe der Gentechnik gelingen wird, die Krankheit endgültig zu besiegen.

Die Gentechnik ist kein methodischer Zauberstab, vielmehr eine neue Technologie, die die Agarplatte und Fortschritte der Nukleinsäurebiochemie, Virologie, Mikrobiologie und Molekulargenetik integriert. Sie gestattet, den nicht oder wenig verstandenen komplexen Erscheinungen der genetischen und antigenetischen Stabilität und Variabilität von Viren, Mikroorganismen und Parasiten, der unterschiedlichen Pathogenität und Virulenz von Erregern eines Typs und anderen Problemen beizukommen und neue Möglichkeiten für ihre Beherrschung aufzudecken. Sie bereitet den Weg für neue Diagnostika, verbessert vorhandene und schafft neue Therapeutika und Vakzinen.

Literatur

ARBER, W. (1965). Ann. Rev. Microbiol. 19, 365.

ARBER, W. (1974). Progr. Nucl. Acid Res. 14, 1.

AVERY, O. T., MACLEOD, C. M., MCCARTY, M. (1944). J. Exp. Med. 79, 137.

CHEN, K. K., DONELSON, J. E. (1980). Proc. Nat. Acad. Sci. 77, 2445.

D'HÉRELLE, F. (1917). Compt. Rend. Acad. Sci. 165, 373.

DULBECCO, R. (1972). In: J. CAIRNS, G. S. STENT, J. D. WATSON (Hrsg.): Phagen und die Entwicklung der Molekularbiologie. Akademie-Verlag, Berlin, S. 272.

DULBECCO, R., VOGT, M. (1953). Cold Spring Harbor Symp. Quant. Biol. 18, 273.

FLEMING, A. (1929). Brit. J. Exp. Pathol. 10, 226.

v. GIERKE (1935). Zbl. Bakt. Parasitenkde. Infektionskrankh. 133, Nr. 5/6, S. 18.

GRATIA, A. (1936). Ann. Inst. Pasteur 57, 652.

GRUNSTEIN, M., HOGNESS, D. S. (1975). Proc. Nat. Acad. Sci. 72, 3961.

HOEIJMAKERS, J. H. J., BORST, P., van den BURG, J., WEISSMANN, C., CROSS, G. A. M. (1980). Gene 8, 391.

KEHOE, M., SELLWOOD, R., SHIPLEY, P., DOUGAN, G. (1981). Nature 291, 122.

LEDERBERG, J., LEDERBERG, E. M. (1952). Bacteriol. 63, 399.

LIEBSCHER, D. H. (1982). Dissertation B, Akademie der Wissenschaften der DDR.

LIEBSCHER, D. H., COUTELLE, Ch., RAPOPORT, T., HAHN, V., ROSENTHAL, S., PREHN, S., WILLIAMSON, R. (1980). Gene 9, 233.

LURIA, S. E., HUMAN, M. L. (1952). J. Bacteriol. 64, 557.

MALKE, H., HOLM, S. E. (1982). In: S. E. HOLM, P. CHRISTENSEN (Hrsg.): Basic Concepts of Streptococci and Streptococcal Diseases. Reedbooks Ltd., Chertsley, Engl., S. 233.

MCCARTY, M. (1980). Ann. Rev. Genet. 14, 1.

PAYS, E., DELRONCHE, M., L'HEUREUX, M., VERWOORT, T., BLOCH, J., GANNON, F., STEINERT, M. (1980). Nucl. Acid Res. 8, 5965.

PONZI, M., DEL BUE, M., OTTAVIANO, M., BATTAGLIA, P. A. (1980). Cell. Biol. Int. Rep. 4, 1109.

RAPOPORT, S. M. (1981). Mitteilungsbl. Ges. Exp. Med. DDR, Nr. 3, 6.

SMITH, H. O., NATHANS, D. (1973). J. Mol. Biol. 81, 419.

TEMIN, H. M., RUBIN, H. (1958). Virology 6, 669.

TWORT, F. W. (1915). Lancet (2) 189, 1241.

Anschr. d. Verf.: Prof. Dr. sc. med. S. ROSENTHAL, Zentralinstitut für Molekularbiologie der Akademie der Wissenschaften der DDR, DDR-1115 Berlin-Buch, Robert-Rössle-Str. 10; Prof. Dr. sc. nat. H.-A. ROSENTHAL, Lehrstuhl für Virologie des Bereiches Medizin (Charité), DDR-1040 Berlin, Schumannstr. 20/21

Erziehung und Ausbildung

Von H. Fischer

Am 31. 3. 1982 befanden sich insgesamt 3730 Hoch- und Fachschulstudenten im Direktstudium. Darunter waren im Hochschulstudium 1779 Studenten der Grundstudienrichtung Medizin, 764 Studenten der Grundstudienrichtung Stomatologie und 100 Studenten der Grundstudienrichtung Medizinpädagogik. 221 Studenten der Medizin und 91 Studenten der Stomatologie wurden an der Medizinischen Akademie „Carl Gustav Carus“ in Dresden immatrikuliert und zur Durchführung des vorklinischen Studiums an den Bereich Medizin (Charité) delegiert. Sie setzen das klinische Studium vom III. Studienjahr an in Dresden fort.

Am 1. September wurden die ersten 30 Studenten der neuen Grundstudienrichtung Diplom-Krankenschwester/-pfleger als Fernstudenten immatrikuliert und nahmen auf der Grundlage des erarbeiteten Studienplanes und der Lehrprogramme das Studium auf (s. S. 148).

Die Studienpläne der Grundstudienrichtungen Medizin, Stomatologie und Medizinpädagogik wurden in Auswertung der Ergebnisse der V. Hochschulkonferenz weiter präzisiert. Das wichtigste Anliegen war dabei die Einführung studienorganisatorischer Maßnahmen, durch die die Relationen zwischen obligatorischen Lehrveranstaltungen und vorlesungsfreien Zeiten zugunsten der letzteren verschoben werden. Damit wird ein Beitrag zur Erhöhung der Eigenverantwortung und Selbständigkeit der Studenten für die Gestaltung ihres Studiums geleistet. Die Studenten haben dadurch mehr Möglichkeiten zur Beteiligung an unterschiedlichen Praktika und gewinnen zusammenhängende Zeiten für wissenschaftliche Arbeiten sowie zur Beteiligung an wissenschaftlichen Zirkeln.

Die Zahl der wissenschaftlichen Zirkel ist im Studienjahr 1981/82 auf 21 gestiegen. Besonders erfreulich ist das zunehmende Engagement der klinischen Bereiche, deren Zirkel unmittelbar am Krankenbett stattfinden. Zu Arbeitsgemeinschaften in der Hautklinik, der Kinderklinik, der Neonatologie und in der Chirurgie sind z. B. mehrere Arbeitsgruppen der Intensivmedizin hinzugekommen.

Die wissenschaftlich-produktive Tätigkeit der Studenten konzentriert sich auf die Bearbeitung der Diplomthemen. Dabei nimmt die Zahl der Studentenkollektive zu, die sich in der Organisationsform eines Jugendobjektes um die Bearbeitung eines Forschungsschwerpunktes bemühen, indem Studenten verschiedener Studienjahre Teilthemen bearbeiten. Am 1. 12. 1982 gab es am Bereich Medizin (Charité) 11 Jugendobjekte, an denen 112 Studenten beteiligt sind.

Im Studienjahr 1981/82 wurden 348 Diplomverfahren abgeschlossen. Der Beitrag der Diplomarbeiten zur Forschungstätigkeit des Bereiches Medizin ist daran erkennbar, daß etwa 80% der studentischen Leistungen in der auftragsgebundenen Forschung abgerechnet werden. 50% der Diplomlei-

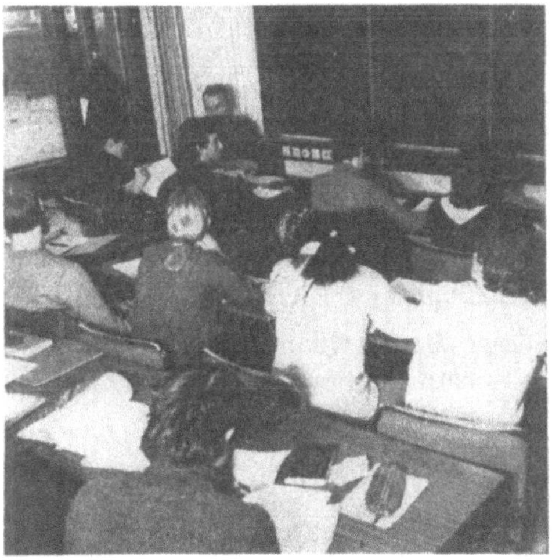

Seminarraum im Neubau der Charité

stungen wurden mit dem Prädikat „sehr gut", 30% mit „gut" und 20% mit „befriedigend" abgeschlossen.

Besondere Höhepunkte im wissenschaftlichen Leben unserer Studenten waren die

- XVII. FDJ-Studententage mit den wissenschaftlichen Studentenkonferenzen am 30. und 31. Mai 1982, die unter der Schirmherrschaft des Prorektors für Medizin und des Dekans der Medizinischen Fakultät durchgeführt wurden.
- 8. Zentrale Leistungsschau der Studenten und jungen Wissenschaftler in Leipzig vom 8. 11. bis 19. 11. 1982, zu der die Studenten des Bereiches Medizin 15 Beiträge leisteten.
- II. Zentrale Wissenschaftliche Konferenz der Medizin- und Stomatologie-Studenten der Deutschen Demokratischen Republik in Greifswald vom 2. 12. bis 4. 12. 1982.

Zu dieser Konferenz waren 52 Vorträge und Poster gemeldet worden, aus denen die Kongreßleitung 16 Vorträge und 10 Poster auswählte.

Von den insgesamt 30 Preisen konnten die Studenten des Bereiches Medizin (Charité) 6 Preise erringen: Klaus FLANZ einen Sonderpreis für seinen Vortrag „Zelltoxikologische Untersuchungen an neu entwickelter In-vitro-Keramik"; Stephan KIESSIG einen Sonderpreis für seinen Vortrag „Nachweis einer humoralen Sensibilisierung nach Nierentransplantation"; Zeno FÖLDES-PAPP einen 1. Preis für seinen Vortrag „Bindung von Glutathionperoxidase-Aktivität an Erythrozytenmembranen"; Regina KNOLLE einen 2. Preis für ihren Vortrag „Hydroxyprolingehalt oraler und anderer Gewebe magnesiumarm ernährter Ratten"; Henry HOFFANN einen 3. Preis für seinen Vortrag „Methodik zur Erstellung eines fetalen Bewegungsstatus"; Bernd PÖTHKE einen 3. Preis für seinen Vortrag „Der Einfluß von Investitionen der Kohle- und Energiewirtschaft im Kreis Cottbus auf das Gesundheitswesen am Beispiel des Bezirkskrankenhauses Cottbus und des Kraftwerkes Jänschwalde".

Die Resonanz auf die Konferenz war unter den Studenten positiv. Sie werteten die Konferenz als geeignetes Forum, sich über wissenschaftliche Problemstellungen, die von Studenten in der DDR bearbeitet werden, zu informieren, und auch als geeignete Gelegenheit, an den Leistungen anderer die eigenen bisherigen Studienergebnisse selbstkritisch zu messen.

Am 10. September 1982 wurden 348 Absolventen der Charité nach erfolgreich beendetem Studium in feierlicher Form verabschiedet. 211 junge Ärzte, 116 Zahnärzte und 21 Medizinpädagogen legten das Gelöbnis ab, all ihr „Wissen und alle Kraft für das körperliche und geistige Wohlbefinden des Menschen sowie für die Heilung und Verhütung von Krankheiten voll einzusetzen".

Promotionen A im Jahre 1982

Vorklinische Institute/Abteilungen

Anatomisches Institut

Carola KUSICKA: Quantitative Untersuchungen von Sternzellen des Gyrus cinguli im Vergleich zu den Nachbarregionen (Mesoarchicortex, Neocortex) und nach Afferenzausschaltung

Barbara LUTHER und Ulla HEILEMANN: Ultrastrukturelle Veränderungen an Synapsen des Hippocampus nach Lernexperimenten bei der Ratte

Rita PATZWALDT und Angelika MICHALSKI: Qualitative Analyse der Neuronenstruktur und quantitative Untersuchungen an Lamina V-Pyramidenzellen der Regio retrosplenialis granulans der Ratte

Physiologisches Institut

Helli FRITZSCHE: Verhalten von Kontraktionsdynamik und energiereichen Phosphaten bei wiederholter Widerstandsbelastung des Rattenherzens

Hannes HAMMER und Bernhard KÖHLER: Einfluß von schwerem Wasser (D_2O) auf die Arbeitsfähigkeit und Stoffwechselaktivität isolierter Froschherzenventrikel im Vergleich mit der Wirkung unterschiedlicher Ca-Konzentrationen

Ulrich KRESSE und Cornelia KRESSE: Einfluß einer Sauerstoff-Lachgas-Halothan-Narkose, einer Barbituratnarkose und einer Neuroleptanalgesie auf die Steuerung der Herzrhythmik

Antolin ROMERO: Untersuchungen zur Beteiligung der arteriellen Chemorezeptoren an der Herz-Kreislaufregulation nach Änderung des Perfusionsdruckes während arterieller und venöser Durchströmung des isolierten Karotissinus an Kaninchen mit einer cholesterolreichen Diät

Institut für Physiologische und Biologische Chemie

Regina GÖTZE: Isolierung und Charakterisierung einer denaturierbaren Lipoxygenaseaktivität aus Lunge und ihre Identifizierung als Hämoglobineffekt — die Quasi-Lipoxygenaseaktivität des Hämoglobins

Werner SIEMS: Quantifizierung der Wege des Substratverbrauches und des Energiestoffwechsels in Retikulozyten

Klinische Institute/Abteilungen

Pathologisches Institut (Rudolf-Virchow-Haus)

Rainer CAROW: Funktionelle und morphometrische Untersuchungen an kultivierten Zellen nach Einwirkung pulverisierter keramischer Implantatmaterialien

Rainer JONAS und Dietmar FÖRSTER: Histomorphometrische Untersuchungen des Rattenmyokards nach Einzel- und Kombinationswirkung verschiedener Stressoren

Amin KELANI: Strukturelle Veränderungen der Herzmuskelzellen der Ratte nach Schwimmtraining

Monika RUHNKE: Autoradiographische Untersuchungen zur altersabhängigen Proliferation der Leberparenchymzellen und der Kupfferschen Sternzellen nach Teilhepatektomie an der Ratte

Institut für Experimentelle Endokrinologie

José Esteban BETANCOURT BADELL: Testosteron-, Gonadotropin- und Prolaktinspiegel in der Ontogenese des Menschen

Thomas LANGE: Tierexperimentelle Untersuchungen zur Bedeutung des subkortikalen limbischen Systems und des Hypothalamus für die Kontrolle der weiblichen Sexualreifung

Institut für Medizinische und Allgemeine Mikrobiologie, Virologie und Epidemiologie

Ingeborg FLECK: Vorkommen und Bedeutung von Mykoplasmen in den oberen Harnwegen

Christina KRAUSE: Untersuchungen über die ätiologische Bedeutung der Mykoplasmen bei chronisch-entzündlichen und degenerativen Gelenkerkrankungen

Ingrid SCHEIBER: Untersuchungen zur Bindung der DNA des Bakteriophagen T 3 an die Membranen von *Escherichia coli* (*E. coli* CR 34-45) und zur Transkription der membranständigen T 3-DNA

Hygiene-Institut

Michael BRESK: Zum Einfluß beruflicher und außerberuflicher Faktoren sowie der Familiensituation in der Lebensgeschichte auf Gesundheit und Aktivität von Bewohnern der Feierabend- und Pflegeheime im Kreis Wilhelm-Pieck-Stadt Guben

Sighart FREIER: Beziehungen ausgewählter Merkmale der Lebens- und Arbeitsbedingungen zur eingetretenen Pflege- und Betreuungsbedürftigkeit — Gerohygienische Querschnittsuntersuchungen der über 65jährigen Bürger einer Kleinstadt mit ländlichem Charakter

Bärbel HANSPACH: Möglichkeit und Notwendigkeit der Einführung der Rahmenhygieneordnung in stomatologische Bereiche

Renate HESSE: Der Anteil der Physiotherapie bei der Vorbereitung auf das Rentenalter

Brigitte HÜTTENRAUCH: Untersuchungen zum Verlauf einer Bleiintoxikation der Bevölkerung in der Umgebung eines metallverarbeitenden Betriebes in Budapest

Ilona RITZ und Hans-Joachim RITZ: Zur Wertigkeit gebräuchlicher Methoden der Fettsuchterkennung

Brunhilde SANDER: Untersuchungen über die Cadmiumbelastung in einem ländlichen Gebiet der DDR — Ein Beitrag zur Ermittlung der Gefährdung der Menschen durch inkorporiertes Schwermetall

Wolfgang SWADE: Vergleich der stationären Behandlungsmorbidität von Ulcus ventriculi (IKK 531) und Ulcus duodeni (IKK 532) für innere und chirurgische Fachabteilungen der Krankenhäuser in den Bezirken Erfurt und Rostock — Auswertung der allgemeinen dokumentationsgerechten Krankenblattrandstreifen im Jahre 1975

Christel TETTENBORN und Rita HAGEDORN: Problematik der maßgerechten Gestaltung des Arbeitsplatzes und Teilprobleme des Sitzarbeitsplatzes

Institut für Röntgendiagnostik

Petra WESER und Klaus-Uwe WESER: Überprüfung der Indikationsstellung zur röntgenologischen Darstellung der Appendix bei der klinischen Verdachtsdiagnose „chron. Appendicitis"

Institut für Kardio-Vaskuläre Diagnostik

Dietrich PILZ: Die Bedeutung der Parietoangiographie der Harnblase zur Diagnostik von Blasentumoren

Karl SCHULZE: Spätresultate der atrialen Ballonspetostomie bei D-Transposition der großen Gefäße

Institut für Geschichte der Medizin

Heidrun PROKOP: Zur Herausbildung einer einheitlichen Gewerkschaft Gesundheitswesen in der sowjetischen Besatzungszone (1945—1949)

Renate RÜCKMANN: Gebißbefund bei Schülern im Alter von 14—17 Jahren nach 7jähriger Betreuung durch eine Schulambulanz im Vergleich zu gleichaltrigen Schülern einer stomatologisch nicht systematisch betreuten Stadtschule und einer Landschule

Gabriele SCHÄDLICH und Hildburg KREKKER: Die Durchsetzung eines einheitlichen Berufes von Dentisten und Zahnärzten in der antifaschistisch-demokratischen Umwälzung (1945—1949) im Land Brandenburg

Institut für Transfusiologie und Transplantologie

Hans-Peter WINKLER: Einfluß des Kühlregimes auf das Überleben gefrierkonservierter Herzmuskelfragmente

Abteilung Klinische Biochemie

Ileana MARTIN-CARRERA PUENTES: Phospholipidgehalt und Phospholipidbiosynthese der Mikrosomen neonataler und adulter Rattenorgane

Abteilung Klinische Immunologie

Roland GRUNOW: Nachweis von humanen T- und B-Lymphozytensubpopulationen unter besonderer Berücksichtigung des Rosettentests mit Mauserythrozyten

Hans-Dieter VOLK: Antigen-spezifische Immunsuppression vermittels Tumorzellpassage im Schwanzhauttransplantationsmodell Maus

Kliniken/Polikliniken

Universitätsklinik für Innere Medizin „Theodor Brugsch"

Klaus ALBRECHT: Differentialtherapie tachycarder Rhythmusstörungen unter besonderer Berücksichtigung der antitachycarden Stimulation mit Radiofrequenz-Schrittmachern

Dieter BÄRMANN: Das Verhalten des Anspannungsindex PI nach Rentsch bei herzgesunden Probanden und Patienten mit ischämischer Herzkrankheit sowie ausgewählten Herzklappenfehlern

Monika BUDDRUSS: Untersuchungen zum Ablauf der Influenzaepidemien der Jahre 1971/72, 1972/73 und 1974/75 in der Hauptstadt der DDR Berlin und Schlußfolgerungen für eine effektive Überwachung von Erkrankungen durch Influenza- und andere respiratorische Viren

Almut DAMERAU: Das Verhalten der Orogranulozyten (Speichelkörperchen) bei Patienten mit Diabetes mellitus

Norbert FRANZ: Das Verhalten des Herzrhythmus bei Patienten nach akutem Myokardinfarkt in der Phase I unter den Bedingungen einer verkürzten Frühmobilisation

Winfried GAWELLEK: Untersuchungen über die Eignung eines Mikroimmunpräzipitationsverfahrens als Suchtest zum Nachweis von Influenzavirus-A-Antikörpern

Siegfried GEHLHAR: Untersuchungen über Informationsgehalt und diagnostische Aussage automatischer Schirmbildauswertung des Herzens bei Screening

Andrea HARMS: Sogenannte Geriatrika — eine Literaturübersicht

Thomas HAUPTVOGEL: Chloramphenicol-Therapie bei chronischer Pyelonephritis — Effektivität und Nebenwirkungen

Birgit KOPP: Analyse einer umfassenden Befragung von Bürgern im Rentenalter im Kreis Potsdam Land als Grundlage für die Erarbeitung eines Programms für eine gezielte Gesundheitserziehung im Sinne der psychologischen Vorbereitung auf ein aktives Alter

Ilse KRAUSE: Untersuchungen zum Übergewicht als Risikofaktor für Herz-Kreislauf-Krankheiten, ermittelt an Befundverdächtigen eines Röntgenschirmbild-Screening der DDR (EMBO-Cor Berlin)

Klaus-Dieter MÜLLER: Apexkardiographie bei ischämischer Herzkrankheit unter Handgrip-Belastung

Lothar PESCHEL: Die Wertigkeit paraklinischer Daten zur Verlaufsbeurteilung chronischer Glomerulonephritisformen

Dang Duc QUY: Zum Verhalten der sauren unspezifischen Esterase in Zellen der

Hämatopoese, dargestellt an ausgewählten inneren Erkrankungen

Ursula RAITH: Untersuchungen zur Eisenresorption unter spezifischer Stimulation des exkretorischen Pankreas

Detlef SCHOLZ: Ein Beitrag zur physischen Belastbarkeit bei Mitralstenose-Patientinnen unter standardisierten Bedingungen

Heinz-Peter THOMAS: Konzeption und Ergebnisse des Herzinfarktregisters 1975 bis 1976 im Kreis Dippoldiswalde

Gabriele TIETZE: Behandlung der experimentellen Immunkomplexnephritis mit Indomethacin, Cyclophosphamid oder Levamisol

Inge ZWINGENBERGER: Zum Problem vorhandener Risikofaktoren arteriosklerotischer Herz-Kreislauf-Krankheiten und sich ergebender Konsequenzen bei Bergarbeitern über 50 Jahren eines Bergbaubetriebes unter besonderer Berücksichtigung des Vorrentenalters

Chirurgische Klinik

Hans-Georg ANGERSTEIN und Klaus HABELSKI: Die Veränderungen erythrozytärer Kriterien bei Kindern mit zyanotischen Herzfehlern prä- und postoperativ

Peter FRIESS: Die chirurgische Therapie der Bein- und Beckenvenenthrombose. Operative Möglichkeiten und Ergebnisse

Ulrich GÖBEL: Die Anwendung der vergleichenden Ultraschalldämpfungsmessung am gesunden und frakturierten Oberarm des Menschen

Andreas LEHMANN: Die formalinisierte Nabelschnurvene als Gefäßersatz im Niederdrucksystem

Wolfgang STEINEBACH: Die Chirurgie der Insulinome des Pankreas

André STOBERNACK: Prä- und postoperative Leberfunktionsuntersuchungen nach autologer intraportaler Inseltransplantation bei Pankreatektomie

Klinik für Anaesthesiologie und Intensivtherapie

Volker KADEN: Das Verhalten des Hämatokrit während und nach der Anwendung der Herz-Lungen-Maschine bei herzchirurgischen Operationen

Christoph KENSICKI: Beziehungen zwischen metabolischen, elektrokardiographischen und morphologischen Veränderungen des Myokards unter den Bedingungen des experimentellen Infarkts und der Reperfusion am Hund

Ingrid LANGER: Untersuchungen zur Erythrozyten-Überlebenszeit bei Operationen mit und ohne Einsatz der Herz-Lungen-Maschine

Psychiatrische und Nervenklinik

Nannette ALTMANN: Sexueller Mißbrauch von Kindern und Jugendlichen durch Männer aller Altersgruppen

Simone ARNDT: Ergebnisse von Liquoruntersuchungen bei intrakraniellen Raumforderungen im Kindesalter

Franziska GÖRES: Zum Stellenwert der zerebralen Computertomographie in der Diagnostik ausgewählter Erkrankungen des Säuglingsalters

Peter LEITNER: Thrombozytäre Monoaminoxydase (MAO)-Aktivität sowie Phenylalanin- und Tyrosinkonzentration im Nüchternserum chronisch schizophrener Patienten

Konstanze MEISTER: Computertomographische Differentialdiagnose ausgewählter Großhirntumoren

Sylvia PAASCH: Pneumencephalogramm, Liquorelektrophorogramm und deren Korrelation bei Erkrankungen mit hirnatrophischen Veränderungen

Erika PLANITZER: Prognostische Kriterien der aneurystischen Subarachnoidealblutung unter dem Aspekt der langfristigen Betreuung

Reina CARIDAD RODRIGUEZ: Die Arbeit mit Großgruppen bei der Therapie von Neurosen

Barbara RÖSELER: Zur diagnostischen Wertigkeit klinischer und paraklinischer Untersuchungsmethoden in der Beurteilung der psychischen Leistungsfähigkeit chronisch Nierenkranker unterschiedlicher Insuffizienzgrade aus neurologisch-psychiatrischer Sicht

Günther SCHUMANN: Bedeutung und Aussage elektroenzephalographischer Befunde im Rahmen der Diagnostik einer neurologischen Abteilung

Dermatologische Klinik

Jochen ULBRICHT und Manuel MEHNERT: Häufigkeit, Bedeutung und Therapie eines positiven Mykoplasmenbefundes im Urogenitaltrakt von Partnern kinderloser Ehen

Frauenklinik

Monika BEER: Die Entwicklung der Totgeburtlichkeit von 1971—1976 in den sozialen Gruppen der Frauen „ungelernt oder angelernt" sowie „Hoch- oder Fachschulbildung" unter Berücksichtigung der Diagnosenstruktur

Monika HERTEL: Ovarialkarzinome an der Universitäts-Frauenklinik Berlin von 1954—1977 unter besonderer Berücksichtigung der hormonaktiven Ovarialtumoren

Klinik für Hals-Nasen-Ohren-Erkrankungen, Gesichts- und Halschirurgie

Renate DRECHSEL: Die Glomustumoren, nichtchromaffinen Paragangliome oder Chemodektome der Temporalregion

Ellen-Rita MUELLER: Messungen des Sekretionsdruckes und des Perfusionswiderstandes der Glandula parotis als klinisch-diagnostische Methode

Universitäts-Augenklinik

Ursula ZIEGER: Der Einfluß von Haemiton-0,125%-Augentropfen auf den intraokularen Druck, die Pulsfrequenz, den Brachialis- und Ophthalmikablutdruck sowie den okularen Perfusionsdruck

Orthopädische Klinik

Karin BÜTTNER-JANZ: Analyse einseitiger Mehrfach- und Postmeniskektomiearthrographien des Kniegelenkes — ein Beitrag zur Verbesserung der medizinischen Betreuung von Leistungssportlern

Frank-Detlef JOSEPH: Ergebnisse der operativen Klumpfußbehandlung an der Orthopädischen Klinik der Charité (eine klinisch-soziologische Studie)

Rolf SÜFFERT: Empfehlungen für das diagnostische Vorgehen bei Verdacht auf primär maligne Neubildung des Halte-, Stütz- und Bewegungsapparates (IKK 170) zur Verkürzung der Diagnostikzeit

Nuklearmedizinische Klinik

Rainer PFANNENBERG: Zur Eignung der Knochenszintigraphie bei der Beurteilung der Knochenreaktion bzw. -regeneration nach enossaler Implantation alloplastischer Werkstoffe unter besonderer Berücksichtigung bioaktiver Materialien

Christa SEST: Bestimmung des enddiastolischen Volumens und der Ejektionsfraktion mit der Sondentechnik nach peripherer Injektion von Radionukliden

Poliklinik für Physiotherapie

Gabriele HAMMER und Wolfgang HAMMER: Die Kreislaufreaktionen von normotonen Probanden und Patienten mit Hypertonie im Stadium I und II während eines Saunabades mit unterschiedlichen Formen der Abkühlung, gemessen an Blutdruck, Pulsfrequenz und EKG-Verhalten

Stomatologische Polikliniken/Kliniken

Wolfgang BAUM: Die Häufigkeit des Sekundärbefalls unter Vollkronen in Abhängigkeit vom Alter und Art der Krone sowie vom Zustand des Periodontiums

Heidemarie DOBBERSTEIN: Zur Entwicklung der Gesellschaft für Stomatologie der DDR und ihrer Stellung im sozialistischen Gesundheitswesen

Christel FÜTING: Stomatologische Morbiditätsuntersuchungen an jugendlichen Betriebsangehörigen unter dem Aspekt des spezifischen Berufsbildes

Christel GEIER: Deskriptive Studie zur Kariesdisposition bei Patienten mit Lippen-Kiefer-Gaumen-Segel-Spalten

Rolf GEIER: Operierte, einseitig-totale Lippen-Kiefer-Gaumen-Segel-Spalten. Untersuchungen über das Wachstum des Oberkiefer-Mittelgesichtsbereichs und den psycho-sozialen Status dieser Patienten im Erwachsenenalter

Rita GLORIUS: Studie zur kariesprognostischen Bedeutung der Zahnform

Joachim HAASE: Elektromyographische Untersuchungen der Musculi masseterici bei Patienten mit Dysfunktionsarthropathie

Brigitte LEHMANN: Erkrankungen des Kiefergelenkes im Rahmen des rheumatischen Formenkreises (radiologisch-klinische Studie über den Befall des Kiefergelenkes bei Spondylitis ankylosans)

Uta MAUTRICH: Odontometrische und kraniometrische Untersuchungen am Oberkiefer als Hilfsmittel zur Populationsunterscheidung

Eva-Maria REINWARTH: Auflichtmikroskopische Untersuchungen von Kunststoff-Füllmaterialien als Beitrag zur Liegezeitbestimmung unbekannter Toter durch den Stomatologen

Cornelia RUMMEL: Zur Symptomatologie und Pathohistologie der coronalen Pulpitis

Mirjam SEDDIG: Vergleichende histomorphologische und zytologische Untersuchungen des oralen Gingivaepithels

Elke SINGELMANN: Vergleichende Untersuchungen zur Anwendung verschiedener Färbemethoden bei der exfoliativzytologischen Beurteilung des oralen Gingivaepithels

Annerose STREIBHARDT: Odontogene pyogene Infektionen, ihre Komplikationen und möglichen Spätfolgen

Christa WABNITZ: Untersuchungen zur Ätiologie der Periodontitis apicalis acuta im Praemolaren- und Molarenbereich

Roswitha WENZEL: Erkrankungen des Kiefergelenkes im Rahmen des rheumatischen Formenkreises (radiologisch-klinische Studie über den Befall des Kiefergelenkes bei Rheumatoidarthritis)

Heide WETZKE: Zur Ätiologie und Symptomatik der Epilepsie und des tetanischen Syndroms sowie Möglichkeiten und Probleme bei der differentialdiagnostischen Abgrenzung aus der Sicht des Stomatologen

Externe bzw. auswärtige Betreuer

Malene BÜLTE: Überprüfung der Wertigkeit von Prognoseindizes zur Erfassung der Gefährdung bezüglich akuten Myokardinfarktes, Schlaganfalls und Herzkreislauftodes unter den Bedingungen spezieller Dispensaire-Betreuung

Heinz DITTMANN, Christina BÖHME und Marlis AHR: Untersuchungen zur Viruсidie des Speichels

Frank EBERT: Beeinflussung des Blutgerinnungssystems durch ambulante stomato-chirurgische Eingriffe

Hannelore EILERS: Bronchialkrebs in Berlin 1974. Eine Untersuchung über die Möglichkeiten der Früherfassung des Bronchialkarzinoms anhand der Schirmbildbefunde von Volksröntgenuntersuchungen in den Jahren 1971—1974

Ilona FICHTNER: Untersuchungen zu Fragen des infektiösen Hospitalismus in einer chirurgischen Klinik

Regina FRANK: Bekämpfungsmodell chronischer Herz-Kreislauf-Krankheiten im Kreis Schleiz. Analyse der Ergebnisse des Herzinfarkt- und Schlaganfallregisters 1977 bis 1979

Annette HÄRTWIG: Untersuchungen zur Freisetzung von Kreatinkinase und Glykogenphosphorylase an isolierten Kaninchenherzen

Ludmilla HANTUSCH und Katrin MITSCHKE: Die Keimbesiedelung von Stoffen aus Polyacrylnitril-Faserstoffen als Parameter ihres bekleidungshygienischen Verhaltens

Tran Lam HIEN: Ausgewählte Untersuchungen zur Degranulation und Histaminfreisetzung menschlicher basophiler Granulozyten

Dagmar KABUS: Der Einfluß von Geschlecht, Alter, allgemeiner Progredienz und Schweregrad der Herz-Kreislauf-Progredienz auf den klinischen Ablauf der peripheren arteriellen Durchblutungsstörung

Frank-Dieter KOALICK: Untersuchungen zum Problem der primären und sekundären Nebennierenrindensuffizienz bei chronischer Alkoholaufnahme unter besonderer Berücksichtigung des Delirium tremens

Jörg KRISTAN: Wirkung eines adäquaten physischen Trainings zur Ergänzung der medikamentösen Therapie und zur Rehabilitation bei Patienten mit chronischer obstruktiver Bronchitis

Norbert KUNATH: Tierexperimentelle Untersuchungen zur physischen Trainierbarkeit der Wistar-Ratte im postnatalen Entwicklungsstadium und zur Möglichkeit der primären Prävention hypoxiebedingter Herzmuskelschädigungen

Matthias LANGE: Experimentelle Untersuchungen zum Einfluß des Interstimulusintervalls auf akustisch evozierte Hirnpotentiale des Menschen unter Berücksichtigung seiner intra- und interindividuellen Stabilität

Renate LÖSCH: Expositionsfolgen der Teilkörperfibration unter Berücksichtigung der Berufstätigkeiten in der Natursteinbearbeitung

Edith LUBNAU: Untersuchungen über den Zusammenhang zwischen ausgewählten medizinischen, sozialen und biographischen Merkmalen und dem Gesundheitszustand bei Veteranen der Arbeit

Birgit MATERN: Odontometrie als Nachweis populationsspezifischer Unterschiede und als Hinweis auf einen phylogenetischen Trend am Beispiel der mittelalterlichen Population von Reckahn

Klaus-Peter MÜLLER: Zur Klinik und Epidemiologie von Venenerkrankungen der unteren Extremitäten

Elisabeth PETSCHLER: Epidemiologische, soziologische, medizinische und ökonomische Untersuchungen an Unfallpatienten unter Alkoholeinfluß in der Zentralen Rettungs- und Intensivtherapieabteilung des Krankenhauses im Friedrichshain im Zeitraum von November 1979 bis Mai 1980

Annemarie SELLE und Renate ANDREK: Zur Problematik der chronischen Pyelonephritis und Harnwegsinfektion aus der Sicht der Dispensairebetreuung einer Kreispoliklinik

Christian TAMASCHKE: Untersuchungen zur Frage einer Prognosemöglichkeit der körperlichen Entwicklung von Ballettschülerinnen

Volkmar WÜNSCHER und Juliane WÜNSCHER: Die Antimikrobiotikaresistenz von *Salmonella-*, *Shigella sonnei-*, enteropathogenen *E. coli-*, *Pseudomonas aeruginosa-*, *Yersinia eterocolitican-* und *Hafnia*-Stämmen, isoliert im Großberliner Raum in den Jahren von 1974 bis 1978.

Der Humboldt-Preis wurde für folgende Arbeiten verliehen:

Detlef ADLER und Thomas PINZER: Zur prognostischen Bedeutung von Korrelationen zwischen Eosinophilie und Serum-IgE-Spiegel bei Tumorpatienten unter der Strahlentherapie (Dipl.-Arbeit). Betreuer: Dr. rer. nat. Hans-Dieter BECKER, Geschwulstklinik

Gerd BÖCKER: Untersuchung der Grenzflächen zwischen Implantat und Knochen mit dem Elektronenstrahlmikroanalysator (Dipl.-Arbeit). Betreuer: Dr. med. Steffen

Köhler, Poliklinik für Chirurgische Stomatologie

Peter Dornberger: Probleme der Früherkennung diabetischer und prädiabetischer Stoffwechselstörungen — eine Reihenuntersuchung in zwei Berliner Großbetrieben (Diss. A). Betreuer: MR Dr. med. Georg Lisewski, Klinik für Innere Medizin „Theodor Brugsch"

Regina Götze: Isolierung und Charakterisierung denaturierbarer Hypoxygenaseaktivität aus Lunge und ihre Identifizierung als Hämoglobineffekt. Die Quasihypoxygenaseaktivität des Hämoglobins (Diss. A). Betreuer: Doz. Dr. sc. nat. Tankred Schewe, Institut für Physiologische und Biologische Chemie

Manuel Hernandes: Untersuchungen zu einem neuen Verfahren der Proteinqualitätsbestimmung unter Erhaltungsbedingungen an Versuchsratten (Diss. A). Betreuer: Prof. Dr. sc. nat. Hans Bergner und Doz. Dr. sc. med. Jürgen Schulz, Institut für Physiologische und Biologische Chemie

Jugendobjekt Kryokonservierung: Experimentelle Kryokonservierung und Kryoprotektion (6 Dipl.-Arbeiten, 2 Diss. A). Betreuer: Doz. Dr. sc. med. Gert Matthes, Institut für Transfusiologie und Transplantologie

Christine Lerm und Simone Rau: Zur Sozialdiagnostik von Patienten mit ausgewählten Herz-Kreislauf-Krankheiten (Dipl.-Arbeit). Betreuer: Doz. Dr. phil. Günther Miehlke, Klinik für Innere Medizin „Theodor Brugsch"

Andreas Ocklitz: Dünnschichtchromatografische Charakterisierung der Lipide von Mykoplasmastämmen (Diss. A). Betreuer: MR Dr. med. Georg Lisewski, Klinik für Innere Medizin „Theodor Brugsch"

Silvia Stahlschmidt: Prof. Dr. med. habil. Fritz Gietzelt, Arzt — Wissenschaftler — Kommunist (Ein Lebensbild) (Diss. A). Betreuer: Prof. Dr. med. habil. Gerhard Misgeld, Institut für Zeitgeschichte der Medizin.

Mit dem Robert-Koch-Preis wurden die nachfolgenden Arbeiten ausgezeichnet:

Herbert Dobberstein: Zur stomatologischen Gesundheitserziehung im Vorschulalter (Diss. A). Betreuer: OA Dr. med. Gisela Graehn, Poliklinik für Konservierende Stomatologie

Steffen Garbe und Hannelore Heidemann: Pränatale Prophylaxe des idiopathischen Atemnotsyndroms mit Prednisolon — eine 3-Jahresanalyse (Dipl.-Arbeit). Betreuer: OA Dr. med. Roland Wauer, Kinderklinik

Ute Hübschmann und Christian Müller: Tryosinausscheidung mit dem Harn — Maß für die Shuntfunktion bei Kindern mit portosystemischen Anastomosen (Dipl.-Arbeit). Betreuer: OA Dr. sc. med. Wolf-Rainer Cario, Kinderklinik

Regina Knolle: Hydroxyprolingehalt oraler und anderer Gewebe magnesiumarm ernährter Ratten (Dipl.-Arbeit). Betreuer: Doz. Dr. sc. med. Jürgen Schulz, Institut für Physiologische und Biologische Chemie

Maria Krohn: Peptide des Hypothalamus-Hypophysensystems (Dipl.-Arbeit). Betreuer: Prof. Dr. med. habil. Karl Hecht und OA Dr. sc. nat. Marianne Poppei, Nervenklinik

Hannelore Kreusslein: Zur Entwicklung prä- und postnataler Entwicklungsphasen circadianer und ultradianer Rhythmen, insbesondere des Schlaf-Wach-Rhythmus (Dipl.-Arbeit). Betreuer: Prof. Dr. med. habil. Karl Hecht und OA Dr. sc. nat. Marianne Poppei, Nervenklinik

Ines Krüger, Ronald Krüger, Volker Neumann und Wilmar Olze: Beziehungen zwischen Erythrozytendichte-Test und mütterlichen, geburtsanamnestischen und kindlichen Merkmalen (Dipl.-Arbeit). Betreuer: Prof. Dr. sc. med. Hans GROSS, Kinderklinik

Cornelia KRUSCHE und Rainer SPEDA: Zur chronotropen Steuerung des Herzens vom Säuglingsalter bis zur Pubertät (Diss. A). Betreuer: Prof. Dr. med. habil. Ernst Schubert, Physiologisches Institut

Ingrid MUTZ: Untersuchungen zur Entwicklung geistiger Fähigkeiten unter besonderer Berücksichtigung des Verhältnisses von pädagogischer Führung und Selbsttätigkeit (Dipl.-Arbeit). Betreuer: Dipl.-Med. Päd. Leonore PLENSAT, Abteilung Medizinpädagogik

Bernd PÖTHKE: Der Einfluß von Investitionen der Kohle- und Energiewirtschaft im Kreis Cottbus auf das Gesundheitswesen am Beispiel des Bezirkskrankenhauses Cottbus und am Kraftwerk Jänschwalde (Belegarbeit). Betreuer: Dr. phil. Ruth HINKELMANN, Sektion Marxismus-Leninismus

Rita ROSENBERG und Lutz WICKMANN: Auswertung biochemischer Laborparameter vor und nach portosystemischer Shuntoperation bei portaler Hypertension im Kindesalter (Dipl.-Arbeit). Betreuer: OA Dr. sc. med. Wolf-Rainer CARIO, Kinderklinik

Ulrike SCHWARK: Gefäßrekonstruktion bei Stenosen und Verschlußprozessen im Bereich der extracraniellen Hirngefäße (Diss. A). Betreuer: Doz. Dr. sc. med. Klaus BÜRGER.

Zur Förderung von Beststudenten am Bereich Medizin (Charité)

Von H. FISCHER

Die Förderung besonders befähigter Studenten, die Entwicklung ihrer spezifischen Talente, Neigungen und Interessen ist heute mehr denn je eine wichtige Aufgabe jedes Hochschullehrers. Ausgehend von der Tatsache, daß die Studenten über unterschiedliche fachliche und methodische Voraussetzungen für ihr Studium verfügen, sind gezielte individuelle Maßnahmen zu einer effektiven Entwicklung nötig. Wie immer jedoch das Studium im einzelnen gestaltet wird, der Absolvent soll ein approbationsfähiger Arzt sein, der unmittelbar nach Abschluß des Studiums die Facharztausbildung aufnehmen kann. Diese Grundvoraussetzung bestimmt uns dazu, das in den Studiendokumenten verankerte Ziel der Ausbildung und Erziehung nicht aus dem Auge zu verlieren und die Vermittlung von Wissen, Fähigkeiten und Fertigkeiten in jedem der festgelegten Fachgebiete zu gewährleisten, da sie nicht gegenseitig austauschbar sind. Die Förderung besonders befähigter Studenten muß deshalb von deren Bereitschaft ausgehen, die zur Verfügung stehende Zeit optimal zu nutzen und auch an Wochenenden und in den Ferien in der Klinik, im Institut, im Labor zu arbeiten.

Eine gute Voraussetzung zur Umsetzung des Prinzips der Förderung durch Forderung besteht am Bereich Medizin darin, daß die Besten unter unseren Studenten nicht nur durch hohe Leistungspotenz, sondern auch durch vorbildlichen Leistungswillen und gesellschaftliche Aktivität geprägt sind. Die meisten Studenten der Medizin und Stomatologie verfügen über eine gute Allgemeinbildung, über eine klare Motivation für ihr Studium und über die Fähigkeit, wesentliches zu erkennen und anzuwenden. Sie haben sich regelmäßig schon an der Erweiterten Oberschule an der Lösung eines ihnen vorgegebenen Problems im Rahmen einer längerfristigen Aufgabenstellung geübt und Freude über die Ergebnisse ihrer Arbeit empfunden. Sie haben das Bedürfnis, ihren Kommilitonen Problemstellungen, Lösungswege und Ergebnisse darzustellen, also reproduktiv wissenschaftlich tätig zu sein.

Schon im I. Studienjahr wenden wir denjenigen, die an der Erweiterten Oberschule mit der Lessing-Medaille in Gold ausgezeichnet wurden, unsere besondere Aufmerksamkeit zu, kontrollieren die Aktivitäten in den Seminaren und Studiengruppen und die erreichten Leistungen in den obligatorischen Testaten. Wir versuchen während des vorklinischen Studiums, gerade diese Studenten in wissenschaftliche Zirkel einzubeziehen. Solche Zirkel befassen sich unter der Leitung eines Hochschullehrers oder eines erfahrenen Assistenten mit aktuellen Problemen eines Wissenschaftszweiges, gehen damit über die gesicherte Wissensvermittlung hinaus und fordern die Studenten zur kritischen Auseinandersetzung mit Thesen, Methoden und Ergebnissen heraus. Sie fördern den wissenschaftlichen Meinungsstreit, zwingen zur analytischen Tätigkeit, zur kritischen Formulierung der eigenen Auffassung und zur Verteidigung der gewonnenen Einsichten.

Derartige Zirkel, die z. B. am Institut für Physiologische und Biologische Chemie und am Institut für Medizinische Physik und Biophysik Tradition haben, sind dann am erfolgreichsten, wenn die Studenten eng in das wissenschaftliche Leben des Instituts einbezogen werden. Es entsteht hier das wissenschaftliche Klima, in dem sich die Studenten bewähren können und die Beststudenten erkannt werden.

Ein zweiter Weg zur gezielten Förderung besonderer Begabungen besteht in der Übertragung anspruchsvoller Jahresarbeiten aus einem der Teilgebiete des Marxismus-Leninismus. Die besten eigenständigen Beiträge werden während der wissenschaftlichen Konferenzen der Studententage einem größeren Publikum vorgestellt und verteidigt. Das wissenschaftliche Niveau solcher Arbeiten ist durchaus hoch und für Ergebnisse, die einen Beitrag zur Weiterentwicklung des Fachgebietes leisteten, wurden Studenten der Medizin mehrfach mit dem Preis der Sektion Marxismus-Leninismus der Humboldt-Universität, dem Hermann-Dunker-Preis, geehrt. Diese Arbeiten sind für uns eine wesentliche Grundlage für die Einschätzung der Kreativität unserer Beststudenten.

Eine weitere Möglichkeit, besonders leistungsfähige Studenten frühzeitig zu erkennen, besteht darin, die bei der Durchführung von Praktika eingesetzten Hilfsassistenten hinsichtlich ihrer Fähigkeit zur reproduktiven wissenschaftlichen Tätigkeit zu beurteilen. Sehr gute Studenten werden besonders in den Fächern Biochemie und Physiologie zur Unterstützung der Lehre und Forschung herangezogen. Sie werden in einem Vorkurs auf ihre Aufgaben vorbereitet und müssen die Fähigkeit haben, das Programm in kürzerer Zeit gründlicher zu erarbeiten als ihre Kommilitonen Die hohen Maßstäbe, die in dieser Weise an den Leistungswillen gelegt werden, sind eine gute Voraussetzung für weitere Förderungsmaßnahmen.

Die Entwicklung der wissenschaftlichen Fähigkeiten aller Studenten wird durch die langfristige Bearbeitung eines Themas gefördert, die in Form einer Diplomarbeit am Ende des Studiums abgeschlossen sein muß. Die Bearbeitung beginnt in der Regel im III. Studienjahr.

Mit den Studenten, die wir wegen ihrer Aktivität in wissenschaftlichen Zirkeln, ihrer besonderen Leistungen in den Jahresarbeiten oder als gute Hilfsassistenten kennengelernt haben, führen wir bereits am Ende des II. Studienjahres ein Forum durch, auf dem besonders engagierte Hochschullehrer aus ihrem Verantwortungsbereich Forschungsaufgaben vorstellen, die über die Diplomleistung hinaus die Basis für eine Dissertation zur Erlangung der Promotion A bieten.

Diese Form der Vorstellung von Forschungsthemen durch die verantwortlichen Experten hat sich sehr bewährt. Es entsteht von Anfang an eine enge Bindung zwischen Themenverantwortlichen und Studenten, die sich auf die gegenseitige Verantwortung auswirkt. Die Studenten haben dann in ihren Ferien Zeit, die ihnen angebotenen Aufgabenstellungen zu durchdenken, Rücksprachen mit den Themenverantwortlichen vorzunehmen und auch erste Literaturrecherchen durchzuführen.

Nach Abschluß des vorklinischen Studiums haben wir ein gut begründetes Urteil über Leistungswillen und Leistungsfähigkeit jedes Studenten und damit eine fundierte Voraussetzung für spezifische Förderungsmaßnahmen. Auf dieser Grundlage werden zu Beginn jedes III. Studienjahres mit 40—50 Studenten besondere Vereinbarungen abgeschlossen, die sich auf die Förderung der wissenschaftlich-produktiven Arbeit und der Persönlichkeitsentwicklung beziehen. Diese Vereinbarungen, die natürlich auch persönlichen Interessen und Neigungen Rechnung tragen, haben das Ziel, den Studienablauf für jeden Beststudenten so weit wie möglich zu individualisieren, zusammenhängende Zeiträume für wissenschaftliche Arbeiten zu schaffen und zu diesem Zweck die Organisation des Studiums den spezifischen Bedingungen anzupassen.

Die meisten unserer Beststudenten sind an einer Intensivausbildung in englischer und russischer Sprache interessiert, die durch internatsartige Ferienkurse in Zusammenarbeit mit der Sektion Sprachwissenschaften der Humboldt-Universität realisiert wird.

Zwei Studenten haben ein Zusatzstudium in der Sektion Psychologie und einer in der Sektion Mathematik aufgenommen. Derartige zusätzliche Qualifizierungen sind nur unter Verlängerung der Gesamtstudienzeit zu realisieren. In den praktizierten Fällen wurde das Zusatzstudium zwischen das 5. und 6. Studienjahr Medizin gelegt. Die Studenten haben diese ihnen gebotene Möglichkeit sehr begrüßt.

In bisher einem Fall haben wir eine Beststudentin des III. Studienjahres aus dem normalen Studiengang herausgenommen und zur kontinuierlichen Mitarbeit an einer wichtigen, sie sehr interessierenden Forschungsaufgabe für ein Jahr in das Institut für Mikrobiologie delegiert.

Ob solche Ausbildungsformen letztlich effektiv sind, muß die Praxis zeigen.

Die Vereinbarungen mit den Beststudenten haben das Ziel, durch Ausschöpfung aller Möglichkeiten einen Beitrag zur Entwicklung des wissenschaftlichen Nachwuchses zu leisten. Es werden deshalb konkrete, abrechenbare Leistungsstufen mit dem Ziel vereinbart, daß alle Beststudenten die Promotion A erlangen, die Fähigsten bis zum Abschluß des Studiums. Die Studenten und die sie betreuenden Hochschullehrer nehmen die Erfüllung der übernommenen Verpflichtungen sehr ernst.

Am Bereich Medizin (Charité) der Humboldt-Universität gab es am 1. 12. 1982 konkrete Förderungsvereinbarungen mit insgesamt 163 Studentinnen und Studenten.

Sie verteilen sich wie folgt auf die beiden Grundstudienrichtungen und Studienjahre:

Studienjahr	Medizin	Stomatologie
III.	15	10
IV.	45	9
V.	38	16
VI.	30	—

Wenn im III. Studienjahr der Grundstudienrichtung Medizin derzeit die Zahl der spezifisch zu fördernden Studenten noch recht klein ist, so liegt dies daran, daß in Übereinstimmung mit den FDJ-Leitungen sehr gründlich geprüft wird, wer es verdient, besonders gefördert zu werden. Die kritische Haltung der FDJ-Leitungen bei der Auswahl der zu Fördernden zeigt das gewachsene Verantwortungsbewußtsein und widerspiegelt die hohe Wertschätzung des Status eines Beststudenten. Sie drückt gleichzeitig zunehmend steigende Erwartungen an

die Qualität der Förderungsmaßnahmen aus.
Nach den bisher vorliegenden Erfahrungen finden die Beststudenten die günstigsten Voraussetzungen, die entweder von einem engagierten Hochschullehrer persönlich betreut oder in ein bestehendes wissenschaftliches Jugendobjekt integriert werden können. Jugendobjekte entwickeln sich aus Arbeitskollektiven, die gesellschaftlich bedeutungsvolle, praxisrelevante Aufgaben zu lösen haben. Mit der Einbeziehung von Studenten in das Kollektiv übernimmt der Jugendverband Verantwortung für ein hohes Engagement bei der Bearbeitung der Probleme. Die wissenschaftliche Leitung obliegt dem Themenverantwortlichen des Instituts oder der Klinik, in der Regel einem Hochschullehrer.
Als besonders erfolgreich haben sich Jugendobjekte wie „Experimentelle Kryokonservierung und Kryoprotektion" oder „Orale Implantologie und Biomaterialforschung" erwiesen. Am erstgenannten Jugendobjekt, das planmäßig mit sehr guten Zwischenergebnissen abgeschlossen wurde, waren 7 Studenten und 3 junge Wissenschaftler des Instituts für Transfusiologie und Transplantologie unter der Leitung eines erfahrenen Oberarztes beteiligt. Aus dem Jugendobjekt sind 7 wissenschaftliche Publikationen und 5 Vorträge auf internationalen Tagungen hervorgegangen. 2 Studenten des VI. Studienjahres konnten die Dissertationen zur Erlangung der Promotion A fertigstellen, und die übrigen 5 haben ausgezeichnete Diplomarbeiten vorgelegt.
In Zusammenarbeit mit einem Jugendobjekt des Instituts für Blutspende- und Transfusionswesen des Bezirkes Cottbus konnten 2 Neuerervorschläge in die Praxis überführt werden. Von Bedeutung ist auch, daß sich 3 der am Jugendobjekt beteiligten Studenten dafür entschieden haben, die Weiterbildung in der Facharztrichtung Blutspende- und Transfusionswesen aufzunehmen.

Die im Jugendobjekt „Orale Implantologie und Biomaterialforschung" arbeitenden Studenten gehören verschiedenen Studienjahren an, wodurch eine langfristige kontinuierliche Tätigkeit gewährleistet wird. Die wesentlichen Aufgaben des Jugendobjektes sind werkstoffkundliche und biologische Untersuchungen zur Eignung von Materialien für Implantationszwecke. Die Aktualität des Themas, die eingesetzten modernen Methoden und die Begeisterungsfähigkeit der wissenschaftlichen Betreuer motivieren die Studenten zu hohen Leistungen, und es ist bereits jetzt erkennbar, daß 10 der am Jugendobjekt Beteiligten die Bearbeitung eines Themas aus diesem Arbeitskreis als Dissertation vorlegen werden.
Am Bereich Medizin wird sehr viel Wert darauf gelegt, daß die Beststudenten die Ergebnisse ihrer Arbeit öffentlich vorstellen und verteidigen. Das geschieht während der wissenschaftlichen Studententage, auf Studienjahreskonferenzen, aber auch auf nationalen und internationalen Tagungen. Im Jahre 1982 waren die 8. Zentrale Leistungsschau der Studenten und jungen Wissenschaftler in Leipzig vom 8. bis 19. 11. 1982 und die II. Zentrale Wissenschaftliche Konferenz der Studenten der Medizin und Stomatologie der DDR in Greifswald vom 2. bis 4. 12. 1982 wichtige Foren für das erfolgreiche Auftreten von Beststudenten des Bereiches Medizin.
Die Förderung der Beststudenten durch Individualisierung ihres Studiums sowie durch die Stimulation ihrer Talente und Fähigkeiten hat eine bedeutende Vorbildwirkung für alle Studenten. Dies kommt auch in der gesellschaftlichen Anerkennung der Beststudenten zum Ausdruck. Sie sind die aktivsten FDJler ihrer Studienjahre, und seit mehreren Wahlperioden haben Beststudenten als Funktionäre der Grundorganisationsleitung der FDJ das Vertrauen der Mitglieder des Jugendverbandes erworben.

Die Studenten betrachten es als eine Ehre, Beststudent zu sein. Aus dieser Einschätzung resultieren hohe Erwartungen an die Qualität der Betreuung. Sie wird damit auch zu einer Herausforderung für die Hochschullehrer.

Verf.: Prof. Dr. rer. nat. habil. H. FISCHER, Direktor für Erziehung und Ausbildung des Bereiches Medizin (Charité)

Neue Grundstudienrichtung Diplom-Krankenpflege

Von M. BODIN

Am 21. 6. 1982 fand am Bereich Medizin (Charité) der Humboldt-Universität zu Berlin die erste feierliche Immatrikulation in der neuen Grundstudienrichtung Diplom-Krankenpflege statt. Im Namen des Prorektors für Medizin begrüßte Prof. FISCHER, Direktor für Erziehung und Ausbildung der Charité, die zukünftigen Studenten und zahlreich erschienenen Gäste, unter ihnen Prof. Dr. KNOBLICH, ZK der SED, Abt. Wissenschaften; Dr. LOECHEL und G. JAHN, Ministerium für Hoch- und Fachschulwesen, Abt. Medizin; Dr. FINZEL, Ministerium für Gesundheitswesen, Abt. Aus- und Weiterbildung; Genn. Gisela STARKE, Bezirksleitung der SED, politische Mitarbeiterin der Abt. Gesundheitswesen; Dr. K.-D. KÜHNE, Vorsitzender der Sektion Krankenpflege der Gesellschaft für Krankenhauswesen; Vertreter des Instituts für Weiterbildung mittlerer medizinischer Kräfte, Potsdam, der Akademie für Ärztliche Fortbildung der DDR, der Bereichspartei- und Gewerkschaftsleitung sowie zahlreiche Hochschullehrer.

Den Festvortrag hielt MR Doz. Dr. sc. med. F. DIETZE zum Thema: „Entwicklungstendenzen in der medizinischen Wissenschaft und Praxis und die Anforderungen an die Krankenpflege“. Einleitend verwies er auf die außerordentlich rasche Entwicklung von neuen Methoden in Diagnostik und Therapie. Genannt seien die Immunologie, die die Blutübertragung zu einer Routinemaßnahme werden ließ und erst Organtransplantationen ermöglichte, sowie auch die Fortschritte auf dem Gebiet der Molekularbiologie, insbesondere in der Genetik, die das Wesen mancher Erbkrankheiten aufdeckten.

In seinem Referat betonte Dr. DIETZE:

„Die Medizin von heute steht vor einer Fülle neuer Methoden der Diagnostik und Therapie. In zahlreichen kapitalistischen Ländern wird in diesem Zusammenhang von einer Entmenschlichung der Medizin gesprochen, d. h., daß der Patient vor lauter Apparaten den Arzt, die Schwester, den Pfleger, die medizinische Assistentin und die zahlreichen anderen Mitarbeiter einer modernen Klinik gar nicht oder kaum wahrnehmen wird. Die Notwendigkeit, viele Spezialisten für die technisch komplizierten Methoden einzuschalten, um beinahe anonym eine Befundinterpretation zu erhalten, kann bei einem Patienten vorübergehend den Eindruck einer lieblosen Betreuung aufkommen lassen. Dieser negative Eindruck ist zu verhindern, indem durch eine notwendige vertrauliche Basis, durch eine hohe Qualität der Krankenpflege als klimabestimmender Faktor das diagnostische Vorgehen physisch und psychisch gelenkt wird. Nur wo sich der Patient gut aufgehoben, geborgen und von menschlicher Wärme umgeben weiß, wird er auch die moderne Medizin zu schätzen wissen. Die Technik ist weder gut noch böse; es kommt nur darauf an, den rechten Gebrauch von ihr zu machen.“

„Krankenpflege ist uneigennütziger und gleichzeitig bewußter Dienst am Menschen, der — entsprechend dem wissenschaftlichen Erkenntnisstand und den höchsten Ansprüchen gerecht werdenden

Anforderungen an ethisch-moralische Einstellungen und Verhaltensweisen — unter den Bedingungen des Sozialismus immer umfassender verwirklicht werden kann. Von einer Entmenschlichung der Medizin kann also im Sozialismus nicht die Rede sein."

„Der Erhöhung der Wissenschaftlichkeit in der Krankenpflege muß eine größere Aufmerksamkeit zukommen, da diese derzeit und besonders zukünftig ihre Aufgaben ohne eine wissenschaftliche Basis, d. h. ohne ständige Nutzung wissenschaftlicher Erkenntnisse, nicht mehr erfüllen kann. Deshalb bedarf unsere legitime Forderung keiner näheren Begründung, daß die modernen Forschungsergebnisse der Pathophysiologie, Pathobiochemie, Pathologie, Pharmakotherapie und anderer paraklinischer Fachrichtungen auf ihre Praxisbrauchbarkeit überprüft werden und zu einer wissenschaftlichen Durchdringung der Krankenpflege führen müssen."

„Die Qualität der Krankenpflege ist für das Behandlungsergebnis von gleichrangiger Bedeutung wie die Qualität der ärztlich-therapeutischen Maßnahmen. Die vor allem qualitativ steigenden Anforderungen machen es erforderlich, theoretische Grundlagen, Inhalt und Aufgaben der Krankenpflege wissenschaftlich zu bearbeiten. Die Spezifität der Aufgaben und Methoden hat dazu geführt, daß man heute der Krankenpflege den Rang einer eigenständigen klinischen Fachdisziplin zuerkennen muß."

„Welcher Art sind nun die qualitativ neuen und höheren Anforderungen, denen wir in der Krankenpflege gegenüberstehen? Zunächst sind es die steigenden Erwartungen, die der Bürger in einer sozialistischen Gesellschaftsordnung mit Recht an das Gesundheitswesen stellt, wenn er hilfsbedürftig ist. Dabei ist an die Erfahrung zu erinnern, daß die Leistungen des Gesundheits- und Sozialwesens in starkem Maße das Sozialismusbild unserer Bürger beeinflussen. In der medizinischen Betreuung erlebt der Patient den Sozialismus in seinem Grundanliegen, daß der Mensch das Maß aller Dinge ist und alles zu seinem Wohl getan wird. Eine höhere Qualität und höhere Wissenschaftlichkeit in der medizinischen Betreuung zu erreichen ist also keineswegs nur eine fachliche, sondern auch eine wichtige politische Aufgabe.

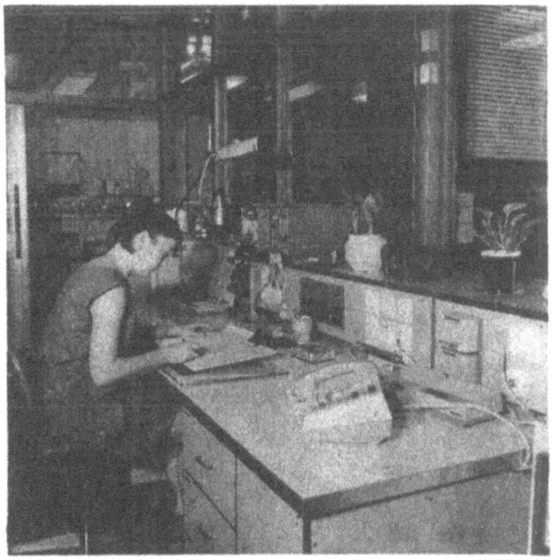

Schwesternarbeitsplatz im neuen Klinikum

Zum anderen steigen die Anforderungen an die Krankenpflege im Gefolge der ständigen Erweiterung unserer medizinisch-wissenschaftlichen Erkenntnisse. Neue Einblicke in das Krankheitsgeschehen, neue diagnostische und therapeutische Möglichkeiten können selbstverständlich nicht ohne Auswirkungen auf die Krankenpflege bleiben. Damit eng verknüpft sind Probleme, die sich aus dem Einzug der Technik ins Krankenhaus ergeben. Die Zahl der technischen Hilfsmittel und Geräte zur Krankenbeobachtung, -überwachung und -behandlung nimmt weiter zu. Ihr zweckdienlicher Einsatz am Krankenbett erfordert von Ärzten und Schwestern entsprechende technische Kenntnisse und Geschick im Umgang mit der Technik. Für die Krankenschwester ist es darüber hinaus unerläßlich, beim Einsatz technischer

Stundentafel für die Grundstudienrichtung Krankenpflege (Fernstudium)

Nr. Lehrgebiet	Selbststudium (Sst); Lehrveranstaltungen in Form von Konsultationen, Vorlesungen, Seminaren und Übungen (LV) in Stunden; Prüfung (P)													
	insgesamt		1. Semester			2. Semester			3. Semester			4. Semester		
	Sst	LV	Sst	LV	P	Sst	LV	P	Sst	LV	P	Sst	LV	P
1. Einführung		6		6										
2. Marxismus-Leninismus	400	80												
Dial. u. hist. Mat.			120	24	Z									
Pol. Ökon.						120	24	Z						
Wiss. Komm./Gesch. d. Arb.-Bew.									160	32	H			
3. Russisch	260	60				100	24		100	24		60	12	A
4. Kulturtheorie/Ästhetik	70	24										70	24	B
5. IDK: Anat., physiol. u. biochem. Grundlagen f. d. Krankenpflege	210	48	210	48	B									
6. Krankenpflege	520	166				200	48		230	68		90	50	H
7. Psychologie	200	62	90	24		110	38	A						
8. Pädagogik	140	36	50	12		90	24	A						
9. Soz. Leitungstätigkeit	310	80												
Leitungswissenschaft						120	30	Z						
Soz. Recht			70	20	Z									
Ökon. d. Gesundheitswesens									120	30	H			
10. Inf. verarb. /Dok./Statistik	110	25	110	25	B									
11. Mikrobiologie/Hygiene	180	50	180	50	A									
12. Klin. Pharmakologie	100	25							100	25	B			

13. Medizintechnik	140	30				60	12		80	18	B			
14. Zivilverteidigung	80	20										80	20	B
15. Zeitfonds z. Verf. d. Hochschule	80	30							10	3		70	27	
Gesamtstunden	2800	742	800	204		800	200		800	200		400	138	
Hospitationspraktika			3 Wo.			3 Wo.			3 Wo.			3 Wo.		
Diplomarbeit												5 Monate		
Freistellung von der Arbeit			48 Tage			48 Tage			48 Tage			36 Tage und 3 Monate		

B = Beleg
Z = Zwischenprüfung
A = Abschlußprüfung
H = Hauptprüfung
IDK = interdisziplinärer Komplex
ZF = Zeitfond

Aggregate am Patienten dessen psychischer Betreuung verstärkte Aufmerksamkeit zu widmen. Nie darf der Patient das Gefühl haben, von der auf ihn einstürmenden Technik überwältigt zu werden. Zweifellos ist es nicht immer einfach, Schwerkranke hiervor zu bewahren."

„Krankenpflege bedeutet, die Maßnahmen des Arztes zielgerichtet und hochqualifiziert durchzuführen, zugleich aber die Selbständigkeit dieses Prozesses mit großer Freude, beruflichem Stolz und hoher fachlicher Qualifikation wahrzunehmen. Mit den Lehrprogrammen der Grundstudienrichtung Diplom-Krankenpflege werden wir Sie, liebe Studentinnen und liebe Studenten, befähigen, Ihrer hohen Verantwortung für die Durchführung einer modernen Krankenpflege und effektiven Leitungsfunktion gerecht zu werden. Ihr Wissen, Ihr Verantwortungsbewußtsein und Entscheidungsvermögen sowie Ihre Fähigkeiten und Fertigkeiten werden Ihnen helfen, die an Sie gestellten politisch-ideologischen, psychologisch-pädagogischen, geistig-kulturellen und fachlichen Anforderungen zu erfüllen. Wir sind uns dabei bewußt, daß nicht die gute Absicht, nicht das subjektive ehrliche Wollen unser Maß ist, sondern das daraus resultierende Ergebnis, die tatsächliche Leistung in einer höheren Krankenpflege-Qualität, woran wir uns letztlich messen müssen.

Wir wünschen Ihnen für Ihr Studium schöpferisches Lernen bei guter Gesundheit, wir wünschen Ihnen Optimismus und nutzbringendes sowie erfolgreiches Wirken in Ihren Kollektiven und persönliches Wohlergehen. Uns allen wünschen wir Frieden als die Grundvoraussetzung für die weitere Entwicklung des Sozialismus, für die Erhaltung der Menschheit und ihrer Errungenschaften. Dabei sind wir uns mit Romain Rolland eins, daß sich der Frieden nur denen gewährt, die den Mut haben, ihn zu wollen und zu verteidigen!"

Verf.: Dipl.-Wirtsch. M. Bodin, wiss. Mitarbeiter in der Abt. Krankenpflege des Bereiches Medizin (Charité)

Forschung

Von Chr. THIERFELDER

Das Jahr 1982 war gekennzeichnet durch ein breites Bemühen um einen sichtbaren Leistungsanstieg in der Forschung. Wissenschaft und Forschung sind und bleiben die entscheidenden Voraussetzungen für die qualitative Steigerung der Leistungsfähigkeit im Gesundheits- und Sozialwesen. Damit sind wichtige Beschlüsse des X. Parteitages der SED verknüpft. Der Forschungsbeschluß von 1980 hatte im Planjahr 1982 auch durch die komplizierten ökonomischen Bedingungen eine weitere Bewährungsprobe zu bestehen.

Insgesamt ist eine im wesentlichen qualitativ und quantitativ gute Erfüllung der Aufgaben des Forschungsplanes 1982 festzustellen. Die im Ergebnis der Plenartagungen des ZK, insbesondere nach der 3. Tagung zu Beginn dieses Jahres, durchgeführten Planüberprüfungen führten zu einer begrüßenswerten Konzentration der Aufgaben, zu Bearbeitungszeitverkürzungen und Erhöhung der Leistungsstufen.

Gute Ergebnisse korrelieren mit den Fähigkeiten (Intuitionen) von Einzelpersönlichkeiten und deren Zusammenwirken mit kreativen Kollektiven. Die Erfahrungen und auch die Wissenschaftsgeschichte lehren, daß nicht allein hoher materieller und personeller Einsatz eine Garantie für effektive wissenschaftliche Arbeit ist.

Neben erheblichen Valutaeinsparungen konnten auch eigene Valutaerlöse erzielt werden, und es existiert ein umfangreiches Programm der künftigen Maßnahmen auf diesem Gebiet.

Tabelle 1: Ausgewählte Leistungen der medizinischen Forschung 1982

15	Anträge auf Anerkennung als wissenschaftliche Höchstleistung
7	Anträge auf Anerkennung als herausragende wissenschaftliche Leistung
3	volkswirtschaftlich bedeutsame Beiträge
14	beispielhafte Leistungen der studentischen Forschung
5	beispielhafte Leistungen der internationalen Forschungskooperation
10	Ergebnisse bzw. Vorschläge zum wissenschaftlichen Gerätebau
2	lizenzvergabefähige wissenschaftlich-technische Ergebnisse (Lizenzangebote)

Die Forschungskollektive der Charité verfügen besonders durch das Neubau- und Rekonstruktionsvorhaben über eine wesentlich verbesserte materielle Basis. Auch die primär nur für die medizinische Betreuung bereitgestellten Fonds stehen in der 2. Schicht zur Erfüllung von Forschungsaufgaben zur Verfügung, wenn dies erforderlich ist. Dazu gehören auch die Computertomographen, verschiedene Ultraschallsysteme, Laserncphelometrie, spezielle biochemische Analytik usw.

Als für unsere Forschungsarbeit neuartige Methoden und Verfahren kamen zur Anwendung:

- NMR-Spektroskopie sowie die Funktionsuntersuchungen von Mitochondrien (Kooperation mit der Sektion Physik der Karl-Marx-Universität und

der Medizinischen Akademie Magdeburg)
- Angiodauerseriographie und die gezielte Anwendung akustisch evozierter Potentiale in der Neurologie
- automatische Schlafstadienanalyse
- Enzymimmunoassays für alpha-Fetoprotein und PAAG
- Hochdruckflüssigkeitschromatographie der DG-Spezies
- Äquidensitometrie (elektronische Bildanalyse der Laserkoagulation)
- echte Multielementanalytik (20—30 Elemente gleichzeitig)
- Plasmaemissionsspektrometrie
- Rasterelektronenmikroskopie.

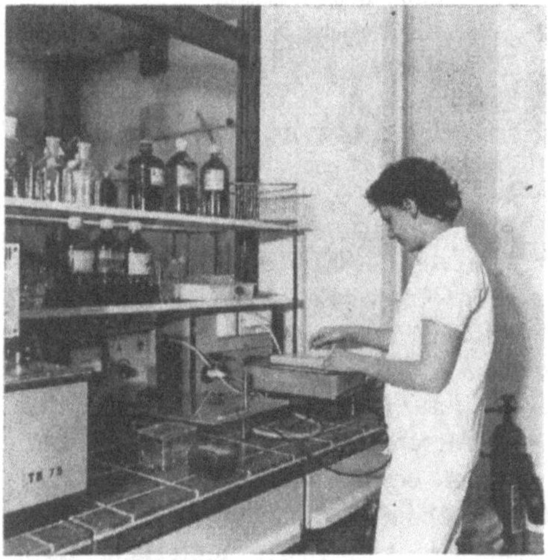

Forschungslabor des Instituts für Pathologische und Klinische Biochemie

Die bewährte Verfahrensweise der Nutzergemeinschaften für Unikate und Großgeräte, das Konsultationszentrum EDV in der Medizin und die Arbeit in Zielprojekten wurden erfolgreich fortgesetzt.
1982 bestand für 42 Leistungen der Charité Berichtspflicht. Vorfristig erfüllt wurden folgende Leistungen:

1. Auxiliäre Lebertransplantation (Chirurgische Klinik)
2. Präparation biologischer Komponenten (Interferon, Thymozin) (Hautklinik)
3. Morphometrische und densitometrische Messung histologischer Schnitte (Pathologisches Institut).

Das Patent- und Lizenzgeschehen hat im Berichtszeitraum weiterhin an Bedeutung gewonnen. Dies ist im wesentlichen auf einen gestiegenen Stellenwert des Schutzes von wissenschaftlich-technischen Ergebnissen als Produkt schöpferischer Arbeit in der DDR zurückzuführen. 1982 wurden 7 Erfindungen zum Patent angemeldet. Über Fremdeinrichtungen erfolgte die Anmeldung von 2 Erfindungen. Im Prüfungsverfahren des Amtes für Erfindungs- und Patentwesen wurden 4 Erfindungen bestätigt. Die Patente brachten einen gesellschaftlichen Nutzen von 75000 M.
Im Berichtszeitraum wurden weiterhin für 10 Erfindungen Benutzungsanträge gestellt. Der Nutzen beläuft sich auf ca. 300000 M.

Bestätigte Patente

1. Dr. Schubert (Fachbereich Stomatologie)
   Werchan (Apotheke)
   Verfahren zur Herstellung eines Arzneimittelträgers
2. Dr. B. Porstmann (Abteilung Klinische Biochemie)
   Dr. T. Porstmann (Abteilung Klinische Immunologie)
   Verfahren zur Gewinnung hochreiner Peroxidase
3. Dr. Jacobi (Institut für Mikrobiologie)
   Verfahren zur Kaltsterilisation unter Anwendung eines Sterilisationsmitteldampfes
4. Dr. Eckert (Abteilung Klinische Immunologie)
   Verfahren zur spezifischen Fraktionierung von Immunzellen.

Als Ergebnisse der Überführung von Forschungsergebnissen in die Praxis sollen folgende Beispiele aufgeführt werden:

- Ein besonderes Ergebnis stellt die komplexe Systemlösung Perfusionskonservierung dar (neue Organkonservierungsmaschine, neue Konservierungslösung, neues Organ-Set). Die industrielle Produktion wurde bereits aufgenommen. Eine vollständige NSW-Ablösung wurde ermöglicht.
- Mit der klinischen Anwendung tieftemperaturkonservierter Thrombozyten konnte begonnen werden, und ein Spender-Pool wurde bereitgestellt.
- Einführung der Methode zum Nachweis von T_G und T_M in 5 verschiedenen Einrichtungen der DDR.
- Aufbau einer Samenbank für die donogene Fremdinsemination.
- Verbesserung der konventionellen Therapie der Syphilis.
- Qualifizierung der Indikationsstellung für die Anwendung von SYS-purderm.
- Eigenherstellung von RIA-Kits (Einsparung von ca. 0,5 Mio VM).
- Testsystem für Lipoxygenasehemmstoffe für die pharmazeutische Industrie.
- Methodik zur Bestimmung von Herzrhythmusgrößen und des elektrischen Hautleitwertes an die Zivile Luftfahrt.
- Aggregationsmeßplatz.
- Entwicklung und Herstellung eines rechnergesteuerten x-y-Plotters und eines neuen Software-Systems.
- Glutaraldehyd-Dampf als Mittel zur Kaltsterilisation.
- Urobact-Nährbodenträger für die Urindiagnostik.
- Systematische Importablösung bei Herzschrittmachern.
- Bereitstellung von gereinigtem SMSO zur Importablösung.

Die meisten Einrichtungen setzen seit Jahren wesentliche Kapazitäten an Studenten zur Erfüllung von Aufgabenstellungen im Rahmen der auftragsgebundenen Forschung, speziell in den Forschungsschwerpunkten, ein. Besonders positiv ist der weitere Anstieg der Anzahl an Jugendobjekten und der mitarbeitenden Studenten zu bewerten (1981: 234 Studenten, 1982: 313 Studenten).

Beispielhaft sind solche Arbeitsformen, wie in der Poliklinik für Chirurgische

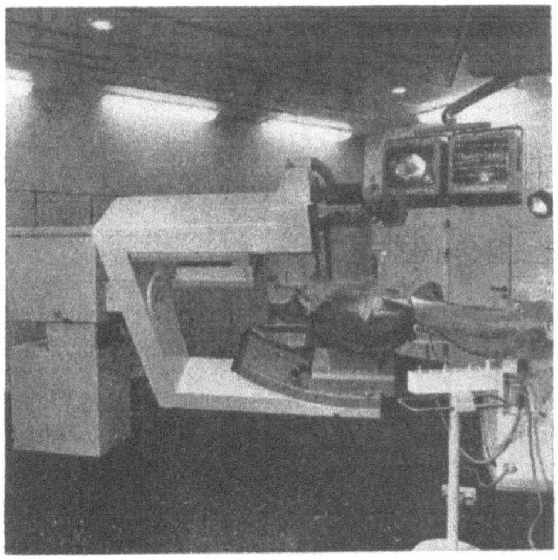

Röntgenarbeitsplatz für spezielle kardiovaskuläre Diagnostik und Therapie

Tabelle 2: Angaben zur studentischen Forschung

1. Studentische Forschungskapazität im Planteil Wissenschaft und Technik (VBE): 74,1
2. Übrige Studenten, die im Forschungsprozeß eingesetzt sind (in Pers.): 219
3. Anzahl der abgeschlossenen Diplomarbeiten für Aufgaben des Planes Wissenschaft und Technik: 190
   übrige Diplomarbeiten: 85
   (entspricht 348 abgeschlossenen Diplomverfahren)
4. Einsatz der Studenten in:

	Zahl der Objekte	Anzahl der mitwirkenden Studenten
Jugendobjekten	10	90
Studentenzirkeln	21	260

Tabelle 3: Studentenzirkel

Klinik/Institut	Bezeichnung des Studentenzirkels	Anzahl mitwirk. Studenten
Nervenklinik	Neurologie	10
	Neuropathophysiologie	20
	Gerichtspsychiatrie	15
Orthopädische Klinik	Knorpelregeneration	7
Hautklinik	Experimentelle Dermatologie	10
Frauenklinik	Partnerschaft, Ehe und Familie	6
	Sozialpolitische Probleme und ökonomische Fragen in der sozialen Gynäkologie	12
Chirurgische Klinik	Chirurgie-Zirkel	20
	Wissenschaftlicher Chirurgie-Zirkel	20
Poliklinik für Physiotherapie	Akrale Wiedererwärmung bei thermischer Konditionierung	3
Geschwulstklinik	Die Wirkung von Lithiumkarbonat auf die Leukozytenanzahl nach Bestrahlung	5
Lehrstuhl Angewandte Hygiene	Krankenhaushygiene	9
Institut für Medizinische Physik und Biophysik	Biophysik	38
	Haemorheologie	7
Institut für Physiologische und Biologische Chemie	Diplomandenzirkel	25
	In-vitro-Reifung von Retikulozyten	4
	Biochemische Funktionskriterien der kontinuierlich perfundierten Rattenleber	4
Institut für Transfusiologie und Transplantologie	Kryokonservierung	6
Anatomisches Institut	Hilfsassistentenzirkel Anatomie	25
	Neuroanatomie	10
	Perinatologie	4

Stomatologie praktiziert, wo Wissenschaftler, Kooperationspartner der AdW und der Praxis und Studenten im Jugendobjekt „Orale Implantologie“ gemeinsam eine gute und erfolgreiche Arbeit leisten.

Die Notwendigkeit und Bedeutung des wissenschaftlichen Gerätebaus steht außer Zweifel. Es gibt auch vielfältige Bemühungen und einige beachtenswerte Ergebnisse. Wir haben in diesem Jahr alle ingenieurtechnischen Kapazitäten zusammengefaßt. Monatlich werden Ingenieurkolloquien durchgeführt, die der Weiterbildung, der Koordinierung der Arbeiten und der Verteidigung von Aufgabenstellungen dienen.

Sehr umfangreich war das Bemühen, Neuererleistungen der Charité in anderen Einrichtungen zur überbetrieblichen Benutzung anzubieten und Überführungsaufgaben zu lösen. Es kam zu Nachnutzungen in 9 Einrichtungen. Durch Nachnutzung von Neuererleistungen Dritter in der Charité entstand ein Nutzen von 37000 M.

Für die Organkonservierungsmaschine konnte ein Nutzungsvertrag mit dem Forschungszentrum des Kombinates MLW abgeschlossen werden, der der Charité

Tabelle 4: Jugendobjekte

Klinik/Institut	Bezeichnung des Jugendobjektes	Anzahl mitwirk. Studenten
HNO-Klinik	Stimmlippenlähmung in der phoniatrischen Praxis	5
Poliklinik für Konservierende Stomatologie	Geschichte der Stomatologie	8
Klinik für Kiefer-, Gesichtschirurgie und Poliklinik für Chirurgische Stomatologie	Orale Implantologie	16
Poliklinik für Prothetische Stomatologie	Stomatologische Implantologie	10
Orthopädische Klinik	Das degenerative Gelenk	11
Frauenklinik	Die Erfassung der Plazentainsuffizienz in der Schwangerenberatung	8
Klinik für Innere Medizin	Wissenschaftliche Verordnungsweise von Medikamenten	4
	Soziale Gerontologie	8
Geschwulstklinik	Einfluß konstitutioneller Faktoren auf das Tumorgeschehen	10
Institut für Klinische Pharmakologie	Therapieoptimierung	10

ein Nutzungsentgelt von 25000 M einbrachte, und in dessen Ergebnis durch Kooperationsbeziehungen 10 Maschinen gebaut und erprobt werden.
Eine weitere Überführung, hervorgegangen aus einer Neuererleistung, ist der Aggregationsmeßplatz. Dieser wird 1983 vom VEB Präcitronik Dresden in Zusammenarbeit mit dem VEB Funkwerk Heidenau und dem VEB Dental- und Feinmechanik Glashütte gebaut.

Tabelle 5: Die 1982 erreichten Ergebnisse im Neuererwesen in den wesentlichen Kennziffern

Neuerer	274
– davon Frauen	63
– Jugendliche	25
Eingereichte Neuerungen	178
– davon Neuererleistungen	20
Zur Benutzung angenommene Neuerungen	139
In Benutzung genommene Neuerungen	130
Nutzen gesamt	1521 TM

Im Frühjahr fand in Leipzig die Zentrale Angebotsmesse des Wissenschaftlichen Gerätebaus des MHF statt, wo auch 3 Leistungen der Charité vertreten waren.
In der Publikations- und Vortragstätigkeit hat sich der Trend der kontinuierlichen Steigerung auch 1982 fortgesetzt. Es gibt einen bemerkenswerten Anstieg bei den fertiggestellten Buchmanuskripten (1980: 23, 1981: 33, 1982: 42). Verstärkte Bemühungen um Aktivitäten in der Öffentlichkeitsarbeit verdeutlicht die Zunahme populärwissenschaftlicher Artikel und Vorträge (1981: 474, 1982: 540).
In der Entwicklung des wissenschaftlichen Meinungsstreites sind wir deutlich vorangekommen. Die Zahl der themenbezogenen Diskussionen unter Beteiligung anderer Disziplinen und unter Mitwirkung von Praxispartnern und Studenten hat zugenommen.
In Verantwortung der Humboldt-Universität wurden 1982 folgende wissen-

Tabelle 6: Quantitative Erfassung der Publikationen

		Anzahl
1.	Den Verlagen übergebene Manuskripte von	
1.1.	Hochschullehrbüchern	11
1.2.	anderen Lehrbüchern	5
1.3.	Monographien	19
1.4.	Sammelbänden, Handbüchern usw.	7
2.	Übergebene Forschungsberichte und Studien	157
3.	Erschienene Lehrbriefe	10
4.	Erschienene Artikel insgesamt	1319
	davon	
4.1.	Wiss. Artikel in Fachzeitschriften	1179
4.2.	Populärwiss. Artikel	141
5.	Abgeschlossene Dissertationen (einschl. externe)	
5.1.	Dissertationen A	143 (107 externe)
5.2.	Dissertationen B	31 (5 externe)
6.	Gutachten zu Dissertationen A	371
	Dissertationen B	82
7.	Vorträge insgesamt	2339
7.1.	davon Inland	1953
7.2.	Ausland	386
7.3.	darunter auf internationalen Konferenzen	1161
7.4.	propagandistische und populärwiss. Vorträge	399

schaftliche Veranstaltungen der Kategorie I und II durchgeführt:

1. Robert-Koch-Symposium
2. Die Charité-Frauenklinik in Vergangenheit, Gegenwart und Zukunft
3. Fortschritte in der Chirurgie der Nebenschilddrüse und der Nebenniere
4. Regulation bei chronischen Herz-Kreislauferkrankungen
5. Probleme der Stenosen des Larynx und der Halstrachea
6. Colloquium hepatologicum „Lebertherapie"
7. 3. Symposium „Biochemie und Pathobiochemie in der Stomatologie".

Besondere Aufmerksamkeit widmen wir den internen wissenschaftlichen Veranstaltungen (Kategorie III). Monatlich mehr als eine Veranstaltung führten durch das Institut für Physiologische und Biologische Chemie, die Chirurgische Klinik, die Klinik für Innere Medizin, das Röntgeninstitut.

Tabelle 7: Veranstaltungen der Kategorie III im Jahre 1982

Anzahl der Veranstaltungen	295
Teilnehmer insgesamt	12290
davon Humboldt-Universität	55,0%
Studenten	5,7%
Praxisvertreter	37,5%
Ausländer	1,8%

In großem Umfang wurden Kongresse in der DDR besucht (2476 Teilnehmer aus der Charité an 1039 Veranstaltungen – bezogen auf 1979 ist das ein Anstieg auf 140%). An 274 Kongressen im Ausland nahmen 328 Mitarbeiter teil (160% in bezug auf 1979). Es wurden 386 Vorträge gehalten, d. h., im Durchschnitt war jeder Kongreßbesuch mit einem aktiven Auftreten verbunden.

Die internationale Forschungskooperation mit dem sozialistischen Ausland erfolgt auf der Grundlage von bilateralen Forschungsvereinbarungen, Freundschaftsverträgen, RGW- und Akademievereinbarungen. Die Forschungszusammenarbeit im Rahmen von Institutsvereinbarungen kann als besonders effektiv eingeschätzt werden.

Im Jahr 1982 wurden Präzisierungen zur Erhöhung der Effektivität der internationalen Forschungszusammenarbeit sowohl von seiten der UdSSR als auch der DDR vorgenommen. Die seit 1976 bestehenden Freundschaftsverträge wurden beibehalten. 1982 war eine stärkere Orientierung auf die Bearbeitung gemeinsamer Forschungsvorhaben mit

Tabelle 8: Besuchte Veranstaltungen in der DDR (außerhalb der Hochschule/Sektion) und im Ausland (Anzahl)

	besuchte Veranstaltungen	Teilnehmer aus dem Bereich Medizin	gehaltene Vorträge
Veranstaltungen in der DDR	1039	2476	1953
davon aus Kliniken	782	1864	1490
aus Instituten	257	612	463
Veranstaltungen im Ausland	274	328	386
davon aus Kliniken	202	249	288
aus Instituten	72	79	98

konkreten Ergebnissen zu verzeichnen.

Die Effektivität der internationalen Forschungskooperation konnte erhöht werden. Den ausländischen Partnern konnten mehr Ergebnisse (49) übergeben werden und auch mehr übernommen werden (39) als im Vorjahr (32/31). Bemerkenswert sind die 62 arbeitsteilig erarbeiteten Ergebnisse, von denen 36 im Rahmen der bilateralen Forschungszusammenarbeit auf der Grundlage von Institutsvereinbarungen erbracht wurden.

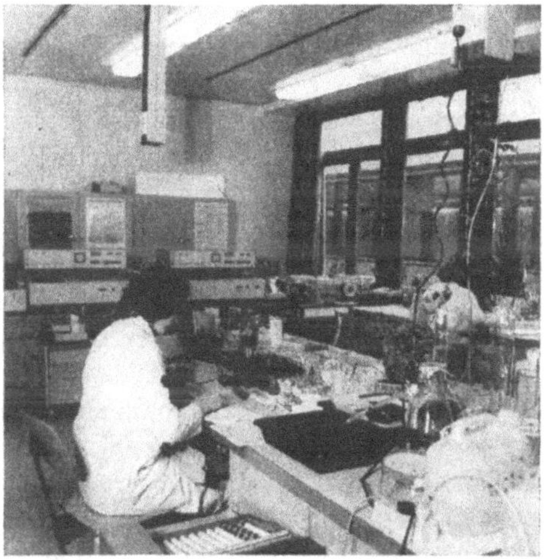

Im Hämatologischen Labor

Qualitative Fortschritte in der Leistungsentwicklung bei der Forschungsarbeit am Bereich Medizin der Humboldt-Universität sind erkennbar. Der Leistungswille und das Leistungsniveau zeigen eine steigende Tendenz, wenn auch mit unterschiedlicher Ausprägung in den einzelnen Kliniken und Instituten. Die Konzentration auf Schwerpunktvorhaben ist richtig und führt schneller zu den geplanten Ergebnissen.

Der im Politbürobeschluß für die Entwicklung der medizinischen Forschung vorgezeigte Weg hat sich auch im 2. Jahr seiner praktischen Anwendung vollauf bestätigt. Es kommt nun vor allem darauf an, keine Kompromisse zuzulassen und weiter auf höchstes Niveau, theoretisches Fundament, schnelle Nutzung und effektive Bearbeitung zu orientieren.

Wissenschaftliche Konferenz am Bereich Medizin (Charité) am 27. Januar 1982 „Fortschritte in der neurowissenschaftlichen Forschung“

Eröffnung

H. A. F. Schulze

Im Namen der Referenten und Autoren der Beiträge zu unserem heutigen Programm möchte ich zunächst dem Prorektor für Medizin und dem Dekan der Medizinischen Fakultät Dank sagen für die Gelegenheit, Ergebnisse neurowissenschaftlicher Arbeit vorzustellen, Dank für das Vertrauen, das darin zum Ausdruck kommt, die 2. wissenschaftliche Konferenz unseres Bereiches Medizin bestreiten zu dürfen. Wir sehen darin eine hohe Verpflichtung, nicht nur für den heutigen Tag, sondern auch für die Zukunft. Der Dekan hat bereits darauf hingewiesen, daß die Neurowissenschaften einen Schwerpunkt unseres Bereiches darstellen. Nach der programmatischen Feststellung des IX. Parteitages der SED, daß die Neurowissenschaften zu den Fach- und Forschungsrichtungen gehören, die den Fortschritt in der medizinischen Arbeit besonders beschleunigen und daher verstärkt zu fördern sind, wurden die Bereiche Medizin der Karl-Marx-Universität Leipzig und der Humboldt-Universität zu Berlin sowie die Medizinische Akademie Magdeburg von den Ministern für Hoch- und Fachschulwesen und für Gesundheitswesen und vom Präsidenten der Akademie der Wissenschaften beauftragt, neurowissenschaftliche Zentren zu entwickeln.

Seit einem Jahr besteht die Arbeitsgruppe Neurowissenschaften unseres Bereiches. Die heutige Konferenz ist ihre erste gemeinsame Aktivität, wenn wir von kleineren Veranstaltungen und unseren Beratungen absehen, die darauf gerichtet sind, das nicht geringe neurowissenschaftliche Potential der Charité, Geräteausstattungen und Methodeninventar der beteiligten Institute und Kliniken, ganz im Sinne des 3. Plenums des Zentralkomitees unserer Partei, immer mehr gemeinsam zu nutzen, konzentriert einzusetzen und die interdisziplinäre Zusammenarbeit voranzutreiben. Wir können dabei von bereits bestehenden und bewährten vielfältigen Kooperationsbeziehungen ausgehen. Wir müssen aber auch unterschiedlichen Bedingungen Rechnung tragen, die sich daraus ergeben, daß einzelne Arbeitsrichtungen seit Jahrzehnten bestehen, andere erst in letzter Zeit begonnen wurden und in verschiedene Forschungsverbände integriert sind.

Die Auswahl der Vorträge und Posterbeiträge soll erkennen lassen, welche Kapazitäten und Forschungsrichtungen vorhanden sind, was bisher erreicht wurde, und was wir uns für die nächste Zeit vorgenommen haben, aber auch deutlich machen, welche Lücken noch bestehen, wo dringende Bedürfnisse gegeben sind, weitere Partner einzubeziehen, und wie wir von dieser Ausgangsposition aus den hohen Anforderungen der gestellten Aufgabe gerecht werden können.

Hauptvorträge

Neuronale Plastizität — Ergebnisse und Probleme morphologischer Hirnforschung[1]

J. Wenzel

Anatomisches Institut des Bereiches Medizin (Charité) der Humboldt-Univertität zu Berlin

Innerhalb des letzten Jahrzehnts haben sich unsere Vorstellungen über die hohe Strukturstabilität des Nervensystems durch Ergebnisse interdisziplinärer Forschung grundlegend gewandelt. Das Konzept der Stabilität und Unveränderlichkeit neuronaler Strukturen — mit Ausnahme von Entwicklung und neuronalem Zelltod — machte es unmöglich, Verhaltensänderungen und Phänomene der Funktionswiederherstellung nach Verletzungen im reifen Gehirn zu erklären. Gegenwärtig beweist eine Reihe von neuromorphologischen Untersuchungen, daß auch das reife ZNS prinzipiell fähig ist, auf dem strukturellen Niveau bei Störungen des inneren Milieus und der äußeren Umwelt mit strukturellen Veränderungen einschließlich der Formierung neuer synaptischer Verbindungen zu reagieren (Kerr, 1975; Jacobson, 1978; Cotman und Nadler, 1978).

Im Gegensatz zur weitgehend genetisch determinierten praenatalen Entwicklung neuronaler Verbindungen als Grundlage für angeborene Verhaltensweisen stehen Neuronenreifung und Synaptogenese in der Postnatalperiode in enger Beziehung zur neuronalen Aktivität und entwickeln sich progressiv in der Phylogenese durch eine zunehmende Plastizität (Smirnov, 1972).

Während man ursprünglich unter dem Begriff der „Plastizität" die Phänomene der Kompensation eines Funktionsverlustes vereinigte, umfaßt Plastizität heute die strukturellen Reaktionen oder kompensatorischen Leistungen des Neurons, die auf Einwirkungen der inneren und äußeren Umwelt zurückzuführen sind und morphologisch durch das Wachstum axonaler und dendritischer Verzweigungen einschließlich Synapsenbildung charakterisiert sind (Jacobson, 1978).

Die Neuroplastizität des reifen ZNS beschränkt sich auf vorwiegend adaptive Reaktionen, d. h. die strukturelle und funktionelle Adaptation des Gehirns an Bedingungen, unter denen es für längere Zeit verbleibt; das schließt die Fähigkeit zu bleibenden Veränderungen ein. Die Aufklärung der zellulären Mechanismen, die diesen Vorgängen im sich entwickelnden und reifen Gehirn zugrunde liegen, stellt heute ein zentrales Problem der Hirngrundlagenforschung dar und dürfte wesentlich sein für das Verständnis von Lern- und Gedächtnisprozessen, d. h. für den Erwerb individueller Erfahrungen, für Lernvorgänge und für die höheren psychischen Prozesse.

Im Mittelpunkt unserer Forschungsarbeit stehen Untersuchungen zum Problem der Neuroplastizität während der frühen postnatalen Hirnentwicklung und bei adaptiven Prozessen. Im folgenden werden Ergebnisse morphologischer Forschung zur Plastizität aus der Abteilung Neuroanatomie dargestellt.

1. Neuroplastizität während der Hirnentwicklung

In verschiedenen Experimenten untersuchten wir den Einfluß veränderter Umweltbedingungen (in Form von Mangelernährung, sensorischer Deprivation

[1] Der Vortrag beinhaltet Forschungsergebnisse der Gemeinschaftsarbeit von Mitarbeitern der Abteilung Neuroanatomie des Anatomischen Institutes der Charité, Berlin, des Institutes für Pharmakologie und Toxikologie der Medizinischen Akademie Magdeburg und des Hirnforschungsinstitutes der Akademie der Medizinischen Wissenschaften der UdSSR, Moskau

und Stimulation, Hypoxie, Alkoholintoxikation, Transmitterveränderungen) auf die postnatale Differenzierung von kortikalen Neuronen des limbischen Systems.
Hierbei erwiesen sich die Synaptogenese als ein empfindliches morphologisches Kriterium und insbesondere die Spine-Differenzierung als ein geeigneter morphologischer Parameter, der quantitative Aussagen über die Entwicklung des synaptischen Verschaltungsgrades eines Cortex zuläßt.

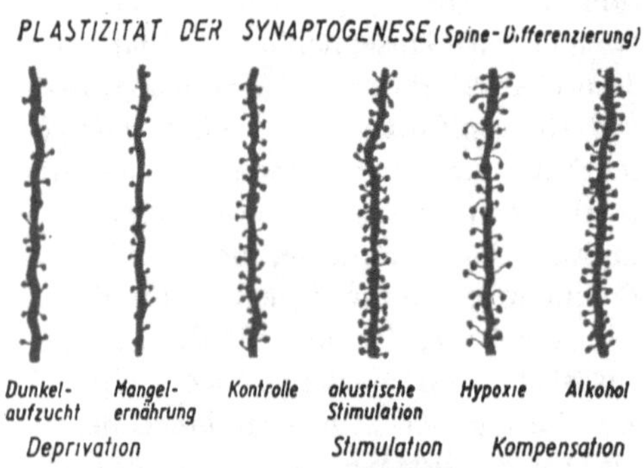

Abb. 1. Morphologische Veränderungen der Spine-Verteilung (postsynaptische Dendritenstrukturen) unter verschiedenen experimentellen Bedingungen mit unterschiedlicher funktioneller, synaptischer Beanspruchung. Zeichnung nach Golgi-Präparaten

Die morphometrischen Analysen an nach Golgi imprägnierten Gehirnen nach experimenteller Beeinflussung der Ontogenese ergeben folgende wesentliche Ergebnisse — dargestellt als Spine-Verteilung an Dendriten von Neuronen des Hippocampus und der cingulären Rinde (Abb. 1):

1. Eine Reduktion der Umweltreize (Dunkelaufzucht oder Mangelernährung) führt zu einer retardierten Synaptogenese, während
2. eine reizreiche Umwelt (akustische Stimulierung) eine Akzeleration der Synaptogenese bewirkt.
3. Durch eine praenatale Hypoxie und durch chronische Alkoholapplikation bei adulten Ratten wird ein großer Teil der Hippocampusneurone irreversibel geschädigt. In den verbleibenden Neuronen kommt es zu reaktiven Veränderungen mit signifikanter Zunahme der postsynaptischen Spines, die vermutlich im Sinne eines Kompensationsmechanismus partiell die frei gewordenen Afferenzen aufnehmen können.

Diesen plastischen Veränderungen der Neuronenstruktur in der frühen Ontogenese liegen Mechanismen zugrunde, die auch eine Voraussetzung für das Phänomen der Neuroplastizität darstellen und während des adulten Stadiums zur Wirkung kommen könnten. Solche Basismechanismen könnten sein 1. der Sprouting-Effekt und 2. die reaktive Synaptogenese. Es ist denkbar, daß während der normalen juvenilen Entwicklung die genetische Grenze der Wachstumskapazität der Neurone nicht erreicht wird und damit die Axone eine größere Reserve ungenutzter Wachstumskapazität besitzen (Cotman und Nadler, 1978; Lynch u. Mitarb., 1980). Deren weitere Expression soll normalerweise — neben anderen Faktoren — durch die Anwesenheit benachbarter Fasersysteme reguliert bzw. gehemmt werden. Wir überprüften deshalb diese vermuteten Mechanismen durch Ausschaltung von Afferenzen aus der Area entorhinalis, die eine streng begrenzte Termination an Körnerzellen des Gyrus dentatus aufweisen.

2. Neuroplastizität nach ZNS-Läsion

Das Schema in Abb. 2 zeigt die Verteilung der synaptischen Termination septaler, entorhinaler und assoziativer Afferenzen an den Körnerzellen des Gyrus dentatus sowie die Auswirkungen einer entorhinalen Afferenzausschaltung bei juvenilen Ratten, d. h. vor Ausreifung der Verbindungen.

1. Die Läsion der Area entorhinalis bei 3 Tage alten Ratten verhindert das

Einwachsen von Afferenzen. Die frei bleibenden potentiellen synaptischen Orte werden großräumig durch Afferenzen aus den Nachbargebieten besetzt, was durch die quantitativen Ergebnisse gesichert werden konnte. 20 und 30 Tage p. o. bestehen ultrastrukturell und lichtmikroskopisch keine Unterschiede in der Anzahl der Synapsen bei Kontrollen und operierten Ratten.

2. Die Läsion bei adulten Tieren führt zur Unterbrechung der Afferenzen mit fortschreitender Degeneration der Terminale. Innerhalb der nächsten Monate kommt es zu einer reaktiven Synaptogenese in den von der Läsion betroffenen Gebieten und zu einem quantitativ nachweisbaren Anstieg der Synapsenwerte (COTMAN und NADLER, 1978).

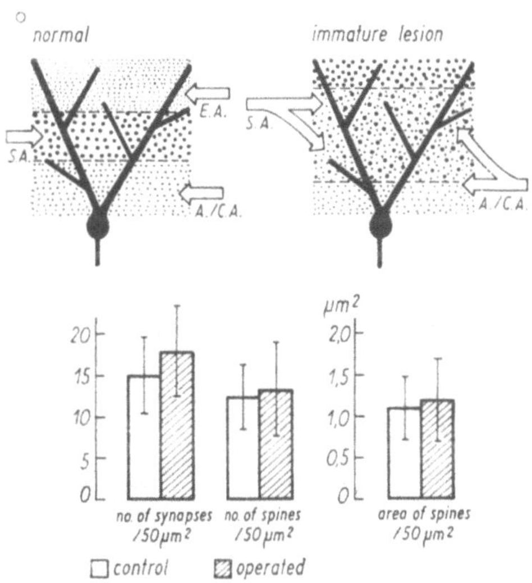

Abb. 2 Schematische Darstellung der Afferenztopistik an Körnerzellen der Fascia dentata bei Normaltieren und nach experimenteller Deafferentation des Tractus perforans (lat.) bei 3 Tage alten Ratten. S.A. = septale, E.A. = entorhinale, A./C.A. = assoziative und kommissurale Afferenzen (Schema in Anlehnung an COTMAN und NADLER, 1978). Im unteren Teil sind quantitative Ergebnisse nach licht- und elektronenmikroskopischer Bestimmung der Synapsen bei Kontroll- und deafferentierten Ratten dargestellt

Der vermutliche Mechanismus der reaktiven Synaptogenese könnte im komplexen Zusammenwirken eines initiierenden Faktors aus den degenerierenden Elementen, begleitenden anabolen biochemischen Vorgängen und dem Auswachsen axonaler Sprossung mit Bildung neuer Synapsen bestehen. Morphologische Korrelate dieser Phänomene sind nach COTMAN (1978) die Kollateralsprossung und die paraterminale Sprossung.

3. Neuroplastizität und adaptive Prozesse

Die Potenz der neuronalen Verbindungen für Wachstum und Veränderungen ist auch von Bedeutung für die Theorie der Verhaltensplastizität. Zunahme und Abnahme der synaptischen Kontakte und die relative Permanenz dieser Veränderungen könnten einen Basismechanismus der Gedächtniskonsolidierung darstellen. HEBB (1949) und ECCLES (1972) übertrugen deshalb das Konzept der Plastizität auf die bleibenden Veränderungen bei Lern- und Gedächtnisprozessen und vermuteten, daß strukturelle und funktionelle Veränderungen infolge „Stimulation oder Nichtgebrauch" der synaptischen Mechanismen zustande kommen.

Mit unseren Untersuchungen über die funktionelle Beeinflussung von gemischten Synapsen des vestibulo-oculären Reflexbogens bei Forellen konnte die Transformationsmöglichkeit von synaptischen Membranen in Abhängigkeit von der funktionellen Belastung (im Sinne von Stimulation und Nichtgebrauch) nachgewiesen werden. Gemischte Synapsen an Neuronen des Nc. n. oculomotorii, die aus chemisch transmittierenden Synapsen und gap junctions bestehen, zeigen in Abhängigkeit vom Funktionszustand ein gegensätzliches Verhalten. Funktionelle Belastung durch Aufenthalt der Tiere in stark strudelndem Wasser führt zu einer signifikanten Zunahme der Synapsen bei gleichzeitiger Reduktion der

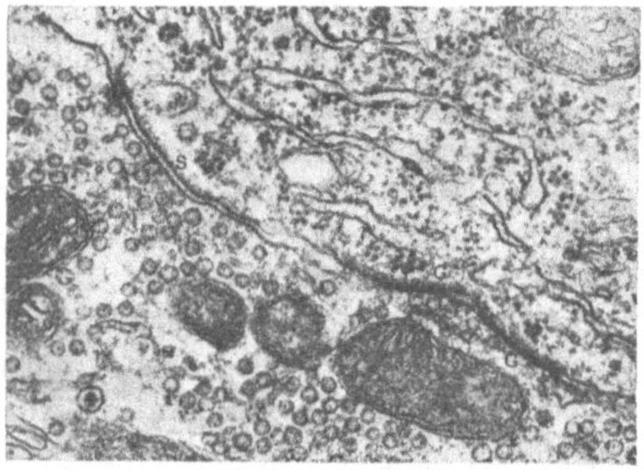

Abb. 3.a) Ausschnitt aus einer axo-somatischen gemischten Synapse zwischen dem Axon eines sekundären, vestibulären Neurons und dem Perikaryon eines Okulomotorius-Neurons im Nucl. n. oculomotorii der Forelle (*Salmo irideus*). Neben einer chemischen Synapse (S/Aktivzone) sind rechts zwei elektrische Synapsen (G/gap junctions) zu sehen. Vergr. 97000× (aus SCHUSTER, 1978a)

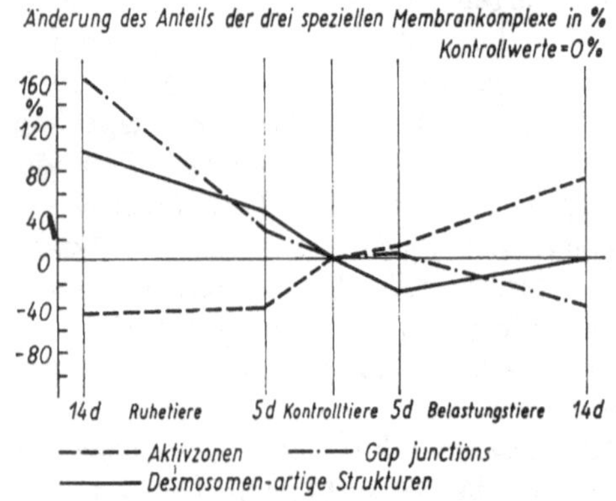

b) Grafische Darstellung der Veränderungen der verschiedenen speziellen Membrankomplexe axo-somatischer Kontakte unter experimentellen Bedingungen. Bei Belastungstieren steigt der Anteil der chemisch transmittierenden Komponente, während gap junctions und desmosomenartige Strukturen schwach fallen bzw. unverändert bleiben. Bei Ruhetieren wird dagegen eine umgekehrte Veränderung der Anteile der drei Membrankomplexe sichtbar (aus SCHUSTER, 1978b)

gap junctions. Geringe funktionelle Beanspruchung führt dagegen zu einer Reduktion der Synapsenanzahl und Zunahme der gap junctions (Abb. 3). Diese Befunde liefern einen eindrucksvollen Beweis für die Plastizität einer definierten Neuronenverbindung nach funktioneller Belastung.

In weiteren Untersuchungen gingen wir von der Hypothese aus, daß Änderungen des Verhaltens eine Änderung der Struktur voraussetzen; Lern- und Gedächtnisprozesse sind somit an Veränderungen der Konnektivität im neuronalen Netz gebunden (MATTHIES 1972, 1979).

Ratten wurden in der Y-Kammer auf den Erwerb einer optischen Diskriminierungsreaktion trainiert und anschließend nach 70 Minuten, 24 Stunden und 14 Tagen die Ultrastruktur des Hippocampus untersucht (vgl. WENZEL u. Mitarb. 1976, 1980, 1981).

Nach unserem hypothetischen Modell (Abb. 4) trifft während des Trainings ein

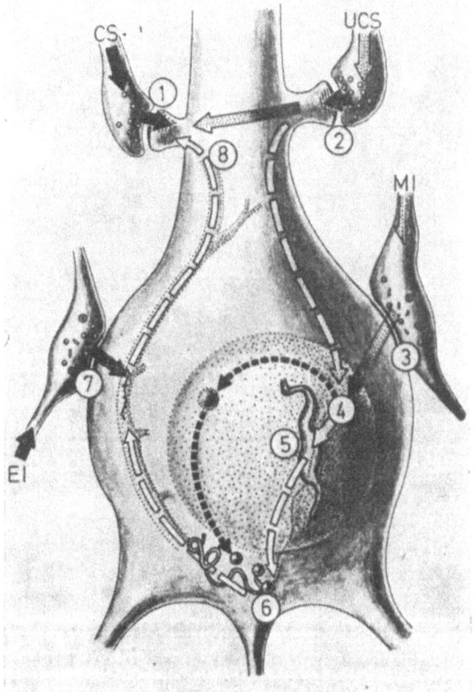

Abb. 4. Hypothetisches Modell der neuronalen Prozesse während der Änderungen der synaptischen Konnektivität bei Ausbildung einer „permanent memory trace“ (Umzeichnung nach MATTHIES, 1979)

konditionierender spezifischer sensorischer Input (CS) eine „inaktive“ Synapse (1) und führt zu lokalen Konformationsänderungen der postsynaptischen Membranstrukturen (mit Änderungen der synaptischen Effizienz).

Der nichtkonditionierende spezifische Gedächtnisinput (UCS) führt an der „aktiven“ Synapse (2) zu elektrophysiologischen Veränderungen und induziert im Perikaryon Makromolekularsynthesen mit Transport und Einbau der neugebildeten Glycoproteine in die „inaktive“ Synapse (3—8). Damit erfolgt deren Transformation in eine „aktive“ Synapse. Diese Prozesse können als Ausdruck der synaptischen Plastizität durch morphologisch sichtbare Veränderungen reflektiert werden.

Die Untersuchung des Stratum radiatum der CA1- und CA3-Region des Hippocampus trainierter Ratten (Abb. 5, 6) zeigt eine Stunde nach Akquisition einer Hell-Dunkel-Diskriminierungsreaktion eine signifikante Zunahme der elektronenmikroskopisch sichtbaren Synapsen im Vergleich zur aktiven Kontrolle. Die morphometrischen und stereologischen Analysen zeigen diese quantitative Zunahme nach 70 Minuten und 24 Stunden und weisen aus, daß

1. die signifikante Zunahme der Synapsenanzahl eine permanente Veränderung darstellt und deren Rückbildung zeitlich mit der Extinktion der bedingten Reaktion zusammenfällt.
2. Eine Zunahme der Synapsenanzahl ist hauptsächlich auf eine höhere Anzahl von synaptischen Aktivzonen und nicht auf eine Veränderung der Terminalanzahl zurückzuführen und spricht damit für eine Transformation synaptischer Membranen oder praeformierter Synapsen.

Die Auswertung verschiedener morphologischer Parameter der Synapsen des Hippocampus, wie Terminalgröße und Vesikelverteilung, ergibt neben einer Zu-

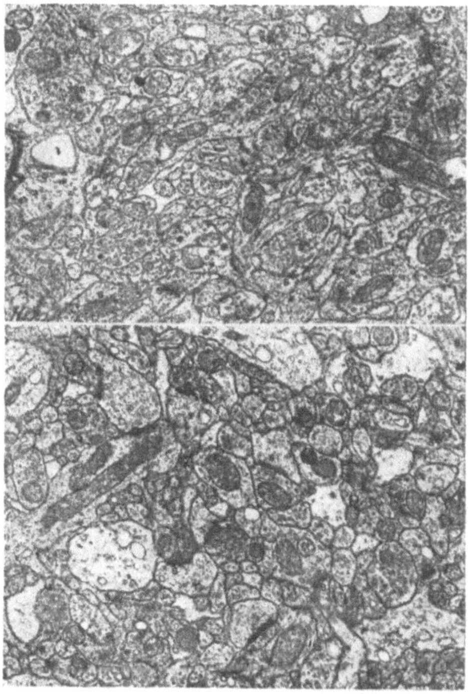

Abb. 5. Übersichten aus dem Stratum radiatum des Hippocampus der Ratte (Vergr. 28000×). S = Synapsen.
Oben: 70 Minuten nach aktiver Kontrolle
Unten: 70 Minuten nach Trainingsbeginn
(aus WENZEL u. Mitarb., 1980)

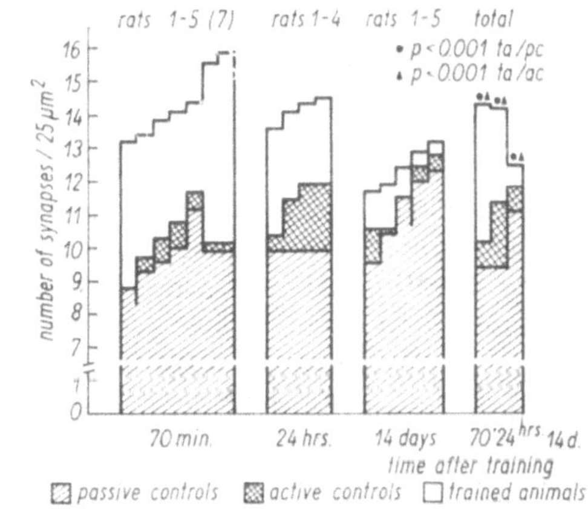

Abb. 6. Grafische Darstellung der Veränderungen der Anzahl Synapsen pro Flächeneinheit Neuropil (Stratum radiatum, CA1, Hippocampus der Ratte) bei passiven und aktiven Kontrollen sowie trainierten Tieren 70 Minuten, 24 Stunden und 14 Tage nach dem Training (aus WENZEL u. Mitarb., 1980)

nahme der Synapsenzahl bei trainierten Tieren eine signifikante Verkleinerung des praesynaptischen Terminals sowie eine Vergrößerung der Postsynapse und der postsynaptic density im Vergleich zu aktiven Kontrollen. Synapsen trainierter Tiere zeigen außerdem eine deutliche Reduktion der synaptischen Vesikel in verschiedenen Zonen des praesynaptischen Terminals.

Die morphologischen Ergebnisse adaptiver Prozesse belegen, daß das adulte Gehirn fähig ist, die Anzahl und Verteilung synaptischer Kontakte durch spezifische Inputs zu verändern. Die Plastizität der synaptischen Membranen dürfte somit eine wesentliche strukturelle Grundlage für die adaptiven Leistungen des Gehirns bei Lern- und Gedächtnisprozessen darstellen.

4. Neuroplastizität und posttetanische Potenzierung

In jüngster Zeit wird die posttetanische Potenzierung als ein möglicher Mechanismus für Kurzzeitprozesse während der Gedächtniskonsolidierung diskutiert. Die durch Stimulation einer Bahn hervorgerufene vorübergehende funktionelle Aktivitätsänderung an Synapsen scheint geeignet, morphologische Korrelate der funktionellen Plastizität zu untersuchen.

Als experimentelles Modell benutzten wir hierfür die Hochfrequenzstimulation des Septum telencephali und der CA3-Region des Hippocampus, deren Target-Neurone jeweils im CA3- bzw. CA1-Feld liegen. Hochfrequenzstimulation des Septum führt in CA3-Neuronen zur posttetanischen Potenzierung, die über Stunden nachweisbar ist.

Morphologische Korrelate dieser physiologischen Aktivitätsänderung der Synapsen von CA3-Neuronen sind eine Abnahme der synaptischen Vesikel in allen Zonen der aktivierten Axonterminale sowie eine Vergrößerung der postsynaptic density (Abb. 7).

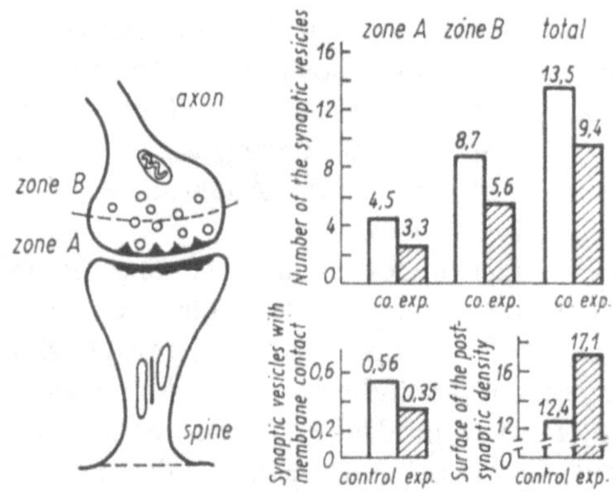

Abb. 7. Grafische Darstellung morphologischer Veränderungen in Synapsen des Stratum radiatum (Hippocampus, CA3, Kaninchen) nach Langzeitpotenzierung:

a) Änderungen der Verteilung synaptischer Vesikel,

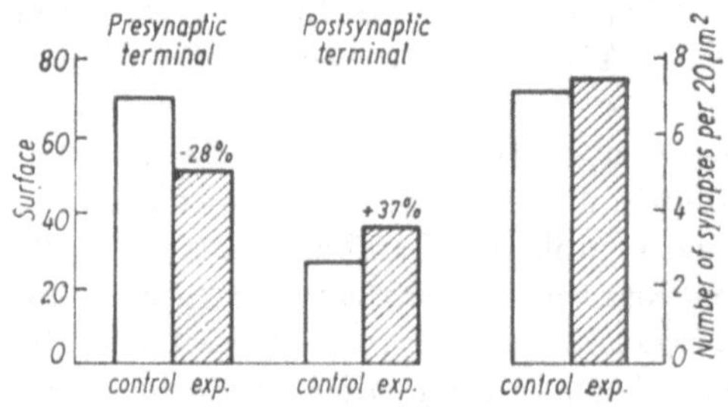

b) Änderung der Größe prae- und postsynaptischer Terminale sowie der Anzahl Synapsen

Wie bei Lernexperimenten unterliegen auch die prae- und postsynaptische Terminalgröße charakteristischen Veränderungen im Vergleich zur Kontrolle, während die Anzahl der synaptischen Aktivzonen unverändert bleibt. Diese Veränderungen werden mit Kurzzeitprozessen der Konsolidierung in Verbindung gebracht.

Die bisherigen Ergebnisse lassen im Hinblick auf die strukturellen Grundlagen der Plastizität folgende Schlußfolgerung zu:

1. Während der praenatalen und frühen postnatalen Entwicklung erfolgt die Ausbildung genetisch determinierter neuronaler Verbindungen, die durch

innere und äußere Umwelteinflüsse modifiziert werden. Morphologische Korrelate dieser Variationsbreite können sein:
Hypertrophie, Verzweigungen oder retardierte Entwicklung der synaptischen Strukturen, wobei die individuelle Variabilität dieser Verbindungen eine wichtige Rolle für die Plastizität spielen dürfte (Abb. 8).

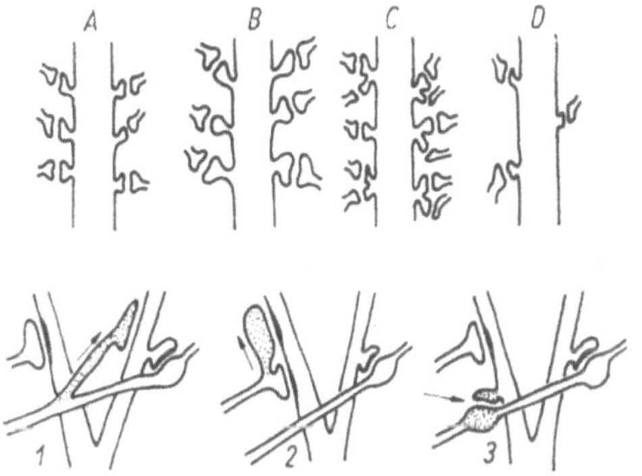

Abb. 8. A—D: Schematische Darstellung zur Plastizität von axospinodendritischen Synapsen: normal, Hypertrophie, Zunahme durch Bildung von Komplex-Synapsen, retardierte Entwicklung (in Anlehnung an ECCLES, 1975).

1—3: Morphologische Korrelate der Plastizität interneuronaler Verbindungen: Kollateralsprossung (1), paraterminale Sprossung (2), Kontaktsynaptogenese bzw. Transformation präformierter synaptischer Kontakte (3) (in Anlehnung an COTMAN und NADLER, 1978)

2. Nach Abschluß der Reifungsperiode des Gehirns bleibt die Fähigkeit der zentralen Neurone zu strukturellen und funktionellen Veränderungen erhalten. Sie ist die entscheidende Voraussetzung für das Phänomen der Neuroplastizität im Hinblick auf adaptive Prozesse im Gehirn.
3. Als morphologische Korrelate der Neuroplastizität können angesehen werden: Kollateralsprossung, paraterminale Sprossung, Kontaktsynaptogenese und Transformation präformierter synaptischer Kontakte (Abb. 8).
4. Von allen Strukturen des ZNS besitzen die synaptischen Membranen den höchsten Grad an Plastizität. Daraus ergibt sich gleichzeitig ihre Schlüsselfunktion bei adaptiven Prozessen.
5. Ausgehend von diesen Erkenntnissen scheint es sinnvoll, die Regeneration zentraler Neurone unter neuen Gesichtspunkten zu untersuchen und besonders der Aufklärung der Ursachen des eingeschränkten Regenerationserfolges größere Aufmerksamkeit zu schenken.

Literatur

COTMAN, C. W., NADLER, J. V. (1978). In: C. W. COTMAN (Ed.): Neuronal Plasticity. Raven Press, New York, S. 227.

ECCLES, J. C. (1972). In: A. G. KARCZMAR, J. C. ECCLES (Eds.): Brain and HumanBehaviour. Springer Verlag, Berlin—Heidelberg—New York, S. 39.

ECCLES, J. C. (1975). Das Gehirn des Menschen. R. Piper u. Co. Verlag, München, Zürich.

HEBB, D. O. (1949). The Organization of Behaviour. J. Wiley & Sons, New York.

JACOBSON, M. (1978). Developmental Neurobiology. Plenum Press, New York, London.

KERR, F. W. L. (1975). Exp. Neurol. 48, 16.

LYNCH, G., GALL, C., DUNWIDDIE, T. (1978). In: M. A. CORNER (Ed.): Maturation of the Nervous System. Prog. Brain Res. 48, 113.

MATTHIES, H. (1972). Ergeb. exp. Med. 10, 25.

MATTHIES, H. (1979). In: M. A. BRAZIER (Ed.): Brain Mechanism in Memory and Learning. From the Single Neuron to Man. Raven Press, New York, S. 197.

SCHUSTER, T. (1978a). J. Hirnforsch. 19, 45.

SCHUSTER, T. (1978b). Verh. Akad. Wiss. 48, 413.

SMIRNOV, G. D. (1972). Ergeb. exp. Med. 10, 11.

WENZEL, J., BOGOLEPOV, N. N. (1967). J. Hirnforsch. 17, 399.

WENZEL, J., KAMMERER, E., KIRSCHE, W., MATTHIES, H., WENZEL, M. (1980). J. Hirnforsch. 21, 647.

WENZEL, J., KAMMERER, E., DUWE, G., MATTHIES, H., KIRSCHE, W. (1981). J. Hirnforsch. 22, 453.

Zur Bedeutung von Systemhormonen und Neurotransmittern als Organisatoren des Gehirns

G. Dörner, unter Mitarbeit von F. Döcke, Th. Geier, F. Götz, G. Hinz, I. Poppe, W. Rohde, F. Stahl und R. Tönjes

Institut für Experimentelle Endokrinologie des Bereiches Medizin (Charité) der Humboldt-Universität zu Berlin

Hormone sind interzellulär wirksame chemische Boten. Sie werden in spezifisch differenzierten Zellen gebildet und üben in kleinsten Konzentrationen unter Vermittlung von Rezeptoren biologische (aktivierende, inaktivierende oder organisierende) Wirkungen auf andere Zellen des gleichen Organismus aus. Hinsichtlich des Bildungsortes können wir zwischen Drüsenhormonen und Gewebehormonen (Feldberg, 1955) und hinsichtlich des Wirkungsortes zwischen Systemhormonen und Lokalhormonen unterscheiden (Gaddum, 1955). Neurotransmitter können demzufolge auch als Lokalhormone des Nervengewebes angesehen werden.
In den letzten Jahren wurden mehrere Befunde erhoben, die dafür sprechen, daß Systemhormone und Neurotransmitter als Organisatoren des Gehirns, d. h. als Differenzierungs- und Reifungsfaktoren des Gehirns wirken können (Dörner und Kawakami, 1978). Demzufolge können auch zahlreiche Entwicklungsstörungen und Erkrankungen, die bisher als „endogen, idiopathisch, genuin, essentiell oder kryptogen" bezeichnet wurden, auf teratogenetischen Defekten beruhen, die während kritischer prä- und/oder frühpostnataler Entwicklungsperioden durch unphysiologische Hormonkonzentrationen erworben wurden.

1. Hormonabhängige Gehirnentwicklung und Fortpflanzung

Während der letzten 15 Jahre wurden u. a. folgende Befunde in unseren Laboratorien über die sexualhormonabhängige Gehirndifferenzierung erhalten (Dörner, 1972, 1976, 1980):

1. Rattenmännchen, die am ersten Lebenstag kastriert worden waren, zeigten im Erwachsenenalter nach Östrogen- oder auch Androgenzufuhr vorwiegend heterotypisches („homosexuelles") Sexualverhalten; d. h., sie ließen eine signifikante Präferenz der sexuellen Erregbarkeit gegenüber gleichgeschlechtlichen Partnern erkennen.
2. Je höher der Androgenspiegel während einer kritischen perinatalen Differenzierungsphase des Gehirns war, um so stärker war postpuberal — unabhängig vom genetischen Geschlecht — das männliche und um so schwächer das weibliche Sexualverhalten. Ja, es wurde sogar eine vollständige Inversion des Sexualverhaltens nach perinatalem Androgenmangel bei Rattenmännchen und perinatalem Androgenüberschuß bei Rattenweibchen beobachtet. Demzufolge können eine primäre männliche Hypo-, Bi- und Homosexualität auf unterschiedlichen Graden eines Androgenmangels, eine primäre weibliche Hypo-, Bi- oder Homosexualität dagegen auf unterschiedlichen Graden eines Androgenüberschusses während einer kritischen Phase der geschlechtsspezifischen Gehirndifferenzierung beruhen.
3. Die permanenten Alterationen des Sexualverhaltens gingen mit permanenten strukturellen und biochemischen Veränderungen bestimmter Gehirnregionen einher, die für die Regulation des Sexualverhaltens und/oder der Gonadotropinsekretion verantwortlich sind. Es wurde damit ein sexualhormonabhängiger „sexueller Dimorphismus" des Gehirns entdeckt, der in-

zwischen von anderen Autoren bei mehreren Tierarten bestätigt werden konnte.

4. Bei Rattenmännchen, die am ersten Lebenstag kastriert worden waren, konnte später — ähnlich wie bei normalen Weibchen, aber im Gegensatz zu neonatal androgenisierten Weibchen — ein starker positiver Östrogenfeedback auf die LH-Sekretion ausgelöst werden.
5. Ein positiver Östrogenfeedback-Effekt auf die LH-Sekretion war auch bei homosexuellen Männern im Gegensatz zu heterosexuellen Männern auslösbar. Dieser Befund spricht dafür, daß homosexuelle Männer zumindest teilweise ein überwiegend weiblich differenziertes Gehirn besitzen, dem ein Androgenmangel während der geschlechtsspezifischen Gehirndifferenzierung zugrunde liegen könnte.

Auf Grund der vorgenannten Befunde können Sexualdeviationen zumindest teilweise auf Diskrepanzen zwischen dem genetischen Geschlecht und einem geschlechtsspezifischen Androgenspiegel während der Gehirndifferenzierung beruhen. Diese Hypothese ist mit klinischen Befunden gut vereinbar, die bei „Experimenten der Natur", wie z. B. bei Gonadendysgenesie, testikulärer Feminisierung, KLINEFELTER-Syndrom und vor allem beim IMPERATO-MCGINLEY-Syndrom erhoben werden.

Genetisch männliche Individuen mit IMPERATO-MCGINLEY-Syndrom haben einen angeborenen 5α-Reduktasemangel. Sie können daher nicht genugend Testosteron in 5α-Dihydrotestosteron umwandeln, das für eine männliche Differenzierung der äußeren Genitalorgane erforderlich ist. Testosteron, das für die männliche Differenzierung der inneren Genitalorgane und anscheinend auch des Gehirns verantwortlich ist, ist dagegen bei ihnen in hoher Konzentration vorhanden. Diese Personen besitzen also vorwiegend weiblich differenzierte innere Genitalorgane und Gehirne. Sie wurden auf Grund des überwiegend weiblichen äußeren Erscheinungsbildes von der Geburt an als Mädchen angesehen, erhielten einen Mädchennamen und wurden auch als Mädchen erzogen. Trotzdem zeigten alle von ihnen von der Pubertät an rein männliches Sexualverhalten, d. h. eine eindeutig männliche psychosexuelle Orientierung, und 89% (16 von 18) nahmen sogar eine männliche Geschlechtsrolle und Geschlechtsidentität an (IMPERATO-MCGINLEY u. Mitarb., 1979). Diese Befunde sprechen dafür, daß der Testosteronspiegel während der pränatalen Differenzierungsphase des Gehirns — ergänzt durch den Testosteronspiegel in der präpuberalen Reifungs- und postpuberalen Aktivierungsphase — eine weit größere Bedeutung für die psychosexuelle Orientierung, Geschlechtsrolle und Geschlechtsidentität besitzt als postnatale psychosoziale Einflüsse.

Schließlich ergab auch eine kürzlich im Kinsey-Institut an etwa 1000 Homosexuellen und 500 Heterosexuellen abgeschlossene retrospektive Studie, daß echte Homosexualität weitgehend unabhängig ist von postnatalen psychosozialen Einflüssen (BELL u. Mitarb., 1981).

In Zukunft sollen die bisherigen retrospektiven Untersuchungen durch prospektive Untersuchungen ergänzt werden. Hierfür wurden 3 Voraussetzungen geschaffen (DÖRNER, 1972, 1976, 1980):

1. Ergebnisse vergleichender Untersuchungen der hypothalamischen Biomorphose bei menschlichen Feten und bei Ratten sprechen dafür, daß die geschlechtsspezifische Gehirnentwicklung beim Menschen im zweiten Schwangerschaftstrimester stattfindet.
2. Es wurde eine einfache und zuverlässige Methode zur pränatalen Bestimmung des genetischen Geschlechts im Fruchtwasser entwickelt (Fluoreszenzmikroskopischer Nachweis des Y-Chromosoms).

3. Es wurden signifikant höhere Testosteronspiegel im Fruchtwasser männlicher als weiblicher Feten gefunden.

In den letzten Jahren wurden mehrere Befunde erhoben, die dafür sprechen, daß die geschlechtsspezifische Gehirndifferenzierung zumindest teilweise durch Neurotransmitter vermittelt wird. So wurden bei Ratten permanente Veränderungen des Sexualverhaltens, die mit permanenten strukturellen und/oder chemischen Veränderungen des Gehirns verbunden sind, nach neonataler Behandlung mit psychotropen Drogen beobachtet, die den Neurotransmittermetabolismus beeinflussen (Dörner, 1980).
Der Neurotransmittermetabolismus des sich entwickelnden Gehirns kann auch durch psychosoziale Einflüsse, insbesondere durch Streß, verändert werden. So zeigten pränatal gestreßte Rattenmännchen (Immobilisation der trächtigen Muttertiere) perinatal einen Androgenmangel und im Erwachsenenalter hypo-, bi- oder gar homosexuelles Verhalten (Ward, 1977; Dörner 1980). Schließlich wurde festgestellt, daß in den streßreichen Jahren des zweiten Weltkrieges in Deutschland hochsignifikant mehr homosexuelle Männer geboren wurden als in den Jahren zuvor oder danach. Darüber hinaus wurden von den Müttern homosexueller Männer hochsignifikant häufiger pränatale Streßsituationen angegeben als von denen heterosexueller Männer (Dörner, 1980). Demzufolge stellt pränataler Streß einen möglichen ätiogenetischen Faktor in der Entwicklung männlicher Sexualdeviationen dar.
Am Beispiel des Hypothalamus-Hypophysenvorderlappen-Gonaden-Systems (Abb. 1) wurden schließlich folgende ontogenetischen Organisationsregeln abgeleitet (Dörner, 1976):

1. Aus einem primären Steuerungssystem (z. B. Plazenta und Hypophyse — fetale Gonaden — Hypothalamus) entwickelt sich ein sekundäres Regelungs-

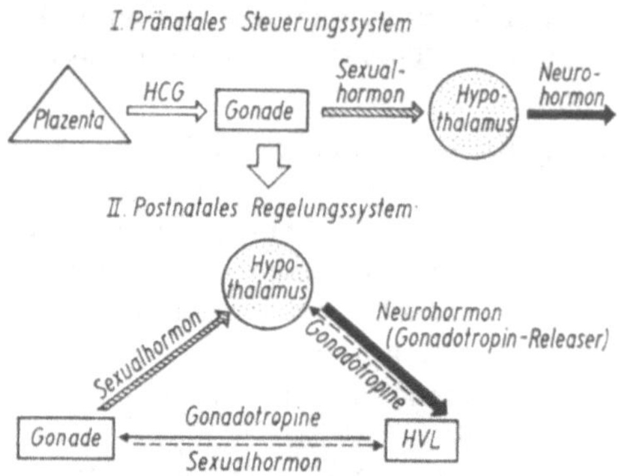

Abb. 1. Ontogenese des Hypothalamus-Hypophysen-Gonaden-Systems

system (das Hypothalamus-Hypophysenvorderlappen-Gonaden-System). Dabei wird die primäre Stellgröße Sexualhormon zur Regelgröße und das primär gesteuerte Element Hypothalamus zum Regler (Transformationsregel).
2. In einer kritischen Organisationsphase des Hypothalamus determiniert (bzw. kodeterminiert) die Quantität der primären Stell- und sekundären Regelgröße (z. B. Sexualhormon) die Qualität, d. h. die Sollwerteinstellung (set point) des zentralnervösen Reglers und damit die Funktions- und Toleranzbereiche des gesamten Regelungssystems (Determinationsregel).

2. Hormonabhängige Gehirnentwicklung und Stoffwechsel

Es wurden inzwischen mehrere Befunde erhoben, die dafür sprechen, daß die für das Hypothalamus-Hypophysenvorderlappen-Gonadensystem abgeleiteten ontogenetischen Organisationsregeln auch für die adaptive Selbstorganisation anderer neuroendokriner Funktionskreise Gültigkeit besitzen, die den Stoffwechsel oder den Informationswechsel regulieren (Dörner, 1976, 1981; Dörner und Kawakami, 1978).
Seit längerem ist bekannt, daß Jod- und Schilddrüsenhormonmangel während der

Gehirnentwicklung zum Kretinismus führt, der durch rechtzeitige Zufuhr von Jod oder Schilddrüsenhormonen verhindert werden kann. Andererseits rief im Tierexperiment ein während der Gehirnentwicklung erzeugter Schilddrüsenhormonüberschuß einen permanenten hypothyreotropen Hypothyreoidismus hervor.

Nach hohen Glukokortikoidgaben, die während der Gehirndifferenzierung verabreicht wurden, wurde eine permanente Nebennierenatrophie festgestellt. Außerdem wurden einige tierexperimentelle und klinische Befunde erhoben, die darauf hinweisen, daß Überernährung während des prä- und vor allem auch frühpostnatalen Lebens einen Risikofaktor für die Entwicklung von Obesitas, Diabetes mellitus, Hyperlipoproteinämie und Arteriosklerose im Erwachsenenalter darstellt.

Schließlich wurde bei etwa 4000 Diabetikern ein signifikantes Überwiegen der familiären Diabeteshäufigkeit auf der mütterlichen gegenüber der väterlichen Seite beobachtet. Das Verhältnis war 2,54 : 1,0. Dieses Phänomen kann kaum durch genetische, wohl aber durch teratogenetische Effekte erklärt werden. In diesem Zusammenhang sei auch erwähnt, daß ein bei schwangeren Tieren erzeugter experimenteller Diabetes mellitus bei den Nachkommen im späteren Leben die Entwicklung eines Spontandiabetes bedingen kann.

3. Hormonabhängige Gehirnentwicklung und Informationswechsel

In der Ontogenese von Informationsprozessen wird ebenfalls ein primäres Steuerungssystem in ein sekundäres Regelungssystem transformiert. In diesem Fall stimulieren Außenweltsignale sensorische Rezeptorzellen des ZNS und induzieren damit die Produktion spezifischer Neurotransmitter in den Rezeptorneuronen. Diese Neurotransmitter können anscheinend während einer kritischen Entwicklungsphase als Organisatoren des Gehirns wirken, d. h., sie können durch ihre Quantität während der Gehirndifferenzierung die Qualität, d. h. die Reaktionsfähigkeit (Funktions- und Toleranzbereiche) zentralnervöser Regler für das spätere Leben permanent beeinflussen.

So führten Veränderungen von Neurotransmitterkonzentrationen, die durch psychotrope Drogen wie Pargylin oder Pyridostigmin während der frühpostnatalen Gehirnentwicklung bei Ratten erzeugt wurden, zu permanenten Alterationen nicht nur des Sexualverhaltens, sondern auch der Emotionalität, der exploratorischen Aktivität, des Lernverhaltens und der Gedächtnisfähigkeit (Dörner, 1976).

Andererseits ist bekannt, daß psychosoziale Einflüsse, Nahrungsfaktoren und Systemhormone die Konzentrationen und/oder Umsatzraten von Neurotransmittern ähnlich verändern können wie psychotrope Drogen. So können also anscheinend auch abnorme psychosoziale Bedingungen, Fehlernährung und unphysiologische Konzentrationen von Systemhormonen unphysiologische Konzentrationen und/oder Umsatzraten von Neurotransmittern hervorrufen. Diese können wiederum während der Gehirndifferenzierung teratogene Defekte erzeugen, die zu permanenten Funktionsstörungen der Reproduktion, des Stoffwechsels und/oder des Informationswechsels führen.

So konnten beispielsweise permanente psychische und geistige Störungen, die mit permanenten biochemischen Veränderungen des Gehirns verbunden waren, durch maternale Deprivation neugeborener Ratten erzeugt werden. Besonders interessant war die Feststellung, daß ein derartiger teratogenetischer Gehirndefekt, der durch psychosoziale Deprivation während einer kritischen Phase der Gehirnentwicklung hervorgerufen wurde, durch gleichzeitige temporäre Zufuhr des Acetylcholinesterasehemmers Pyridostigmin, der dem durch die Deprivation hervorgerufene Abfall des Acetylcholingehaltes im Gehirn entgegenwirkte, weitgehend verhindert werden konnte (Dörner u. Mitarb., 1981).

Außerdem konnte bei Rattenweibchen eine durch neonatale psychosoziale (maternale) Deprivation erzeugte starke Verzögerung der Pubertät durch Gaben des Monoaminooxidasehemmers Pargylin verhindert werden (Döcke u. Mitarb., 1978). Schließlich konnte auch eine durch pränatalen Streß bei Rattenmännchen hervorgerufene Bi- oder Homosexualität durch perinatale Gaben von Testosteron präventiv beeinflußt werden (Dörner u. Mitarb., in Vorbereitung).

Mit diesen Befunden wurde meines Erachtens ein für die Prophylaxe bedeutendes Wirkungsprinzip der soziobiologischen Ontogenese entdeckt: Prä- oder frühpostnatal gesetzte, psychosozial bedingte Dauerschäden des Gehirns können durch Pharmaka verhindert werden, die unphysiologische Konzentrationen an Systemhormonen und/oder Neurotransmittern während kritischer Phasen der Gehirnentwicklung korrigieren.

Da mehrere Peptide die Funktion der klassischen Neurotransmitter modulieren oder sogar selbst als Neurotransmitter wirken können, ist es naheliegend, anzunehmen, daß sie bei der Gehirndifferenzierung den organisierenden Effekt der klassischen Neurotransmitter modulieren oder gar selbst einen organisierenden Effekt auf das Gehirn ausüben können. Mehrere Befunde sprechen für diese Annahme (Swaab und Martin, 1981).

Wie aus Abbildung 2 zu ersehen ist, stellen Neurotransmitter anscheinend gemeinsame Mediatoren für Außenweltsignale, für ernährungsabhängige Stoffwechselparameter und für Systemhormone bei der umweltabhängigen Gehirnentwicklung dar. So können bedeutende Funktionsstörungen und Erkrankungen der Fort-

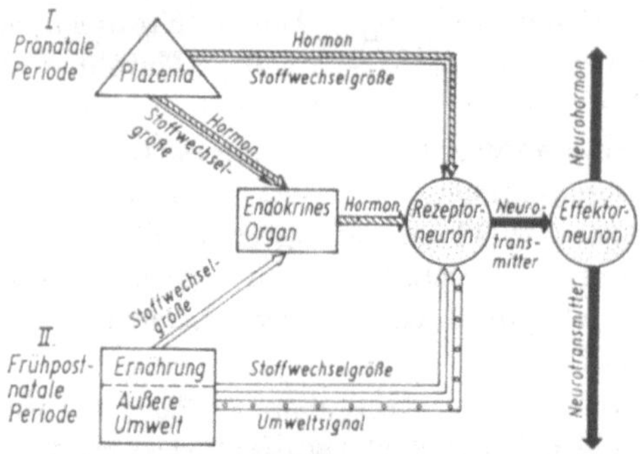

Abb. 2. Neurotransmitter als umweltabhängige Organisatoren des Gehirns

pflanzung, des Stoffwechsels und des Informationswechsels auf teratogenetischen Defekten des Gehirns beruhen, die durch Abnormalitäten der äußeren Umwelt (d. h. der natürlichen und psychosozialen Außenwelt) und/oder der inneren Umwelt (d. h. von Hormonen und Stoffwechselfaktoren) während der Gehirnorganisation verursacht wurden (z. B. durch psychosoziale Deprivationen, chemische und physikalische Umweltschäden, Fehlernährung, Streß, Hypoxie, Drogen, Alkohol, Nikotin und mütterliche Erkrankungen während der Schwangerschaft).

Während kritischer Entwicklungsphasen entstandene teratogenetische Defekte können aber nicht nur auf primären Umweltschäden, sondern auch auf primären genetischen Defekten beruhen, wie z. B. beim angeborenen adrenogenitalen Syndrom (AGS) oder bei der Phenylketonurie (PK). Derartige teratogenetische Defekte können aber ebenfalls durch rechtzeitige Korrektur abnormaler Konzentrationen von Hormonen oder Neurotransmittern verhindert oder zumindest gemindert werden. Beim angeborenen AGS dürfte dieses Ziel durch rechtzeitige Substitution mit Glukokortikoiden erreicht werden, während es bei der PK durch rechtzeitige Zufuhr einer spezifischen Diät oder beim Biopterinmangel von Vorläufern spezifischer Neurotransmitter — wie L-Dopa für Dopamin und 5-Hydroxytryptophan für

Serotonin — zu erreichen ist (BARTHOLOMÉ, 1981). Schwere Entwicklungsschäden des menschlichen Gehirns können also durch rechtzeitige Korrektur ungenügender Neurotransmitterkonzentrationen zumindest partiell verhindert werden. Damit liegen auch erste klinische Befunde vor, die für die Richtigkeit der von uns auf Grund tierexperimenteller Ergebnisse aufgestellten These sprechen, daß Neurotransmitter als Organisatoren des Gehirns wirken können (DÖRNER, 1976).

Abschließend sei darauf hingewiesen, daß nur knapp 1% aller Neugeborenen eine Chromosomenaberration oder ein monogenes Erbleiden aufweisen. Dagegen erkranken weit mehr als 10% aller Neugeborenen während ihres Lebens an sogenannten polygenen oder multifaktoriellen Leiden (LENZ, 1976; TÜNTE, 1979), bei denen exogene Faktoren entscheidend beteiligt sind. Bei ihnen handelt es sich vor allem um teratogenetische Einflüsse während kritischer Entwicklungsphasen. Dabei können unphysiologische Hormonkonzentrationen als Teratogene wirken. In kritischen Phasen der hormonabhängigen Makromorphogenese, d. h. der Organogenese, führen sie zu Fehlbildungen von Makrostrukturen, d. h. zu Mißbildungen im engeren Sinne. In kritischen Phasen der Gehirnorganisation führen sie dagegen zu permanenten Fehlfunktionen der Reproduktion, des Stoffwechsels und/oder des Informationswechsels, die mit permanenten Fehlbildungen von Mikrostrukturen des Gehirns einhergehen können. Als Wirkungsmechanismus kommt vor allem eine permanente Veränderung der Genexpressibilität von Neuronen in Frage.

Diese Hinweise sind meines Erachtens von großer gesundheitspolitischer Bedeutung, da durch Optimierung der Außenwelt und/oder durch rechtzeitige Korrektur unphysiologischer Konzentrationen von Systemhormonen und Neurotransmittern während kritischer Entwicklungsphasen eine genuine Prophylaxe teratogener Entwicklungsstörungen und lebenslanger Behinderungen möglich erscheint. Dieses um so mehr, als bei psychisch und/oder geistig behinderten Kindern in weit über der Hälfte der Fälle anamnestisch prä- und/oder frühpostnatal gesetzte umweltabhängige Schäden eruiert werden konnten, dagegen in nur 7% primär genetische Schäden (PECHSTEIN, 1975). Die Teratomorphologie, d. h. die Lehre von den pränatal erworbenen permanenten Fehlbildungen, ist also durch die Teratophysiologie und Teratopsychologie sowie durch die Teratoimmunologie, d. h. die Lehre von prä- oder frühpostnatal erworbenen permanenten Fehlfunktionen, zu ergänzen (DÖRNER, 1976; DÖRNER und KAWAKAMI, 1978).

Literatur

BARTHOLOMÉ, K. (1980). Naturwissenschaften 67, 495.

BELL, A. P., WEINBERG, M. S., HAMMERSMITH, S. K. (1981). Der Kinsey Institut Report über sexuelle Orientierung und Partnerwahl. Bertelsmann-Verlag, München.

DÖCKE, F., ROHDE, W., SMOLLICH, A., DÖRNER, G. (1978). In: G. DÖRNER, M. KAWAKAMI (Hrsg.): Hormones and Brain Development. Elsevier/North-Holland Biomedical Press, Amsterdam—New York—Oxford, S. 327.

DÖRNER, G. (1972). Sexualhormonabhängige Gehirndifferenzierung und Sexualität. VEB Gustav Fischer, Jena, und Springer, Wien—New York.

DÖRNER, G. (1976). Hormones and Brain Differentiation. Elsevier, Amsterdam—Oxford—New York.

DÖRNER, G. (1980). In: P. L. MUNSON, E. DICZFALUSY, J. GLOVER, R. E. OLSON (Hrsg.): Vitamins and Hormones. Academic Press, New York, S. 325.

DÖRNER, G. (1981). Folia endocrinol. jap. 57, 298.

DÖRNER, G., KAWAKAMI, M. (Hrsg.) (1978). Hormones and Brain Development. Elsevier/North-Holland Biomedical Press, Amsterdam—New York—Oxford, S. 13.

DÖRNER, G., TÖNJES, R., HECHT, K., HINZ, G., POPPE, I., POPPEI, M., TSAMALOUKAS, A. (1981). Endokrinologie 77, 101.

FELDBERG, W. (1955). In: J. H. GADDUM (Hrsgb.): Polypeptides Which Stimulate Plain Muscle. Livingstone, Edinburgh.

GADDUM, J. H. (1955). Polypeptides Which Stimulate Plain Muscle. Livingstone, Edinburgh.

IMPERATO-McGINLEY, J., PETERSON, K. E., GAUTIER, T., STURLA, E. (1979). J. Steroid Biochem. 11, 637.

LENZ, W. (1976). Medizinische Genetik. Georg Thieme Verlag, Stuttgart.

PECHSTEIN, J. (1975). Sonderpädagogik 6. Ernst Klatt Verlag, Stuttgart.

SWAAB, D. F., MARTIN, J. T. (1981). In: Peptides of the Pars Intermedia. Ciba Foundation Symposium 81. Pitman Medical Ltd., London, S. 196.

TÜNTE, W. (1979). Genetische Familienberatung. Schriftenreihe der Nestlé Diät GmbH, München.

WARD, I. L. (1977). J. Comp. Physiol. 91, 465.

Danksagung

An den Untersuchnngen waren sämtliche Mitarbeiter unseres Instituts sowie Wissenschaftler zahlreicher anderer Institute und Kliniken der Humboldt-Universität beteiligt, wie des Anatomischen Instituts (Prof. Dr. STAUDT und Prof. Dr. WENZEL), des Instituts für Biologische und Physiologische Chemie (Dr. TSAMALOUKAS und Herr KLATT), des Pharmakologischen Instituts (Doz. Dr. BLUTH), der Abteilung für Neuropathophysiologie der Nervenklinik (Prof. Dr. HECHT), der Frauenklinik (Dr. HALLE) und der Hautklinik, weiterer Institutionen in Berlin, wie der Gynäkologisch-Geburtshilflichen Klinik in Berlin-Pankow (Dr. BAUMGARTEN und Dr. SAFFERT), der Hautklinik in Berlin-Buch (Dr. KRELL) und mehrerer Kliniken in anderen Städten der DDR, wie z. B. der Universitäts-Frauenkliniken Rostock, Greifswald und Halle sowie aus Instituten und Kliniken des Auslands, wie z. B. des Endokrinologischen Instituts in Bratislava oder der Teikyo Universität in Tokio. Ihnen allen sei vielmals gedankt.

Einfluß von Hypoxie auf die Hirnentwicklung

J. GROSS[1], W. IHLE[1], A. LUN[1], H. D. FISCHER[2] und CH. WUSTMANN[2]

Forschungsabteilung der Kinderklinik des Bereiches Medizin (Charité) der Humboldt-Universität zu Berlin[1] und Pharmakologisches Institut der Medizinischen Akademie Carl Gustav Carus, Dresden[2]

Hypoxie gehört neben der Unreife zu den häufigsten Ursachen der perinatalen Morbidität und Mortalität. Die Diagnose „Asphyxie, Anoxie, Hypoxie" betrifft 17% aller stationär behandlungsbedürftigen Neugeborenen (28. Gestationswoche bis 7. Lebenstag) und 20% aller gestorbenen Säuglinge (KÖNIG, 1980; Tab. 1). Da sich diese Statistik nur auf das Grundleiden bezieht, kann man annehmen, daß mit diesen Angaben die Bedeutung der Hypoxie eher unterschätzt wird. Nach SYLLM-RAPOPORT und GRAUEL (1979) lassen sich 40–60% der Säuglingssterblichkeit auf Versagen der Atmungsadaptation an das extrauterine Leben und damit auf Hypoxie zurückführen. Man kann abschätzen, daß mindestens 1% aller Neugeborenen auch

Tabelle 1: Ursachen der perinatalen Morbidität und Mortalität (1978) (KÖNIG, 1980)

Diagnose	Krankenhausabgänge		Gestorbene Säuglinge	
	absolut	(%)	absolut	(%)
Unreife	12439	54,1	820	50,6
Asphyxie, Anoxie, Hypoxie	3945	17,1	319	19,7
Hämolytische Erkrankung	2524	11,0	15	0,9
Geburtsverletzung	760	3,3	99	6,1
Andere Ursachen	3339	14,5	368	22,7

unter optimalen Bedingungen einer Intensivtherapiebehandlung eine schwere bis mittelschwere Hypoxie und Acidose aufweisen (MULLIGAN u. Mitarb., 1980). Perinatale Hypoxiezustände, die überlebt werden, sind häufig mit späteren Störungen der Funktion des Zentralnervensystems (ZNS) verbunden. Sie sind eine wesentliche Ursache der sog. frühkindlichen Hirnschädigung, nach GÖLLNITZ (1975) ein „Sammelbegriff für ätiologisch, zeitlich, pathologisch-anatomisch verschiedenartige Störungen, die das sich entwickelnde ZNS des Kindes betreffen“.

Umfangreiche klinische Untersuchungen deuten darauf hin, daß Spätfolgen einer perinatalen Hypoxie neurologische, vor allem motorische Störungen, Verhaltensauffälligkeiten und Lernstörungen sind. Je nach Stärke, Dauer, Art und Zeitpunkt der auf das Kind wirkenden Hypoxie sind verschiedene Ausprägungsgrade der Schädigung möglich, die von leichten motorischen und/oder Verhaltensauffälligkeiten bis zu schwerer geistiger Retardierung und ausgeprägten infantilen Zerebralparesen reichen. Bei uns, wie auch in anderen entwickelten Ländern, sind in diesem weiten Sinne 5–7% aller Neugeborenen eines Geburtsjahrganges hirngeschädigt. Nach GUSTAVSON u. Mitarb. (1977) kommt in etwa 20% der Fälle einer schweren geistigen Retardierung ein perinataler O_2-Mangel als Ursache in Betracht, wobei die pränatale Hypoxie bei weitem überwiegt (73%). Auf Grund der Fortschritte der Geburtsmedizin gewinnen milde, chronische Hypoxiezustände in der 2. Schwangerschaftshälfte auf der Grundlage einer Placentainsuffizienz zunehmend an Interesse.

Die Besonderheit der Hypoxie im Neugeborenenalter besteht darin, daß die zellulären und metabolischen Folgeerscheinungen auf komplizierte und hinsichtlich Störungen empfindliche Entwicklungsprozesse wie Differenzierung, Reifung, Wachstum, Zelltod, Migration u. a. einwirken (LANDIS, 1981). Da diese Prozesse im Falle der Neurone einmaligen und damit bleibenden Charakter tragen, können lebenslange Veränderungen resultieren, die nicht oder nur z. T. ausgeglichen werden können.

Hypoxiemodell

Abbildung 1 zeigt das von uns benutzte Hypoxiemodell in Beziehung zu ausgewählten Entwicklungsprozessen bei der Ratte. Wir arbeiten mit einer Hypoxie von 5–10 Tagen Dauer, täglich 10 Stunden, mit einem O_2-Gehalt der Einatmungsluft von 9–11 kPa und normobaren oder hypobaren Bedingungen. Dies entspricht einer milden, chronischen Hypoxie (9 bis 11 % O_2 in der Einatmungsluft, 5000 bis 6000 m Höhe, paO_2 40–30 mm Hg). Diese Hypoxie ist verbunden mit einer normalen

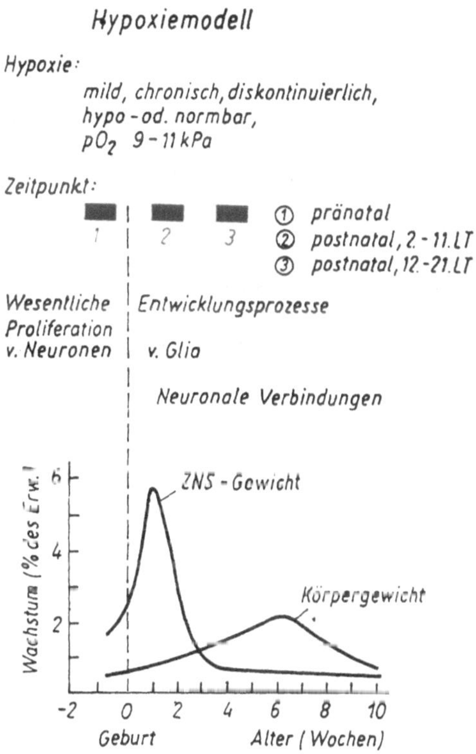

Abb. 1. Hypoxiemodell

Energieladung infolge Kompensation des verminderten O_2-Angebotes über eine erhöhte zerebrale Durchblutung (Johansson und Siesjö, 1974; Le Poncin-Lafitte u. Mitarb., 1980).

Die Tiere werden während verschiedener Zeiträume der Hypoxie ausgesetzt: pränatal, früh postnatal (2.—11. Lebenstag) und spät postnatal (12.—21. Lebenstag). In Abhängigkeit vom Zeitpunkt wirkt die Hypoxie auf verschiedene Entwicklungsprozesse: Die pränatale Hypoxie trifft vor allem auf die Proliferation von Neuronen, die postnatale Hypoxie auf die von Gliazellen und eine aktive Phase der Knüpfung von neuronalen Verbindungen. Die frühe postnatale Hypoxie fällt in eine besonders aktive Phase der Zellproliferation und des ZNS-Wachstums, die sog. Phase des Wachstumsspurts nach Dobbing (1975).

Die angewendete Hypoxie bewirkt Verhaltensveränderungen der Tiere im Erwachsenenalter (Grasse u. Mitarb., 1981). Bei der früh postnatalen Hypoxie resultieren Verhaltensstörungen im humanpathologischen Sinne.

Um den Einfluß einer perinatalen Hypoxie auf die Hirnentwicklung und den möglichen Angriffspunkt auf zellulärer und subzellulärer Ebene zu erfassen, wählten wir 2 Arten von Kriterien aus:

— Parameter des zellulären Wachstums (Holt u. Mitarb., 1975)
— Parameter für Veränderungen von synaptischen Strukturen im Vergleich zu anderen zellulären Partikeln. Es ist bekannt, daß gerade der synaptischen Verschaltung eine Schlüsselrolle für die Herausbildung des Verhaltens eines Individuums zukommt.

Einfluß der Hypoxie auf das somatische Wachstum und auf zelluläre Wachstumskriterien

Tabelle 2 zeigt zunächst zusammenfassend den Einfluß von prä- und früher postnataler Hypoxie auf das Körper- und Hirngewicht unmittelbar nach Hypoxie. Das Körpergewicht ist sowohl bei prä- als auch bei postnataler Hypoxie vermindert, doch ist diese Reduktion bei postnataler Hypoxie viel stärker ausgeprägt als bei pränataler. Das absolute Hirngewicht ist nur nach postnataler Hypoxie vermindert, nicht nach pränataler. Relativ zum Körpergewicht ist das Hirngewicht dagegen auch nach pränataler Hypoxie erhöht. Dies läßt darauf schließen, daß das Gehirn von der Wachstumsverzögerung weniger

Tabelle 2: Einfluß von Hypoxie auf die somatische Entwicklung der Ratte (pO_2 10 kPa, täglich 10 Std., 9 Tage)
(Gross u. Mitarb., 1981; Lun u. Mitarb., 1983)

Parameter	Aussage	Veränderung (in % zu Kontrollen)	
		Pränatal 11.—21. Gestationstag	Postnatal 2.—11. Lebenstag
Körpergewicht	Körperwachstum	↓(13)	↓(40)
Hirngewicht	Hirnwachstum	=	↓(17)
$\frac{\text{Hirngewicht} \cdot 100}{\text{Körpergewicht}}$	Hirnwachstum in Relation zum Körperwachstum	(K.: 4,1) ↑(H.: 4,6)	(K.: 4,3) ↑(H.: 5,9)
Normalisierung		5—10 Tage nach Hypoxie	> 10 Tage nach Hypoxie

Tabelle 3: Einfluß von Hypoxie auf zelluläre Wachstumskriterien des ZNS (Cortex) der Ratte (pO_2 10 kPa, täglich 10 Std., 9 Tage)
(GROSS u. Mitarb., 1981; LUN u. Mitarb., 1983)

Parameter	Aussage	Veränderung (in % zu Kontrollen)	
		Pränatal 12.—21. Gestationstag	Postnatal 2.—11. Lebenstag
Proteinkonzentration (Feuchtgewicht)	Allgemein, Bezugsparameter	=	↓(10)
DNS-Konzentration (Feuchtgewicht)	Zelldichte	↓(16)	=
Protein-/DNS-Konzentration	Zellgröße	↑(20)	↓(13)
DNS-Konzentration × Feuchtgewicht	Gesamtzellzahl	↓(14)	↓(21)
AchE-Aktivität	Synaptogenese	=	↓↓(36)
Normalisierung		5—10 Tage nach Hypoxie	> 10 Tage nach Hypoxie

betroffen ist als der übrige Organismus (GROSS u. Mitarb. 1981; LUN u. Mitarb., 1983).

Tabelle 3 zeigt den Einfluß einer prä- und postnatalen Hypoxie auf zelluläre Wachstumskriterien des Cortex unmittelbar nach Hypoxie. Offensichtlich wird bei der pränatalen Hypoxie die Zellproliferation durch den O_2-Mangel stärker beeinflußt als die Proteinsynthese. Es ist aber auch möglich, daß die Hypoxie im ZNS-Gewebe einen geringeren Schweregrad erreicht, da über das Muttertier zusätzliche Kompensationsmechanismen zur Verfügung stehen. Außerdem ist unreiferes Gewebe weniger empfindlich gegenüber Hypoxie. Es resultieren insgesamt weniger Zellen, die größer und weniger dicht gelagert sind.

Die frühe postnatale Hypoxie, die auf die Phase des Wachstumsspurtes trifft, scheint die Proteinsynthese stärker als die DNS-Synthese zu beeinflussen. Es sind ebenfalls weniger Zellen vorhanden, doch sind diese kleiner und weisen eine unveränderte Packungsdichte auf.

Die festgestellten Veränderungen tragen nur vorübergehenden Charakter. Nach pränataler Hypoxie sind sie bereits 5—10 Tage nach Behandlungsende nicht mehr nachzuweisen. Nach früher postnataler Hypoxie benötigt die Normalisierung einen längeren Zeitraum. Es ist vorstellbar, daß die hypoxisch bedingten Veränderungen der Zelldimensionen und Packungsdichte die weitere Reifung und die Herausbildung der synaptischen Strukturen auch im Erwachsenenalter beeinflussen.

Veränderungen subzellulärer Strukturen nach Hypoxie

Bei Ratten, die einer pränatalen Hypoxie ausgesetzt waren, wurde eine subzelluläre Fraktionierung von Cortexgewebe mittels Dichtegradientenzentrifugation in Saccharose durchgeführt, wobei eine Kern-, 9000 g Überstands-, Myelin-, Mitochondrien- und eine synaptische Membranfraktion isoliert wurden (GROSS u. Mitarb., 1981). Die zur Charakterisierung der Trennung benutzten Leitkriterien der subzellulären Fraktionen zeigten eine qualitativ gleichartige Trennung bei Hypoxie- und Kontrolltieren.

In Abbildung 2 ist die Verteilung des Proteinanteils auf die Fraktionen der

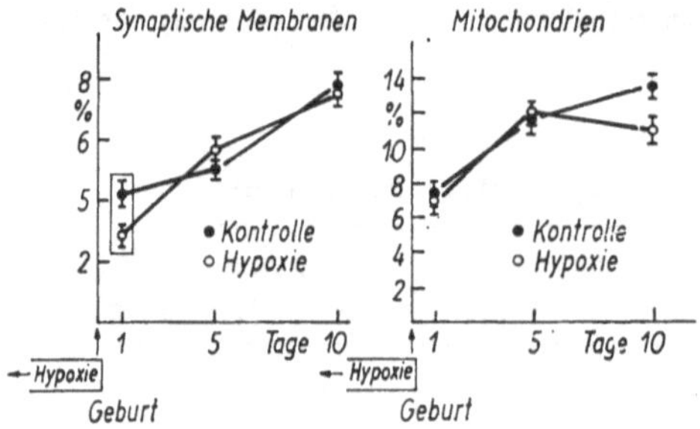

Abb. 2. Proteinverteilung auf die Fraktionen der synaptischen Membranen und Mitochondrien des Cortex nach pränataler Hypoxie (GROSS u. Mitarb., 1981)

synaptischen Membranen und der Mitochondrien in den ersten 10 Lebenstagen bei Kontrolltieren und nach einer pränatalen Hypoxie dargestellt. Es ergab sich der bemerkenswerte Befund, daß unmittelbar nach der Hypoxie, am 1. Lebenstag, der Proteinanteil der Fraktion der synaptischen Membranen bei Hypoxietieren vermindert war. Bereits nach 5 Tagen war dieser Unterschied zu den Kontrollen nicht mehr nachweisbar. Offensichtlich erfolgte bei postnatal hypoxischen Tieren eine intensive Synthese dieses Membranproteins. Der Proteinanteil der Mitochondrienfraktion zeigte am 10. Tag eine Tendenz zu niedrigen Werten bei den Hypoxietieren.

Um Hinweise für die Proteinsyntheserate bei Hypoxie- und Kontrolltieren zu erhalten, wurde der In-vivo-^{14}C-Lysin-Einbau in die synaptischen Membranen und Mitochondrien gemessen (Abb. 3). Bis zum 10. Lebens- bzw. posthypoxischen Tag war dieser bei den synaptischen Membranen erhöht. Mitochondrien zeigten eine Tendenz zu einem verstärkten Einbau bei Hypoxietieren am 10. Lebenstag.

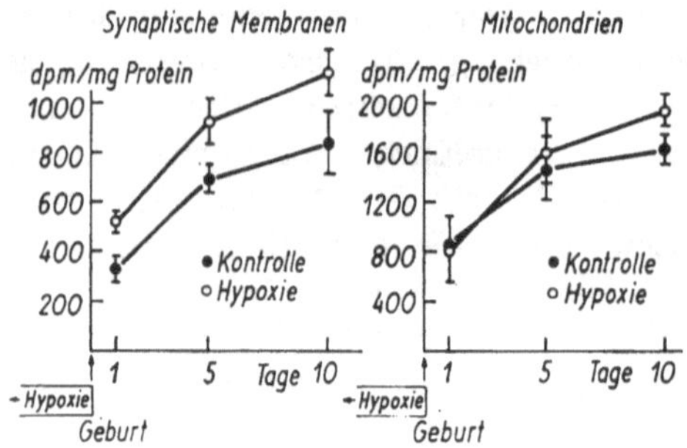

Abb. 3. In-vivo-^{14}C-Lysin-Einbau in die Fraktionen der synaptischen Membranen und Mitochondrien des Cortex nach pränataler Hypoxie (GROSS u. Mitarb., 1981)

Diese Befunde sowie elektronenmikroskopische Untersuchungen von WENZEL u. Mitarb. (1982) zum Verhalten von subzellulären Partikeln nach einer prä- bzw. postnatalen Hypoxie deuten darauf hin, daß Mitochondrien und synaptische Strukturen eine besonders hohe Empfindlichkeit gegenüber O_2-Mangel aufweisen, und daß in der posthypoxischen Phase als Ausdruck des Aufholwachstums und der Plastizität des ZNS eine verstärkte Synthese von synaptischem Membranprotein erfolgt.

Auch diese Veränderungen tragen vorübergehenden Charakter, so daß wenige Tage nach Hypoxie keine Unterschiede in den gemessenen Parametern mehr nachweisbar sind.

Bleibende Veränderungen der dopaminergen Transmissionsfunktion nach Hypoxie

Für die Untersuchung der Funktionsveränderungen von synaptischen Strukturen nach einer postnatalen Hypoxie wählten wir die Dopamin (DA)-Freisetzung und DA-Aufnahme in der Striatumregion der Ratte. Folgende Überlegungen waren dafür ausschlaggebend:

Die Striatumregion zeichnet sich durch eine hohe DA-Konzentration aus und ist funktionell eng verbunden mit der motorischen Aktivität und dem Verhalten (HELLER und HOFFMANN, 1975); das begrenzende Enzym für die Synthese von DA, die Tyrosinhydroxylase, ist stark O_2-abhängig; bereits eine geringe Senkung des O_2-Angebotes führt zu einer verminderten DA-Bildung (HEDNER,

1978); die Synthese von DA und die Entwicklung des Enzyms Tyrosinhydroxylase beginnen bei der Ratte unmittelbar postnatal (HELLER und HOFFMANN, 1975); Dopamin wirkt als ein Neurohormon und kann nach DÖRNER (1980) als ein Organisator der ZNS-Entwicklung angesehen werden; DA-Freisetzung und DA-Aufnahme von synaptischen Strukturen sind gut geeignet, Einblicke in die dopaminergen Transmissionsfunktionen bei Hypoxie zu geben (WUSTMANN u. Mitarb., 1982).

Abbildung 4 zeigt die DA-Freisetzung aus Striatumschnitten von erwachsenen Kontrolltieren und Tieren, die einer postnatalen Hypoxie ausgesetzt waren. Die K^+-stimulierte DA-Freisetzung ist nach einer frühen postnatalen Hypoxie gegenüber den Kontrollen deutlich erhöht. Ratten, die einer späten postnatalen Hypoxie ausgesetzt waren, zeigen keine Veränderungen der DA-Freisetzung. Gleichartige Reaktionen wurden erhalten, wenn Amphetamin bzw. elektrische Reize zur DA-Freisetzung eingesetzt wurden.

In Abbildung 5 ist die DA-Freisetzung von Kontrollen und postnatal hypoxi-

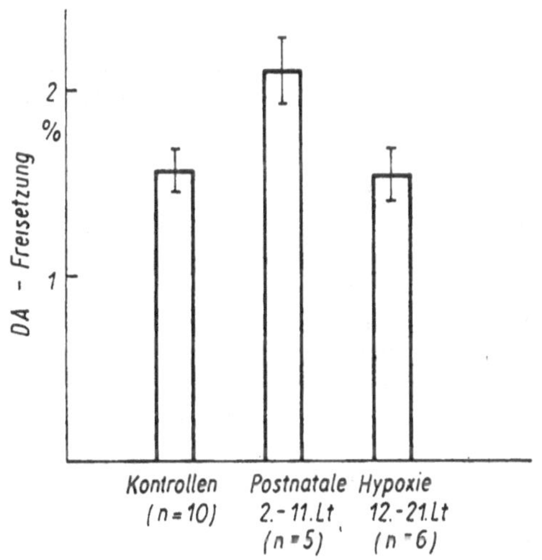

Abb. 4. K^+-stimulierte Dopamin-Freisetzung aus Striatumschnitten der Ratte im Erwachsenenalter (WUSTMANN u. Mitarb., 1983)

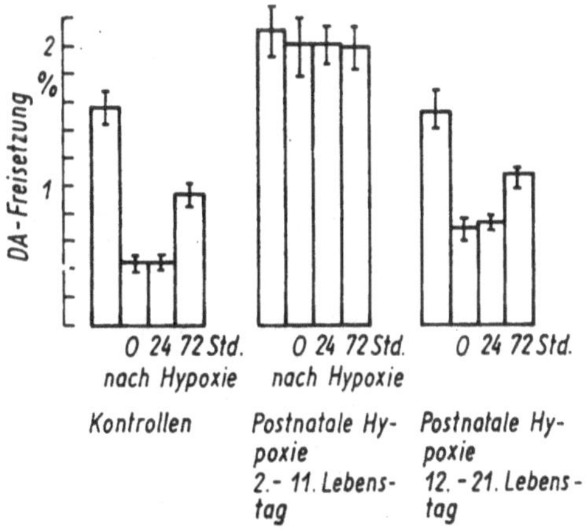

Abb. 5. K^+-stimulierte Dopamin-Freisetzung aus Striatumschnitten 0, 24 und 72 Stunden nach einer 18stündigen Hypoxie (hypobar, 9 Vol.-% O_2) im Erwachsenenalter (n = 3—10) (WUSTMANN u. Mitarb., 1983)

schen Tieren nach einer 18stündigen Hypoxie im Erwachsenenalter aufgezeigt. Kontrolltiere reagieren auf die Hypoxie mit einer drastischen Erniedrigung der K^+-stimulierten DA-Freisetzung. Erst nach 72 Stunden steigt die Freisetzungsrate wieder an. Postnatal hypoxische Tiere (frühe Hypoxie) reagieren auf diese zweite Hypoxie in ihrem Leben völlig anders, ihre DA-Freisetzung bleibt unverändert hoch. Nach einer späten postnatalen Hypoxie liegt die Reaktion zwischen der der Kontrollen und der von früh postnatal hypoxischen Tieren.

Als Ursache für die veränderte DA-Freisetzung sind mehrere Mechanismen zu diskutieren:

Einerseits ist bekannt, daß Hypoxie zu einer verminderten Synthese von DA führt, andererseits wirkt eine Hypoxie innerhalb der ersten 20 Minuten steigernd auf die DA-Freisetzung (HANBAUER u. Mitarb., 1981; HEDNER, 1978). Beide Vorgänge zusammen könnten in einer verminderten DA-Freisetzung nach längerer Hypoxie resultieren. Eine lang anhaltende Hypoxie führt wahrscheinlich zu einer Induktion der Tyrosinhydroxylase (GONZALEZ u. Mitarb., 1979; HANBAUER u. Mitarb., 1981). Möglicherweise kommt es während der postnatalen Hypoxie zu einer verstärkten Induktion des Enzyms und der Einstellung eines höheren Niveaus der Enzymaktivität, die längere Zeit anhält und Ursache für eine erhöhte DA-Synthese und DA-Freisetzung früh postnatal hypoxischer Tiere ist. Auch Membran- bzw. Rezeptorveränderungen sind denkbar.

Diese Befunde unterstützen die Hypothese der Prägung des ZNS durch Hormon- und/oder Umweltfaktoren in der Zeit der Differenzierung und Reifung des ZNS, wie sie von DÖRNER (1980) am Modell der Sexualentwicklung demonstriert wurde.

Wenn sich auch gewisse Parallelen zwischen den an der Ratte nachgewiesenen Veränderungen und der hypoxisch bedingten frühkindlichen Hirnschädigung ergeben, so sind wir von dem Verständnis der dieser Störung zugrunde liegenden Mechanismen doch noch weit entfernt. Dies trifft um so mehr zu, als bisher noch nicht bekannt ist, wie weit andere, nicht hypoxiespezifische Faktoren wie Mangelernährung oder hormonale Abweichungen die Hirnschädigung bedingen (MEBERG, 1981). Trotzdem können die dargestellten Veränderungen nach früher, diskontinuierlicher Hypoxie bei der Ratte aber neue Ansätze für die Aufklärung der Pathogenese und möglicherweise auch für die Prävention der Erkrankung eröffnen.

Literatur

DOBBING, J. (1975). In: N. A. BUCHWALD und M. A. B. BRAZIER (Hrsg.): Brain Mechanisms in Mental Retardation. Academic Press, New York, S. 401.

DÖRNER, G. (1980). Vit. Horm. 38, 325.

GÖLLNITZ, G. (1975). Neuropsychiatrie des Kindes- und Jugendalters. 3. Aufl., Gustav Fischer Verlag, Jena.

GONZALEZ, C., KWOK, Y., GIBB, J., FIDONE, S. (1979). J. Neurochem. 33, 713.

GRASSE, M., GROSS, J., IHLE, W., ODARJUK, J., POPPEI, M., SCHLEGEL, Th. (1981). Kurzref. 5. Gemeinschaftstagung der Ges. exp. Med., S. 22.

GROSS, J., BURGOYNE, R., ROSE, S. P. R. (1981). J. Neurochem. 37, 229.

GUSTAVSON, K. H., HAGBERG, B., LARS, K. (1977). Neuropädiatrie 8, 293.

HANBAUER, J. F., KAROUM, S., HELLSTROM, S., LAHIRI, S. (1981). Neuroscience 6, 81.

HEDNER, Th. (1978). Central Monoamine Metabolism and Neonatal Oxygen Deprivation. Acta physiol. scand. Suppl. 460, 1.

HELLER, A., HOFFMANN, Ph. C. (1975). In: N. A. BUCHWALD und M. B. BRAZIER (Hrsg.). Brain Mechanismus in Mental Retardation. Academic Press, New York, S. 205.

HOLT, A. B., HILL, D. E., CHEEK, D. B. (1975). In: D. B. CHEEK (Hrsg.): Fetal and Postnatal Cellular Growth. John Wiley and Sons, New York, London, Sydney, Toronto, S. 45.

JOHANNSSON, H., SIESJÖ, B. K. (1974). Acta physiol. scand. 90, 281.

KÖNIG, C. (1980). Das Gesundheitswesen der DDR, S. 151.

LANDIS, D. M. D. (1981). Adv. Biochem. Psychopharm. 28, 225.

LE PONCIN-LAFITTE, M., PESQUIES, P. C., RAPIN, J. R. (1980). Experientia 36, 1405.

LUN, A., GROSS, J., POHLE, R., ODARJUK, J., ECKARDT, A., ROY, S., SCHMIKALE, D., TERZIBASCHIAN, A. (1983). Zschr. med. Labordiagn. (im Druck).

MEBERG, A. (1981). Biol. Neonate 39, 272.

MULLIGAN, J. C., PAINTER, M. J., O'DONOGHUE, P. A., MAC DONALD, H. M., ALLEN, A. C., TAYLOR, P. M. (1980). J. Ped. 96, 903.

SYLLM-RAPOPORT, I., GRAUEL, E. L. (1979). Dt. Gesundheitswesen 34, 1942.

WENZEL, J., GROSS, J., IHLE, W., KAMMERER, E., LUN, A., MANSFELD, B., MEYER, U., MENZEL, M. (1982). Ber. Humboldt-Univ. 24, 60.

WUSTMANN, Ch., FISCHER, H. D., SCHMIDT, J. (1982). Acta biol. med. germ. 41, 729.

WUSTMANN, Ch., SCHMIDT, J., IHLE, W., GROSS, J., FISCHER, H. D. (1983). Biomed. biochem. Acta 42, 265.

Biologische Motivation, Informationsselektion und Orientierung; physiologische und psychophysiologische Aspekte

W. RÜDIGER

Physiologisches Institut des Bereiches Medizin (Charité) der Humboldt-Universität zu Berlin

Unter dem Begriff biologische Motivation werden die sich im Verhalten manifestierenden spezifischen Aktivitätszustände des Gehirns verstanden, die durch Änderungen des inneren Milieus des Organismus in einer bestimmten äußeren Situation entstehen. Diese von innen und außen wirkenden Änderungen, z. B. in der chemischen Zusammensetzung und den physikalischen Eigenschaften des Blutes und im Auftreten von Reizen aus der Umgebung, beeinflussen das mesolimbische System und verändern dessen interne Interaktionen, was sich u. a. auf die Verarbeitung der sensorischen Information aus den Sinnesorganen auswirkt. Die Verarbeitung der Umgebungsreize geschieht demnach in Abhängigkeit von der im mesolimbischen und thalamokortikalen System „organisierten" biologischen Motivation. Davon sind auch Gedächtnisfunktionen betroffen, für die der Hippocampus als Teil des mesolimbischen Systems mit verantwortlich ist.

Unter Informationsselektion verstehen wir die zentralnervöse Weiterverarbeitung solcher Reize aus einem Reizangebot, auf die der Organismus in der Anpassung an die Umwelt aktuell reagieren muß. Dies führt zu ganz bestimmten Verhaltensreaktionen, darunter auch zur Fortbewegung sowie zur Lokalisation von Reizquellen in der unmittelbaren Umgebung des Organismus. Bei der Anpassung des Menschen an schnell wechselnde Bedingungen, wie sie heute immer häufiger vorkommen, hat die situationsgerechte und von inneren Zuständen des Organismus mit abhängige Auswahl aus einer Flut von Reizen große Bedeutung: Informationsreduktion nach JUNG (1980) (s. Abb. 1). Störungen der Informationsselektion zeigen sich u. a. im Nachlassen des Wohlbefindens und der Arbeitsfähigkeit sowie in psychischen Alterationen von Krankheitscharakter.

Im folgenden sei kurz erläutert, wie in der Kombination von zerebraler Neurophysiologie und Verhaltensphysiologie sehr komplexe Funktionen untersucht werden können. Dabei ist für die Erforschung von Gehirnprozessen entsprechend dem vorliegenden Thema die Wahl eines zerebralen Systems als Untersuchungsgegenstand und abhängige Variable von möglichst klein in der Zahl gehaltenen kontrollierbaren Variablen wichtig. Natürlich kann das nur soweit geschehen, wie dies beim Studium der Funktionen eines so komplizierten Organs, wie es das Gehirn darstellt, wenigstens ansatzweise möglich ist. Wie von uns dabei vorgegangen wurde, kann nur

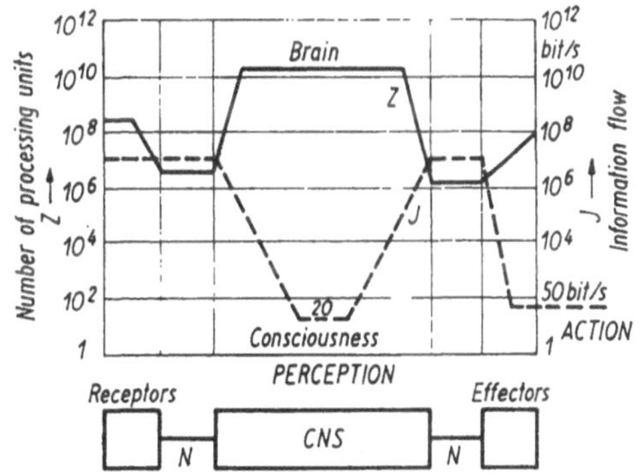

Abb. 1. Anzahl von informationsverarbeitenden zentralnervösen Einheiten (Z), z. B. aus einem Nervenzell-Pool (Modul) bestehend, und Informationsfluß in bit/s (J) auf der Rezeptor- (Afferenz-) Seite (li.), den afferenten und efferent-motorischen Nervenbahnen (N), im ZNS (CNS) und Abgabe auf der Aktionsseite (re.). Auf der Afferenzseite ist die Informationsreduktion besonders hoch (von 10^7 bit/s auf etwa 20 bit/s). (Nach JUNG, 1980, in Anlehnung an KÜPFMÜLLER, 1971).

an Hand einiger Beispiele angedeutet werden.

Welchen Charakter hat das Datenmaterial, das die Physiologie gewinnen kann oder soll? Im wesentlichen sind es zwei Arten von Daten. Zum einen widerspiegeln sie physikalische Prozesse, die im Gehirn ablaufen. Zu ihnen gehören die elektrischen Potentiale, welche die metabolischen Vorgänge und die mikrophysikalische Tätigkeit der Nervenzellen begleiten. Die andere Art von Daten stammt aus der Registrierung von Verhaltenselementen. Von der Vielfalt der Methoden vermittelt die Abbildung 2 eine Vorstellung.

Ein methodologisches Problem besteht darin, diese ganz verschiedenen Rohdaten

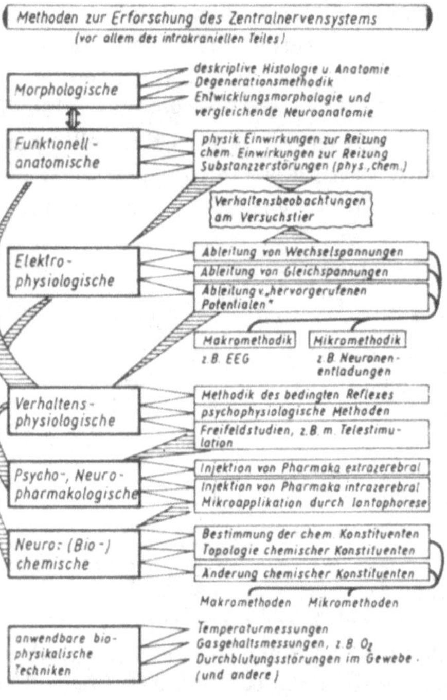

Abb. 2. Zusammenspiel der in den Neurowissenschaften (ohne Psychologie, Klinik und Modellierung) angewendeten Methoden.
Im Text sind vor allem die mit elektrophysiologischen und verhaltensphysiologischen Methoden erzielten Befunde erwähnt. Diese Methoden sind aber nicht isoliert von den anderen Methodengruppen zu sehen. (Aus Rüdiger, 1969)

miteinander in Beziehung zu bringen. Besonderen Wert haben wir auf die durch sensorische, d. h. optische oder akustische Reizungen hervorgerufenen elektrischen Potentialschwankungen in verschiedenen Funktionsebenen und auf das ihnen zeitlich zugeordnete Verhalten gelegt. Wenn dies in Verbindung geschieht mit

— einer kontrollierten Änderung des inneren Milieus des Organismus, z. B. durch zeitweiligen Entzug des Trinkwassers,
— einer kontrollierten Zufuhr von Wirkstoffen in das Gehirn, z. B. in den Hypothalamus,
— elektrischer Reizung von bestimmten Kerngebieten des Gehirns, z. B. innerhalb des mesolimbischen Systems,
— der objektiven Registrierung des Verhaltens, das der Organismus auf Grund solcher Einwirkungen zeigt,

dann bewegen wir uns in einem n-dimensionalen Feld von Prozessen und Erscheinungen bzw. der zugehörigen Daten.

Die meisten unserer Arbeitsgruppen haben sich mit der visuellen Hauptbahn, speziell dem seitlichen Kniehöcker (corpus geniculatum laterale, CGL) und dem primären visuellen Cortex (VC) bei der Ratte beschäftigt. Beide sind Bestandteile sensorischer Systeme, deren Funktionen von Hirnstrukturen moduliert werden, die mit dem Sehen wenig oder nichts zu tun haben. Zu diesen gehört auch das mesolimbische System. Zahlreiche Bahnverbindungen dieses Systems sind nachgewiesen (Übersichten bei Albrecht, 1980; Rüdiger, 1982; s. Abb. 7).

Das mesolimbische System einschließlich der aufsteigenden aktivierenden Bahnen (Nauta, 1956) moduliert also auf der einen Seite den Informationsfluß, z. B. über das visuelle sensorische System. Auf der anderen Seite trägt es dazu bei, daß bestimmte Reize die Bedeutung von Signalen erlangen. Das bedeutet, beim wasserdeprivierten Versuchstier kündigen diese, hier visuellen Reize eine unmittelbar bevorstehende Gabe von Wasser an. Führt die Ratte entsprechende Reaktionen der Annäherung an den Trinknapf aus, dann ist die sog. motivationelle Relevanz des Reizes erwiesen. Er ist ein wirksamer bedingter Reiz. Das Entstehen dieser Signalbedeutung elektrophysiologisch zu verfolgen, und zwar schon auf der sensorischen, der afferenten Seite (CGL, VC), war eine der Aufgaben, die gelöst werden konnten. Dies geschah an Hand von Änderungen der Makropotentiale im VC und im CGL, wie auch dadurch, daß koinzidenzspektrometrisch funktionelle Zusammenhänge wahrscheinlich gemacht wurden, die zwischen Hypothalamus und dem visuellen System beim Vollzug von Motivationsverhalten entstehen. Die evozierten Potentiale im VC und CGL sind in Abbildung 3 dargestellt.

Die elektrophysiologischen Befunde auf der zellulären Ebene, gewonnen mit Mikrotechniken der Potentialableitung (Abb. 4), zeigen deutlich die Abhängigkeit neuronaler Antworten vom Motivationszustand und von der Signalbedeutung, d. h. den verhaltensauslösenden Eigenschaften der visuellen Reize.

Für das Gewinnen neuer Erkenntnisse über die Hirnfunktionen ist es ausschlaggebend, das Gehirn nicht nur durch von ihm gesteuerte und kontrollierte Verhaltensreaktionen „sprechen" zu lassen, sondern gleichsam durch sich selbst, aber im Zusammenhang mit diesen Verhaltensreaktionen. Aus der Vielfalt der Gehirnsprachen haben wir den „elektrophysiologischen Dialekt" als den am besten quantifizierbaren gewählt. Hier sei auf die Poster von Albrecht u. Mitarb. (s. S. 226), Gabriel u. Mitarb. (s. S. 227) sowie Wilke u. Mitarb. (s. S. 229) verwiesen.

In den letzten Jahren wurden die Experimente auf einzelne Regionen des die akustischen Reize verarbeitenden auditi-

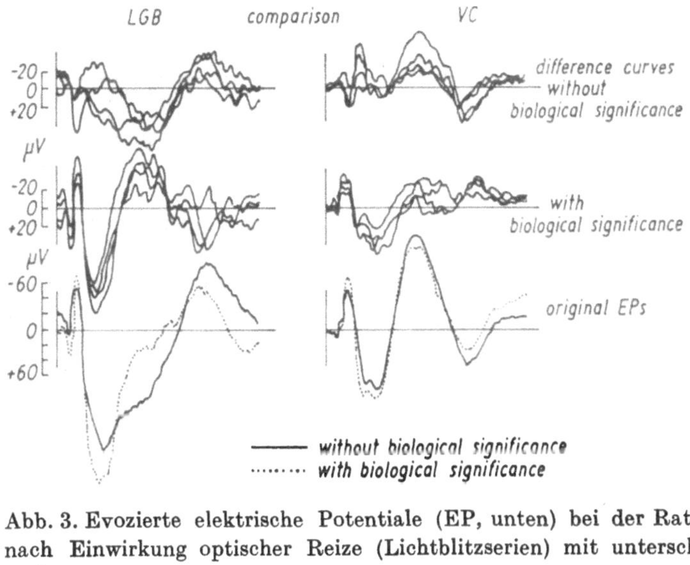

Abb. 3. Evozierte elektrische Potentiale (EP, unten) bei der Ratte und ihre Differenzkurven nach Einwirkung optischer Reize (Lichtblitzserien) mit unterschiedlich biologisch-adaptiver Bedeutung.
Bei den Differenzkurven oben — indifferenter Reiz in der Mitte — gleicher optischer Reiz, aber als bedingter Reiz ein Zuwendungsverhalten des wasserdeprivierten Tieres auf diesen Reiz. Der Kurvenverlauf der gemittelten EP (unten) zeigt bereits in den Amplituden und den Gipfellatenzzeiten, was in den Differenzkurven deutlicher heraustritt. LGB — lateraler Kniehöcker, VC — visueller Cortex

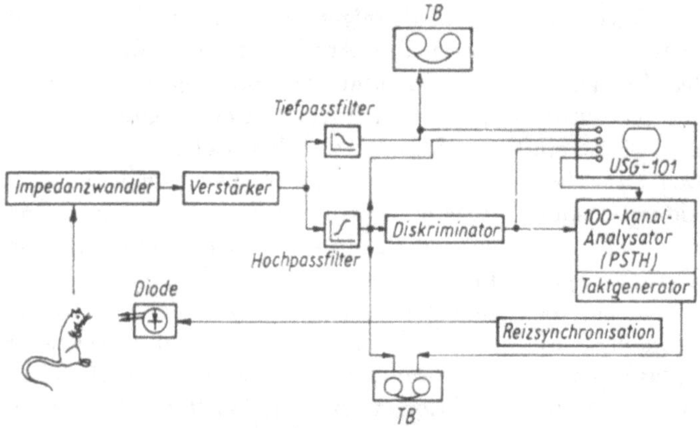

Abb. 4. Versuchsanordnung für mikro-elektrophysiologische Experimente an der nichtnarkotisierten, sich frei verhaltenden Ratte.
Über den Tiefpaßfilter gelangen die langsamen Potentialschwankungen (EEG), über Hochpaßfilter die schnellen neuronalen Aktionspotentiale zur Registrierung auf den Bandspeicher (TB) für off-line-Auswertung, auf den Kleinanalysator zur on-line-Vorauswertung und zum Sichtkontrollgerät (USG-101). Reizgabe durch Fotodiode

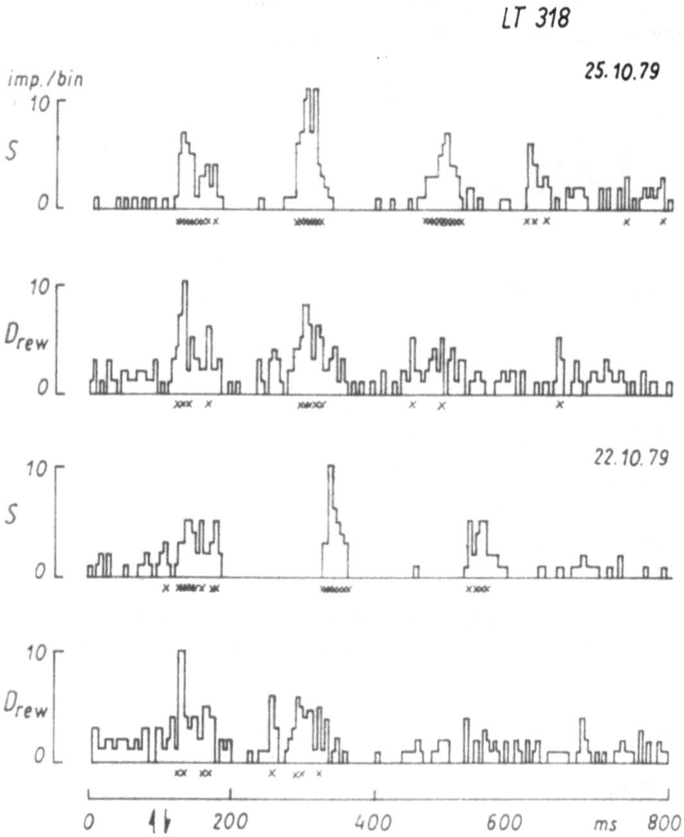

Abb. 5. Über 10 Durchläufe zu je 800 ms Dauer aufsummierte Nervenzellimpulsentladungen auf Lichtreiz bei 100 ms (Pfeile).
Poststimulatorisches Zeithistogramm (PSTH), Kanalbreite 10 ms. Zu betrachten von unten nach oben. S — trinkgesättigter (motivationsloser, inaktivierter) Zustand der Ratte, Lichtreiz bleibt unbeantwortet; Drew — durstiger Zustand, Lichtreiz löst Verhaltensreaktion aus, die bekräftigt wird. An beiden Tagen Phasen- und Musterunterschiede der Entladungstätigkeit der Zellen zwischen den Zuständen S und D rew

ven Systems im Bereich des oberen Olivenkernkomplexes und auf auditive Kerngebiete, die mit den Zielreaktionen (Targeting nach KONORSKI, 1967, präzisiert von SANTIBANEZ, 1977) auf Reizquellen zu tun haben, sowie auf den motorischen Anteil des Nc. facialis ausgedehnt. Versuchstier ist hier ausschließlich die Katze. Einzelheiten dazu enthalten die Poster von SIEGMUND u. Mitarb. (s. S. 228) und REHBERG (s. S. 229). Derartige Lokalisierungsaufgaben können durch Annäherung der Lautsprecher, die sich im binokulären Gesichtsfeld der Katze befinden, so stark erschwert werden, daß aus der Unfähigkeit der Rechts-Links-Diskrimination und damit der nicht erfolgten Bekräftigung der Nahrungsmotivation Verhaltensstörungen resultieren, die man mit CHANANASCHWILI (1978) als „Informationsneurose" bezeichnen kann.

Der Sprung vom Tierversuch zum Menschen ist nach heutigem Erkenntnisstand und den durchführbaren Methoden nicht oder noch nicht möglich. Es gibt aber Ansatzpunkte, mit klinisch-elektrophysiologischen Methoden, in Verbindung mit einer psychologischen Testsituation, nach den Zusammenhängen zwischen dem Bedeutungsgehalt von Reizen — oder auch von unerwartet nicht eintretenden Reizen innerhalb eines Reizgabeprogramms — und gehirnphysiologischen Vorgängen zu suchen. Dabei ist interessant, daß auch das Nicht-Wahrnehmenwollen eines angekündigten schmerzhaften Hautreizes elektrophysiologisch „sichtbar" wird, indem das oberflächen-negative Potential (CNV, nach WALTER, 1964) verschwindet, wenn sich der Proband über die Unvermeidlichkeit — wegen vorher falschen Reagierens — im klaren ist.

Da wir es zum großen Teil mit sich frei bewegenden Tieren zu tun haben, ist die Anwendung und Weiterentwicklung von Methoden genau so entscheidend wie bei jedem anderen in die Zukunft orientierten Forschungsvorhaben. Es sei deshalb noch auf eine Methode verwiesen, die nach all dem, was wir in Pilotstudien gesehen haben, zu neuen Erkenntnissen führen wird. Es handelt sich um die radiotelemetrische Registrierung der Nervenzellaktivität in den schon genannten Hirngebieten mit mikrophysiologischer Methodik an der frei beweglichen Katze (Abb. 6). Nähere Angaben zu der Methodik enthält das Poster von MÜLLER u. Mitarb. (s. S. 231).

Wenn die Methode durch eine exakte Registrierung des Lokomotionsverhaltens ergänzt wird, wie es in einem weiteren Poster demonstriert wird (MÜLLER, R. 232), dann sind EDV-gerechte Voraussetzungen dafür geschaffen, daß elektrophysiologische Prozesse und Verhaltensabläufe genau korreliert werden können, und zwar in Situationen, die den oben geschilderten ähnlich sind und die dem sensorischen Entscheidungsverhalten auch des Menschen mit zugrunde liegen. In

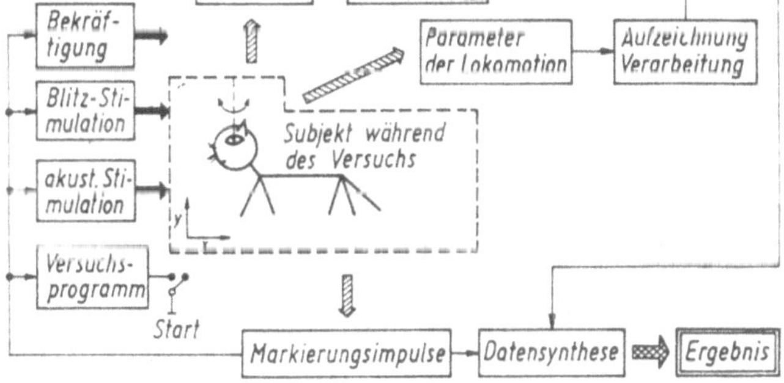

Abb. 6. Schema der Versuchsanordnung zur Registrierung der elektrischen Hirnaktivität auf neuronaler Ebene und der Lokomotion der sich frei verhaltenden Katze. Radiotelemetrie der extrazellulär mit Mikroelektroden abgeleiteten Potentiale

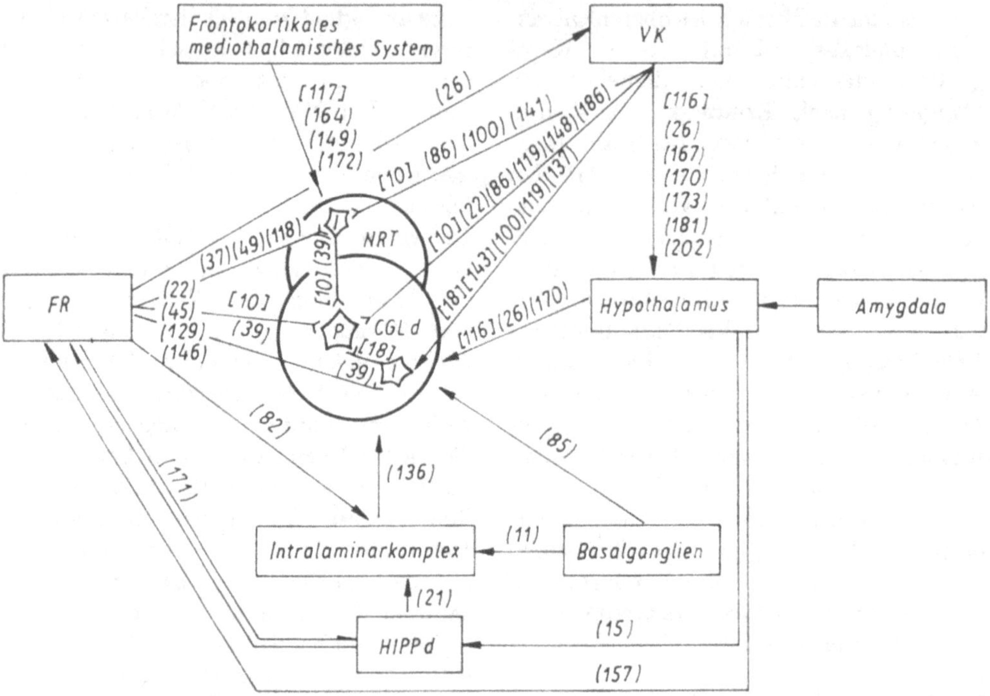

Abb. 7. Zusammenfassende Darstellung der diskutierten Möglichkeiten der efferenten Modulation der Erregungsübertragung vom Thalamusschaltkern der Sehbahn (CGL d) auf die visuelle Hirnrinde (VK).

Hipp d — dorsaler Hippocampus, FR — formatio reticularis ascendens, NRT — Nc. reticularis thalami, P — Relaiszelle des CGL, I — hemmende Zwischenneurone des NRT und des CGL. 80% der Synapsen im CGL entstammen nicht der Retina, sondern den angeführten Hirnstrukturen. Die Zahlen an den Pfeilen bezeichnen relevante Angaben aus der Literatur (morphologische in eckigen Klammern). Literaturverzeichnis bei Albrecht (1980)

den nächsten Jahren ist die drahtlose elektrische Gehirnreizung oder auch die drahtlose Applikation von Wirkstoffen in das Gehirn vorgesehen.

Eine abschließende bildliche Darstellung (Abb. 7) beruht auf Angaben der Literatur und eigenen Befunden über die modulierende Wirkung von Gehirnstrukturen, die für den Aktivierungszustand des thalamokortikalen Systems, speziell hinsichtlich sensorischer Systeme, verantwortlich sind. In diese Modulierungen sind mesolimbische Hirngebiete einbezogen, die, ebenso wie die aufsteigenden aminergen Systeme, auch für das Entstehen psychischer Störungen von Bedeutung sind.

Literatur

Albrecht, D. (1980). Diss. Dr. rer. nat., Humboldt-Universität zu Berlin.

Chananaschwili, M. M. (1978). Informationsneurosen (russ.). Verl. Medizina, Leningrad.

Jung, R. (1980). In: Advances in Physiological Sciences, Vol. 1. Pergamon Press-Akadémiai Kiadó, New York—Budapest, S. 21.

Konorski, J. (1967). Integrative Activity of the Brain. The Univ. of Chicago Press, Chicago.

Küpfmüller, K. (1971). In: O. A. Gauer, K. Kramer, R. Jung (Hrsg.): Physiologie des Menschen. Verl. Urban u. Schwarzenberg, München—Berlin—Wien, S. 195.

Nauta, W. J. H. (1956). J. comp. Neurol. 104, 247.

Rüdiger, W. (1969). Lehrbuch der Physiologie. 1. Aufl., Verl. Volk und Gesundheit, Berlin.
Rüdiger, W. (1982). Der Gesichtssinn – Neurophysiologische Grundlagen. VEB Verlag G. Thieme, Leipzig.
Santibanez-H., G., Siegmund, H. (1977). In: 100 Jahre Physiologisches Institut der Humboldt-Universität (1977). Wiss. Zeitschriftenr. d. Humboldt-Univ. zu Berlin, S. 182.
Walter, W. G., Cooper, R., Aldridge, V. J., McCallum, W. C., Winter, A. L. (1964). Nature 203, 384.
Weiss, T. (1965). In: W. Rüdiger (Hrsg.): Probleme der Physiologie des Gehirns. Verl. Volk und Gesundheit, Berlin, S. 221.

Beitrag zur neurobiologischen Fundierung der Lerntheorie in der Neuroselehre

K. Hecht, M. Poppei, M. Colditz, M. G. Airapetjanz und P. Oehme

Abteilung für Neuropathophysiologie der Nervenklinik des Bereiches Medizin (Charité) der Humboldt-Universität zu Berlin

Seit der Beschreibung der Neurose als „Nervenkrankheit ohne pathologisch-anatomischen Befund" durch Cullen unterlag der Begriff „Neurose" einer vielfältigen Entwicklung. Heute ist die Auffassung verbreitet, daß die Neurose eine Krankheit ist, die keine einheitliche Ätiologie und Pathogenese aufweist, sondern lediglich einen Sammelbegriff für unterschiedlichste Krankheitserscheinungen darstellt. Syndromatische Beschreibungen der Neurose sind daher weit verbreitet, und die Auffassung Cullens von den Neurosen als Krankheit „sine materia" spiegelt sich in den verschiedensten Bezeichnungen neurotischer Erscheinungen, wie funktionelle Störungen, neurotisches Fehlverhalten u.s.w. wider. Die Psychotherapie, die Verdienste um die Klärung der „Neurosefrage" hat, betrachtet die Neurose in erster Linie als Störung zwischenmenschlicher Beziehungen und stellt den psychogenen Faktor in den Vordergrund, ohne der biologischen Komponente größere Beachtung zu schenken. Die naturwissenschaftliche Grundlagenforschung hat zur Aufklärung biologischer Mechanismen der Ätiologie und Pathogenese relativ wenig beigetragen.

Die von Pawlow (1953) in enger Verbindung mit der Klinik entwickelte Konzeption von der „experimentellen Neurose" wird nur in einem gewissen Umfang im Rahmen von „Intermosg" weiterentwickelt. Die Kooperation von Experimentator und Kliniker ist erst in der Tendenz zu erkennen. Die Ursache für diese Zurückhaltung dürfte unter anderem darin zu suchen sein, daß manche Neurosespezialisten, im Gegensatz zu anderen medizinischen Disziplinen, noch wenig Verständnis für entsprechende Modellexperimente aufbringen. Sie argumentieren häufig, daß experimentelle und klinische Neurosen völlig verschiedene, nicht miteinander vergleichbare Erscheinungen seien. Beim Vergleich der Pawlowschen Definition der experimentellen Neurose mit einigen in der DDR gebräuchlichen Neurosedefinitionen sind bei Zugrundelegung eines hohen Verallgemeinerungsgrades die Unterschiede unseres Erachtens gering. Das soll an einigen Beispielen gezeigt werden.

Nach Pawlow (1932) sind Neurosen chronische Abweichungen der höheren Nerventätigkeit (die den bedingt-reflektorischen Prozeß einschließt) von der Norm, die auf einer gestörten Organismus-Umweltbeziehung beruhen. Hierbei kommen sowohl Umwelteinflüsse als auch Veränderungen im inneren Milieu (z. B. im hormonellen System) als Ursache in Frage.

In der DDR hat sich die Gesellschaft für ärztliche Psychotherapie mit der Neurosedefinition befaßt und in folgender Weise formuliert (Höck, 1977; Höck u. Mitarb., 1972, 1979):

„Neurosen sind funktionelle Erkrankungen durch erlebnisbedingte Störungen der zerebralen Reizverarbeitung in Form von a) nachhaltigen vegetativen Affektreaktionen oder b) von nachhaltigen bedingt-reflektorischen Störungen" (1972), später ersetzt durch „funktionell fixierte Reaktionen" (1979), „oder c) von psychischen Fehlentwicklungen (unabhängig davon, ob diese in der Kindheit oder im Erwachsenenalter begannen)". KULAWIK (1982) engte diese Definition „auf biographisch abzuleitende und psychisch reaktiv entstandene und unterhaltene Störungen der Person-Umwelt-Beziehung" ein. Als Symptome gibt er Anpassungs- und Verhaltensstörungen (Fehlinterpretation der Umwelt, Fehlverhalten und Fehlinnervation innerer Organe) an.

Die von EYSENCK (1980) sowie EYSENCK und RACHMANN (1972) vertretene Hypothese, daß neurotisches Verhalten als ein erlerntes fehlangepaßtes Verhalten aufzufassen ist, begründete die Verhaltenstherapie der Neurosen. Die Autoren verweisen auf die Bedeutung von Lernvorgängen und der Ausbildung bedingter Reflexe bei der Entstehung von Neurosen. EYSENCK (1980) vertritt den Standpunkt, daß sich die Verhaltenstherapeuten „nicht unbedingt einer bestimmten Lerntheorie verpflichtet" fühlen, „sondern die Beiträge verschiedener Forscher, von PAWLOW bis zu BECHTEREW, von HULL bis zu STEINER und von KONORSKI bis zu MOWRER" zugrunde legen.

Allen vier hier als Beispiele angeführten Definitionen oder Beschreibungen der Neurose liegt der Grundgedanke der gestörten Informationsverarbeitung im ZNS zugrunde, die eine Störung der Organismus-Umwelt-Beziehung zur Folge hat, und die sich auf der Basis von Lernvorgängen entwickeln kann.

Unter Lernen verstehen wir eine motivierte und situationsangepaßte Verhaltensänderung eines Individuums als Folge individueller Informationsverarbeitung und -speicherung auf phylogenetisch angelegten neuronalen Strukturen, die gewöhnlich zur Verbesserung der Adaptation führt und umständebedingte Neuanpassungen an bisher unbekannte Umweltbedingungen gewährleistet (HECHT u. Mitarb., 1980). Lernen und Gedächtnis bilden eine phänomenale Einheit. Das Gedächtnis stellt die Fähigkeit des Gehirns dar, ontogenetisch erworbene Informationen, also vorausgegangene Ereignisse und Erfahrungen, zu speichern, um sie später zu beliebigen Zeitpunkten wieder abrufen zu können. Lernen und Gedächtnis sind an funktionell-strukturelle Veränderungen auf der Grundlage zellulärer und molekularbiologischer Vorgänge gebunden. Hierbei spielen nach dem bisherigen Erkenntnisstand lernabhängige Veränderungen der Ribonukleinsäure (RNS) und der Proteinsynthese eine Rolle (HYDIN, 1973; KATZ und HALSTEAD, 1950). Beim Erlernen von Helligkeitsunterscheidungen konnten POHLE und MATTHIES (1971) an Ratten eine besonders starke Inkorporation von Vorstufen der RNS-Synthese in Kern-RNS von Pyramidenzellen des visuellen Cortex im Hippocampus nachweisen.

Unter bestimmten Umständen, z. B. unter extremen Umweltbedingungen oder/und endokrinen Störungen (PAWLOW, 1932, 1953), kann sich aber auch eine Fehladaptation mit dem Lernprozeß entwickeln. Das soll durch Ergebnisse aus Tierexperimenten unterstrichen werden.

So konnten POPPEI u. Mitarb. (1977) Beziehungen zwischen Gedächtnis und Entwicklungsstadien der experimentellen Neurose durch die parallele Untersuchung der Lern- und Gedächtnisleistungen und der regionalen Proteinsynthese im Gehirn nachweisen. Sie untersuchten diese Parameter an Ratten, die 1, 3, 6 oder 16 Wochen lang einem durch Hypokinese erzeugten Streß unterlagen und experimentell-neurotische Symptome zeigten. Nach einer Woche Hypokinesestreß war in den Hirnarealen Neocortex, Thalamus, Hypothalamus, Mesencephalon und Cerebellum die Proteinbildung stark erniedrigt, und zwar auf 25% des Kontrollwertes. Zur gleichen Zeit erfolgte eine Einschränkung der Lernleistung um 40%. Bei dieser Erscheinung handelt es sich um eine Schutzhemmung des Gehirns, die offensichtlich verhindert, daß negative Umwelteinflüsse ins Gedächtnis engrammiert werden. In der 3. Woche erhöhte sich die lokale Proteinsynthese in diesen Regionen um 300 bis 400%. Damit einhergehend stieg die Lernleistung bis zur optimalen Leistungsgrenze. Hier zeigt sich offensichtlich ein Stadium eines hohen Engrammierungsgrades für Gedächtnisspuren. In der 6. und 16. Woche der chronischen Verlaufsform verminderten sich die Proteinsynthese und auch die Lernleistung, nun aber nicht mehr miteinander korrelierend. Das sind Anzeichen einer funktionellen Störung, die sich in einer Dissoziation der vorher straff gekoppelten Prozesse und somit in einer Fehladaptation an die gegebenen Umweltbedingungen äußert.

Diese tierexperimentelle Modellstudie, die mögliche neurobiologische Korrelate der experimentellen Neurose aufzeigt, weist auf folgenden Aspekt der klinischen Neurose:

Wenn u. a. nach Eysenck und Rachmann (1972) sowie Höck und König (1979) neurotisches Verhalten als fehlangepaßtes Lernen oder als erlerntes Fehlverhalten aufgefaßt wird, dann müßten an diesem Prozeß nicht nur psychosoziale, sondern auch neurobiologische Mechanismen beteiligt sein. Oder anders ausgedrückt: Eine Störung der Informationsverarbeitung im ZNS des Menschen impliziert die Störung von Kommunikationen im gesellschaftlichen Leben und zur gesamten Umwelt und müßte sich in Abweichungen neurobiologischer Funktionen auf einer entsprechenden strukturellen oder molekularbiologischen Grundlage manifestieren. Diese Frage ist für die Neurose ungeklärt und kann nicht am Menschen selbst, sondern nur in entsprechenden Modellstudien beantwortet werden. Der Erkenntnisgewinn am tierexperimentellen Modell muß natürlich den Qualitätsunterschieden zum Menschen Rechnung tragen. Es kann somit auch keine kritiklose Übertragung von tierexperimentellen Ergebnissen auf den Menschen erfolgen, sondern es muß ein Ergebnisvergleich zwischen Modell und Original (z. B. Krankheit) vorgenommen werden. Der Ergebnisvergleich kann Einfluß auf die Konzeption des Modells, auf die Modellmethode und auf die Interpretation der Modellergebnisse nehmen.

Auf diese Weise kann das Modell vervollkommnet, die Analogie zwischen Modell und Original gewissermaßen intensiviert werden. Die nachfolgend zu beschreibenden Untersuchungen, welche das Ziel haben, einen Beitrag zur neurobiologischen Fundierung der Lerntheorie zu leisten, sollen unter dem Aspekt der vorangestellten Darlegungen verstanden werden. Zum besseren Verständnis soll noch auf verschiedene Formen des Lernens hingewiesen werden, die bei der Interpretation der Ergebnisse der folgenden Untersuchungen einbezogen wurden.

Als **Habituation** wird eine kontinuierliche Verminderung einer neurophysiologischen Antwort als Folge eines wiederholten, sich für das Individuum als bedeutungslos erweisenden Stimulus bezeichnet.

Prägungslernen liegt vor, wenn während der postnatalen Ontogenese hochsensible Phasen bestehen, in denen bereits durch eine einzige Begegnung mit einer spezifischen Reizsituation ein bestimmtes Verhalten erlernt werden kann.

Unter **Acquisition** verstehen wir einen Vorgang, der durch Wiederholungen von bestimmten Reaktionen in einer bestimmten Situation eintritt. Das ist jener Vorgang, der herkömmlich als Lernen bezeichnet wird, und der den bedingten Reflex einschließt.

Prägungslernenähnliche Erscheinungen

Von der Ratte ist bekannt, daß sie in den ersten postnatalen Lebenstagen eine hochempfindliche Phase gegenüber äußeren Einflüssen hat. Gemeinsam mit DÖRNER und Mitarb. (DÖRNER u. Mitarb., 1976, 1981; HECHT und DÖRNER, 1978; HECHT u. Mitarb., 1978) wurde an Ratten untersucht, welchen Einfluß während der ersten 14 Lebenstage einwirkendes Pargylin, Pyridostigmin, eine soziale Deprivation, die Erhöhung taktiler Reize sowie soziale Deprivation kombiniert mit Pyridostigmin auf das spätere Lernverhalten der Tiere ausüben.
Hierbei traten bei der Prüfung von Lern- und Gedächtnisprozessen im adulten Alter folgende Erscheinungen auf:

1. Tiere, die in der neonatalen Entwicklungsperiode zwei Wochen lang täglich von 8.00—16.00 Uhr gemeinsam mit den Geschwistertieren von der Mutter entfernt wurden, zeigten im adulten Alter einen gestörten Ablauf der informationsverarbeitenden Prozesse und somit eine gestörte Adaptation. Gleiche Resultate wurden bei Tieren erzielt, die neonatal Pargylin verabreicht bekamen. Pargylin bewirkt im Gehirn über eine Hemmung der Monoaminooxydase eine Erhöhung der Konzentration der biogenen Amine.
2. Neugeborene, die über 2 Wochen täglich von 8.00—16.00 Uhr von der Mutter und den Geschwistern entfernt wurden, wiesen im Erwachsenenalter eingeschränkte Lern- und Gedächtnisprozesse auf. Ihre Adaptation an Umweltbedingungen war eingeschränkt. Sie entsprach der von Tieren, die 6—10 Wochen lang einem chronischen Streß unterlagen, und bei denen sich eine experimentelle Neurose entwickelt hatte (POPPEI und HECHT, 1980).
3. Tiere, die in der frühen postnatalen Periode von den Experimentatoren täglich mehrmals in die Hand genommen und gestreichelt wurden, zeigten sich im Erwachsenenalter als außerordentlich adaptationsfähig. Ihre Lernleistungen übertrafen die der Kontrollen. Gleiche Ergebnisse wurden erzielt, wenn die Tiere Pyridostigmingaben in der frühen postnatalen Ontogenese erhalten hatten. Pyridostigmin bewirkt über eine Hemmung der Azetylcholinesterase eine Steigerung der Azetylcholinkonzentration im Gehirn.
4. Erhielten sozialdeprivierte Neugeborene täglich vor dem Wegsetzen von der Mutter und den Geschwistern Pyridostigmin appliziert, zeigten sie später ein normales Lernverhalten.

Diese Ergebnisse lassen erkennen, 1. daß Einflüsse in der neonatalen Entwicklungsperiode zu Verhaltensänderungen führen können, die bis ins Erwachsenenalter erhalten bleiben. Es wird angenommen, daß hier ein Vorgang zugrunde liegt, der dem Prägungslernen ähnlich ist; 2. daß das soziale Verhalten von Ratten, ganz gleich, ob dies geschädigt oder optimiert ist, eine biochemische Grundlage besitzt. Die sozialen Beziehungen von Tieren müssen gegenüber denen des Menschen abgegrenzt werden. Es ist unseres Erachtens sinnvoll, von Biologisch-Sozialem beim Tier und beim Menschen von Gesellschaftlich-Sozialem zu sprechen, das aber ohne biologische Grundlage nicht denkbar ist.

Modell der Lernbelastung

Beziehungen zwischen Streß und Lernen wurden u. a. von HECHT u. Mitarb. (1971) nachgewiesen. Demnach können sich häufig wiederholende negativ emotionelle Zustände (Streß) ins Gedächtnis engrammiert werden. Andererseits haben HEIDBREDER und HEIDLAND (1981) auf den streßreduzierenden Einfluß der Habituation verwiesen.
In der Organismus-Umwelt-Beziehung spielen offensichtlich verschiedene Formen von Lernvorgängen eine Rolle, die

entscheiden, ob sich eine Adaptation oder ein pathologischer Prozeß entwickelt. Hier scheint sich auch ein Ansatz zur Beantwortung der Frage zu bieten, warum ein Stressor in dem einen Fall adaptiv, im anderen Fall aber pathogen wirken kann. Diese Hypothese sollte durch die Methode des fehladaptierten Lernens, kurz als Lernbelastung bezeichnet, überprüft werden.

Tabelle 1: Versuchsanordnung für die Lernbelastung

	Normales Lernen	Lernbelastung
unbedingter Reiz elektrischer Fußschock	bis 20 V	über 50 V
Dauer	5 Sekunden	Bis zum Ausschalten des E-Reizes
bedingter Reiz	Ton 6000 Hz 60 db	Ton 6000 Hz 90 db
Dauer	10 Sekunden	Bis zum Hebeldruck
Intervall bis zum Beginn des unbedingten Reizes	5 Sekunden	1 Sekunde

Verwendet wurde hierzu eine avoidance-learning-Methode für Ratten (Hecht u. Mitarb., 1972). Sie bestand darin, daß die Tiere auf einen elektrischen Reiz eine Strecke von ca. 50 cm zurücklegen mußten, um mittels eines Hebeldruckes einen elektrischen Fußschock auszuschalten. Die Reaktion wurde mittels eines Tonreizes zur bedingten avoidance-Reaktion ausgebildet. Aus Tabelle 1 sind die Parameter für normales Lernen (NL) und fehlangepaßtes Lernen bzw. Lernbelastung (LB) zu entnehmen.

Mit der Lernbelastung entsteht für die Tiere eine Situation, die durch Lernen unter Zeitnot bei starker Bestrafung charakterisiert ist. Sie wurde nach folgendem Schema durchgeführt: Am ersten Tag wurden 70 bedingte Stimuli verabreicht, an den folgenden Tagen 5mal in der Woche 20 bedingte Stimuli. Die Parametererfassung erfolgte vor der Lernbelastung und einen Tag nach 21 derartigen Expositionen. Damit konnten die chronischen Auswirkungen des Stressoreneinflusses erfaßt werden.

Folgende Parameter wurden bestimmt: Erfolgsquote des bedingten Reflexes; zentralnervale Reaktionszeiten = ZRZ; motorische Reaktionszeiten = MRZ; systolischer Blutdruck; Blutzucker; Adrenalin im Plasma. Die Kontrollgruppe umfaßte 10 Ratten, die Lernbelastungsgruppe 20 Tiere.

Bei der Analyse der Ergebnisse konnten aufgrund von unterschiedlichen Reaktionsweisen der Tiere 2 Gruppen gebildet werden (Tab. 2). Eine Gruppe reagierte pathologisch. Sie umfaßte 12 Tiere. Die zweite Gruppe erwies sich als adaptiv. Ihr gehörten 8 Tiere an, die in allen untersuchten Parametern Werte zeigten, die denen der Kontrollen entsprachen.

Die pathologisch reagierende Gruppe hatte verkürzte zentralnervale und motorische Reaktionszeiten, womit eine gesteigerte Erregbarkeit und eine motorische Hyperaktivität zum Ausdruck kamen. Systolischer Blutdruck, Blutzucker- und Adrenalinspiegel im Plasma waren erhöht. Diese Werte weisen charakteristische Merkmale eines chronischen Streß während der Entwicklung einer experimentellen Neurose auf. Es liegt ein durch Acquisition erreichtes fehlangepaßtes Lernen vor. Bei der adaptiv reagierenden Gruppe ist dagegen eine offensichtlich durch Habituation hervorgerufene Streßreduktion sichtbar.

Es erhob sich nun die Frage nach den physiologischen bzw. pathophysiologischen Mechanismen dieser Erscheinungen.

Tabelle 2: Chronische Einwirkung der Lernbelastung auf zentralnervale und periphere Funktionen

Parameter	Kontrolle normales Lernen 10 Tiere	Normale Reaktion nach Lernbelastung 8 Tiere	Versus Kontrolle	Hyperreaktion nach Lernbelastung 12 Tiere	Versus Kontrolle
Erfolgsquote avoidance-Reaktion	100%	100%	n. s.	100%	n. s.
ZRZ	1,1 ± 0,525 s	1,0 ± 0,41 s	n. s.	0,3 ± 0,003 s	$p < 0,001$
MRZ	1,5 ± 0,48 s	1,4 ± 0,55 s	n. s.	0,5 ± 0,009 s	$p < 0,001$
systolischer Blutdruck	115 ± 11,4 Torr	114 ± 12,3 Torr	n. s.	149 ± 22,7 Torr	$p < 0,001$
Blutzucker	72 ± 7,8 mg/ml	70,4 ± 8,2 mg/ml	n. s.	162 ± 18,9 mg/ml	$p < 0,001$
Adrenalin	0,009 ± 0,001 µg/ml	0,019 ± 0,001 µg/ml	n. s.	0,426 ± 0,05 µg/ml	$p < 0,001$

Die von Oehme u. Mitarb. (1979) postulierte Normalisierungsfunktion der Substanz P sowie der Nachweis einer prophylaktischen „Antistreß"-Wirkung für dieses Peptid durch Poppei u. Mitarb. (1981) veranlaßten uns zu prüfen, ob Substanz P den Prozeß der Acquisition fehlangepaßten Lernens verhindern und die Habituation fördern kann. Die Applikation der Substanz P erfolgte täglich i. p. in einer Dosierung von 250 µg/kg, zunächst 3 Tage ohne Anwendung der Belastung. Danach wurde die Substanz jeweils eine Stunde vor Beginn der Lernbelastung verabreicht. Die Versuchsgruppe umfaßte 20 Tiere.

Aus der Tabelle 3 wird ersichtlich, daß alle Tiere in allen Parametern Werte ausweisen, die denen der Kontrollen bzw. der adaptiven Gruppe der 1. Versuchsserie analog sind. Dieser zunächst als überzeugend zu betrachtende Befund ließ aber die Frage aufkommen, ob nicht zufällig alle 20 Tiere von vornherein adaptiv reagiert hatten. Das erschien zwar unwahrscheinlich, denn aus unseren früheren Untersuchungen war bekannt, daß unter dem Einfluß der Lernbelastung 60–80% aller männlichen Tiere pathologisch reagieren. Dennoch schien uns ein Vergleich mit einem anderen Peptid, dem Angiotensin II, angezeigt, von dem nach Ljowschina u. Mitarb. (1977) bekannt ist, daß es chronischen Streß verstärken und die Entwicklung eines pathologischen Prozesses beschleunigen kann. Angiotensin II (0,01 µg/kg) wurde nach dem gleichen Schema wie Substanz P appliziert.

Wie aus Tabelle 4 hervorgeht, zeigten alle untersuchten Tiere eine pathologische Reaktion. Es wurde also der gleiche Prozeß hervorgerufen wie bei der pathologisch reagierenden Gruppe der 1. Versuchsserie, die einer Lernbelastung ohne Beeinflussung durch Peptide ausgesetzt war.

Von diesen Ergebnissen lassen sich zwei Schlußfolgerungen ableiten:

1. Substanz P übt auch unter den Bedingungen der Lernbelastung eine normalisierende Funktion aus und verhindert eine Acquisition fehlangepaßten

Tabelle 3: Einfluß von Substanz P (250 μg/kg/die) und Lernbelastung auf zentralnervale und periphere Funktionen

Parameter	Kontrolle (normales Lernen) 10 Tiere	Substanz P und Lernbelastung 20 Tiere	Versus Kontrolle
Erfolgsquote avoidance	100%	100%	n. s.
ZRZ	1,1 ± 0,21 s	1,0 ± 0,28 s	n. s.
MRZ	1,7 ± 0,42 s	1,5 ± 0,38 s	n. s.
Systolischer Blutdruck	122 ± 7,2 Torr	114 ± 6,4 Torr	n. s.
Blutzucker	74 ± 6,2 mg/ml	72,0 ± 6,9 mg/ml	n. s.
Adrenalin	0,010 ± 0,004 μg/ml	0,008 ± 0,001 μg/ml	n. s.

Tabelle 4: Einfluß von Angiotensin II (0,01 μg/kg/die) und Lernbelastung auf zentralnervale und periphere Funktionen

Parameter	Kontrolle (normales Lernen 10 Tiere	Angiotensin II und Lernbelastung 20 Tiere	Versus Kontrolle	Hyperreaktion nach Lernbelastung 12 Tiere	Versus Kontrolle
Erfolgsquote avoidance Reaktion	100%	100%	n. s.	100%	n. s.
ZRZ	1,1 ± 0,52 s	0,3 ± 0,05	p < 0,001	0,3 ± 0,003 s	p < 0,001
MRZ	1,5 ± 0,48 s	0,5 ± 0,05	p < 0,001	0,5 ± 0,009 s	p < 0,001
Systolischer Blutdruck	115 ± 11,4 Torr	158 ± 16,5 Torr	p < 0,001	149 ± 22,7 Torr	p < 0,001
Blutzucker	72 ± 7,8 mg/ml	172 ± 12,8 mg/ml	p < 0,001	162 ± 18,9 mg/ml	p < 0,001
Adrenalin	0,009 ± 0,001 μg/ml	0,184 ± 0,092 μg/ml	p < 0,001	0,426 ± 0,09 μg/ml	p < 0,001

Lernens durch Stimulierung der Habituation. Damit bewirkt sie eine Streßreduktion.

2. Angiotensin II in der angeführten Dosierung fördert auf der Grundlage einer gesteigerten Erregbarkeit die Engrammierung der fehlangepaßten Prozesse ins Gedächtnis und somit eine funktionelle Störung.

Die Befunde weisen darauf hin, daß bei der Entscheidung, ob ein Stressor pathologisch oder adaptiv wirkt, beide Neuropeptide eine Rolle spielen könnten. Ob sie direkt wirksam werden oder nur bestimmte Prozesse stimulieren, ist noch zu klären. Da sie Beziehungen zu den Katecholaminen der Nebennieren aufweisen, wäre ein Mechanismus in dieser Richtung zu vermuten. Angiotensin II stimuliert sympathische Ganglienzellen und kann die Adrenalinsekretion fördern. Für Substanz P konnte von OEHME u. Mitarb. (1981) unter In-vitro-Bedingungen an Schnitten des Nebennierenmarkes eine Hemmung der Katecholaminbiosynthese nachgewiesen werden.

Da die Peptide in den Versuchen intraperitoneal appliziert wurden, erhebt sich die Frage nach dem Weg zum Wirkungsort, dem ZNS, und nach dem Durchdringen der Bluthirnschranke. Untersuchungen von LANDGRAF (1981) über Vasopressin und Oxytocin ist zu entnehmen, daß die Frage, ob Neurohormone unter physiologischen Bedingungen die Bluthirnschranke passieren können, gegenwärtig nicht zweifelsfrei zu beantworten ist. Nach den Befunden von OEHME u. Mitarb. (1980) ist es wahrscheinlich, daß der Normalisierungseffekt von Substanz P nicht dem Undekapeptid, sondern kürzerkettigen Sequenzen (Hepta- oder Hexapeptid) zuzuordnen ist. Das stimmt mit Vorstellungen der japanischen Gruppe um OTSUKA überein, die annimmt, daß Substanz P nur der Präkursor und das Hepta- oder Hexapeptid der eigentliche Transmitter ist. Es ist auch bekannt, daß unter Streß die Bluthirnschranke durchlässiger wird. Die Frage muß noch endgültig geklärt werden. Auf jeden Fall konnte von verschiedenen Autoren bei intraperitonealer Applikation ein Peptideffekt auf das Lernen beobachtet werden.

Die am Modell der experimentellen Neurose erzielten Ergebnisse lassen auf Wechselbeziehungen zwischen Lern- und Gedächtnisprozessen in Verbindung mit der Wirkung von Neuropeptiden bzw. Transmittern bei der Ätiopathogenese von Neurosen bzw. bei adaptiven Prozessen schließen. Es erhebt sich die Frage, inwieweit während der Psychotherapie von Neurosen gleichfalls Neuropeptide oder Transmitter in die Lernmechanismen eingreifen.

Literatur

DÖRNER, G., HECHT, K., HINZ, G. (1976). Endokrinologie 68, 1.

DÖRNER, G., TÖNJES, R., HECHT, K., HINZ, G., POPPE, I., POPPEI, M., TSAMALOUKAS, A. (1981). Endokrinologie 77, 101.

EYSENCK, H. J. (1980). Neurose ist heilbar. Fischer Taschenbuch-Verl., Frankfurt.

EYSENCK, H. J., RACHMANN, S. (1972). Neurosen — Ursachen und Heilmethoden. VEB Deutscher Verlag der Wissensch., Berlin.

HECHT, K., DÖRNER, G. (1978). Psychiatr. Neurol. Med. Psychol. 30, 385.

HECHT, K., OEHME, P., LJOWSCHINA, I., POPPEI, M., WACHTEL, E., AIRAPETJANZ, M. (1980). Wiss. Zeitschr. der Humboldt-Universität Math. Nat. R. XXIX, 655.

HECHT, K., POPPEI, M., SCHLEGEL, T., HINZ, G., TÖNJES, R., GÖTZ, F., DÖRNER, G. (1978). In: G. DÖRNER, M. KAWAKAMI (Hrsg.): Hormones and Brain Development. Elsevier/North-Holland Biomed. Press, Amsterdam, S. 277.

HECHT, K., TREPTOW, K., POPPEI, M., HECHT, T. (1971). Acta biol. med. germ. 27, 869.

HECHT, K., TREPTOW, K., CHOINOWSKI, S., PESCHEL, M. (1972). Die raum-zeitliche Organisation der Reiz-Reaktions-Beziehungen bedingt-reflektorischer Prozesse. Fischer Verlag, Jena.

HEIDBREDER, E., HEIDLAND, A. (1981). Klin. Wochenschr. 59, 715.

HYDIN, H. (1973). In: H. P. ZIPPEL (Hrsg.): Memory and Transfer of Information. Plenum Press, New York, London, S. 511.

HÖCK, K. (1977). In: R. BAUMANN, K. HECHT (Hrsg.): Streß, Neurose, Herz-Kreislauf. VEB Deutscher Verl. der Wissensch., Berlin, S. 39.

HÖCK, K., KÖNIG, W. (1979). Neurosenlehre und Psychotherapie. Fischer Verl., Jena.

HÖCK, K., SZEWCZYK, H., WENDT, H. (1972). Neurosen. Verl. der Wissensch., Berlin.

KATZ, J. J., HALSTEAD, W. C. (1950). Com. Psychol. Monogr. 20, 1.

KONNITZER, K., VOIGT, S., POPPEI, M., HECHT, K. (1977). In: R. BAUMANN, K. HECHT (Hrsg.): Streß, Neurose, Herz-Kreislauf. Deutscher Verl. der Wissensch., Berlin, S. 185.

KULAWIK, H. (1982). Neurosenlehre und Psychotherapie. Erweiterte Vorlesungsskripte, Berlin.

LANDGRAF, R. (1981). In: K. HECHT, M. POPPEI, W. RÜDIGER, K. SEIDEL (Hrsg.) Zentralnervensystem: Entwicklung, Störungen, Lernen, Motivation. VEB Deutscher Verl. der Wissensch., Berlin, S. 275.

LJOWSCHINA, I., HECHT, K., POPPEI, M., MORITZ, V., SCHLEGEL, T., KRANZ, D., WOLLENBERGER, A., GEPPERT, R. (1977). In: R. BAUMANN, K. HECHT (Hrsg.): Streß, Neurose, Herz-Kreislauf. VEB Deutscher Verl. der Wissensch., Berlin, S. 164.

MERRILL, J. P., GIORDANO, C., HEETDERKS, D. R. (1961). Am. J. Med. 31, 1931.

OEHME, P., HECHT, K., AIRAPETJANZ, M. (1980). In: K. SEIDEL, K. HECHT (Hrsg.): Experimentelle Neurose. Berichte der Humboldt-Universität Berlin 3/80, S. 84.

OEHME, P., HECHT, K., PIESCHE, L., HILSE, H., POPPEI, M. (1979). In: C. A. MARSAN, W. Z. TRACZYK (Hrsg.): Neuropeptides and Neural Transmission. IBRO Symp. Series. vol. 7, Raven Press, New York, S. 73.

OEHME, P., HECHT, K., PIESCHE, L., MEHLIS, H., RATHSACK, R. (1981). Ciba-Foundation Symp. No. 91 „Substanz P in the Nervous system". London.

ONESTI, G., KIM, K. E., GRECO, I. S., DEL GUERCIO, E. T., FERNANDES, E., SWARTZ, C. (1975). Circ. Res. 36/37 (Suppl. I), 145.

PAWLOW, I. P. (1932). Dtsch. Ztschr. für Nervenheilkunde 124, 137.

PAWLOW, I. P. (1953). In: I. P. PAWLOW: Sämtliche Werke Bd. III/2. Berlin, S. 399.

POHLE, W., MATTHIES, H. (1971). Brain Res. 29, 123.

POPPEI, M., HECHT, K. (1980). Wiss. Ztschr. d. Humboldt-Univ., Math. Nat. R., 29, 667.

POPPEI, M., HECHT, K., LJOWSCHINA, I. P., OEHME, P., ILLANA, J., AIRAPETJANZ, M. G., MORITZ, V., BARNOW, R. (1981). In: K. HECHT, M. POPPEI, W. RÜDIGER, K. SEIDEL (Hrsg.) Zentralnervensystem: Entwicklung, Störungen, Lernen, Motivation. VEB Deutscher Verl. der Wissensch., Berlin, S. 183.

POPPEI, M., HECHT, K., MORITZ, V., BARNOW, R. (1977). In: R. BAUMANN, K. HECHT (Hrsg.): Streß, Neurose, Herz-Kreislauf. DeutscherVerl. der Wissensch., Berlin, S. 179.

Tierexperiment und Psychoseforschung

W. OELSSNER, H. FINK, R. MORGENSTERN, K. DRESCHER, W. OELSSNER jr. und Th. MENDE

Institut für Pharmakologie und Toxikologie des Bereiches Medizin (Charité) der Humboldt-Universität zu Berlin

Der Wert des Tierexperiments in der Psychoseforschung dürfte heute unbestritten sein, denn nicht zuletzt hat diese spezielle Forschungsrichtung mit Hilfe der Wechselwirkung zwischen Modell und Erkenntnisgewinn zur Formulierung experimentell und klinisch nachprüfbarer Hypothesen über die Pathomechanismen psychischer Erkrankungen beigetragen (HANIN und USDIN, 1978). Diese Experimente gehen von dem heute wohl allgemein akzeptierten Postulat aus, daß psychische Funktionen an ein materielles Substrat gebunden sind und der generelle Bauplan des Gehirns sowie die Grundprozesse der Informationsübermittlung, d. h. der synaptischen Transmission, bei Mensch und Säugetier weitgehend übereinstimmen. Das zeigt sich u. a. in analogen funktionellen und neurochemischen Veränderungen nach Gabe bestimmter zentral wirksamer Pharmaka. Die im Tierexperiment mögliche Aufklärung der Angriffspunkte und Wirkungsmechanismen von Pharmaka mit bekannten psychotropen Effekten am Menschen sollte daher Analogieschlüsse auf die den psychischen Funktionsstörungen zugrundeliegenden Prozessen erlauben.

Solche Überlegungen haben u. a. zur Dopaminhypothese der Schizophrenie geführt (SNYDER u. Mitarb., 1974). Sie stützt sich vor allem auf die Beobachtung, daß Pharmaka mit spezifischem Angriffspunkt am Dopaminsystem psychotrope Wirkung besitzen. So erhöhen Psychostimulantien sowie dopaminerge Antiparkinsonmittel die dopaminerge Aktivität und können akute schizophrene Symptome verschlimmern bzw. unter bestimmten Bedingungen selbst psychotische Äquivalente auslösen. Andererseits senken antipsychotisch wirksame Neuroleptika die dopaminerge Aktivität infolge Blockade von Dopaminrezeptoren. Die allgemeine Gültigkeit der Dopaminhypothese ist jedoch auch in Frage gestellt worden, da z. B. die u. a. aus der Tollkirsche stammenden Belladonna-Alkaloide Atropin und Skopolamin und die atropinartigen Antiparkinsonmittel sowie die Halluzinogene LSD, Meskalin usw. psychotische Symptome auslösen können, obwohl sie nicht am dopaminergen, sondern am cholinergen bzw. serotonergen System angreifen.

Die Dopaminhypothese postuliert eine Hyperaktivität insbesondere des mesolimbischen Dopaminsystems, für dessen Schlüsselstellung bei der Steuerung psychischer Funktionen des Menschen zahlreiche Hinweise bestehen. Beim Tier steuert dieses vorwiegend in der ventralen tegmentalen Area 10 entspringende und u. a. zum Nc. accumbens ziehende Dopaminsystem die Lokomotorik. Dieser morphologischen Analogie entspricht eine nahezu komplette funktionelle Übereinstimmung: Mit Ausnahme der Halluzinogene erhöhen alle potentiell psychotomimetisch wirkenden Mittel die Spontanmotilität bei Ratten (Tab. 1), und eine dopaminerg induzierte Hyperlokomotorik wird durch Neuroleptika aufgehoben. Wir führten deshalb eine eingehendere Analyse dieses Lokomotionsmodells an der Ratte mit verhaltenspharmakologischen und neurochemischen Methoden durch.

Tabelle 1: Auswahl potentiell psychotomimetisch wirkender Pharmaka und ihre Wirkung auf die Spontanmotorik von Ratten

Pharmaka	lokomotionssteigernd Ratte	potentiell psychotomimetisch Mensch
Psychostimulantien		
— Amphetamin	+	+
— Methylphenidat	+	+
Dopaminerge Antiparkinsonmittel		
— Levodopa	+	+
— Bromocriptin	+	+
Belladonna-Alkaloide		
— Atropin	+	+
— Skopolamin	+	+
Atropinartige Antiparkinsonmittel	+	+
— Trihexyphenidyl	+	+
Halluzinogene		
— LSD	—	+
— Meskalin	—	+

Wir konnten zunächst zeigen, daß die durch Skopolamin ausgelöste Hypermotilität über das Dopaminsystem realisiert wird (FINK und MORGENSTERN, 1980). Als Beispiel wird die charakteristische Rechtsverschiebung der Dosis-Wirkungskurve von Skopolamin durch Haloperidol gezeigt (Abb. 1). Aber auch die durch den GABA-Antagonisten Pikrotoxin ausgelöste Lokomotionssteigerung wird offenbar über das Dopaminsystem realisiert (MENDE, 1982), wie u. a. die Aufhebung durch Haloperidol zeigt (Abb. 2).

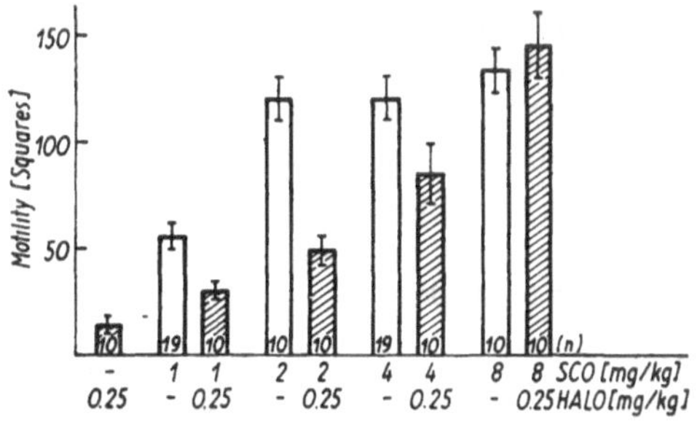

Abb. 1. Hemmung der durch Skopolamin (SCO) ausgelösten Hypermotilität bei Ratten durch Haloperidol (HALO)

Besonders interessant erschienen die Halluzinogene und speziell das LSD, das trotz seiner hohen psychotomimetischen Potenz die Spontanmotilität von Ratten nicht erhöht. Wir konnten jedoch zeigen, daß eine dopaminerg ausgelöste Hypermotilität durch Halluzinogene potenziert wird (FINK u. Mitarb., 1979) und Haloperidol diese potenzierte Hyperlokomotorik völlig aufhebt (OELSSNER u. Mitarb., 1980a). Bei systemischer Gabe von Pharmaka ist jedoch keine Aussage über den Wirkort im ZNS möglich. Zur Klärung haben wir Mikroinjektionen in definierte Hirnstrukturen durchgeführt und dabei diese Technik entscheidend verbessert und vereinfacht (Abb. 3). Die bilaterale Mikroinjektion von Dopamin

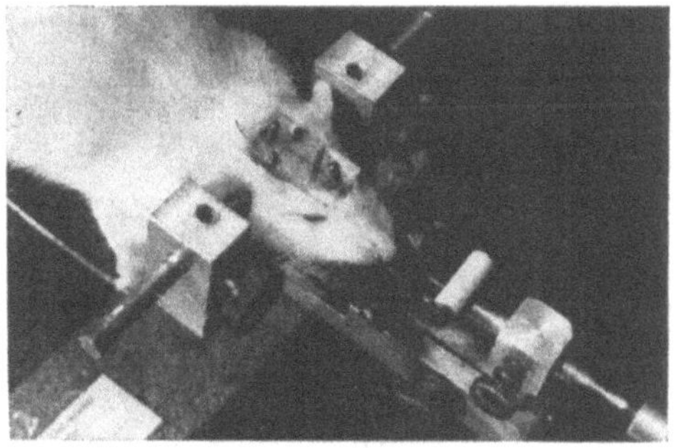

Abb. 3. Ratte mit aufgeschraubter Schablone für intrazerebrale Mikroinjektionen

in den Nucl. accumbens löste eine dosisabhängige Steigerung der Motilität aus, die durch systemische Vorbehandlung mit LSD potenziert wurde (Abb. 4), und eine durch Apomorphin ausgelöste und durch LSD potenzierte Hypermotilität wurde durch Mikroinjektionen von Haloperidol in den Nucl. accumbens dosisabhängig aufgehoben (Abb. 5) (OELSSNER u. Mitarb., 1980a). Die Befunde bestätigen die Spezifität des lokomotionssteigernden Effektes hinsichtlich Transmissionssystem

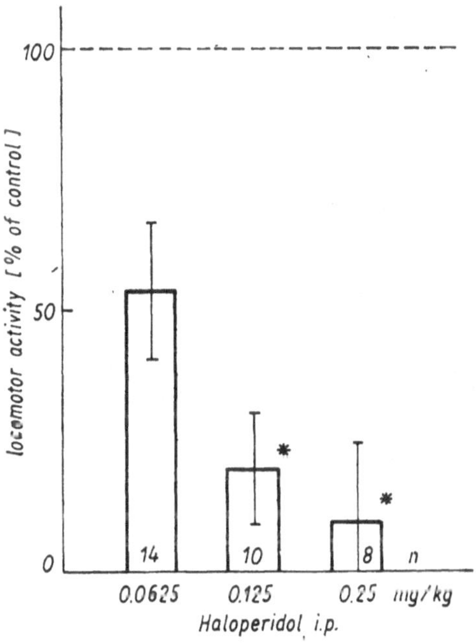

Abb. 2. Dosisabhängige Hemmung der durch Pikrotoxin ausgelösten Hypermotilität bei Ratten (= 100%) durch Haloperidol (HALO)

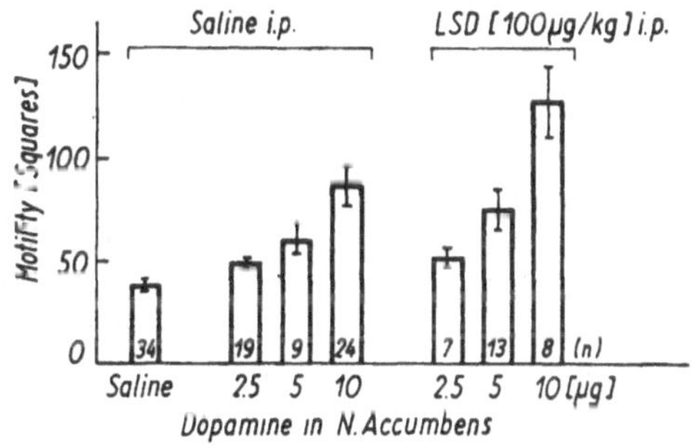

Abb. 4. Dosisabhängige Steigerung der Motilität nach Mikroinjektion von Dopamin in den Nc. accumbens und Potenzierung durch LSD

und Hirnstruktur. Der Potenzierungseffekt des LSD entspricht der nach der Dopaminhypothese zu postulierenden Hyperaktivität des mesolimbischen Dopaminsystems, und auch die Aufhebung der potenzierten Hyperlokomotorik durch Haloperidol entspricht der klinischen Wirksamkeit der Neuroleptika bei einer akuten LSD-Psychose.

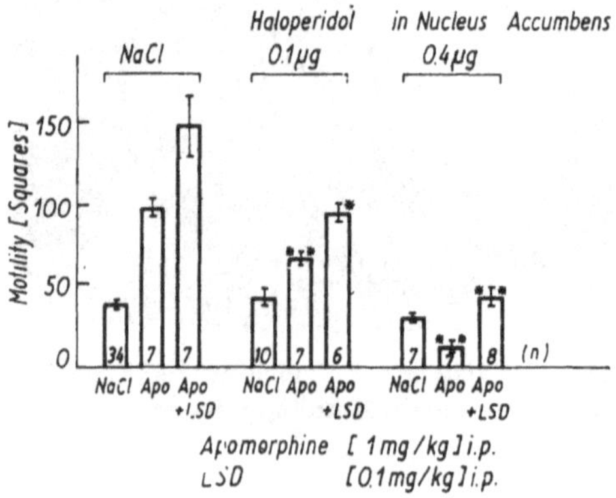

Abb. 5. Dosisabhängige Hemmung der Apomorphin-induzierten und LSD-potenzierten Hypermotilität durch Mikroinjektion von Haloperidol in den Nc. accumbens

Zum Angriffspunkt des LSD gab es einige Hinweise auf die besondere Bedeutung des medianen Raphekerns, in dem ein wichtiger Anteil des aszendierenden Serotoninsystems entspringt. Tatsächlich wirkten Mikroinjektionen von LSD in gleichem Maße potenzierend wie nach systemischer Applikation. Aus der spezifischen Aufhebung des Potenzierungseffektes durch Methysergid (Abb. 6) ist auf eine Beteiligung somatodendritischer Serotoninrezeptoren zu schließen (Fink und Oelssner, 1981). In Analogie zu elektrophysiologischen Befunden (Haigler und Aghajanian, 1977) hemmt LSD offenbar die spontane Feuerungsrate serotonerger Neurone und senkt dadurch die Freisetzung des inhibitorischen Transmitters Serotonin im Nc. accumbens. Zum direkten Beweis nutzten wir die Beobachtung, daß in vivo ausgelöste Veränderungen der Synthese und Freisetzung von Transmittern nach Tötung der Tiere in vitro noch nachweisbar sind (Hetey und Quiring, 1980). An einer aus dem Nucl. accumbens gewonnenen groben Synaptosomenfraktion konnte mit Hilfe des markierten Präkursors Tryptophan bzw. von markiertem Serotonin sowohl

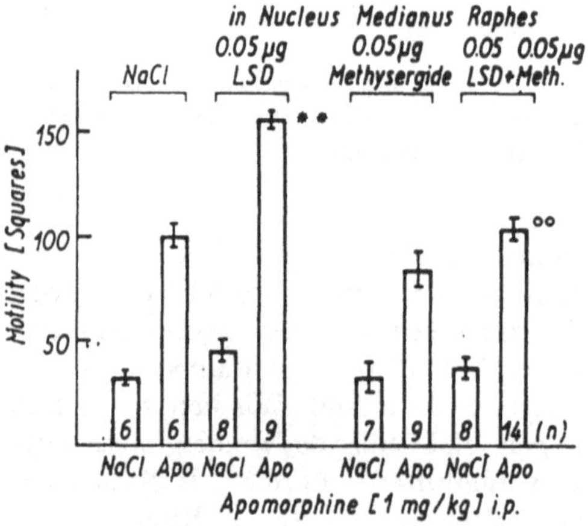

Abb. 6. Potenzierung der Apomorphin-induzierten Hypermotilität durch Mikroinjektionen von LSD in den medianen Raphekern und Aufhebung durch gleichzeitig appliziertes Methysergid

nach systemischer Applikation als auch nach Mikroinjektion von LSD in den medianen Raphekern eine qualitativ gleichartige Verminderung der Synthese bzw. der K^+-stimulierten Freisetzung von Serotonin nachgewiesen werden (Abb. 7) (Oelssner u. Mitarb., 1980b).

Unsere Ergebnisse haben überzeugend bewiesen, daß sich die Lokomotorik der Ratte als ein ausgezeichnetes Modell zur Untersuchung der Interaktionen verschiedener Transmissionssysteme mit dem mesolimbischen Dopaminsystem eignet. Pharmakologisch induzierte Verminderungen der Aktivität cholinerger, serotonerger und GABA-erger Transmissionssysteme lösen Lokomotionssteigerungen aus. Sie sind Ausdruck einer dopaminergen Hyperaktivität und können wie eine direkt dopaminerg induzierte Hypermotilität durch typische Neuroleptika

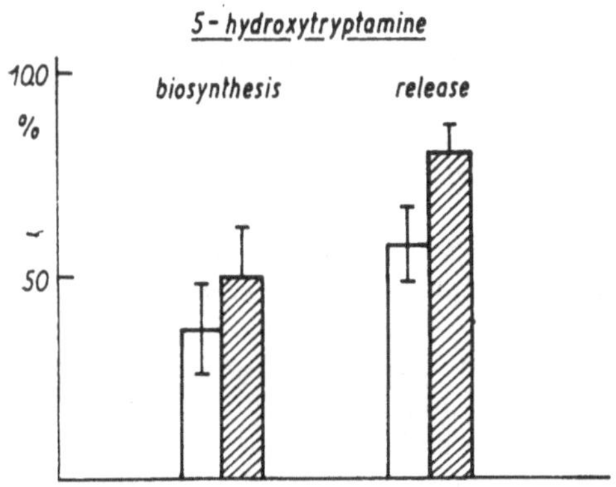

Abb. 7. Senkung der synaptosomalen Synthese und K+-stimulierten Freisetzung in vitro von Serotonin nach systemischer (▭) und Raphe-Injektion (▬) von LSD (0,5 mg/kg i. p. bzw. 0,05 μg i. r.)

aufgehoben werden. Alle potentiell psychotomimetisch wirkenden Pharmaka erhöhen oder potenzieren die Lokomotorik unabhängig von ihrem primären Angriff an unterschiedlichen Transmissionssystemen, womit die zentrale Stellung des mesolimbischen Dopaminsystems noch einmal unterstrichen wird (Abb. 8). Das Lokomotionsmodell widerspiegelt danach nicht nur die von der Dopaminhypothese der Schizophrenie postulierte primäre dopaminerge Hyperaktivität, sondern stützt auch die häufig vermutete Beteiligung anderer Transmissionssysteme und

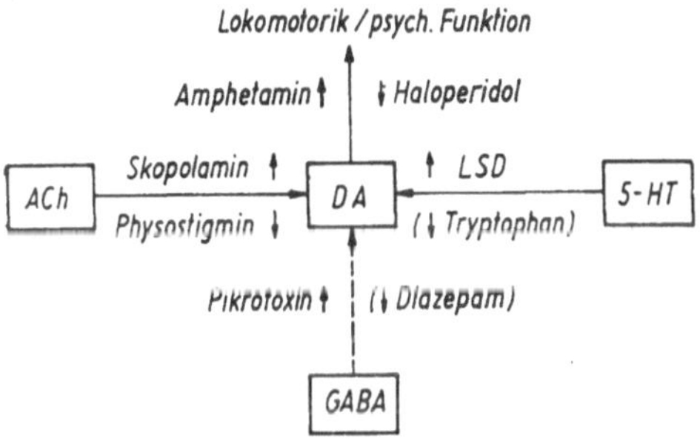

Abb. 8. Schema der Interaktion des cholinergen (ACh), serotonergen (5-HT) und GABA-ergen (GABA) Systems mit dem Dopamin (DA)-System und der über diese Systeme auf die Lokomotorik bzw. psychische Funktionen wirkenden Pharmaka

Vorstellungen über die multiple Pathogenese. Dem entspricht auch das durchaus nicht einheitliche klinische Bild der Schizophrenie und die vorwiegend symptombezogene unterschiedliche Therapie. Das Modell gestattet darüber hinaus eine differenzierte Wirkungsanalyse atypischer Neuroleptika, die z. B. für Clozapin eine bislang nicht bekannte und klinisch sicher bedeutsame Antiserotoninkomponente aufgedeckt hat (Oelssner u. Mitarb., 1982).

Im Hinblick auf die besondere Rolle und Bedeutung des Serotoninsystems sind weitere Untersuchungen u. a. mit der Methode der Radioligandenbindung angelaufen. Wir bezogen uns dabei auf jüngste Mitteilungen über eine stark erhöhte Bindung des markierten Neuroleptikums Spiroperidol an Membranfraktionen aus dem Striatum und Nucl. accumbens verstorbener schizophrener Patienten (Crow, 1980), die als erster direkter Hinweis auf die postulierte Dopaminhyperaktivität zu werten sind. Wir fanden an Membranfraktionen aus dem Striatum von Ratten nach einer Inkubation mit Serotonin in vitro eine hochsignifikante Erhöhung der niederaffinen Spiroperidol- und der hochaffinen Apomorphinbindung (Oelssner jr. und Raubach, 1981). Diese ersten Ergebnisse lassen vermuten, daß auch in vivo veränderte Freisetzungsraten von Serotonin kurzfristig die Zahl der dopaminergen Bindungsstellen und damit die Aktivität der dopaminergen Transmission beeinflussen kann. Wenn auch eine Klärung dieses Phänomens noch aussteht, so wird doch die Dynamik solcher aus Tierexperimenten entwickelter Modellvorstellungen deutlich, deren Ziel die Erarbeitung von Strategien zur Findung und Charakterisierung neuartiger Antipsychotika ist.

Literatur

CROW, T. J. (1980). In: M. BRZIN, D. SKET, H. BACHELARD (Hrsg.): Synaptic Constituents in Health and Disease. Mladinska Knijga — Pergamon Press, Ljubljana—Oxford, S. 485.

FINK, H., MORGENSTERN, R., OELSSNER, W. (1979). Pharmacol. Biochem. Behaviour 11, 479.

FINK, H., MORGENSTERN, R. (1980). Acta biol. med. germ. 39, 903.

FINK, H., OELSSNER, W. (1981). Eur. J. Pharmac. 75, 289.

HAIGLER, H. J., AGHAJANIAN, G. H. (1977). Fed. Proc. 36, 2159.

HANIN, I., USDIN, E. (Hrsg.) (1978). Animal Models in Psychiatry and Neurology. Pergamon Press, Oxford—New York.

HETEY, L., QUIRING, K. (1980). Acta biol. med. germ. 39, 889.

MENDE, Th. (1982). Med. Diss., Humboldt-Universität zu Berlin.

OELSSNER, W., FINK, H., MORGENSTERN, R. (1980a). In: E. S. VIZI (Hrsg.): Modulation of Neurochemical Transmission. Pergamon Press — Akadémiai Kiadó, Oxford—Budapest, S. 209.

OELSSNER, W., HETEY, L., QUIRING, K., FINK, H. (1980b). In: M. BRZIN, D. SKET, H. BARCHELARD (Hrsg.): Synaptic Constituents in Health and Disease. Mladinska Knijga — Pergamon Press, Ljubljana—Oxford, S. 607.

OELSSNER, W., FINK, H., HETEY, J., DRESCHER K. (1982). In: H. YOSHIDA, Y. HAGIHARI, S. EBASHI (Hrsg.): Advances in Pharmacology and Therapeutics II, Vol. 1: CNS Pharmacology — Neuropeptides. Pergamon Press, Oxford—New York (im Druck).

OELSSNER, jr., W., RAUBACH, K.-H. (1981). Unveröffentlicht.

SNYDER, S. H., BANERJEE, S. P., YAMAMURA, H. I., GREENBERG, D. (1974). Science 184, 1243.

Tryptophanbelastungen bei endogenen Psychosen

R. UEBELHACK, L. FRANKE, W. KITZROW und K. HAASE

Nervenklinik des Bereiches Medizin (Charité) der Humboldt-Universität zu Berlin

Es sollen hier Teilergebnisse unserer Untersuchungen dargestellt werden, die eine Verwendbarkeit in der klinischen Praxis erkennen lassen. Im Rahmen eines 5tägigen Programms führen wir unter anderem Tryptophanbelastungen durch. Hierbei bestimmen wir gleichzeitig verschiedene biochemische und vegetative Parameter vor und zu definierten Zeitpunkten im Verlauf von 4 Stunden nach der Belastung. Zusätzlich wird vor und unter der Belastung ein EEG abgeleitet. Ähnliche Untersuchungen werden von uns unter Phenylalaninbelastung ausgeführt, um Störungen im Phenylalanin-Tyrosinmetabolismus bei Psychosen zu finden. Mit den Tryptophanbelastungen sollen Abweichungen im Indolaminmetabolismus bei endogenen Psychosen untersucht werden. Grundlage unserer Untersuchungen sind:

1. die Hypothese, daß eine wechselseitige Abhängigkeit zwischen Indolaminmetaboliten und der Aktivität von Enzymen des Transmittermetabolismus besteht.
   Wir erwarten, daß unter Belastung mit einem Praecursor mögliche Abweichungen besser erfaßt werden können.
2. die Annahme, daß der Indolaminmetabolismus bei einigen Untergruppen der endogenen Psychosen primär oder sekundär verändert ist.
3. die Hypothese, daß Änderungen der biochemischen Parameter von Veränderungen der vegetativen und elektroencephalographischen Parameter begleitet werden.

Bisher wurden Tryptophanbelastungen vorwiegend zur Überprüfung der therapeutischen Effekte bei endogenen Depressionen oder der exazerbierenden Wirkung bei Schizophrenien durchgeführt, oder sie dienten der Erfassung der Konzentration von 5-HIAA oder Kynurenin, den Endstufen des Serotonin- und des Kynureninweges, in verschiedenen Körperflüssigkeiten. Wir erfassen demgegenüber die Konzentrationsänderungen einzelner Indolmetabolite und des Tryptophans im zeitlichen Verlauf der Belastung. Gleichzeitig werden hierbei die Aktivitätsänderungen relevanter Enzyme bestimmt. Unsere bisherigen Befunde zeigen, daß das Tryptophan individuell sehr unterschiedlich metabolisiert wird. Die Konzentrationsänderung methylierter und nichtmethylierter Indolamine läßt hierbei Beziehungen zu Änderungen der Enzymaktivitäten erkennen, wie sie bei unseren In-vitro-Untersuchungen gefunden wurden.

Ziel der Untersuchungen ist nicht nur die Abgrenzung endogener Psychosen von nichtpsychotischen Zuständen, sondern auch die Abgrenzung von Untergruppen innerhalb der endogenen Depressionen und der Schizophrenien. Die Befunde der gaschromatographischen Bestimmung der Indolamine können noch nicht dargestellt werden, da die Analysen nicht abgeschlossen sind. Bei der Bestimmung der biochemischen Parameter (Monoaminooxydase, Methyltransferase, Serotoninaufnahme, Indolaminkonzentration u. a.) konnten wir ohne Tryptophanbelastung tageszeitliche Veränderungen nachweisen, die die üblichen Verfahrensweisen bei vielen biochemischen Untersuchungen endogener Psychosen sehr fragwürdig erscheinen lassen. Die Erfassung der zirkadianen Variationen ist aber bei unbehandelten psychotischen Patienten häufig unmöglich, da die Patienten wieder holte Untersuchungen verweigern, oder aus ethischen Gründen nicht mehr unbehandelt bleiben dürfen. Darüber hinaus stößt die Interpretation dieser Befunde auf eine Reihe von Problemen. Wir haben uns daher zu zusätzlichen oder alternativ angewendeten Praecursorenbelastungen mit Phenylalanin und Tryptophan entschlossen, da wir meinen, daß diese relativ kurzen und gut standardisierbaren Belastungstests der klinischen Problematik bei psychotischen Patienten gut angepaßt sind und den Einfluß der zirkadianen Veränderungen teilweise oder vollständig aufheben.

Es wurden ausschließlich unbehandelte monopolare endogene Depressionen und paranoid-halluzinatorische Schizophrenien untersucht. Wir gehen jedoch bewußt so vor, daß die klinische Einordnung für die paraklinische Untersuchung völlig bedeutungslos ist und die Klassifizierung der Probanden primär ausschließlich durch paraklinische Parameter angestrebt wird. Wir stehen hierbei auf dem Standpunkt, daß die endogenen Psychosen sehr heterogene Erkrankungsgruppen sind, und daß die Klassifizierungen nach psychopathologischen Kriterien keine nosologischen Entitäten abgrenzen. Nach Auswahl der oralen Dosis von 50 mg/kg KG Tryptophan war es notwendig, die zeitliche Änderung der totalen Tryptophankonzentration im Plasma in relativ kurzen Zeitabständen bei Normalpersonen zu verfolgen, um Vergleichswerte für die Psychosen zu erhalten. Weiterhin mußte ein günstiger Zeitpunkt für aufwendigere biochemische und neurophysiologische Untersuchungen gefunden werden. Zusätzlich sollte ein geeigneter Zeitpunkt für die Punktion zur Liquorgewinnung ermittelt werden. Innerhalb der 1. Stunde wurde daher im 20-Minuten-Intervall EDTA-Blut abgenommen und dann bis zur 4. Stunde im 1-Stundenintervall die Tryptophankonzentration im Plasma bestimmt. Um die Konzentrationsänderung in der 1. Stunde noch genauer zu erfassen, wurde eine Untersuchung mit 5-Minuten-Intervallen durchgeführt.

Die Bestimmung des Tryptophans erfolgte

fluorimetrisch. Zur Monoaminooxidasebestimmung wurden das thrombozytenreiche Plasma oder die gewaschenen Thrombozyten in einer Elektrolyt-Phosphatlösung mit dem Substrat ^{3}H—5—HT ($8{,}2 \cdot 10^{-8}$ M) bei 37°C inkubiert. Nach Enteiweißung mit $HClO_4$ wurden das ^{3}H-Produkt der MAO mit 15 ml Äther extrahiert, ein Aliquot der Ätherphase zum Toluol-Szintillator zugesetzt und die ^{3}H-Aktivität bestimmt. Zur Bestimmung der Methyltransferase-Aktivität wurde danach die wäßrige Phase mit 40%iger NaOH auf pH 12 eingestellt und mit 10 ml Methylenchlorid 15 Min. geschüttelt. Die methylierten ^{3}H-Serotoninmetabolite ^{3}H—5—MeOT und ^{3}H—MeODMT gehen in die organische Phase über. Ein Aliquot der Methylenchloridphase wurde zum Toluolszintillator zugesetzt und die ^{3}H-Aktivität bestimmt.

Die Messung der konsenuellen Pupillenlichtreaktion erfolgte mittels Infrarot-Reflex-Pupillographie, wobei die zeitliche Änderung der Pupillengröße auf einem 3-NEK-1-Schreiber registriert wurde.

Bei Normalpersonen konnten wir einen steilen Anstieg der totalen Plasmakonzentration des Tryptophans nach 20 Min. finden (Abb. 1). Nach 40 Min. wird bereits die maximale Tryptophankonzentration erreicht. Danach fällt diese annähernd linear ab. Bei Patienten mit endogenen Depressionen ist ebenfalls ein schneller Anstieg der Tryptophankonzentration nach 20 Min. vorhanden (Abb. 2), was

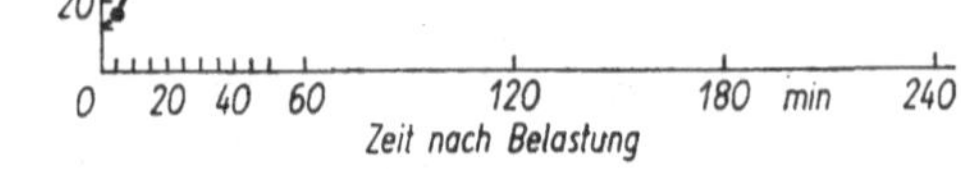

Abb. 1. Tryptophankonzentration im Plasma nach Belastung (Normalperson)

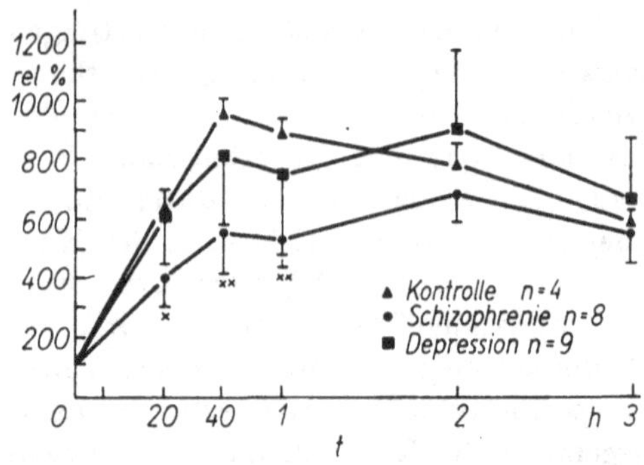

Abb. 2. Tryptophanplasmaspiegel bei Normalpersonen sowie Patienten mit Schizophrenie oder Depression $^{\times}$ $p < 0{,}01$; $^{\times\times}$ $p < 0{,}001$ im Vergleich mit den Kontrollen (t-Test)

gegen eine initial vorliegende intestinale Resorptionsstörung sprechen könnte.

Die Absolutwerte sind jedoch 20 Min. post appl. etwas niedriger als bei der Kontrollgruppe. Der von der Kontrollgruppe abweichende Kurvenverlauf wird nach 2 Std. deutlich. Im Gegensatz zur Normalkurve, die nach dem 1-Std.-Wert signifikant abfällt, weist die Kurve bei endogenen Depressionen einen Anstieg auf, der ebenfalls signifikant ist.

Nach unseren bisherigen Befunden ist der prinzipielle Kurvenverlauf bei endogenen Depressionen unabhängig vom Geschlecht und davon, ob die Patienten in einer psychotischen Phase oder in einem symptomfreien Intervall sind. In der depressiven Phase besteht die Tendenz zu niedrigeren Absolutwerten. Da wir bisher überwiegend monopolare endogene Depressionen untersucht haben, sind Aussagen zur Differenzierung von monopolaren und bipolaren Psychosen noch nicht eindeutig möglich. Der Kurvenverlauf scheint ähnlich. Es zeichnen sich jedoch zu bestimmten Zeiten Unterschiede in den Absolutwerten ab, insbesondere beim Nullwert. Die Kurven bei Depressionen und paranoid-halluzinatorischen Schizophrenien sind qualitativ ähnlich, wobei die Kurve bei Schizophrenien aber signifikant flacher verläuft und einige Besonderheiten aufweist (Abb. 2). Diese Unterschiede könnten teilweise durch die Beeinflussung des Tryptophantransportes infolge unterschiedlicher Bildung bestimmter Indolaminmetabolite nach einer Latenzphase erklärt werden. Unsere In-vitro-Befunde sprechen für diese Möglichkeit. Außerdem wäre eine Beeinflussung der Lebertryptophanpyrrolase nach erhöhter Kortikosteroidfreisetzung unter Tryptophanbelastung denkbar. Daneben existieren sicher noch eine Reihe weiterer Erklärungsmöglichkeiten, die nicht direkt mit dem Indolaminmetabolismus in Zusammenhang stehen müssen.

Auf Grund des Kurvenverlaufes und des Zeitpunktes, zu dem bei den Probanden zuerst vegetative Effekte auftraten, haben wir je ein EEG vor und 1 Std. nach oraler Applikation des Trypthans abgeleitet. Die vegetativen Parameter (Hautwiderstand, akrale Wiedererwärmung, Pupillenlichtreflex) wurden im Abstand von 10 Min. innerhalb der 1. Stunde und dann nach 1-Std.-Abständen untersucht. Über die EEG-Befunde vor und nach Belastung mit Tryptophan bei depressiven Psychosen und Schizophrenien wird an anderer Stelle berichtet. Bei beiden Psychosegruppen konnten wir Abweichungen von der Normalgruppe feststellen, die sich unter Belastung mit Tryptophan verstärken.

Die in Abständen von 1 Std. bestimmten Aktivitätsänderungen der MAO und der Methyltransferase der Thrombozyten sollen kurz dargestellt werden. Bei den Schizophrenien konnten wir durch Bestimmung der MAO und der Methyltransferase-Aktivität der Thrombozyten mehrere Gruppen mit unterschiedlichen Abweichungen von der nichtpsychotischen Kontrollgruppe finden. Bei der MAO (Abb. 3) kam es in der Kontrollgruppe nach 20 Min. zu einer leichten Aktivierung und einer Hemmung nach 40 Min., 1 Std. und 2 Std; der Wert entsprach hierbei etwa dem Ausgangswert. Nach 3 Std.

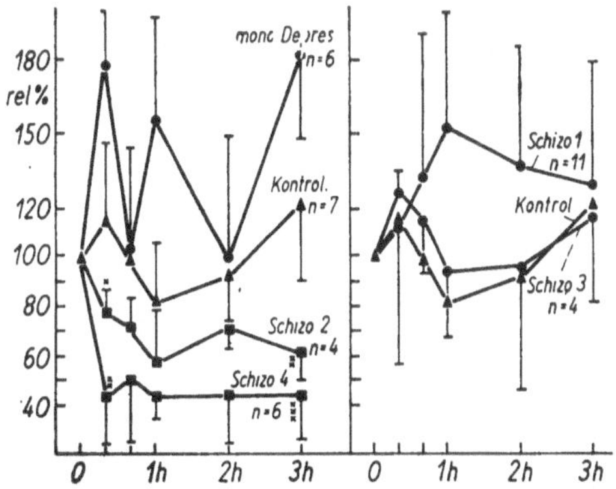

Abb. 3. Aktivität der MAO gegenüber Serotonin als Substrat nach Tryptophanbelastung (8.00 Uhr = 100%). $^{\times}p < 0{,}05$; $^{\times\times}p < 0{,}01$; $^{\times\times\times}p < 0{,}001$ im Vergleich zur Kontrollgruppe

trat eine Aktivierung ein. Im Gegensatz zu den Psychosen wurden tagesrhythmische Schwankungen der MAO-Aktivität durch das Tryptophan nicht verändert. Der von uns gefundene Anstieg der MAO-Aktivität von 11.00 Uhr (entspricht der 2. Std. nach Tryptophanbelastung) zu 12.00 Uhr (entspricht der 3. Std. nach Belastung) blieb bei der Normalgruppe erhalten bzw. wurde geringgradig verstärkt. In der Gruppe 1 der Patienten trat eine ständige Aktivierung der MAO über alle Zeiten auf mit einem Maximum nach 1 Std. Danach kam es zu einem geringen Abfall zwischen der 2. und 3. Stunde. Die MAO-Ausgangswerte waren mit denen der Konrollgruppe vergleichbar. In der 2. Gruppe lag die Aktivität ständig unterhalb des Ausgangswertes, der nicht signifikant höher als bei der Kontrollgruppe war und erreichte nach 1 Std. ein Minimum. Nach einem vorübergehenden Anstieg trat zwischen der 2. und 3. Stunde ein weiterer Abfall ein. In der Gruppe 3, bei der der MAO-Ausgangswert signifikant höher als in der Kontrollgruppe lag, war der Kurvenverlauf mit dem der Kontrollen identisch. Diese Patienten waren zum Zeitpunkt der Untersuchung in einem symptomarmen Intervall. Bei erneuter Exazerbation entsprachen die Werte denen der Gruppe 4. Diese Gruppe

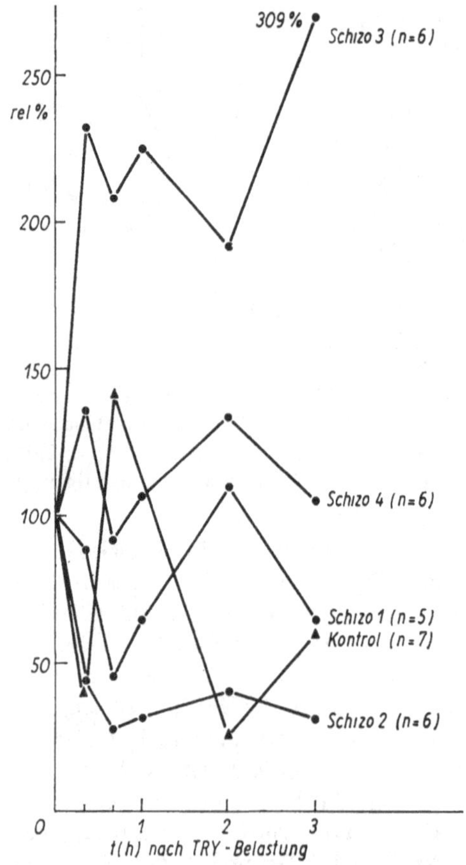

Abb. 4. Aktivität der Hydroxyindol-o-Methyltransferase nach Tryptophanbelastung

mit einer signifikant höheren MAO-Ausgangsaktivität als in der Kontrollgruppe zeigte zu allen Untersuchungszeiten eine Hemmung der MAO. Dabei bestand kein Unterschied zwischen der 2. und 3. Stunde.

Die Bestimmung der Methyltransferase aus den Thrombozyten ergab wiederum mehrere von der Kontrolle abweichende Gruppen (Abb. 4), doch entspricht die Gruppierung der Patienten nach der Methyltransferaseaktivität nicht der nach der MAO-Aktivität. In der Kontrollgruppe kam es unter Tryptophan zur Hemmung des Enzyms nach 20 Min., 2 Std. und 3 Std. In der 1. Gruppe lag um 8.00 Uhr eine relativ hohe Enzymaktivität vor. Unter Tryptophan war das Enzym 20 und 40 Min. sowie eine und 3 Std. nach der Belastung gehemmt. Nach 2 Std. trat eine geringe Aktivierung auf. In der Gruppe 2 waren die Werte um 8.00 Uhr tiefer als in der 1. Gruppe. Tryptophan bewirkte einen starken Aktivitätsabfall über den gesamten Untersuchungszeitraum. Die Gruppe wies zu Versuchsbeginn eine Enzymaktivität auf, die der der Normalgruppe entsprach oder etwas niedriger lag. Hier trat unter der Belastung eine Aktivierung über alle Untersuchungszeiten mit einem Maximum nach 3 Std. ein. In der 4. Gruppe war die Enzymaktivität um 8.00 Uhr wie bei der Kontrolle. Die Tryptophanbelastung rief eine leichte Aktivierung hervor.

Wie aus Abbildung 5 hervorgeht, kam es bei Patienten mit Schizophrenie im Verlauf der Tryptophanbelastung auch zu deutlichen Veränderungen der Pupillenreflexdauer im Vergleich mit der Normalgruppe. Es ließen sich 2 Gruppen unter-

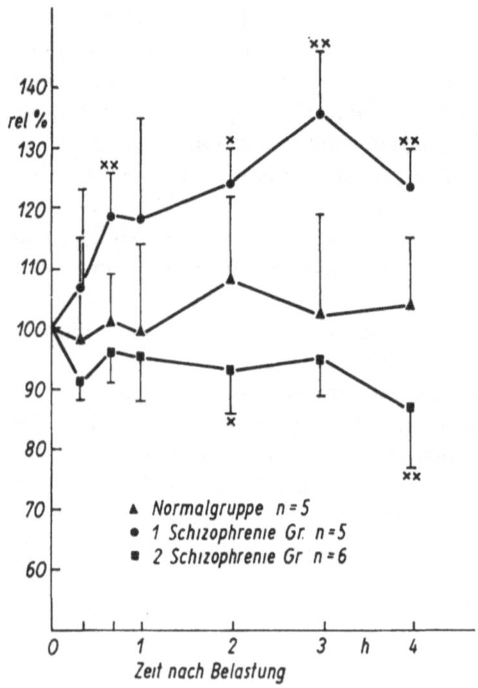

Abb. 5. Pupillenlichtreflexdauer nach Tryptophanbelastung. $^{\times}p < 0{,}05$; $^{\times\times}p < 0{,}01$ im Vergleich zur Normalgruppe

scheiden, deren Veränderungen der Reflexdauer eine Beziehung zur Aktivität der Methyltransferase in den Gruppen 1 und 2 aufwiesen. Die wegen der geringen Patientenzahl vorläufigen Ergebnisse könnten darauf hindeuten, daß methylierte Indolamine den Ablauf der Pupillenreaktion auf Licht modifizieren. Diese Annahme wird auch durch unsere Untersuchungsergebnisse zur Wirkung lokal instillierter methylierter Indolamine auf den Pupillenlichtreflex gestützt.
Aus den Ergebnissen können einige Schlußfolgerungen abgeleitet werden:

1. Die durchgeführten Untersuchungen lassen eine Differenzierungsmöglichkeit zwischen Normalgruppe und Psychosen und innerhalb der Psychosen erkennen. Eine Erhöhung der Fallzahl ist jedoch notwendig.
2. Die einmalige Erfassung einzelner Parameter wird den komplexen Bedingungen bei nichtpsychotischen und psychotischen Probanden nicht gerecht. Ohne Gruppenbildung nach paraklinischen Gesichtspunkten lassen sich zwischen Normalgruppe und Psychosen kaum signifikante Unterschiede feststellen. Die Schizophrenien sind hierbei heterogener als die Depressionen.
3. Zur weiteren Klärung der Zusammenhänge müssen die Komplettierung der gaschromatographischen Analysen der Indolaminspektren im Plasma und in den Thrombozyten abgewartet werden.
4. Belastungsuntersuchungen sind wahrscheinlich geeignete Kurzprogramme, die sich für Verlaufsstudien und Therapiekontrollen sowie differentialdiagnostische Untersuchungen einsetzen lassen. Unsere bisherigen Ergebnisse sprechen dafür, daß die angewendeten Verfahren schon jetzt zur Unterstützung der Diagnostik herangezogen werden können.

Detoxikationsbehandlung bei Schizophrenie

K. Ernst[1], I. Börner[3], A. Herbst[3], H. Klinkmann[4], K. Precht[2]* und M. Seidel[1]

Psychiatrische Abteilung der Nervenklinik[1] und Universitätsklinik für Innere Medizin[2] des Bereiches Medizin (Charité) der Humboldt-Universität zu Berlin und Psychiatrische Abteilung der Nervenklinik[3] und Klinik für Innere Medizin[4] der Wilhelm-Pieck-Universität Rostock

Drei wesentliche Gründe veranlaßten uns, in einer offenen Untersuchung die mögliche therapeutische Beeinflussung durch Hämodialyse bei schizophren Erkrankten zu prüfen:

— Sensationelle Erfolgsmeldungen mit Heilung bei chronisch schizophrenen Patienten von Wagemaker und Cade (1977, 1978) mit einem erheblichen Verstärkereffekt in der Öffentlichkeit (Philipp, 1979).
— Für die Gruppe der chronisch Kranken mit schizophrenen Psychosen hat bislang die moderne Psychopharmakabehandlung keine entscheidende Wende erbringen können. Mehr als die Hälfte dieser Patienten verweilen über 2 Jahre und ein Drittel mehr als 10 Jahre im Krankenhaus.
— Im Dialysat dieser Patienten konnten Palmour und Ervin (1977, 1979) hohe Konzentrationen von Leucin-β-Endorphin nachweisen. Dieser aufsehenerregende Befund schien die Hypothese von Terenius u. Mitarb. (1076) zu stützen, daß endorphinerge Systeme bei der Pathogenese schizophrener Psychosen ursächlich beteiligt sind.

Die Behandlung der chronischen Patienten wurde in unserer Arbeitsgruppe im Rahmen einer europäischen Gemeinschaftsstudie stationär nach folgendem Schema vorgenommen:

Ultrafiltration	(controlled sequential ultrafiltration 2000 ml) : 2 Stunden
Dialysator:	CDAK 3500 (Zelluloseazetatmembran)
Heparinisation:	10000 IE (Bolus)
Blutfluß:	200 ml/min
Spüllösungsfluß:	0,5—0,6 l/min
1.—4. Woche:	2×3 Stunden Hämodialyse
5.—8. Woche:	1×3 Stunden Hämodialyse
ab 9. Woche:	individuell.

Die Exploration der Patienten erfolgte durch 2 Psychiater, die unabhängig voneinander Beurteilungen nach dem AMP-System (SCHARFETTER, 1972) und der BPRS (OVERALL und GORHAM, 1962) vornahmen. Als weitere psychopathologische Befunddokumentation dienten die Selbstbeurteilungsskala P-DS (v. ZERSSEN, 1977) und die NOSIE (HONIGFELD u. Mitarb., 1976). Das Zahlenmaterial wurde tabellarisch und in zeitlicher Reihenfolge erfaßt. Signifikanzprüfung und Trendberechnung wurden nach MOORE und WALLIS durchgeführt (ADAM, 1971).

Unsere Studie umfaßt bisher 19 chronisch schizophrene Patienten (7 Frauen und 12 Männer, durchschnittliches Alter 36 Jahre) mit einer mittleren Krankheitsdauer von 10 Jahren. Trotz langfristiger neuroleptischer Therapie bestanden eine produktive Symptomatik oder ein ausgeprägtes schizophrenes Defektsyndrom mit vorrangig affektiven Störungen. Nur bei 4 Patienten konnte 4 Wochen vor Dialysebeginn die Neuroleptikamedikation abgesetzt werden, alle anderen erhielten Phenothiazine. Die Dialysezeit variierte von 4—64 Wochen bei einem Mittel von 19 Dialysen in 22 Wochen.

Die Ergebnisse sind kurz zusammenzufassen:

Die guten Erfolge von WAGEMAKER und CADE (1977, 1978) mit der Detoxikationsbehandlung bei Patienten mit chronischen Schizophrenien können wir leider nicht bestätigen (ERNST u. Mitarb., 1982). Von 19 unserer behandelten Patienten mit langfristiger Krankheitsanamnese und fehlender Ansprechbarkeit auf Neuroleptika waren nur 3 zu bessern, wobei eine vollständige Remission und soziale Reintegration bisher nicht gelangen.

Ausgehend vom statistischen Zahlenmaterial ließen sich zwar für die Besserung der psychopathologischen Symptome positive Trends erkennen, nicht aber eine Signifikanz nachweisen. Im Zusammenhang mit dem klinischen Verlauf lassen sich jedoch gewisse Schlüsse ziehen. Eine Besserung unter der Detoxikationsbehandlung ist nur bei Patienten mit psychoenergetischem Potentialverlust bei im Vordergrund stehenden Störungen im Bereich der Affektivität zu beobachten, nicht aber in der 2. Gruppe. Hier handelt es sich um Patienten mit vorwiegend produktiver Symptomatik. In 4 Fällen trat sogar eine Verschlechterung im Sinne akuter Rezidive mit ausgeprägten akustischen Halluzinationen und paranoiden Ideen auf, die auch durch weitere Dialysen nicht beeinflußt werden konnten. Auch die Betrachtung einzelner Symptome ergab in dieser Gruppe keine nennenswerte positive Beeinflussung. Die Ergebnisse sind insgesamt gesehen also doch enttäuschend. Sie haben die allgemeinen Erwartungen nicht erfüllen können. Damit entsprechen unsere Erfahrungen im wesentlichen den Beobachtungen anderer europäischer Zentren.

Die Zahl der durch die Hämodialyse, Hämofiltration und Hämoperfusion gebesserten Patienten ist dennoch größer, als es der Zufall erwarten ließ. Nach unserer Literaturübersicht (SEIDEL u. Mitarb., 1982) schwanken die Besserungsquoten in den einzelnen Zentren erheblich und liegen durchschnittlich um 36%. Nach einer Umfrage von NEDOPIL u. Mitarb. (1981) mit Unterstützung der „European Dialysis and Transplant Assoziation“ (EDTA) wird die Zahl der Responder mit sehr guter Besserung bei insgesamt 146 behandelten Patienten mit 17% in Europa und in den USA mit 56,5% angegeben. Eine psychopathologisch unterscheidbare Untergruppe von Patienten ließ sich aufgrund der nosologischen Zuordnung nicht finden. Wir sind nach unseren Erfahrungen der Ansicht, die durch die besonders guten Ergebnisse von SPLENDIANI u. Mitarb. (1979) gestützt wird, daß am ehesten die Abgrenzung einer entsprechenden Subpopulation aus der Gruppe der chonifizierten Schizophrenien mit vorwiegend affektiven Störungen aus dem Bereich der Prägnanztypen Hebephrenie und Schizophrenia simplex gelingen könnte. Die Definierung durch biologische Variable, z. B. mit Hilfe biochemischer Untersuchungen, ist zwar wünschenswert und notwendig, z. Z. aber wohl noch weit von einer Realisierung entfernt. Zumindest konnten auch die eingangs erwähnten, aufsehenerregenden β-Endorphin-Befunde von PALMOUR nicht bestätigt werden (HÖLLT u. Mitarb., 1979; ROSS u. Mitarb., 1979; CHANG u. Mitarb., 1981; EMRICH, 1981).

Wie bei den chronischen Schizophrenien läßt sich z. Z. auch bei den akuten Formen dieser endogenen Psychosen kein endgültiges Urteil abgeben. Systematische Untersuchungen anderer Arbeitsgruppen sind uns nicht bekannt. In unserer Untersuchungsreihe bei 7 Patienten mit katatonem Stupor bei akuter Schizophrenie ließ sich zwar in allen Fällen die stuporöse Symptomatik unter der kombinierten Hämofiltration/Hämodialyse auflockern, aber überdeckt von produktiver Symptomatik. Eine Wende im Krankheitsgeschehen gelang allerdings nur in 2 Fällen von perniziöser Katatonie (SEIDEL u. Mitarb., 1981, 1982). Bei diesen beiden Krankheitsbildern mit schwerer vegetativer Begleitsymptomatik überdauerte die psychopathologische Besserung nach weiteren Behandlungen, und der Therapieeffekt ging in eine kontinuierliche Remissionstendenz über. Eine Beobachtung, die vor Bestätigung durch weitere Therapiestudien nicht überschätzt, aber auch keineswegs mit dem Hinweis auf vorhandene Therapiemöglichkeiten unterschätzt werden sollte. Sie ermutigt uns, die Wirksamkeit von Detoxikationsverfahren und speziellen Indikationen bei schizophrenen Psychosen weiter zu untersuchen, wenngleich die Frage nach den Erfolgsprädikatoren und den möglichen Wirkungsmechanismen vorerst unbeantwortet bleibt.

Literatur

ADAM, I. (1971). Verl. Volk u. Gesundheit, Berlin

CHANG, T. M. S., ESPINOSA-MELENDEZ, E., LAL, S., NAIR, N. P. V., LISTER, C. (1981). Symposium „Detoxikationsverfahren bei neuropsychiatrischen Erkrankungen", 12. bis 13. 3. 1981 Berlin (DDR) (im Druck).

EMRICH, H. M. (1981). Symposium „Detoxikationsverfahren bei neuropsychiatrischen Erkrankungen", 12.—13. 3. 1981 Berlin (DDR) (im Druck).

ERNST, K., BÖRNER, I., HERBST, A., KLINKMANN, H., LINDENAU, K., OSTEN, B., PRECHT, K., SCHLÄFKE, D., SEIDEL, M. (1982). In: J. NEUMANN (Hrsg.): Beiträge zur biologischen Psychiatrie. Thieme-Verlag, Leipzig, S. 114.

HÖLLT, V., HILLEBRAND, G., SCHMIDT, B., GURLAND, H.-J. (1979). Pharmakopsychiat. 12, 399.

HONIGFELD, G., GILLIS, R. D., KLETT, C. J. (1976). In: W. GUY (Hrsgb.): ECDEU Assessment Manual for Psychopharmacology. Rockville, Maryland.

NEDOPIL, N., DIETERLE, D., GURLAND, H.-J., HILLEBRAND, G., WING, A. J., SELWOOD, N. H. (1981). Symposium „Detoxikationsverfahren bei neuropsychiatrischen Erkrankungen", 12.—13. 3. 1981 Berlin (DDR) (im Druck).

OVERALL, J. E., GORHAM, D. R. (1962). Psychol. Rep. 10, 799.

PALMOUR, R. M., ERVIN, F. R. (1977). Soc. Neuroscience, Abstr. 3, 320.

PALMOUR, R. M., ERVIN, F. R. (1979). Psychopharm. Bull. 15, 21.

PHILIPP, M. (1979). Fortschr. Neurol. Psychiat. 47, 36.

Ross, M., Berger, P. A., Goldstein, A. (1979). Science 205, 1163.

Scharfetter, C. (Red.) (1972). Arbeitsgemeinschaft für Methodik und Dokumentation in der Psychiatrie. Springer, Berlin—Heidelberg—New York.

Seidel, M., Börner, I., Ernst, K., Herbst, A., Klinkmann, H., Precht, K., Schläfke, D. (1981). Symposium „Detoxikationsverfahren bei neuropsychiatrischen Erkrankungen", 12.—13. 3. 1981 Berlin (DDR) (im Druck).

Seidel, M., Ernst, K., Lindenau, K. (1982). Zschr. Neurol. Psychiat. med. Psychol. 33, 705.

Splendiani, G., Bruno, V., Meo, F. D., Feriozzi, F., Cammá, M. L., Pomoro, P. (1979). Proc. EDTA, 683.

Terenius, L., Wahlström, A., Lindström, L. Widerlöv, E. (1976). Neurosci. Lett. 3, 157.

Wagemaker, H., Cade, R. (1977). Am. J. Psychiat. 134, 684.

Wagemaker, H., Cade, R. (1978). Artif. Organs. 2, 205.

Zerssen, D. v. (1977). In: Internationale Skalen für Psychiatrie. CIPS, Berlin.

Pathogenetische Faktoren und diagnostische Kriterien von Hirnstammläsionen

H. A. F. Schulze, M. Järisch, M. Michalik, J. Planitzer, H. Zettler und R. Zschenderlein

Nervenklinik des Bereiches Medizin (Charité) der Humboldt-Universität zu Berlin

Die klinische Neurologie der Gegenwart muß einer Situation gerecht werden, die durch eine beachtliche relative Zunahme von Krankheitsfällen gekennzeichnet ist, die bis vor kurzem noch, mit dem Leben unvereinbar, einer 100%igen Letalität unterlagen und damit für die klinische Praxis nicht existent waren. Diese Situation ist eine unmittelbare Folge der raschen Fortschritte der Anästhesiologie und Intensivmedizin, der zunehmenden Beherrschung vitaler Gefährdung bei schwersten zerebralen Schädigungen, insbesondere des Hirnstamms, durch moderne Reanimationsverfahren.

Eine erste Konsequenz dieser Entwicklung war die Notwendigkeit, Voraussetzungen für eine adäquate ärztliche Betreuung der fast immer im Koma befindlichen Patienten zu schaffen. So entstanden in kurzer Zeit in allen Ländern im Rahmen neurologischer Kliniken und unter Vertiefung der interdisziplinären Zusammenarbeit mit Anästhesiologie, Neurochirurgie und Traumatologie Einrichtungen und Arbeitsgruppen einer fachbezogenen Intensivüberwachung bzw. Intensivtherapie. Die daraus resultierende Konzentration von Krankheitsfällen mit gleichartigen und ähnlichen therapeutischen Indikationen und prognostischen Fragestellungen ließ jedoch sehr bald erkennen und immer deutlicher werden, daß die Möglichkeiten und Maßstäbe der herkömmlichen neurologischen Diagnostik für diese Patientengruppe weder ausreichend noch ohne weiteres anwendbar sind.

Es ist deshalb geradezu eine conditio sine qua non, daß derartige neurologische Arbeitsgruppen hochspezialisierte medizinische Betreuung und Forschung in engster Verbindung miteinander, ja als unlösbare Einheit, betreiben, und das nicht nur aus Kapazitäts-, sondern gerade auch aus inhaltlichen Gründen. Die „Konzeption zur Entwicklung der neurowissenschaftlichen Forschung in der DDR bis zum Jahre 2000", die 1979 von den Ministern für Gesundheitswesen und Hoch- und Fachschulwesen und dem Präsidenten der Akademie der Wissenschaften bestätigt wurde, nennt deshalb folgerichtig als eines der Schwerpunktthemen der klinischen Forschung die „Pathogenese schwerster zerebraler Schädigungen unterschiedlicher Ätiologie, vor allem des Hirnstamms, Auswirkungen von Hirnödem und intrakranieller Drucksteigerung auf die zerebrale Funktion im Hinblick auf die Verbesserung von Diagnostik und Therapie unter den Bedingungen der Intensivbetreuung". Diese Thematik ist

seit 1981 offizieller Forschungsgegenstand der Neurologischen Abteilung der Nervenklinik der Charité im Rahmen des Projektes „Psychonervale Störungen".
Aus der internationalen Literatur sind vor allem Arbeitsrichtungen zu nennen, die durch stärkere Beachtung der Prozeßdynamik und Herausarbeitung charakteristischer Stadien der klinischen Erscheinungsbilder zu erheblichen Fortschritten in der diagnostischen und prognostischen Bewertung von Hirnstammsyndromen und komatösen Zuständen geführt haben. In diesem Zusammenhang hat das von E. Kretschmer (1940) beschriebene „apallische Syndrom" eine neue Bedeutung erlangt. Die Differenzierung derartiger Desintegrationsstufen und verwandter Zustände, besonders aber der Reihenfolge des Auftretens von Symptomen des Mittelhirns, des Pons und der Medulla oblongata ermöglicht uns prognostische Aussagen zwischen irreversiblem Funktionsstillstand des Gehirns und noch möglicher Rückbildung der Symptomatik.
Die eigentliche ärztliche Zielstellung muß aber darin bestehen, sichere differentialdiagnostische Aussagen zu einem möglichst frühen Zeitpunkt zu erreichen, um gezielte therapeutische Indikationen vor dem Eintreten bedrohlicher Endzustände stellen zu können. Dem stehen Schwierigkeiten gegenüber, die sich aus folgenden Problemen ergeben: Ein nicht geringer Teil der Hirnstammläsionen entzog sich bisher in Abhängigkeit von Ausdehnung und Lokalisation der Erfassung mit den zur Verfügung stehenden diagnostischen Methoden. Vielfach bleibt die Entscheidung offen, ob sich ergebende Korrelationen auf die läsionsbedingte Gewebsschädigung, ein sekundäres Ödem oder eine intrakranielle Druckschädigung zu beziehen sind. In einer von uns durchgeführten Auswertung von 35 letal ausgegangenen Krankheitsverläufen mit schwersten zerebralen Schädigungen, die durch ein mindestens 12 Stunden bestehendes Koma und nach einheitlichen klinischen Kriterien erfaßte Untersuchungsergebnisse gekennzeichnet waren, ergab sich eine nur geringe Übereinstimmung zwischen den klinisch-neurologischen Daten und dem pathologisch-anatomischen Substrat (Schulze u. Mitarb., 1978). Der dem Tod vorangegangene Hirnfunktionsverlust spiegelte sich weder im Ausmaß noch in der Lokalisation des morphologischen Befundes wider. Dabei erwies sich die zeitliche Differenz der Untersuchungen im Hinblick auf den dynamischen Ablauf des Geschehens als bedeutsamstes Korrelationshindernis. Bei 88% der Fälle ließen sich bei unterschiedlicher Ätiologie der Schädigung mesopontine Veränderungen, in erster Linie ischämische und hämorrhagische Nekrosen bzw. Erweichungen, nachweisen.
Von besonderem Interesse ist die Tatsache, daß sich bei 4 Patienten, bei denen sich nach Herz-Kreislauf-Stillstand im Rahmen kardiochirurgischer Eingriffe schwere Komata entwickelten, ausschließlich sekundäre ausgedehnte ischämische Läsionen im Großhirn und Hirnstamm zugleich fanden. Diese Kombination scheint uns bemerkenswert. Wie Untersuchungen der letzten Jahre zeigen, ist die lange Zeit geltende Vorstellung, der Hirnstamm bleibe auf Grund geringerer Vulnerabilität gegenüber Sauerstoffmangel von anoxischen Schädigungen ausgespart, nicht auf Fälle nach Reanimation mit anschließender Intensivtherapie übertragbar (s. auch Schneider u. Mitarb., 1976). Die von uns nachgewiesenen erheblichen Ausfälle in allen Hirnstammebenen sind das Endresultat aus primärer Hypoxie, unzureichendem Systemblutdruck und vasogenetisch verzögerter zerebraler Rezirkulation. Das Prinzip der primären Empfindlichkeit einzelner Hirnstrukturen tritt daher an Bedeutung zurück und ist offenbar für das klinische Bild, insbesondere anhaltender Komazustände, nicht ausschlaggebend.

Es ist ein äußerst günstiges zeitliches Zusammentreffen, daß bei der aktuellen Dringlichkeit der Klärung solcher und weiterer Fragen nunmehr mit der kranialen Computertomographie (CT) eine Methode zur Verfügung steht, die uns nicht nur gestattet, mittels Densitometrie diejenigen Hirnstammläsionen zu erfassen, die nicht mit Deformierung oder Verlagerung von Konturen oder Gefäßen einhergehen und somit bisher weder pneumoenzephalographisch noch angiographisch zu diagnostizieren waren, sondern die gleichsam als morphologische Untersuchung in vivo die zeitliche Differenz zwischen Vorhandensein bestimmter Symptome und Nachweis des Substrates vermeidet. Darüber hinaus eröffnet sie uns die außerordentlich bedeutsame Möglichkeit der kontinuierlichen Verlaufsbeobachtung.

Trotz häufig vorkommender Bildartefakte im Bereich der Schädelbasis lassen sich bei Neigung der Abtasteinheit um 15 Grad zur Orbito-meatal-Linie und durch differenzierbare Schichtdicken die Crura cerebri, das Tegmentum und die rostralen Ponsanteile ausreichend abbilden.

Mit der Zielstellung, die Grenzen computertomographischer Hirnstammdiagnostik näher zu bestimmen, lokalisierten wir verschiedene Hirnstammebenen einer Gruppe normaler Patienten. Wir beurteilten insgesamt 335 CT-Hirnstammschnitte (nativ und Kontrastmitteluntersuchungen) in der Ebene der Crura cerebri, der Lamina tecti und des mittleren Pons hinsichtlich ihrer gemittelten Dichte und des Bildrauschens (als Ausdruck unter der Sichtschwelle enthaltener Bildartefakte durch Aufhärtung).

Die gemittelten Dichten sind in den einzelnen Gruppen (nativ und Kontrastmittel) ohne signifikante Differenz (t-Test). Die Standardabweichungen der gemittelten Werte sind auf den kaudalen Schichten größer (Tab. 1 und 2). Es bestehen keine Differenzen im Bildrauschen zwischen Nativ- und Kontrastmittelschichten. Das

Tabelle 1: Gemittelte relative Schwächungskoeffizienten (HE) computerisierter Hirnstammschnitte (CT).
Normalbefunde bei 96 KV 300 mAs, Schichtdicke (S) = 7 mm

	nativ	Kontrastmittel
1. Ebene (Crura cerebri)		
	$\bar{x}$ = 30,57	$\bar{x}$ = 32,25
	s = 1,23	s = 1,47
	n = 64	n = 48
2. Ebene (Lamina tecti)		
	$\bar{x}$ = 30,58	$\bar{x}$ = 31,95
	s = 1,40	s = 1,54
	n = 58	n = 56
3. Ebene (mittl. Pons)	$\bar{x}$ = 30,93	$\bar{x}$ = 32,85
	s = 1,66	s = 1.87
	n = 56	n = 53

Tabelle 2: Densitätsanalyse von Hirnstammebenen im Erwachsenenalter.
Techn. Parameter: 125 kV, 230 mAs, S = 8 mm

	nativ	KM	nativ	KM	nativ	KM
m	28,42	30,38	28,91	30,28	29,05	30,10
s	2,26	2,02	2,45	2,16	2,76	2,15
s'	4,18	4,27	4,46	4,73	4,78	4,90
s''	0,65	0,80	0,72	0,97	1,03	0,67
n	76	53	59	41	51	40

Tabelle 3: Beziehung zwischen Höhe der Schichtebene und Bildrauschen computerisierter Hirnstammschnitte (CT) bei 96 kV 300 mAs, S = 7mm

	nativ	Kontrastmittel
1. Ebene (Crura cerebri)		
	$\bar{x}$ = 6,57	$\bar{x}$ = 6,74
	s = 0,92	s = 0,94
	n = 64	n = 48
2. Ebene (Lamina tecti)		
	$\bar{x}$ = 6,94	$\bar{x}$ = 7,18
	s = 0,82	s = 1,18
	n = 58	n = 56
3. Ebene (mittl. Pons)	$\bar{x}$ = 7,56	$\bar{x}$ = 7,45
	s = 1,12	s = 1,42
	n = 56	n = 53

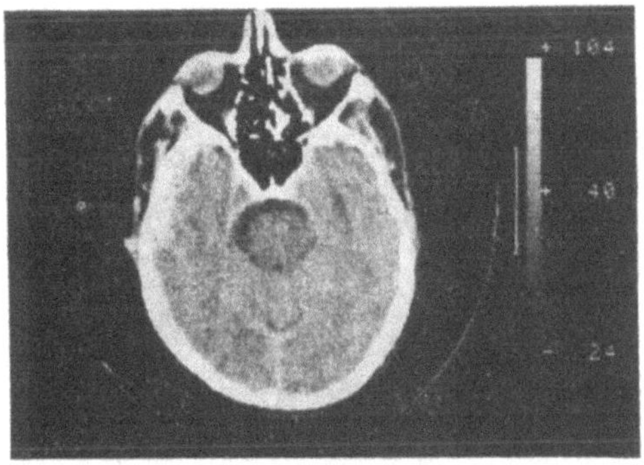

Abb. 1.

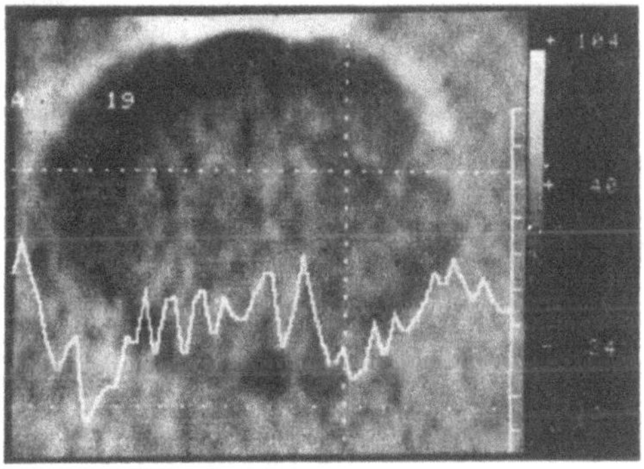

Abb. 2.

Bildrauschen nimmt nach kaudal zu (Tab. 3).

In gleicher Weise führten wir densitätsanalytische Studien in verschiedenen kindlichen Altersstufen durch. Wir erhielten abweichende Ergebnisse sowohl in bezug auf die gemittelte Densität der Hirnstammschnitte als auch auf die Standardabweichung der Densitätswerte in den Einzelschichten. Die Differenzen erwiesen sich als um so größer, je jünger die untersuchten Kinder waren. Repräsentative Stichproben ergaben eine altersabhängige Entwicklung der CT-Densität im Hirnstamm.

An Hand der im Posterbeitrag von PLANITZER, ZSCHENDERLEIN und BÖHME vorgelegten Untersuchungsergebnisse (s. S. 246) und ihrer Anwendung bei der Auswertung zahlreicher Einzelfälle, von denen nachfolgend nur ein Beispiel herangezogen werden kann, wird densitätsanalytischen Studien computerisierter axialer Hirnstammschnitte zur Abgrenzung von Normalwerten, zur Einschätzung des Schweregrades struktureller Veränderungen und zur Verlaufsdynamik pathologischer Prozesse eine klinische Relevanz zugesprochen.

Bei einem am 5. Mai 1981 bewußtlos aufgefundenen Mann ergab die klinische Untersuchung Hinweise auf supratentorielle Läsionen und eine Hirnstammsymptomatik mit unterschiedlichen und z. T. widersprüchlichen Seitenbezügen. Später wurde bekannt, daß der Patient am 2. Mai in einer Rauferei niedergeschlagen worden war. Die CT-Untersuchung am 5. 5. wies eine links temporale Blutung sowie eine supratentorielle Zisternenblockade nach (Abb. 1). Der Hirnstamm ist von links nach rechts verlagert und im Tentoriumschlitz rechtsseitig angepreßt. Die Abstandsmessung zwischen Tentoriumansatz und Hirnstamm ergibt einen Wert von 10 mm. Im horizontalen Dichteprofil (Abb. 2) entspricht die linke tiefe Zacke der Zisterne. Danach sieht man ein unauffälliges Dichteprofil. In Höhe des punktierten Kreuzes kommt es zu einem Abfall des Densitätsprofils. Der Wert im Fadenkreuz beträgt 19 Hounsfield-Einheiten. Im variablen Densitätsprofil von links frontal nach rechts kaudal (Abb. 3) zeigt die Profillinie einen kontinuierlichen Abfall der Dichtewerte. Das Kreuz auf der Linie entspricht einer Densität von 22 HE. Bei einer Messung der gemittelten Dichtewerte der beiden Hirnstammhälften mittels Abgrenzung sog. „regions of interest“ (Abb. 4) erhielten wir für die linke Hälfte des Hirnstamms einen gemittelten Dichtewert M von 30,4 und für die rechte Hälfte von 27,6 HE. Bei allgemein herabgesetzter Densität besteht also rechts eine relativ geringere Dichte als Ausdruck einer stärkeren Gewebsschädigung. Dies weist auf den sekundären pathogenetischen Faktor der Anpressung des Hirnstamms an das

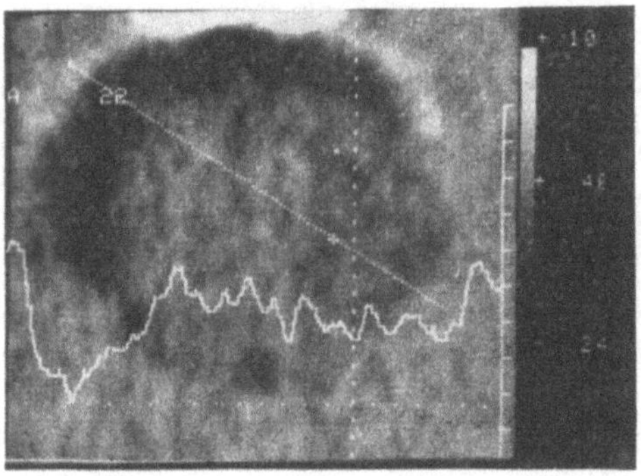

Abb. 3.

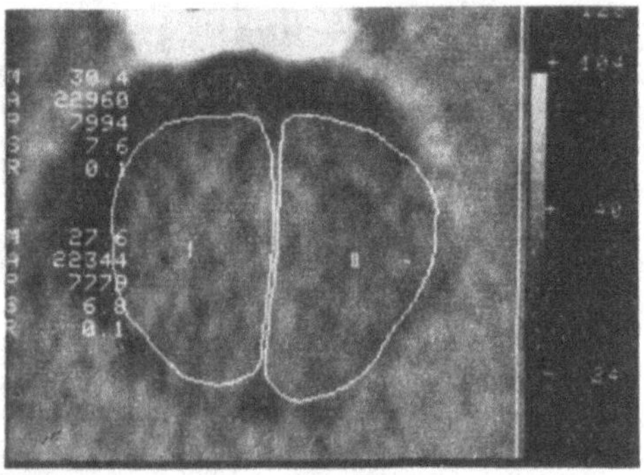

Abb. 4.

Tentorium hin und gibt uns eine Handhabe für eine differenzierte Zuordnung der klinischen Symptome.

Die konventionelle Elektroenzephalographie liefert mit dem Oberflächen-EEG in Bezug auf unsere Problematik nur vage Informationen. In der bisherigen Literatur wird den sog. „subkortikalen Zeichen" eine sehr unterschiedliche lokaldiagnostische Bedeutung beigemessen: Hypothalamus, mittelliniennahe Prozesse allgemein, Prozesse im Bereich des 3. Ventrikels, subtentorielle Prozesse, Kleinhirnstörungen, frontale Prozesse. Es lag nahe, Elektroenzephalogramme mit einem derartigen Störungsmuster nunmehr den Ergebnissen der zerebralen Computertomographie gegenüberzustellen. Mit der Zielsetzung, den klinischen Stellenwert dieser EEG-Störung mit Hilfe der verfeinerten intrakraniellen Diagnostik zu überprüfen und zu präzisieren, und zwar vornehmlich hinsichtlich der Erkennung primärer oder sekundärer Hirnstammbeeinträchtigungen, wurden von uns 332 Patienten klinisch, elektroenzephalographisch und computertomographisch untersucht. Bei 152 Patienten (45,8%) wurde das zur Diskussion stehende EEG-Muster beobachtet. Von 82 dieser 152 Patienten liegt bisher eine detaillierte Auswertung bezüglich der Beziehungen der subkortikalen EEG-Zeichen zu anderen EEG-Phänomenen (gleichzeitige Herdstörungen, Veränderungen der hirnelektrischen zerebralen Allgemeinfunktion), zu Ergebnissen der computertomographischen Untersuchung und zum klinischen Syndrom vor. Die im Posterbeitrag von Järisch, Zettler und Fauk (s. S. 248) ausführlicher mitgeteilten Ergebnisse, die hier nur auszugsweise und summarisch demonstriert werden können (Tab. 4), bestätigen und erweitern eine Reihe von symptomatischen Einzelbeobachtungen, lassen aber grund-

Tabelle 4: Aufschlüsselung der Fälle mit starken und fehlenden subkortikalen Zeichen im EEG nach CT-Befunden

CT	starke subkortikale Zeichen $n = 37$ Pat.	%	Subkortikale Zeichen fehlend $n = 68$ Pat.	%
Normal	11	29,7	24	35,3
Diffuse Atrophie	6	16,2	7	10,3
RF mit Seitenverlagerung des Hirnstammes	6	**16,2**	9	13,2
Deutliche Erweiterung des III. Ventrikels	6	**16,2**	6	8,8
Paramediane supratent. Prozesse	3	8,1	1	1,5
Hemisphärenprozeß **ohne** Massenverschiebung und ohne Ventrikelerweiterung	2	5,4	13	**19,1**
Multilokuläre Prozesse	2	5,4	5	7,4
RF HSG ohne vorgesch. Hydrozephalus	1	2,7	3	4,4

sätzliche neue Aussagen hinsichtlich der klinischen Interpretation paroxysmaler EEG-Aktivität noch nicht zu. Beachtenswert und interessant sind aber erste Hinweise darauf, daß diese eher mit periventrikulären Gewebsveränderungen als mit einer Erweiterung des III. Ventrikels an sich, wie nach der Literatur vielfach angenommen wird, zu korrelieren sind. Eine Untersuchungsserie mit Gegenüberstellung periventrikulärer CT-Dichtewerte und subkortikaler Zeichen im EEG wurde begonnen.

Mit der Durchführung psychometrischer Untersuchungen während definierter Phasen des fortlaufend registrierten EEG wurde ein weiteres Problem aufgegriffen, um ggf. subklinische Störungen der Bewußtseinslage in Phasen subkortikal induzierter veränderter Oberflächenaktivität zu erfassen.

Während mit der herkömmlichen Elektroenzephalographie allenfalls indirekte Aussagen über Störungen im Bereich oraler Hirnstammabschnitte möglich sind, haben sich die durch akustische Reize ausgelösten evozierten Hirnstammpotentiale als eine wertvolle Methode topischer Zuordnung erwiesen (Röder u. Mitarb., 1980). Im Jahre 1981 wurden in Zusammenarbeit mit dem Zentralinstitut für Kybernetik und Informationsprozesse der Akademie der Wissenschaften der DDR und mit Hilfe der Medizintechnik die apparativen Voraussetzungen und technischen Ableitungsparameter optimiert, um auch diese Methode gezielt in die Untersuchung akuter schwerer Hirnstammläsionen einzubeziehen.

CT-Befunde und evozierte Hirnstammpotentiale lassen zwar schon eine gewisse Differenzierung primärer und sekundärer Hirnstammsymptome zu, es ergibt sich aber das Bedürfnis, insbesondere auch aus therapeutischen Gründen, die Dynamik der häufig vorhandenen, aber starken Schwankungen unterworfenen intrakraniellen Drucksteigerung zu erfassen. Dies erfordert kontinuierliche intrakranielle Druckmessungen, die wir bisher bei 36 Patienten, das sind 8,6% der im gleichen Zeitraum auf unserer Intensivüberwachungsstation betreuten Kranken, in Kooperation mit der Neurochirurgie unter Anlage intraventrikulärer Katheter oder mit epiduralen Meßsonden, zum Teil auch unter Anwendung beider Verfahren beim gleichen Patienten, durchführten. Bei Beachtung möglicher Fehlerquellen ergaben sich zwischen beiden Verfahren geringere Differenzen als erwartet. Die praktische Anwendung sei am Beispiel einer Testung der Wirkung oraler Glycerolgaben auf den intrakraniellen Druck gezeigt (Abb. 5). Im Ergebnis von 79 Messungen bei 11 Kranken mit intrakranieller Drucksteigerung kamen wir zu folgenden Feststellungen.

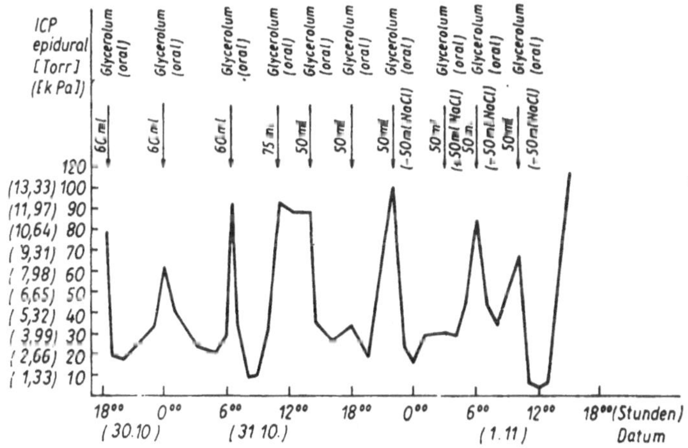

Abb. 5. Intermittierende Glycerolgabe bei intrakranieller Druckmessung (13jähriges Mädchen, Hydrozephalus occlusus internus bei infratentoriellem Tumor)

1. Es ergab sich ein signifikanter Zusammenhang zwischen Schnelligkeit des Wirkungseintritts, Dauer und Intensität der Drucksenkung und der Glycerol-Dosierung. 2. Der Wirkungsbeginn nach oraler Anwendung lag zwischen 5 und 11 Minuten. 3. Die Zeitdauer zwischen Beginn der Drucksenkung und dem Wiedererreichen des Ausgangswertes lag zwischen 3 Stunden, 53 Minuten und 5 Stunden, 14 Minuten. 4. Bei der von uns angewandten Dosierung ergaben sich Drucksenkungen zwischen 26 und 51,2 Torr (3,57 bis 6,83 K Pa). Weitere Einzelheiten sind dem Posterbeitrag von MICHALIK, ZSCHENDERLEIN und JÄRISCH (s. S. 247) zu entnehmen.

Abschließend sei noch auf erste eigene Erfahrungen mit Untersuchungen des okulären Mikrotremors zur Differenzierung von Hirnstammstörungen hingewiesen, die in einem Posterbeitrag von MICHALIK (s. S. 247) ebenfalls ausführlicher dargestellt werden. Die Untersuchung der letzten Jahre haben gezeigt, daß der okuläre Mikrotremor von der Feuerfrequenz der Motoneurone der äußeren Augenmuskeln abhängt. Er spiegelt gleichsam die integrierte Aktivität der Motoneurone der Augenmuskeln wider (SHAKHNOVICH und THOMAS, 1977). Umgekehrt sind offenbar die Motoneurone der Augenmuskeln sehr stark abhängig von der Aktivität der Neurone der Formatio reticularis des Hirnstamms (HARTRIDGE und THOMSON, 1948). Normalerweise hat der Mikrotremor eine sehr kleine Amplitude von etwa 1 Winkelminute, und die vorherrschende Frequenz variiert zwischen 84 und 112 Hz. Das ist die Hauptfrequenz der spikes der Augenmuskelmotoneurone im Ruhezustand. Komatöse Patienten haben eine verminderte Frequenz des okulären Mikrotremors, die mit dem Grad der Bewußtseinseinschränkung korreliert. Wir führten bisher 134 Registrierungen des okulären Mikrotremors an 34 gesunden Probanden und 37 Patienten durch. Die gesunden Personen waren im Durchschnitt 32 Jahre (19—69 Jahre), die Patienten 34 Jahre (11—62 Jahre) alt. Die Mikrotremorfrequenz betrug in der Kontrollgruppe der Gesunden im Mittel 90,83 Schwingungen/min (79 Hz, max. 105 Hz) (Abb. 6). Bei 29 Untersuchungen an komatösen Patienten registrieren wir eine mittlere Frequenz von 38,1 Hz (s = ± 19,1). 15 Ableitungen an Nichtkomatösen zeigten demgegenüber im Mittel 80,8 Hz (s = ± 10,5). Die mittlere Frequenz des okulären Mikrotremors zeigt im Vergleich zu den klinisch-neurologischen Syndromen zum Zeitpunkt der jeweiligen Ableitung ebenfalls deutliche Unterschiede. Dabei ergaben sich zwischen den Mittelhirnsyndromen,

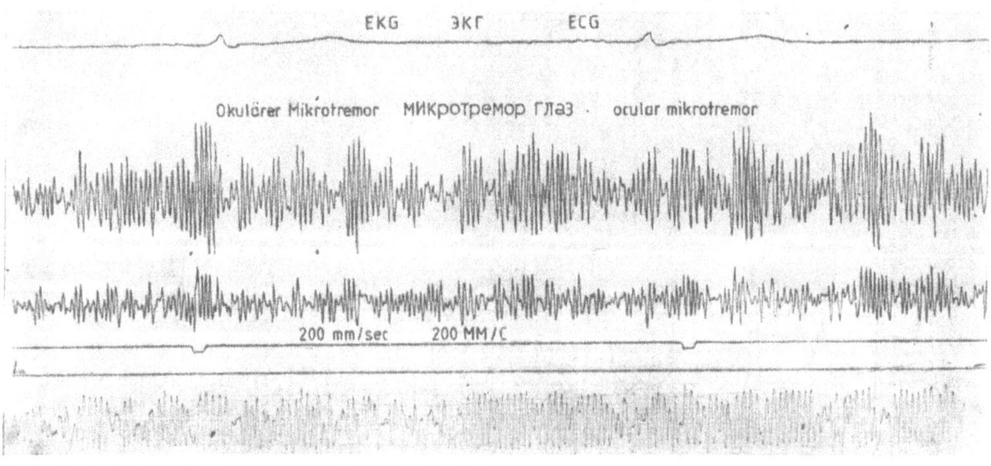

Abb. 6. Okulärer Mikrotremor, Normalbefund

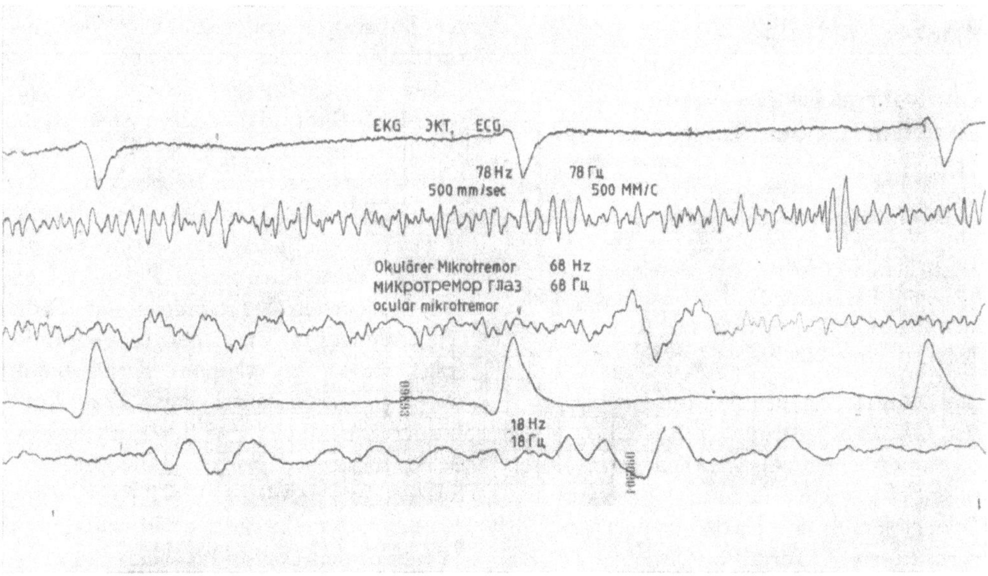

Abb. 7. Okulärer Mikrotremor, pathologischer Befund. Erklärung im Text

den Bulbärhirnsyndromen und dem irreversiblen zerebralen Funktionsverlust (Hirntod) bezüglich der Frequenz des Mikrotremors signifikante Differenzen (Wilcoxon-Test: $p < 0,05$). Die Abbildung 7 zeigt ein Registrierbeispiel, in dem sich zusätzliche kardiovaskuläre Pulsationen darstellen, die ein interessantes prognostisches Zeichen repräsentieren. Im Endzustand bei stark reduziertem oder fehlendem Tremor weisen sie auf einen pathologisch verminderten Tonus in der extraokulären Muskulatur hin. In anderen Fällen können diese Pulse vor dem Hintergrund noch höherer Frequenzen einen gesteigerten intrakraniellen Druck anzeigen. Alle 11 Patienten, die derartige Pulsationen zeigten, kamen ad exitum.

Es war bei der vorgegebenen Umfangslimitierung nur möglich, einen groben Überblick, einige Einblicke in die Forschungsthematik der Neurologischen Abteilung der Nervenklinik zu geben, wie sie uns seit 1981 im Rahmen des Forschungsprojektes „Psychonervale Störungen" gestellt ist. Auf einige Arbeitsrichtungen wie polygraphische Nachtschlafuntersuchungen, Vergrößerungsangiographie zur mesodienzephalen Gefäßarchitektonik, gaschromatographische Bestimmungen von arteriovenösen Differenzen der Konzentration methylierter Indolamine bei Hirnstammläsionen u. a. konnte nicht eingegangen werden. Sie befinden sich zum Teil noch im Stadium der Vorbereitung. Im übrigen muß nochmals auf die ergänzenden Posterbeiträge verweisen werden.

Literatur

Hartridge, H., Thomson, L. C. (1948). Brit. J. Ophthal. 32, 581.

Kretschmer, E. (1940). Z. ges. Neurol. Psychiat. 169, 576.

Röder, H., Kallwellis, G. (1981). Psychiat. Neurol. med. Psychol. 33, 290.

Röder, H., Rabending, G., Kallwellis, G. (1980). Psychiat. Neurol. med. Psychol. 32, 193.

Shakhnovich, A. R., Thomas, J. G. (1977). Electroencephalogr. Clin. Neurophysiol. 4, 117.

Schneider, H., Stoltenburg, G., Renz, S. (1976). Aktuelle Probleme der Neuropathologie 2, 124.

Schulze, H. A. F., Zettler, H., Zschenderlein, R., Schmidt, D. (1978). Vortrag 11. Donau-Symposium für neurologische Wissenschaften, Budapest, 24.–26. 11. 1978.

Posterbeiträge

Cholinerge Projektionen zum Cortex der Ratte

H. Wenk, V. Bigl, U. Meyer, B. Bigl, H. Kaminski und H. Daniel

Anatomisches Institut des Bereiches Medizin (Charité) der Humboldt-Universität zu Berlin und Paul-Flechsig-Institut für Hirnforschung der Karl-Marx-Universität Leipzig

Zur Aufklärung des Verlaufs cholinerger Projektionen wurden mit Hilfe eines stereotaktischen Gerätes elektrolytische Läsionen in Kerngebiete des basalen Telencephalon der Ratte plaziert und im vermuteten Terminationsgebiet der cholinergen Neurone (Cortex telencephali) die Aktivität des den Transmitter Acetylcholin synthetisierenden Enzyms Cholinacetyltransferase (ChAc) sowie des abbauenden Enzyms Acetylcholinesterase (AChE) untersucht, wobei Überlebenszeiten von 4 bis 7 Tagen post operationem eingehalten wurden. Mit einer standardisierten Methode nach Karnovsky und Roots (1964) wurde die Aktivität der AChE an frontalen Kryostatschnitten des Gehirns nachgewiesen und mit einer histophotometrischen Scanningeinrichtung bestimmt (Wenk u. Mitarb., 1973).
Für die biochemische Bestimmung wurde ein Homogenat des entsprechenden, durch Mikrodissektion gewonnenen Cortexareals benutzt, in dem die Enzymaktivitäten mit radiochemischen Mikromethoden nach Fonnum (1969) und Bigl (1975) bestimmt wurden. Scheinoperierte Tiere und die kontralaterale Seite der operierten Tiere dienten als Kontrollen. Subtotale Läsionen der lateralen präoptischen Region führten zu starken Aktivitätsverlusten der Enzyme in den Terminationsgebieten im olfaktorischen System. Entsprechende Aktivitätsverluste wurden nach medialer Septumläsion in der Hippocampusformation sowie nach Läsion des Nucleus basalis Meynert, der Substantia innominata in den neokortikalen Arealen als Zeichen der Degeneration cholinerger Terminale nachgewiesen. Subtotale Läsion des Globus pallidus führte dagegen zu nur geringen Aktivitätsverlusten im Neocortex.
Die Ergebnisse beweisen eine direkte, ipsilaterale cholinerge Projektion aus dem basalen Vorderhirn zum Paläo-, Archi- und Neocortex des Gehirns der Ratte. Die Ursprungszellen liegen in geordneter Folge basal in kleinen Kerngebieten, weisen jedoch kortikal eine starke Ramifikation auf, die Träger der Enzymaktivität ist. In dieser Hinsicht ist das cholinerge System dem monoaminergen System vergleichbar, das ebenfalls ohne thalamische Relais auf den Cortex projiziert.

Einfluß postnataler Mangelernährung auf die Reifung kortikaler Neurone (Ratte)

Bärbel Schönheit

Anatomisches Institut des Bereiches Medizin (Charité) der Humboldt-Universität zu Berlin

Die normale Entwicklung des Gehirns zu seiner vollen Funktionsfähigkeit wird durch die Einwirkung verschiedener Umweltfaktoren beeinflußt. So schädigt z. B. Mangelernährung während des sog. Wachstumsspurts des Gehirns die Hirnwachstumsprozesse schwer und zum Teil permanent. Wir haben die (den Wachstumsspurt des Gehirns kennzeichnenden) postnatalen Reifungsprozesse für Pyramidenneurone und Interneurone in der cingulären Rinde der Ratte untersucht und ihre Beeinflussung durch eine — mit der Geburt einsetzende — unspezifische Mangelernährung bestimmt.
Für die Neuronenreifung konnten wir bei Hungertieren (HT) eine starke Entwicklungshemmung (Herabsetzung und Verzögerung) ausgewählter Parameter der Dendro- und Synaptogenese feststellen. Dabei war die Reifungshemmung in der-

jenigen Entwicklungsphase des Gehirns am stärksten, in der bei Kontrolltieren (KT) die intensivsten Reifungsprozesse erfolgten: für Lamina V-Pyramiden in der frühen Postnatalphase, für Lamina III-Pyramiden in der frühen und späten Postnatalphase und für Interneurone in der späten Postnatalphase (Widerspiegelung der Heterochronie der Zellreifung). Die Lamina V-Pyramide zeigte die geringste Schädigung, begründet in einer relativ schnellen postnatalen Reifung. Ihre intensive Spinesreifungsphase zwischen dem 11. und 20. Tag war jedoch beeinträchtigt und bis in die späte postnatale Entwicklungsphase verlängert. Die Spinesdichte der HT blieben in allen Dendritenbereichen bis zum 60. Tag signifikant unter denen der KT.

Eine stärkere Schädigung war bei der Lamina III-Pyramide zu beobachten. Diese ist zum Zeitpunkt des Beginns der Mangelernährung noch weniger entwickelt und besitzt eine längere postnatale Reifungsphase. Die intensive Spinesreifung war stark beeinträchtigt, und zwar an den apikalen Seitendendriten und an den basalen Dendriten nur am 20. Tag, am apikalen Hauptdendrit sowohl am 20. als auch am 60. Tag.

Die stärkste Schädigung zeigte das Interneuron aufgrund einer relativ späten pränatalen Differenzierung sowie langsamen postnatalen Reifung. Die dendritische Spinesentwicklung erfolgte bei KT zu mehr als 50% erst nach dem 20. Lebenstag. Bei HT war der Spinesbesatz am 20. Tag um ca. 40%, am 60. Tag um ca. 60% reduziert.

Die Befunde werden unter Berücksichtigung der Ergebnisse aus der Literatur als permanenter Schaden im Bereich des Neuropils angesehen, der vermutlich mit einem funktionellen Defizit gekoppelt ist.

Modell „Gemischte Synapse" — elektronenmikroskopisch-quantitative Untersuchungen zur Plastizität

Th. Schuster

Anatomisches Institut des Bereiches Medizin (Charité) der Humboldt-Universität zu Berlin

Die rasch wachsende Zahl elektrophysiologischer und morphologischer Nachweise elektrischer Synapsen im Nervensystem der Vertebraten bis hin zu Primaten und Mensch erfordert die Aufklärung ihrer funktionellen Eingliederung in das Zusammenspiel der Neurone, insbesondere da, wo synaptische Kontakte als „gemischte Synapsen" sowohl über Mechanismen der chemischen als auch der elektrischen Transmission verfügen. Untersuchungen zur synaptischen Plastizität gemischter Kontakte beschränken sich auf die Arbeiten von Moshkov u. Mitarb. (1980), die quantitativ-morphologisch den Einfluß des Pharmakons Phalloidin auf die Ultrastruktur gemischter Synapsen prüften.

Eigene quantitativ-elektronenmikroskopische Untersuchungen galten der Plastizität gemischter axosomatischer Riesensynapsen im Nucl. n. oculomotorii der Forelle (*Salmo irideus*) unter den Bedingungen eines physiologischen Langzeitexperimentes: Eine unterschiedlich starke Belastung des vestibulo-okularen Reflexbogens, dessen zweites und drittes Neuron über die oben genannte gemischte Synapse verbunden ist, sollte Aufschluß über mögliche quantitative Veränderungen folgender morphologischer Strukturen geben: Zahl und Länge synaptischer Membranen chemischer und elektrischer Synapsen, Dichte und Größe klarer, runder Vesikel in verschiedenen Bereichen des Axonterminals, vesicle attachment sites, Dichte großer granulärer Vesikel sowie Mitochondriendichte im prä- und postsynaptischen Areal.

Im Ergebnis einer 14tägigen starken Belastung des Reflexbogens war eine Vermehrung folgender Strukturen nachweisbar: Membranen chemischer Synapsen, klare, runde Vesikel in diesem Bereich, vesicle attachment sites, Mitochondrien im prä- und postsynaptischen Areal. Dies wird als eine Anpassung an erhöhte funktionelle Belastung verstanden. Demgegenüber zeigten die Membranen elektrischer Synapsen, die diesem Bereich zuzuordnenden Vesikel sowie Desmosomen-artige Strukturen ein anderes Verhalten.

Literatur

MOSHKOV, D. A., TIRAS, N. R., SAXON, M. E. (1980). Naturwiss. 67, 194.

Neuronale Plastizität in Nervengewebekulturen während der ontogenetischen Differenzierung

M. WENZEL, J. WENZEL, G. GROSSE und E. ROESELER

Anatomisches Institut des Bereiches Medizin (Charité) der Humboldt-Universität zu Berlin

Die Hippocampusformation besitzt eine morphologisch gesicherte synaptische Organisation und definierte Terminationsgebiete unterschiedlicher Afferenzen an den Neuronen. Sie ist deshalb besonders geeignet, Mechanismen der Entwicklung neuronaler Konnektivität, ihre Determiniertheit und Plastizität zu untersuchen. Explantate von embryonalem Hippocampusgewebe der Ratte entwickeln sich unter In-vitro-Bedingungen organotypisch, wobei der zeitliche Ablauf annähernd der In-vivo-Situation entspricht. Synapsen differenzieren sich in begrenzter Anzahl als morphologischer Ausdruck der zunehmenden synaptischen Konnektivität und Funktion.

Co-Kultivation mehrerer Explantate (Hippocampus CA 3, Fascia dentata, Area entorhinalis) führt unter In-vitro-Bedingungen zur Ausbildung genetisch determinierter synaptischer Verbindungen mit allen charakteristischen morphologischen Merkmalen. Die Anwesenheit funktionell stimulierender Explantate (Area entorhinalis) induziert eine höhere Komplexität der interneuronalen Verbindungen und die Bildung spezieller postsynaptischer Strukturen (Spines).

Für die Suche potentiell wirksamer Neuropharmaka stellt die Nervengewebekultur mit weitgehend standardisierten Kultivationsbedingungen ein geeignetes Testsystem dar. So konnte am Beispiel der morphologischen Ribosomen-Differenzierung und Synaptogenese nachgewiesen werden, daß RNS-Präkursoren, c-AMP und bestimmte Aminosäurengemische die Neurogenese stimulieren. Der stimulatorische Effekt auf die Synaptogenese läßt eine beschleunigte funktionelle Reifung der In-vitro-Systeme vermuten.

Histologische und fluoreszenzhistochemische Untersuchungen nach Kainsäure-Applikation in die Area ventralis tegmenti (A 10)

C. PFISTER, H. DANNER und R. MORGENSTERN

Anatomisches Institut, Nervenklinik und Institut für Pharmakologie und Toxikologie des Bereiches Medizin (Charité) der Humboldt-Universität zu Berlin

3 Wochen nach unilateraler stereotaktischer Applikation des Neurotoxins Kainsäure in die Area ventralis tegmenti (A 10) sind morphologische Veränderungen nachweisbar:

1. Hirnstammbereich

Die Neurone der Area ventralis tegmenti sind degeneriert bzw. in Degeneration begriffen; vorherrschend ist eine Gliosis, die auch den Stichkanal markiert.

Die Neurone des Nucl. ruber sind vollständig degeneriert. Auch die Neurone

der Substantia nigra der affizierten Seite sind morphologisch deutlich verändert; sie weisen Zeichen von Hyperaktivität auf.
Die kontralaterale Seite erscheint morphologisch unauffällig.

2. Terminationsgebiete

Ipsilateral ist die Monoaminfluoreszenz im Bereich des Nucl. accumbens septi und des Tuberculum olfactorium extrem verringert; die verbliebene Fluoreszenz erscheint nicht mehr strukturgebunden. Kontralateral ist das fluoreszierende Monoamin-Kondensat in diesen Gebieten wie auch im gesamten Caudatus-Putamen-Komplex photographisch nicht mehr dokumentierbar.

Beitrag zur Zytoarchitektonik des Raphe-Komplexes der Ratte

B. Hölzel und C. Pfister

Anatomisches Institut des Bereiches Medizin (Charité) der Humboldt-Universität zu Berlin

Im Raphe-Komplex der adulten Ratte wurden die Ribonucleoproteide mit Hilfe der Gallocyanin-Chromalaun-Reaktion nach Einarson dargestellt. Folgende Subnuclei wurden topographisch und zytoarchitektonisch charakterisiert:
Nucl. raphe dorsalis, Nucl. centralis superior, Nucl. raphe pontis, Nucl. raphe magnus, Nucl. raphe obscurus, Nucl. raphe pallidus.
In allen Subnuclei konnten drei Neuronentypen, die sich hinsichtlich Größe und Form des Somas, Intensität und Verteilung der Ribonucleoproteide und der Zellmorphe unterscheiden, differenziert werden:

1. Große polygonale Neurone, 2. mittelgroße fusiforme Neurone, 3. kleine pyriforme Neurone.

Die Ergebnisse werden als Grundlage für weitere morphofunktionelle und pharmakologische Untersuchungen in dieser Hirnregion gewertet.

Neuromorphologie unter In-vitro-Bedingungen der Gewebekultur

G. Lindner und G. Grosse

Anatomisches Institut des Bereiches Medizin (Charité) der Humboldt-Universität zu Berlin

In Gewebekulturen können Zellen unter geeigneten Bedingungen am Leben erhalten werden und sich entwickeln. Morphologisch ist dieser Prozeß der Regeneration und Differenzierung beobachtbar. Durch wesentliche Fortschritte in der Kultivationstechnik hat die Nervengewebekultur Bedeutung für die Neurobiologie erlangt. Das methodologische Spektrum umfaßt derzeit Zell-, Explantat-, Aggregat- und Co-Kultivation in statischen oder dynamischen Inkubationssystemen. Das wissenschaftliche Spektrum betrifft aus licht- und elektronenmikroskopischer Sicht die Nervenfaserregeneration, Neuro- und Synaptogenese, Zelltypenbestimmung und Glia-Neuronbeziehungen. Die Neuromorphologie bietet unter diesen Aspekten die Gewebekultur als Testobjekt unter In-vitro-Bedingungen an. Nach unseren Untersuchungen (Grosse und Lindner, 1982; Lindner und Grosse, 1982) an statisch oder dynamisch kultivierten Explantaten sind ruhend inkubierte Kulturen für morphologische Fragestellungen besser geeignet. Mittels statischer Zell- und Aggregatkultivation kann die morphologische Entwicklung dissoziierter Zellen des zentralen Nervengewebes in vitro verfolgt werden (Grosse und Lindner, 1972).
Unter Berücksichtigung der Besonderheiten von Gewebekulturen, die in von den In-situ-Verhältnissen abweichenden zeitlichen Verschiebungen oder Veränderungen der Neuro- und Synaptogenese sowie der Enzymreifung bestehen, sind Nervengewebekulturen international genutzte In-vitro-Modelle (Lindner und Grosse, 1980), die zur Lösung noch problematischer Fragen der epigenetischen Bedingungen in situ herangezogen werden

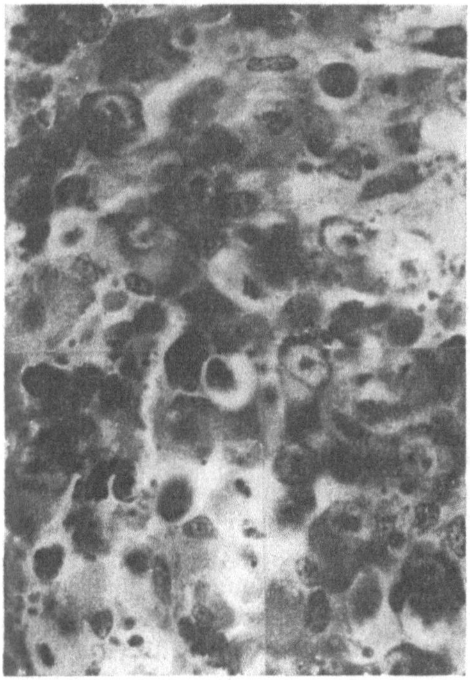

Abb. 1. Neuroblasten in einer Explantatkultur des Ganglion trigeminale vom Hühnerembryo nach 24 Stunden in vitro unter dem Einfluß von 10^{-7} M Substanz P. Obj. HI 100, Proj. K 3,2: 1, Endvergrößerung ca 1500fach

können. Als Beispiel zeigen wir in Abbildung 1 mit Substanz P beeinflußte Zellen des Ganglion trigeminale in einer Explantatkultur. Der Einsatz von Gewebekulturen in der Wirkstoffprüfung bietet in Ergänzung zur morphologischen Grundlagenforschung eine Nutzungsmöglichkeit in der angewandten Forschung.

Literatur

GROSSE, G., LINDNER, G. (1972). Z. mikrosk.-anat. Forsch. 85, 438.

GROSSE, G., LINDNER, G. (1982). Z. mikrosk.-anat. Forsch. (im Druck).

LINDNER, G., GROSSE, G. (1980). Ergebn. exp. Med. 35, 461.

LINDNER, G., GROSSE, G. (1982). Z. mikrosk.-anat. Forsch. (im Druck).

Morphologische Untersuchungen zur synaptischen Organisation der cingulären Rinde

E. SCHULZ, J. WENZEL, G. DUWE und L. HOLZ

Anatomisches Institut des Bereiches Medizin (Charité) der Humboldt-Universität zu Berlin

Mit kombinierten neurohistologisch-morphometrischen, ultrastrukturellen und experimentellen Methoden wurde eine detaillierte funktionsbezogene Strukturanalyse der Regio cingularis der Ratte, einer Übergangsrinde des limbischen Systems, erarbeitet.

Auf der Grundlage von Golgi-Studien der cingulären Rinde wurden die elektronenmikroskopischen Merkmale pyramidaler und nichtpyramidaler Zellen ermittelt. Kleine und mittelgroße Pyramidenneurone sind dominierend; die somatischen synaptischen Kontakte entsprechen dem symmetrischen oder Gray II-Typ. Kleine und große nichtpyramidale Neurone (Interneurone) sind unterschiedlich in den Schichten verteilt und besitzen an ihren Somata sowohl asymmetrische als auch symmetrische Synapsen (Gray I bzw. II-Typ). Die Dendriten pyramidaler Neurone lassen eine dem übrigen Neocortex vergleichbare Bündelung erkennen und sind an ihrer Oberfläche dicht mit Spines unterschiedlicher Form und Größe besetzt. Die axo-spinodendritischen Synapsen vom asymmetrischen oder Gray I-Typ dominieren gegenüber axo-dendritischen Synapsen. Die Dendriten der nichtpyramidalen Neurone lassen einen Spinearmen, mit Varicositäten versehenen Interneuronentypus und einen Spine-reichen Zelltyp unterscheiden.

Die operative Ausschaltung thalamischer Afferenzen zur Regio cingularis durch stereotaktische Läsion der Nucl. mediodorsalis und anteromedialis thalami erbrachte folgende Befunde zur Termination:

1. Degenerationsgranula nach FINKHEIMER zeigen eine bevorzugte Lokalisation im äußeren Teil der Lamina I, in der L III und in tieferen Schichten.
2. Apikale Hauptdendriten großer L V-Pyramiden weisen in Höhe der Lamina III signifikant weniger Spines auf als Kontrollen; entsprechende Veränderungen ergeben sich im Bereich der basalen und apikalen Dendritenbäume von L III- und L V-Pyramiden.
3. Bei den Spine-losen isodendritischen Sternzellen der tieferen Schichten verringert sich nach Afferenzverlust die Anzahl der Varikositäten, sowie die Größe des Dendritenbaumes und der Perikarya signifikant.
4. Ultrastrukturell finden sich degenerierende Terminale in L III, die dafür sprechen, daß thalamische Afferenzen in der Regio cingularis an großen Pyramidenneuronen der L III und V sowie an Interneuronen des untersuchten Typs endigen.

Autoradiographische Untersuchungen zur Hirnontogenese

W. RICHTER und D. KRANZ

Anatomisches und Pathologisches Institut des Bereiches Medizin (Charité) der Humboldt-Universität zu Berlin

Die Morphogenese des Gehirns wird geprägt durch die frühontogenetisch ablaufenden Prozesse der Proliferation und der Migration. Diese Prozesse verlaufen sowohl kontinuierlich als auch sequentiell und durchdringen einander zeitlich.
Die Proliferation ist streng lokalisiert in den Matrixzonen (subventriculäre und ventriculäre Zone), eine Tatsache, die bei vergleichender Betrachtung in verschiedenen Vertebratenklassen bestätigt werden kann. Untersuchungen der Proliferationskinetik zeigen einerseits, daß die Proliferation teilweise noch postnatal abläuft, andererseits, daß ein verzögerter Migrationsbeginn zu verzeichnen ist. Aus den schrittweise erfolgenden Migrationswellen kann bestimmt werden, daß zwischen dem 2. und 3. Tag nach der Injektion von ^{3}H-Thymidin-Zellen mit 16 Silberkörnern pro Zellkern, zwischen dem 3. und 4. Tag solche mit 8 und zwischen dem 4. und 5. Tag solche mit 4 Granula auswandern. Durch die Ermittlung des „laminären Differential-Markierungsindex“ können Zellursprungszeiten sowie der Migrationsablauf exakt bestimmt werden. Die Realisation des Raum-Zeitmusters der strukturellen Organisation folgt dabei phylogenetisch determinierten Gesetzlichkeiten. In phylogenetisch alten Cortexabschnitten ist die Morphogenese früher abgeschlossen als in phylogenetisch jungen. Es konnten auch Beweise für eine phylogenetisch begründete additive Lamination erbracht werden; jüngere, isocortical organisierte Cortexabschnitte haben echte Zuwachsschichten, die keinen Vorläufer hatten.
Literatur beim Verf.

Zur Neurontypisierung der Substantia nigra der Ratte

H. DANNER und C. PFISTER

Nervenklinik und Anatomisches Institut des Bereiches Medizin (Charité) der Humboldt-Universität zu Berlin

Die Substantia nigra der adulten Ratte wurde mit Hilfe der Golgi-rapid-Imprägnationstechnik untersucht.
Folgende Befunde konnten erhoben werden:
1. Die Substantia nigra enthält 4 Typen von mittelgroßen bis großen Neuronen und 3 Typen von kleineren Neuronen. Neben der Form und Größe des Somas sowie der Dendritenkonfiguration unterscheiden sich die verschiedenen Neuronen besonders durch die Axonmorphologie.
2. Sowohl die Pars compacta wie auch die Pars reticulata sind morphologisch heterogen.

3. In der Pars reticulata ist die Mehrzahl der größeren Neurone in typischer Weise geschichtet.

Die Ergebnisse bilden im Zusammenhang mit der funktionellen Einbindung dieses Hirnabschnittes in extrapyramidal-motorische und affektive Vorgänge sowie in die Steuerung des Rotationsverhaltens und der Stellreflexe eine neue morphologische Basis für experimentelle Arbeiten sowie für die Interpretation neuester biochemisch-pharmakologisch-physiologischer Befunde.

Neuro-hormonale Interaktionen bei der Kontrolle der weiblichen Sexualreifung

F. Döcke, W. Rohde, P. Gerber und G. Dörner

Institut für Experimentelle Endokrinologie des Bereiches Medizin (Charité) der Humboldt-Universität zu Berlin

Die Pubertät wird durch einen Anstieg der in der Kindheit niedrigen Sekretion der hypophysären Gonadotropine ausgelöst, der zur Aktivierung der Gonadenfunktionen führt. Beim Mädchen resultiert dieser pubertale Gonadotropinanstieg wahrscheinlich

— aus der Reduzierung der während der Sexualreifung sehr hohen Empfindlichkeit des Hypothalamus-Hypophysensystems gegenüber der gonadotropinhemmenden Wirkung der ovariellen Östrogene im negativen Feedback (Desensibilisierung) und

— aus dem Nachlassen einer in der Kindheit wirksamen, vom negativen Östrogen-Feedback unabhängigen zentralnervösen Hemmung der Gonadotropinsekretion.

Da die neurohormonalen Mechanismen, die diesen Reifungsprozessen zugrunde liegen, noch weitgehend unbekannt sind, wurden mittels stereotaktischer Methoden Modelluntersuchungen an weiblichen Ratten durchgeführt, die folgende Befunde erbrachten:

Eine vorzeitige Desensibilisierung des negativen Östrogen-Feedback konnte bei präpubertalen Rattenweibchen sowohl durch bilaterale Läsionen in der Area praeoptica medialis als auch durch die Implantation geringer Östrogenmengen in dieses Kerngebiet herbeigeführt werden. Beide Behandlungen bewirkten gleichzeitig eine Vorverlegung des Pubertätseintritts. Die Ergebnisse lassen darauf schließen, daß die präpubertale Desensibilisierung bei der weiblichen Ratte auf einer östrogenbedingten Inaktivierung inhibitorischer Neurone in der Area praeoptica beruht.

Bilaterale Läsionen in der medialen Amygdala, nicht aber in anderen limbischen Gebieten 21 Tage alter Ratten riefen ebenfalls eine Vorverlegung der Pubertät und einen Anstieg der Gonadotropinsekretion hervor. Diese Effekte waren jedoch unabhängig vom negativen Östrogen-Feedback und konnten im pubertätsnahen Zeitraum nicht ausgelöst werden. Auf Grund der Befunde kann angenommen werden, daß eine direkte zentralnervöse Hemmung der Gonadotropinsekretion, die vor dem Eintritt der Pubertät erlischt, von der medialen Amygdala ausgeht.

Tierexperimentelle Untersuchungen über den Einfluß eines pränatalen maternalen Streß auf die Gonadenfunktion des Feten und Neugeborenen

F. Götz, F. Stahl, W.-D. Döcke und G. Dörner

Institut für Experimentelle Endokrinologie des Bereiches Medizin (Charité) der Humboldt-Universität zu Berlin

Frühere Untersuchungen haben ergeben, daß die männlichen Nachkommen von Rattenweibchen, die während der Gravi-

dität einem Streß ausgesetzt waren, im Erwachsenenalter eine Tendenz zu bi- bzw. homosexuellem Verhalten aufweisen, d. h. sich durch eine verminderte männliche und eine gesteigerte weibliche Sexualaktivität auszeichnen. In nachfolgenden Versuchen unseres Instituts konnte gezeigt werden, daß bei diesen Tieren der Testosteronspiegel während der kritischen perinatal gelegenen Periode der geschlechtsspezifischen Gehirndifferenzierung signifikant erniedrigt ist.
In Fortsetzung dieser Untersuchungen erbrachten eigene Experimente die folgenden Befunde: 1. Die Wirkung eines pränatalen Streß auf das spätere Sexualverhalten männlicher Ratten läßt sich durch exogene Androgenzufuhr während der kritischen Differenzierungsphase aufheben. 2. Gabe von Adrenalin an gravide intakte oder adrenalektomierte Rattenweibchen bewirkt bei den Feten und neugeborenen Männchen eine signifikante Senkung des Plasmatestosteronspiegels. In Übereinstimmung damit tritt eine Verminderung der Hodengewichte sowie der Anogenitalabstände auf. Die Nebennieren- und Thymusgewichte zeigen ebenfalls Veränderungen, die den nach einem pränatalen Streß beobachteten entsprechen.
Es kann somit angenommen werden, daß die Sexualverhaltensänderungen der männlichen Nachkommen streßexponierter gravider Ratten auf eine Senkung des Testosteronspiegels während der kritischen Differenzierungsperiode zurückzuführen sind. Katecholamine, die bekanntlich bei Streß stark ansteigen, spielen dabei offenbar eine entscheidende Rolle.

Zum Wert der Prolaktinbestimmung bei neuroendokrinen Funktionsstörungen

W. Rohde[1], Th. Geier[1], G. Knappe[2] und P. Amendt[3]

Institut für Experimentelle Endokrinologie[1], Medizinische Klinik und Kinderklinik[3] des Bereiches Medizin (Charité) der Humboldt-Universität zu Berlin

Unter Verwendung eines homologen Doppelantikörper-Radioimmunoassays für menschliches Prolaktin (PRL) wurden Normwerte bei 191 Mädchen, 202 Jungen, 89 Frauen und 113 Männern zwischen Geburt und 75. Lebensjahr systematisch erfaßt.
Eine Normalprolaktinämie wurde beim Turner-Syndrom (N = 24), beim primordialen Großwuchs (N = 41), bei der Pubertätsgynäkomastie (N = 11) und bei der Gynäkomastie erwachsener Männer (N = 19) gefunden.
Eine Hyperprolaktinämie bestand dagegen bei ca. 20% der Fälle mit isolierter Amenorrhoe (N = 30) bzw. Galaktorrhoe (N = 45) und bei der überwiegenden Mehrzahl der Fälle mit Amenorrhoe-Galaktorrhoe-Syndrom (N = 7). Bei Männern mit Prolaktinom (N = 15) wurde eine mäßige bis starke Hyperprolaktinämie registriert.
Eine Begleithyperprolaktinämie wurde bei ca. 33% von präoperativ (N = 40) und bei ca. 30% von postoperativ erfaßten Fällen (N = 56) mit Akromegalie beobachtet. Es fiel auf, daß bei selektiver Tumorentfernung eine vorher bestehende PRL-Normsekretion erhalten bleibt, bei der Begleithyperprolaktinämie dagegen die postoperativen PRL-Serumkonzentrationen nicht in dem Maße absanken, wie die parallel bestimmten STH-Serumspiegel.
Bei ca. 50% von Patienten mit Hypophysentumoren (ausgenommen Akromegalie und Prolaktinome) bestand sowohl prä- als auch postoperativ eine Hyper-

prolaktinämie. Sie ist damit kein seltenes Ereignis und sollte in jedem Falle abgeklärt werden.
Unter Stimulation der PRL-Sekretion durch Thyreotropin Releasing Hormon (TRH) wurde bei Patienten mit basalen PRL-Normwerten eine wesentlich stärkere Erhöhung der PRL-Serumspiegel erreicht (bis Faktor 20 des Basalwertes) als bei Patienten mit basaler Hyperprolaktinämie (bis Faktor 3 des Basalwertes). Der TRH-Test ist für eine Unterscheidung zwischen funktioneller und tumorbedingter Hyperprolaktinämie nicht geeignet.

Einfluß frühpostnataler Deprivation und Pyridostigminzufuhr auf die Acetylcholinesteraseaktivität und die Acetylcholinkonzentration im Rattengehirn

R. Tönjes[1], I. Poppe[1], D. Klatt[2], R. Bluth[3] und G. Dörner[1]

Institut für Experimentelle Endokrinologie[1], Institut für Biologische und Physiologische Chemie[2] und Institut für Pharmakologie[3] des Bereiches Medizin (Charité) der Humboldt-Universität zu Berlin

Frühere Untersuchungen in unserem Institut hatten gezeigt, daß frühpostnatale psychosoziale Deprivation und/oder Mangelernährung zu permanenten Verhaltensstörungen bei der erwachsenen Ratte führen. Nach Verabreichung von Pyridostigmin, einem Acetylcholinesterasehemmstoff, konnten die negativen Auswirkungen dieser Deprivation auf Emotionalität, Lernfähigkeit, und Gedächtniskapazität verhindert werden (Dörner u. Mitarb., 1981; Tönjes u. Mitarb., 1981).
Wir stellten die Hypothese auf, daß die beobachteten Langzeiteffekte höchstwahrscheinlich über veränderte Neurotransmitterkonzentrationen und/oder -umsätze in kritischen Phasen der Gehirndifferenzierung hervorgerufen werden. Dazu untersuchten wir im Tierexperiment

1. die Acethylcholinesteraseaktivität (AChE) im Hypothalamus und Occipitalcortex bei 10, 14 und 15 Tage alten weiblichen Ratten 2 bzw. 24 Stunden nach s. c. Pyridostigmininjektion und
2. die Acethylcholinkonzentration im Hypothalamus und Occipitalcortex bei 10 Tage alten weiblichen Ratten 2 Std. nach Pyridostigminzufuhr.

Wir fanden 2 Stunden nach Injektion von Pyridostigmin die Aktivität der AChE im Hypothalamus bei 10 Tage alten und im Hypothalamus und Occipitalcortex bei 14 Tage alten Ratten im Vergleich zu den deprivierten Ratten ohne Pyridostigminbehandlung signifikant erniedrigt. Parallel hierzu fanden wir eine signifikante Steigerung der Acetylcholinkonzentration (ACh) im Hypothalamus und Occipitalcortex bei den mit Pyridostigmin behandelten Tieren (Dörner u. Mitarb., 1982). 24 Stunden nach Pyridostigminzufuhr war im Hypothalamus eine signifikant erhöhte Aktivität der AChE im Vergleich zu den deprivierten Ratten festzustellen. Im Zusammenhang mit unseren früheren Befunden über eine verbesserte Lern- und Gedächtniskapazität nach früpostnataler Pyridostigminbehandlung sprechen unsere Ergebnisse dafür, daß dem Acetylcholin eine spezifische Rolle in der postnatalen Gehirnentwicklung zukommt.

Literatur

Dörner, G., Bluth, R., Tönjes, R. (1982). Acta biol. med. germ. 41, 721.

Dörner, G., Tönjes, R., Hecht, K., Hinz, G., Poppe, I., Poppei, M., Tsamaloukas, A. (1981). Endokrinologie 77, 101.

Tönjes, R., Hecht, K., Hinz, G., Döcke, F., Dörner, G. (1981). Endokrinologie 78, 1.

Beziehungen zwischen erythrozytären und ZNS-Parametern bei postnataler Höhenhypoxie der Ratte

A. LUN, J. GROSS, R. POHLE, J. ODARJUK, A. ECKARDT, S. ROY, A. TERZIBASCHIAN und D. SCHMIKALE

Kinderklinik des Bereiches Medizin (Charité) der Humboldt-Universität zu Berlin

Die Hypoxiediagnostik in der Perinatalperiode, insbesondere im Hinblick auf die Beeinflussung der ZNS-Entwicklung, ist zur Zeit unbefriedigend. Eine wichtige diagnostische Lücke besteht hinsichtlich der retrograden Erfassung durchlaufener Hypoxiezustände. Diese läßt sich wahrscheinlich über die Bestimmung der Jugendlichkeit der roten Blutzellen (rBZ) realisieren. Frühere tierexperimentelle Untersuchungen zeigten eine Verschiebung der Dichteverteilungskurven zu niedriger Dichte nach Hypoxieexposition, wobei die diagnostische Empfindlichkeit bei der erwachsenen Ratte fast 100%, bei der neugeborenen 25% erreichte. Die geringe diagnostische Empfindlichkeit beim neugeborenen Versuchstier könnte auf die hohe Hypoxieresistenz und auf die große Heterogenität junger rBZ im Hinblick auf ihre Dichte zurückgeführt werden. Die vorliegende Arbeit sollte klären, inwieweit sich die mit erythrozytären Kriterien erfaßte Hypoxie in Veränderungen biochemischer Parameter des ZNS widerspiegelt. Dazu wurden Ratten vom 2. bis 10. Lebenstag (LT) täglich 10 Stunden einer Hypoxie in der Unterdruckkammer (pO_2 = 9,86 kPa) ausgesetzt. Es konnten eine Reihe signifikanter Beziehungen zwischen erythrozytären Kriterien und biochemischen Parametern des ZNS nachgewiesen werden (Tab. 1). Eine mittels erythrozytärer Kriterien nachgewiesene Hypoxie in der Perinatalperiode ist also mit biochemischen Veränderungen im ZNS verbunden.

Verhalten von Leitkriterien in subzellulären Fraktionen des Cortex im Verlaufe der postnatalen Entwicklung normaler und hypoxischer Ratten

W. IHLE, J. ODARJUK, R. MOLLER und J. GROSS

Kinderklinik des Bereiches Medizin (Charité) der Humboldt-Universität zu Berlin

Es wurden die Veränderungen von Leitkriterien (Proteinkonzentration, Succinatdehydrogenaseaktivität, Aktivität der

Tabelle 1: Einfluß einer postnatalen Hypoxie auf ZNS- und erythrozytäre Parameter. Untersuchung am 11. Lebenstag, Zahl der Tiere in Klammern

	Kontrolle	Hypoxie	P
Todesfälle bis zum 11. LT	2 von 80	31 von 80	< 0,01
Körpergewicht (g)	20,2 ± 2,8 (24)	12,2 ± 3,1 (20)	< 0,01
Hirngewicht (mg)	844 ± 10 (22)	703 ± 12 (20)	< 0,01
Hämatokrit (%)	34 ± 1,9 (22)	42 ± 3,6 (20)	< 0,01
Retikulozyten (‰)	45 ± 22 (22)	107 ± 46 (19)	< 0,01
Mediane Dichte (kg/l)	1,104 ± 0,002 (21)	1,101 ± 0,003 (20)	< 0,01
Cortex cerebri Protein (mg/g)	74,9 + 7,9 (22)	67,7 ± 9,1 (18)	< 0,01
Carboanhydrase-Aktivität (Maren E/g)	84,2 ± 38,1 (21)	120,0 ± 56,1 (20)	> 0,05
Acethylcholinesterase-Aktivität (IU/g)	4864 ± 1588 (22)	3120 ± 534 (19)	< 0,01

AcChE und LDH-Aktivität vor und nach Tritonzusatz) in subzellulären Fraktionen des Cortex im Verlaufe der ersten beiden Lebensmonate von normalen und postnatal hypoxischen Tieren (Höhenhypoxie vom 2. bis 10. Lebenstag, täglich 12 Stunden, $pO_2 = 11{,}3$ kPa) untersucht. Wesentliche Befunde:

Mitochondrienrohfraktion: Zunahme des Anteils an der Gesamtmenge des wiedergefundenen Proteins von 33 auf 42%; Abnahme der Succ. DH-Aktivität von 36,5 auf 20,2 nmol/mg · min; Anstieg der AcChE-Aktivität von 66,8 auf 160 nmol/mg · min; unveränderte LDH-Aktivität (408 μmol/mg · min); Anstieg des LDH-Quotienten

$$\left(\frac{\text{LDH-Aktivität nach Tritonzusatz}}{\text{LDH-Aktivität vor Tritonzusatz}}\right)$$

von 1,8 auf 2,5.

Subfraktion B: Abnahme des Anteils an der Gesamtmenge des wiedergefundenen Proteins von 12 auf 4%; Zunahme der AcChE-Aktivität von 87,4 auf 250,3 nmol/mg · min; unveränderte LDH-Aktivität (125 μmol/mg · min); Anstieg des LDH-Quotienten von 3,9 auf 6,9.

Subfraktion D: Anstieg des Anteils an der Gesamtmenge des wiedergefundenen Proteins von 14 auf 22%; Zunahme der Succ. DH-Aktivität von 26,1 auf 38,9 nmol/mg · min und der AcChE-Aktivität von 70,7 auf 99,3 nmol/mg · min.
Die erhaltenen Befunde werden als Ausdruck der Erhöhung der Zahl und der Dichte von Synaptosomen im Untersuchungszeitraum gewertet. Die angewandte Hypoxie war ohne Einfluß auf die untersuchten Leitkriterien.

Lichtevozierte Einzelzellaktivität und langsame Potentialantworten des Corpus geniculatum laterale, pars dorsalis (CGLd) der freibeweglichen Ratte

D. Albrecht, H. Davidowa und H.-J. Gabriel

Physiologisches Institut des Bereiches Medizin (Charité) der Humboldt-Universität zu Berlin

Ziel der Untersuchung war der Nachweis des Einflusses verschiedener zentralnervöser Prozesse auf die Signaltransmission durch das CGL. Mittels extrazellulärer Ableittechnik wurden bei Ratten unter Durst und nach Sättigung Aktionspotentialfolgen und niederfrequente Aktivität gleichzeitig über eine Elektrode erfaßt. Verwendet wurden trainierte Tiere, die einen bedingten Lichtreiz mit einer Trinkreaktion beantworteten, und nichttrainierte Tiere, für die der Lichtreiz indifferent war. Außerdem wurden kurz vor der Lichtreizung stochastisch nichtvisuelle Reize gegeben, die Orientierungsreaktionen hervorriefen. Der Vergleich der jeweils von einer CGLd-Zelle unter den verschiedenen Bedingungen erfaßten lichtevozierten Aktivität ergab, daß eine Modulation unterschiedlichen Ausmaßes auftrat. Modulationen konnten bei 2/3 der Neurone nachgewiesen werden. Während bei nichttrainierten Ratten das neuronale Antwortmuster auf Lichtreize, bestehend aus einer Folge von Aktivitätssteigerungen und Entladungspausen, grundsätzlich erhalten blieb und nur die Anzahl der Aktionspotentiale in den einzelnen Phasen variierte ($p < 0{,}05$), war bei trainierten Tieren unter motivationeller Erregung eine signifikante Tendenz zur Verkürzung der Antworten nachweisbar ($p < 0{,}001$). Die nichtvisuellen Reize riefen unabhängig von Tiergruppe und motivationellem Zustand nur Modulationen einzelner Antwortphasen hervor. Es bestehen zeitliche Beziehungen zwischen den Antwortphasen der CGLd-Neurone und dem Verlauf der langsamen Potentiale. Amplitude und Anzahl der photischen Nachentladungen sind beim durstigen Tier, vor allem dem trainierten, und während Orientierungsverhalten im Vergleich zum relaxierten Wachzustand nach Sättigung reduziert.

Die Ergebnisse machen deutlich, daß vor allem im Zusammenhang mit der biologischen Relevanz des Lichtreizes die Signaltransmission neuronaler Einheiten des thalamischen Relaiskernes der Sehbahn verändert wird. Es kann auf Grund von Literaturbefunden angenommen werden, daß diese Transmissionsänderungen durch Veränderung der Aktivität kortikaler, limbischer und retikulärer Strukturen zustandekommt. Als Wirkungsmechanismus kommt in erster Linie eine Hemmung der inhibitorischen Neurone des Nucl. reticularis thalami und somit eine Disinhibition der genikulo-kortikalen Projektionszellen in Betracht. Eine solche Disinhibition könnte zur Verbesserung der Unterscheidung optischer Reizmuster beitragen.

Modulationen photischer Antworten von Neuronen des Corpus geniculatum laterale (CGLd) der Laborratte, ausgelöst durch aversiv wirkende elektrische Reizung des Tektotegmentalgebietes

S. Gabriel, H.-J. Gabriel, U. Kolle und U. Zippel

Physiologisches Institut des Bereiches Medizin (Charité) der Humboldt-Universität zu Berlin

Die Untersuchung diente dem Nachweis steuernder Einflüsse emotionell relevanter zentralnervöser Aktivitätszustände auf die Impulstransmission in der thalamischen Schaltstation des visuellen Systems (CGLd). Es wurde geprüft, ob eine aversiv wirkende elektrische Reizung des Tektotegmentalgebietes (Auslösung einer speziesspezifischen Angstreaktion) andere Modulationen neuronaler Antworten auf impulsförmige diffuse photische Reizung (Blitz) hervorruft als eine das Verhalten nicht sichtbar beeinflussende Reizung paramedianer unspezifischer Thalamusstrukturen. Die statistisch gesicherten Differenzen der an 37 nicht anästhesierten, immobilisierten und künstlich beatmeten Versuchstieren unter den Bedingungen B (Blitzapplikation), K1 („aversive“ Hirnreizung und Blitzapplikation) und K2 („nicht aversive“ Hirnreizung und Blitzapplikation) registrierten Daten (extrazellulär abgeleitete und zu PSTH summierte Aktionspotentialfolgen) von insgesamt 104 CGLd-Neuronen ließen folgendes erkennen:

Der emotionell-verhaltensrelevante Aktivitätszustand verursacht eine biphasische Modulation der photisch ausgelösten Entladungstätigkeit. Auf eine selektive (nur im Falle der emotionell-verhaltensrelevanten Hirnreizung zu beobachtende) Fazilitation im Zeitabschnitt 0—400 ms nach Blitzapplikation folgte eine ebenfalls selektive Depression der Entladungstätigkeit. Die Fazilitation zeigte sich an einer Verlängerung der Dauer primärer Erregungen, einer Verkürzung primärer bzw. postexzitatorischer Hemmungen und einer Zunahme der Erregungshäufigkeit, die Depression an einer Abnahme der Erregungshäufigkeit. Bei getrenntem Vergleich der durch „aversive“ und „nicht aversive“ Hirnreizung ausgelösten Veränderungen von auf Blitz primär erregten und gehemmten Neuronen waren entsprechende Modulationsunterschiede nur für primär erregte Neurone zu sichern.

Die Ergebnisse unterstützen die Hypothese, daß Einflüsse emotioneller Zustände auf visuelle Verarbeitungsprozesse bereits an den Neuronen der thalamischen Schaltstation wirksam werden.

Multisensorische Konvergenz in der oberen Olive und im Fazialiskern bei der Katze

H. Siegmund, A. Giavelli, M. Stoppa und G. Santibanez-H.

Physiologisches Institut des Bereiches Medizin (Charité) der Humboldt-Universität zu Berlin

Für die neurale Integration der audiovisuellen Targeting-Reaktion (avTR) spielen subkortikale sensomotorische Wechselwirkungen eine besondere Rolle bei der schnellen Lokalisation akustischer Reizquellen. Der Kernkomplex der oberen Olive (SOC) als erstes Zentrum binauraler Konvergenz in der Hörbahn sowie der dorsomediale Teil des Nucleus facialis (Nucl. fac.) als Innervationsgebiet für die extrem kurzlatente aurikuläre Reaktionskomponente der avTR könnten ein erstes Integrationsniveau für Orientierungsbewegungen auf medullärer Ebene darstellen.

Mittels extrazellulärer Ableittechnik im akuten Experiment wurde das Antwortverhalten von insgesamt 416 Neuronen aus den genannten Kerngebieten auf die für die avTR relevante Stimuli untersucht. In beiden Kerngebieten gelang der Nachweis heteromodaler Konvergenz bezüglich akustischer, visueller und spezifischer elektrischer Reize (Tab. 1). Neben den bekannten binauralen Interaktionen von SOC-Neuronen auf akustische Reize wurden Antworten auf visuelle Reize sowie elektrische Reizung des Nucl. radialis und des Nucl. fac. registriert. Die Zellen im Nucl. fac. antworteten auf akustische und visuelle Reize sowie insbesondere auf elektrische Reizung der Ohrmuschel.

Der Nachweis der multimodalen Konvergenz im SOC läßt vermuten, daß diese Struktur nicht nur für die Analyse akustischer Signale von Bedeutung ist, sondern bereits an der Integration mehrerer für die avTR relevanter Reizmodalitäten beteiligt ist. Obwohl ein definitiver anatomischer Nachweis für Verbindungen zwischen dem SOC und dem dorsomedialen Teil des Nucl. fac. bei der Katze bisher fehlt, stützen die Analysen der Antwortlatenzen die Hypothese für eine unmittelbare Beteiligung der beiden untersuchten Strukturen an der Integration einfacher Orientierungsreflexe auf medullärer Ebene.

Tabelle 1: Klassifizierung der Zellen im Kernkomplex der oberen Olive (SOC) und im Nucl. facialis nach ihren Reaktionen auf Reize verschiedener Modalität

	Stimuli	Anzahl der Zellen							
		unimodal			bimodal			multim.	total
		a	b	c	a + b	a + c	b + c	a+b+c	
Exp. 1 SOC	a: akustisch b: visuell c: elektrisch (Nucl. fac.)	58	4	9	34	38	2	21	166
Exp.2 SOC	a: akustisch b: visuell c: elektrisch (Nucl. radial.)	75	8	9	29	8	6	55	190
Exp. 3 Nucl. fac.	a: akustisch b: visuell c: elektrisch (M. auric.)	15	0	34	2	5	0	4	60

Das photische EP der Ratte nach Doppelblitzreizung im bedingt-reflektorischen Versuch

A. Wilke, G. Dybowski, I. Dudeck und K. Przezdziecki

Physiologisches Institut des Bereiches Medizin (Charité) der Humboldt-Universität zu Berlin

Die Untersuchungen wurden an Ratten im bedingten Trinkreflex durchgeführt. Nach 72 Std. Durst und nach Sättigung wurden unter Modulation der Relevanz des Signals die evozierten Potentiale (EPs) aus dem visuellen Cortex abgeleitet. Als Reiz diente eine Blitzserie mit der Frequenz 1 Hz in Form von 4 Einzelblitzen bzw. 4 Doppelblitzen mit 40 oder 80 ms Abstand. Aus Einzelblitz(S_1)- und Doppelblitz($S_1 + S_2$)-EPs wurde zusätzlich das Differenz(S_2)-EP ermittelt.

Die Analyse der EPs unter den vier Versuchsbedingungen erbrachte folgende Ergebnisse:

— In Abhängigkeit vom Blitzintervall verändert sich die EP-Konfiguration. Mit Latenz von 80 ms entsteht eine Negativität, d. h. die langsame negative Welle (Gipfellatenz 150 ms) verschiebt sich um 20 ms und die langsame positive Welle (Gipfellatenz 240 ms) um 40 ms nach links. Dies zeigt sich besonders deutlich im Differenz-EP.

— In Abhängigkeit vom motivierten Zustand entstehen die EPs unter S_1 sowie unter $S_1 + S_2$ amplitudenreduziert, und die langsamen positiven Wellen (Gipfellatenz 200—240 ms) verschwinden.

— In Abhängigkeit von der Signalbedeutung verringern sich die EP-Amplituden. Dabei zeigen sich charakteristische Veränderungen innerhalb der Blitzserie. Die unterschiedliche Konfiguration des späten Potentialkomplexes (ab 120 ms nach S_2) wird anhand der Differenz-EPs besonders deutlich. Während der späte Potentialkomplex bei Blitz 2 verschwindet, findet bei Blitz 3 und 4 eine deutliche Amplitudenzunahme statt, die für den nichtmotivierten Zustand ohne Signalbedeutung der Reize typisch ist.

— Anders verhält sich der Primärkomplex. Bei der Reizung S_2 zeigt die Amplitude $n_1 - p_2$ weder eine Abhängigkeit von der Stellung des Blitzes innerhalb der Blitzserie noch von Signalbedeutung oder Motivation, jedoch Unterschiede in Abhängigkeit vom Reizintervall. Die S_2-Antworten sind beim 2. bis 4. Blitz nach 80 ms signifikant kleiner als nach 40 ms. Dies zeigt sich auch bei Reizung mit Signalbedeutung im nichtmotivierten Zustand.

Abhängigkeit des Aktivationsniveaus der Katze von der Informationsbelastung

G. Rehberg

Physiologisches Institut des Bereiches Medizin (Charité) der Humboldt-Universität zu Berlin

Auf der Grundlage der Konzeption von Chananaschwili (1978) über Informationsneurosen erfolgte eine Untersuchung des Einflusses der Belastung des Kurzzeitgedächtnisses und einer komplizierteren Gestaltung der Wahrnehmungsbedingungen auf das Aktivitätsniveau der Katze.

Als Basisversuch diente die Unterscheidung zwischen einer rechten und einer linken Schallquelle als Signal für die Fütterung mit 3 g Fleisch aus einem rechten oder linken Futterkarussell. Die Belastung des Kurzzeitgedächtnisses erfolgte mit verzögerten Reaktionen (15 s, 30 s, 60 s), die Komplizierung der Wahrnehmungsbedingungen durch schrittweise Verminderung des Abstandes zwischen den Schallquellen (2,70 m; 2,00 m; 1,50 m; 1,00 m; 0,70 m; 0,50 m). Die Untersuchung erfolgte an 6 Katzen.

Verzögerte Reaktionen haben generell eine Verlangsamung des Lauftempos zum Futterkarussell zur Folge. Die Verringerung des Abstandes zwischen den Schallquellen führte in Abhängigkeit von der Strategie der Informationsverarbeitung zur Beschleunigung oder Verlangsamung des Lauftempos. Überstieg die Informationsbelastung das Leistungsoptimum der Katze, wurde das Lauftempo verlangsamt oder aber bei Übergang auf stereotype Reaktionsweisen beschleunigt. Kam es im Ergebnis der Informationsbelastung zur Unterdrückung der Nahrungsmotivation und damit zur „Ablehnung" der Katze, am Versuch teilzunehmen, stiegen vorher die Laufzeiten an.

Das Aktivitätsniveau des Organismus wird also in Übereinstimmung mit der kognitiven Belastung und seinen funktionellen Reserven geregelt.

Literatur

CHANANASVILI, M. M. (1978). Informacionnye nevrozy. Verl. Medizina, Leningrad.

Modulation des Atemmusters bei phobischen Neurosen

Claudia SCHMAUSS

Physiologisches Institut des Bereiches Medizin (Charité) der Humboldt-Universität zu Berlin

Das inspiratorisch-hypopnoische Respirationsmuster ist Teil des Effektormodells der Angst. Bei 15 Patienten mit monosymptomatischen Angstneurosen wurde das spontane Atemmuster in folgender Weise moduliert: 5 Patienten atmeten über 30 min mit einer Frequenz von 2 Hz, 5 mit einer Frequenz von 2 min^{-1} und 5 atmeten spontan eine O_2-angereicherte Luft ($3 l^{-1}$). Dabei wurden Atemfrequenz und Herzfrequenz während 10 aufeinanderfolgenden Sitzungen zu je 30 min registriert. Vor Beginn der ersten und am Ende der 10. Sitzung wurde der BFB-B (HÖCK und HESS) durchgeführt und mit einer Kontrollgruppe verglichen.

Die ersten 5 Patienten zeigten im Verlauf der 10 Sitzungen eine signifikante Abnahme der Ruhefrequenz sowie zu Beginn und am Ende der Sitzung eine fallende Tendenz, die mit dem Relaxationszustand des Patienten korrelierte. Die nächsten 5 Patienten zeigten eine dominierende respiratorische Arrhythmie und eine relaxationskorrelierte Herzfrequenzabnahme innerhalb einer Sitzung. Die O_2-Atmung beeinflußte die Herzfrequenz nicht, senkte aber die Atemfrequenz im Verlauf jeder Sitzung. Der psychodiagnostische Test ergab für die erste und letzte Gruppe eine deutliche symptomatische Besserung nach der 10. Sitzung; die zweite Gruppe zeigte keine Symptomveränderung. In der Kontrollgruppe traten keine Veränderungen der Psychopathologie auf.

Einige Modulationen des Respirationsmusters bei phobischen Neurosen verbessern offensichtlich die O_2-Versorgung des Gehirns. Die gleichzeitig auftretende Entspannung des Patienten scheint die emotionelle Struktur der Neurose zu beeinflussen.

Einzelzellpotentiale an Hippokampusschnitten von Mäusen in vitro

K. P. LEITERER, K. BERLIN und W. RÜDIGER

Physiologisches Institut des Bereiches Medizin (Charité) der Humboldt-Universität zu Berlin

Auf Grund der wichtigen Rolle der Hippokampusformation für die integrative Tätigkeit des Gehirns wurde diese Hirnstruktur in den letzten Jahren verstärkt untersucht. Neue Arbeiten zeigen, daß überlebende Querschnitte des Hippokampus auf Grund seiner lamellären Struktur ein gutes Modell zur Unter-

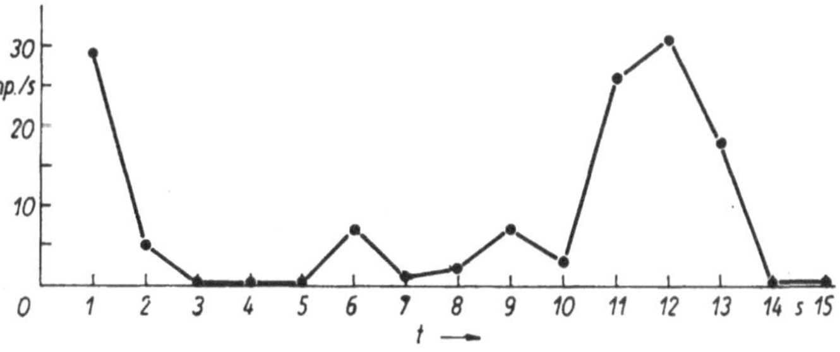

Abb. 1. Veränderung der Frequenz der spike-Aktivität einer Zelle aus der CA^3-Region eines Hippokampusschnittes

suchung spezieller Vorgänge darstellen. Ziel der Arbeit war es, an Frischschnitten des dorsalen Hippokampus unter mikroskopischer Sicht Einzelzellpotentiale abzuleiten. Die Schnitte von 2—4 Wochen alten Mäusen wurden ca. 2 min nach Dekapitierung auf ein Dederonnetz in eine Durchflußkammer gebracht. Nährlösung (TC-Simms-X-7, Difco oder Zellzüchtungsmedium nach Eagle, MEM) durchströmte die Kammer mit Geschwindigkeiten von 0,5 — 1 ml min^{-1}. Beobachtet wurde mit dem invertierten Spezialmikroskop MBI-13 (UdSSR), an das Gleitmikromanipulatoren (VEB Carl Zeiss Jena) adaptiert wurden. Die elektrophysiologische Ableitung erfolgte mit gebogenen Glasmikroelektroden, gefüllt mit 2,5 M KCl, über einen Verstärker mit externem Tastkopf (FET). Aufgezeichnet wurde auf Film mit einer FOR-2 Registrierkamera (UdSSR) vom Oszillografenschirm. Nach 30 min Adaptionszeit konnten Einzelzellpotentiale über 4—6 Std. abgeleitet werden. Schnitte von 100—500 μm Dicke wiesen eine gut erkennbare Strukturierung auf. Spontan aktive Einzelzellen aus der hellen Schicht des CA_3-Gebietes der Hippokampusschnitte, in dem sich die Pyramidenzellen hauptsächlich befinden, zeigten meist unregelmäßige Impulsfolgen mit zeitlich schwankender Frequenz (Abb. 1). Selten wurden Zellen mit gruppiertem Impulsmuster beobachtet.

Verhaltensbiologisch-elektrophysiologische Komplexmethodik zur Bewertung sensorischer Informationen bei der Katze

R. Müller, G. Protsch, H. Poppei und B. D. Röhl

Physiologisches Institut des Bereiches Medizin (Charité) der Humboldt-Universität zu Berlin

Bei der Kombination neuro- und verhaltensphysiologischer Methoden ist es besonders wichtig, daß die Erfassung z. B. elektrophysiologischer und lokomotorischer Parameter ohne wesentlichen Einfluß auf das Verhalten eines sich frei bewegenden Versuchstieres bleibt. Dabei müssen wesentliche Verhaltenskomponenten, zu denen auch die Lokomotion gehört, quantitativ erfaßt und mit elektrophysiologischen Meßdaten numerisch in eine Beziehung gebracht werden. Entsprechend einem Teilziel des Forschungsvorhabens über die Bewertung von visuellen Signalen, die einen komplexen Verhaltensakt, z. B. Lokomotion zur Quelle der Bekräftigung mit Futterportionen, auslösen oder hemmen sollen, sowie über den Einfluß der Lokomotion selbst auf die Signalbewertung während des Annäherns an die Bekräftigungsquelle, war es erforderlich,

— die **Impulsaktivität einzelner Nervenzellen** der Sehbahn in Höhe des Zwischenhirns und von Nervenzellen des für Gedächtnisprozesse und die Einleitung der Lokomotion wichtigen Hippokampus fortlaufend auf drahtlosem Wege zu messen (hier durch speziell entwickelte Radiotelemetrie);

- **Phasen und Ereignisse** des bedingt-reflektorisch getriggerten Verhaltensablaufs (sowie bestimmter Vorperioden) zu erfassen und so aufzuarbeiten (kodierte Markierungsimpulse), daß sie zur automatischen Meßdatenverarbeitung und biologischen Bewertung von Hirn-Verhaltenskorrelaten brauchbar sind;
- die **Lokomotion** bzw. lokomotorische Aktivität auf der Grundlage von Orts-Zeit-Relationen mit Hilfe eines optoelektronischen Verfahrens zu erfassen (s. S. 232).

Die realisierte Komplexmethodik und spezialisierte Teillösungen werden in Blockschaltbildern und Impulsdiagrammen dargestellt sowie Registrierbeispiele gezeigt.

Darstellungs- und Bewertungsmöglichkeiten der objektiv erfaßten lokomotorischen Aktivität

R. Müller

Physiologisches Institut des Bereiches Medizin (Charité) der Humboldt-Universität zu Berlin

Die Bewertung des Reiz-Antwortverhaltens neuronaler Hirnstrukturen von freibeweglichen Versuchstieren erfordert neben der Registrierung elektrophysiologischer und vegetativer Parameter die objektive Erfassung des Verhaltensablaufes. Am Beispiel der Lokomotion bzw. der lokomotorischen Aktivität werden Möglichkeiten der objektiven Verhaltenserfassung, -darstellung und -bewertung gezeigt. Lokomotion ist die Ortsveränderung freibeweglicher Organismen. Lokomotorische Aktivität ist die auf die Ortsveränderung ausgerichtete Aktivität. Zur Objektivierung der Lokomotion sind Orts-Zeitrelationen geeignet, die berührungslos mit Hilfe eines sequentiellen optoelektronischen Meßverfahrens digital erfaßt wurden. Meßgrößen sind die zeitlich veränderlichen momentanen Komponenten $X(t)$ und $Y(t)$ der optisch markierten Tierposition. Aus diesen Größen wurden weiter die Komponenten der Geschwindigkeit und der Beschleunigung bestimmt. Die Parameter der Lokomotion sind gerichtete Größen und wurden daher vektoriell beschrieben. Es wurden Darstellungen entwickelt, die dieser Forderung entsprechen. Es sind X-Y-Koordinatendarstellungen der sich verändernden Tierposition (Trajektorien der Ortsveränderung, Geschwindigkeitsvektorschleifen) und eine sequentielle Darstellung des Vektorbeitrages und des Richtungswinkels. Beide Verfahren sind zur objektiven Bewertung der Lokomotion bzw. lokomotorischen Aktivität geeignet. Der optimale Einsatz ist vom Untersuchungsziel abhängig. Anhand einiger praktischer Untersuchungen am freibeweglichen Versuchstier wird die Einsatzfähigkeit demonstriert. Die Methode erlaubt auch die objektive Bewertung des Motivationsgrades des Versuchstieres. Auf die weitere Bewertungsmöglichkeit durch mehrdimensionale Vektorfelddarstellungen wird hingewiesen.

Der Einfluß von Hypo- und Hyperventilation auf einige Parameter des photisch evozierten Potentials (PEP) vom visuellen Kortex der Katze bei verschiedenen Magendrücken

D. Fichtner, Th. Albrecht, D. Steinhöfel und S. Latta

Physiologisches Institut des Bereiches Medizin (Charité) der Humboldt-Universität zu Berlin

An zehn narkotisierten und relaxierten Katzen wurde in akuten Versuchen der Magen mit 5,3 kPa bei drei verschiedenen Ventilationsformen (Hypo-, Hyper- und Normoventilation) gedehnt. Die Beatmung wurde durch Messung des Säure-Basen-Status und des aktuellen

Blutgasstatus im arteriellen Blut der Versuchstiere kontrolliert. Vom visuellen Kortex erfolgte die Ableitung photisch evozierter Potentiale. Ziel der Arbeit war zu untersuchen, ob die Verarbeitung eines exterozeptiven Reizes (Lichtblitz) im visuellen Analysator durch interozeptive Stimulation (Magendehnung) beeinflußt werden kann. Weiterhin sollte geklärt werden, ob die verschiedenen Atemzugvolumina einen Einfluß auf Zeiten, Amplituden und Anstiegsparameter des PEP haben. Außerdem erfolgte die Messung der Herzfrequenz und des Blutdrucks der Tiere. Das photisch evozierte Potential des visuellen Kortex wurde unter dem Einfluß von interozeptiven Reizen im Bereich des Magens modifiziert. Dabei waren die Abweichungen von der Höhe des arteriellen pCO_2 — als Ausdruck der Ventilation — abhängig. Bei Hyperventilation wurden die stärksten Änderungen bei der negativen Peak-Latenzzeit $t\,U_{min}1$ und bei Hypoventilation die geringsten Änderungen dieser Zeit gefunden. Aus dem Verhalten der Größen des differenzierten PEP war dagegen zu erkennen, daß die Änderungen mit sinkender Ventilation größer wurden. Die Dehnung des Magens führte teilweise zur Unterdrückung der durch den Ventilationswechsel hervorgerufenen PEP-Änderungen. Die Ergebnisse weisen darauf hin, daß bei zukünftigen Untersuchungen viszero-zerebraler Wechselbeziehungen, z. B. mittels der Methode der PEP, die Wirkungen der Atmung der Tiere Beachtung finden sollten.

Zahnarztphobie

H. Schroeder, G. Santibanez-H. und U. Schroeder

Physiologisches Institut und Poliklinik für Prothetische Stomatologie des Bereiches Medizin (Charité) der Humboldt-Universität zu Berlin

Das Erbrechen als unbedingte Reaktion auf schmerzhafte Reize in der Mundhöhle kann unter bestimmten Bedingungen (Vorhandensein bestimmter Persönlichkeitsmerkmale und einmalige oder wiederholte Erfahrung traumatischer Erlebnisse im Mundbereich, wie sie durch die stomatologische Behandlung auch heute noch häufig gegeben sind) konditioniert werden. Es tritt dann als spezifische Komponente einer allgemeinen Furchtreaktion als Antwort auf selbst nicht schmerzhafte, aber mit dem ursprünglichen Schmerzreiz assoziierte Reize (taktile Reizung der Mundhöhlenschleimhaut, Geruch zahnärztlicher Medikamente, Anblick zahnärztlicher Instrumente oder des Behandlungszimmers) auf.

Die Therapie des „Würgens" als Ausdruck einer Angstneurose besteht in einem Hemmtraining (Entspannungstraining kombiniert mit Darbietung der bedingten Reize), das zu einem Erlöschen der Reaktion führt.

Bedingt-reflektorische Prozesse der Ratte in der Readaptationsphase nach einem Raumflug mit dem Biosatelliten Kosmos 1129

Th. Schlegel[1], K. Hecht[1], M. Poppei[1], W. S. Oganov[2], J. Klimowitzki[2], E. Wachtel[1], D. Sass[1] und G. G. Schlyk[2]

Nervenklinik des Bereiches Medizin (Charité) der Humboldt-Universität zu Berlin[1] und Institut für mediko-biologische Prozesse Moskau[2]

Raumflüge rufen langanhaltende Veränderungen auf allen Integrationsebenen des Organismus hervor. Besondere Schwierigkeiten treten bei der Wiedergewöhnung an die Erdschwere auf. Um genauere Kenntnisse über diese Readaptationsphase und deren Beeinflußbarkeit zu gewinnen, werden u. a. auch Raumexperimente mit Ratten durchgeführt. In diesem Rahmen wurden zentralnervale Prozesse von Ratten, die der Belastung eines 19tägigen Raumfluges im Biosatelliten Kosmos 1129 ausgesetzt waren, in der Readaptationsphase untersucht.

Als Methode wurde der gefestigte lokomotorische Abwehrreflex benutzt, bei dessen Ausarbeitung sich stets folgender Ablauf der Festigung zeigt:

- stetige Erhöhung der Erfolgsquote
- Ausbildung stabiler Erregungszustände
- Auftreten rhythmischer Schwankungen in den Erregungszuständen
- feste Kopplung verschiedener Rhythmen.

Belastungen bewirken je nach Stärke graduell abgestufte Störungen, die nach Belastungswegfall wieder abgebaut werden.

Nach der Landung des Biosatelliten wurden in der Readaptationsphase zeitlich gestaffelte Untersuchungen durchgeführt, die folgende Ergebnisse erbrachten:

- Nach Beendigung des Raumflugexperiments traten massive Störungen in der Form auf, daß keine rhythmischen Komponenten nachweisbar und die normalerweise sehr stabilen Erregungsverhältnisse aufgehoben waren. In der 29tägigen Readaptationsphase trat keine vollständige Normalisierung der zentralnervalen Prozesse ein.
- Die experimentspezifischen belastenden Haltungs- und Umweltbedingungen (untersucht in Simulationsexperimenten auf der Erde) führten zu Störungen der rhythmischen Komponenten und nur zu einer Verschiebung von Erregungszuständen. 15 Tage nach Wegfall dieser belastenden Bedingungen wurde eine vollständige Normalisierung erreicht.

Der Einfluß von Mg-Mangel und einer Mg-Mangelsituation in einer ontogenetisch frühen Phase auf die Erfolgsquote im Retentionstest eines erlernten bedingten Abwehrreflexes

S. Massow[1], E. Glatzel[2], K. Hecht[1], M. Poppei[1], R. Fehlinger[1] und K. Seidel[1]

Nervenklinik[1] und Abteilung Klinische Biochemie[2] des Bereiches Medizin (Charité) der Humboldt-Universität zu Berlin

Gestreßten, erwachsenen männlichen und weiblichen Wistarratten mit Mg-Mangel in einer ontogenetisch frühen Periode (Trächtigkeit und ein Teil der Laktationsperiode) und ungestreßten erwachsenen Weibchen unter direktem Mg-Mangel wurde ein bedingter Abwehrreflex antrainiert. Zu unterschiedlichen Zeitpunkten nach Abschluß der Lernphase erfolgte die Überprüfung der Lern- und Gedächtnisleistung im Retentionstest. Die Erfolgsquoten im Retentionstest wurden als Parameter zur Beurteilung der Streßempfindlichkeit herangezogen.

Es erwies sich, daß sowohl die unter direktem Mg-Mangel stehenden Weibchen als auch die Gruppe mit frühem Mg-Mangel im Retentionstest nach Bekräftigung niedrigere Erfolgsquoten als die entsprechenden Kontrolltiere erreichten. Bei den Tieren, die dem Mg-Mangel in einer ontogenetisch frühen Periode ausgesetzt waren, wurde dieser Effekt durch Streßeinfluß nach Abschluß der Lernphase verstärkt. Da die Bekräftigung im Retentionstest bereits selbst einen gewissen Streß für die Tiere darstellt und ein zusätzlicher Stressor (stochastischer Lärm kombiniert mit stochastischem E-Reiz) die Erfolgsquoten im Retentionstest noch vermindert, kann geschlossen werden, daß sowohl der direkte Mg-Mangel als auch der Mg-Mangel in einer ontogenetisch frühen Periode die Streßempfindlichkeit erhöhen.

Der Einfluß einer milden chronischen postnatalen Hypoxie auf verschiedene Verhaltensparameter der adulten Ratte

M. GRASSE, J. GROSS, W. IHLE, J. ODARJOK, A. LUN und M. POPPEI

Abteilung Neuropathophysiologie der Nervenklinik des Bereiches Medizin (Charité) der Humboldt-Universität zu Berlin

Die Reaktivität des Organismus gegenüber Hypoxie wird sowohl vom aktuellen strukturellen, metabolischen und funktionellen Status des ZNS als auch von der Intensität, der Dauer und dem Zeitpunkt des O_2-Mangels bestimmt. So weist das unreife, sich noch in der Phase der Differenzierung befindende Nerven-

Tabelle 1

Parameter	Aussage	Veränderung (im Vergleich zur Kontrolle)
exploratorische Aktivität	emotionale Erregbarkeit	↓
spontan-motorische Aktivität	Motorik	↑
bedingt-reflektorisches avoidance-learning	Lernleistung bei negativer Bekräftigung	(↓)
Retention	Gedächtnisleistung	STM = LTM ↓
Reaktivität über bedingte Reizserie (90 Reize)	Belastbarkeit	↓
Körpergewicht	Körperwachstum	↓ (40%)
Hirngewicht	Hirnwachstum	↓ (17%)
Proteinkonzentration (Feuchtgewicht)	Allgemeine Wachstumskriterien (Bezugsparameter)	↓ (10%)
DNS-Konzentration (Feuchtgewicht)	Zelldichte	=
Protein/DNS-Konzentration	Zellgröße	↓ (13%)[1]
DNS-Konzentration x Gewicht	Gesamtzellzahl	↓(21%)[1]
AchE-Aktivität	Synaptogenese	↓ (36%)

Normalisierung aller somatischen, zellulären und subzellulären Parameter jenseits des 10. Tages nach Hypoxieende; am 100. Tag keine Veränderungen mehr nachweisbar.

[1] Kortex

system eine besonders hohe Empfindlichkeit gegenüber exogenen Faktoren auf. Wie bereits aus vielen klinischen Beobachtungen ersichtlich wurde, kann eine O_2-Mangelversorgung während der Perinatalperiode zur Beeinträchtigung der somatischen und geistigen Entwicklung führen. Die vorliegende Teilstudie am Tiermodell Ratte als postnataler Hirnentwickler hatte zum Inhalt, die Wirkung einer milden chronischen postnatalen Hypoxie auf einige funktionelle Leistungen des ZNS über das Verhalten adulter Tiere zu prüfen und die Ergebnisse mit parallel untersuchten Kriterien der somatischen, zellulären und subzellulären Ontogenese zu vergleichen.
Die Hypoxieeinwirkung erfolgte vom 2. bis 11. Lebenstag mit einer Intensität von 10 kPa über 10 Stunden/Tag. Als Kriterien für die Prüfung der funktionellen Leistungen (Verhaltensparameter) dienten die Intensität der exploratorischen Aktivität im open-field, die spontanmotorische Aktivität im 24-Std.-Rhythmus, die Lern- und Gedächtnisleistungen in der bedingt-reflektorischen Abwehrreaktion sowie die Reaktivität über eine Reizserie von 90 bedingten Reizen als Parameter der zentralnervalen Belastbarkeit. Die Ergebnisse (Tab. 1) bestätigen die Effizienz einer perinatalen milden chronischen Hypoxie im Sinne einer lang anhaltenden zentralnervalen Leistungsbeeinträchtigung sowie einer retardierten somatischen Entwicklung. Die zum Vergleich herangezogenen Befunde aus den Untersuchungen auf zellulärer und subzellulärer Ebene weisen auf Zusammenhänge mit den festgestellten Veränderungen im Verhalten hin.

Intra- und interindividuelle Variabilität des Schlafes von Ratten unter Streß

E. Wachtel[1], Th. Schlegel[1], W. Meyer[2], I. Kolometsewa[3], K. Hecht[1] und M. Poppei[1]

Abteilung Neuropathophysiologie der Nervenklinik des Bereiches Medizin (Charité) der Humboldt-Universität zu Berlin[1], Zentralinstitut für Herz-Kreislaufforschung der AdW der DDR, Berlin[2] und Institut für höhere Nerventätigkeit der AdW der UdSSR, Moskau[3]

Bei der Untersuchung des Schlafes der Ratte konnte unter neurobiologischen Aspekten keine Homogenität des Versuchsmaterials festgestellt werden. Die Schlafstruktur eines Tierkollektivs wies im Ausgangszustand und in den Reaktionsweisen auf Belastung unter nahezu konstanten Versuchsbedingungen erhebliche individuelle Unterschiede auf. Infolgedessen wurden mit Hilfe der Clusteranalyse die inter- und intraindividuellen Unterschiede des Schlafes in 4 biologisch interpretierbaren Schlaftypen erfaßt und anhand der Typenverschiebungen unter Streß durch Lärmbelastung charakteristische individuelle Trends gefunden. Dabei wurde die Typenverschiebung als Ausdruck der Änderung des ZNS-Zustandes quantitativ erfaßt und qualitativ betrachtet. Bei der Mehrzahl der Tiere änderte sich der Schlaftyp unter lärminduziertem Streß. Es ließen sich 2 Reaktionsarten in Abhängigkeit vom Ausgangstyp des Schlafes unterscheiden:

1. Typ I (Schlafstrukturen mit höchsten Anteilen an Tiefschlaf) ändert sich in Richtung Schlafdeprivation
2. Typ II, III, IV (Schlafstrukturen mit mittleren und niedrigen Anteilen an Tiefschlaf und unterschiedlicher Ausprägung anderer Vigilanzphasen) werden infolge Belastung primär durch Zunahme der Tiefschlafkomponente ver-

ändert. Erst nach längerer Belastung tritt auch hier Schlafdeprivation auf.

Die Erarbeitung von Schlaftypen kann bei Weiterführung der Untersuchungen für das Problem „Norm- und Referenzbereiche in der Medizin“ von Bedeutung sein. Es ist anzunehmen, daß die Clusteranalyse von Ergebnissen für gezielte therapeutische Maßnahmen bei Schlafstörungen vorteilhaft ist. Durch typenbezogene Betrachtung individueller Besonderheiten und bei der funktionellen Einschätzung einer Gruppe ist es möglich, eine präzisere Aussage über die Effektivität einer Medikation zur Schlafnormalisierung zu treffen.

Experimentell erzeugte Schlafstörungen und die Wirkung von Substanz P

B. Rose[1], K. Hecht[1], P. Oehme[3], I. Kolometsewa[2] und M. Poppei[1]

Abteilung Neuropathophysiologie der Nervenklinik des Bereiches Medizin (Charité) der Humboldt-Universität zu Berlin[1], Institut für höhere Nerventätigkeit der AdW der UdSSR/Moskau[2] und Institut für Wirkstofforschung der AdW der DDR, Berlin[3]

In Fortführung vorausgegangener Untersuchungen zum gestörten Schlaf bei experimenteller Neurose und zur modulierenden Funktion von Substanz P prüften wir das Schlafprofil von Wistarratten nach Einwirkung verschiedener Stressoren und während anschließender Applikation von Substanz P. Die EEG- und EMG-Ableitungen erfolgten über Elektroden vom optischen und sensomotorischen Kortex und von der Nackenmuskulatur. Das Profil des Schlafes wird durch den zeitlichen Anteil der einzelnen Stadien und durch Ermittlung von Latenzzeiten bis zum erstmaligen Auftreten der einzelnen Schlafphasen innerhalb der zweistündigen Versuchsperiode charakterisiert. Die unterschiedlichen Stressoren bewirkten quantitativ verschieden starke Abweichungen vom physiologischen Schlafprofil. Der Stressor Hypokinese bei belastenden Haltungsbedingungen sowie weißes Rauschen und Fußschock, verbunden mit Lichtreizen, hatten die stärksten Störungen des Schlaf-Wach-zyklus zur Folge, die sich in einer Reduzierung der Tiefschlaf- und REM-Phasen sowie in einer Erhöhung des Wachanteils zeigten. Gleichzeitig beobachteten wir wesentliche Verlängerungen der Latenzzeiten bis zum Auftreten der einzelnen Schlafphasen.

Weniger stark ausgeprägte Abweichungen verursachten der Stressor Hypokinese bei guten Haltungsbedingungen und belastende Haltungsbedingungen allein. Substanz P in den Dosierungen 25 μg/kg, 125 μg/kg und 250 μg/kg war in der Lage, in Abhängigkeit von der Dosis und vom Grad der vorliegenden Schlafstörung Veränderungen zu reduzieren oder zu eliminieren. Bei der höchsten Dosis kam es zu einer Normalisierung des gestörten Schlafprofils. Die Anteile von Tiefschlaf- und REM-Phasen nahmen zu, und die Latenzzeiten verkürzten sich bis auf die Normwerte. In orientierenden Untersuchungen wurde Substanz P auch beim Normalschlaf eingesetzt, wobei das physiologische Schlafprofil durch die Peptidapplikation unbeeinflußt blieb.

Asymmetrische Verteilung von Noradrenalin in Neokortex, Hippokampus und Nebennieren von Ratten und Veränderungen unter chronischer Bewegungseinschränkung

M. Poppei[1], K. Hecht[1], H. Hilse[2], A. Mareira Aquino[3], P. Oehme[2] und L. Piesche[2]

Abteilung Neuropathophysiologie der Nervenklinik des Bereiches Medizin (Charité) der Humboldt-Universität zu Berlin[1], Institut für Wirkstofforschung der AdW der DDR, Berlin[2] und Institut für Grundlagenforschung des Gehirns der AdW Kuba, Havanna[3]

Bei makromorphologischer Gleichheit der Großhirnrindenhemisphären ist eine funktionelle Ungleichheit der Gehirne von Menschen, Affen, Katzen und Ratten nachgewiesen worden. Erste biochemische Hinweise von Oke u. Mitarb. (1980) belegen auch für Noradrenalin (NA) im ZNS der Rate (Thalamus) eine asymmetrische Verteilung.
Streßbedingte Haltungsasymmetrie und ihre Aufhebung, z. B. durch Naloxon, ließen es sinnvoll erscheinen, den Einfluß von chronischem Streß (intermittierende Bewegungseinschränkung) auf die Verteilung von Katecholaminen (Methode von Chang, 1964) zu untersuchen.
Unter Normalbedingungen zeigte sich im Neokortex, Hippokampus und in den Nebennieren eine asymmetrische Verteilung von NA, wobei sich der Hippokampus kontralateral und die Nebennieren ipsilateral zum Kortex verhielten. Nach Streß wurde die asymmetrische Verteilung aufgehoben, und zwar im ZNS früher (1 Woche Streß) als in den Nebennieren (3 Wochen).
Daraus folgt, daß es sich bei der asymmetrischen Funktion a) für das ZNS wahrscheinlich um eine allgemeine Erscheinung handeln könnte, daß sich b) die dem Gehirn zugeschriebene Asymmetrie auch in peripheren Organen zeigt, und daß c) Hemisphärengleichheit (durch Streß verursacht) eine Störung darstellt.

Literatur

Chang, C. (1964). Int. J. Neuropharmacol. 3, 643.

Oke, A., Lewis, R., Adams, N. (1980). Brain Res. 188, 269.

Chemolumineszenzuntersuchungen an chronisch gestreßten Ratten

G. Lewin[1], I. Popov[2] und K. Hecht[1]

Abteilung Neuropathophysiologie der Nervenklinik[1] und Abteilung für experimentelle Organtransplantation der Urologischen Klinik des Bereiches Medizin (Charité) der Humboldt-Universität zu Berlin

Mit der vorliegenden Arbeit wird versucht, metabolische Veränderungen an chronisch gestreßten Ratten (Hypokinesestreß kombiniert mit Nahrungsmittel- und Trinkwasserentzug) mit Hilfe von Chemolumineszenzuntersuchungen zu erfassen. Dazu wurde die mit 3%igem H_2O_2 induzierte Chemolumineszenz (CL) im Blutserum und Harn vor Streßbeginn sowie im Verlauf von fünf Wochen danach an 14 weiblichen Albinoratten der Wistar-Linie registriert. Es konnte während des Streßeinflusses eine signifikante Abnahme der CL im Blutserum beobachtet werden, die bis zu 50% am Ende des Versuches betrug. Die Ergebnisse werden mit der von Michailov u. Mitarb. (1974) beobachteten Konzentrationsverringerung der ungesättigten Fettsäuren und des Adrenalins in Zusammenhang gebracht. Im Harn wurde im gleichen Zeitraum eine signifikante Zunahme der CL registriert, was als Folge von renalen Ischämieschädigungen durch chronischen Streßeinfluß diskutiert werden könnte (Sudakov, 1981). Die Blutdruckwerte blieben, wie dies bei weiblichen Ratten häufig zu beobachten ist, während des gesamten Zeitraumes von fünf Wochen im Normalbereich, während Gewichtsverlust und erhöhte Anfälligkeit gegen Narkoseeinfluß (35% Letalität bei der Narkose) als Folgen des Streßgeschehens betrachtet werden können.

Somit könnte sich die Erfassung der CL im Blutserum und Harn als zusätzliche biophysikalische Methode für die objektive Beurteilung chronischer Streßzustände erweisen.

Literatur

MICHAILOV, M. I., HECHT, K., MINENKO, A. (1974). Acta biol. med. germ. 32, 205.

SUDAKOV, K. V. (1981). Systemnye mechanismy emotionalnogo stressa. Medizina, Moskwa.

Die Wirkung von LSD auf den synaptosomalen Dopamin (DA)-Umsatz im Nucl. accumbens von Ratten

L. HETEY, K. DRESCHER, R. SCHWITZKOWSKI und W. OELSSNER

Institut für Pharmakologie und Toxikologie des Bereiches Medizin (Charité) der Humboldt-Universität zu Berlin

Zur Differenzierung der möglichen Angriffspunkte am serotonergen und dopaminergen System wurde die Wirkung von LSD nach systemischer Applikation (0,5 mg/kg i. p.; Einzelheiten s. HETEY und QUIRING, 1980), nach Mikroinjektion in den medianen Raphe-Kern (0,05 µg/µl) und nach Zusatz zur Superfusionslösung in vitro (10^{-9} — 10^{-5} M) jeweils an einer aus dem Nucl. accumbens präparierten Synaptosomenfraktion verglichen.

Nach i. p. Injektion war die synaptosomale Biosynthese und aktive Aufnahme von DA signifikant auf 137% bzw. 156% erhöht und die mit 50 nM K^+ stimulierte Freisetzung auf 58% der Kontrollen vermindert. Nach medianer Raphe-Injektion war die Freisetzung dagegen auf 135% erhöht, während Synthese und Aufnahme wie nach systemischer Applikation stimuliert waren. Die verstärkte Freisetzung nach LSD ließ sich durch die gleichzeitige Mikroinjektion des Serotonin-Antagonisten Methysergid (0,05 µg/µl) aufheben. Bei direkter Einwirkung in vitro hemmte LSD konzentrationsabhängig die Freisetzung und bei 10^{-6} M auch die Synthese von DA, während die aktive Aufnahme konzentrationsabhängig gesteigert wurde.

Die Ergebnisse deuten darauf hin, daß die Wirkung von LSD auf den DA-Umsatz des Nucl. accumbens nach systemischer Gabe sowohl direkt (Förderung der aktiven Aufnahme sowie Hemmung der Freisetzung durch Angriff an präsynaptischen Rezeptoren im Nucl. accumbens) als auch indirekt (Erhöhung der Synthese), anscheinend durch verminderten inhibitorische Input des serotonergen Systems auf DA-Neurone des ventralen Tegmentums, ausgelöst wird.

Literatur

HETEY, L., QUIRING, K. (1980). Acta biol. med. germ. 39, 889.

Beeinflussung der synaptosomalen Synthese, Freisetzung und Wiederaufnahme von Serotonin durch periphere und lokale Applikation von Lysergsäurediäthylamid (LSD)

K. DRESCHER, L. HETEY und W. OELSSNER

Institut für Pharmakologie und Toxikologie des Bereiches Medizin (Charité) der Humboldt-Universität zu Berlin

Im ZNS senkt LSD die Synthese und Freisetzung von Serotonin (5-HT). Die Wirkung von LSD auf das serotonerge System des Nucl. accumbens der Ratte wurde durch Messung der synaptosomalen Synthese, Freisetzung und Wiederaufnahme von 5-HT bestimmt. Im Nucl. accumbens konnte ein hochaffines 5-HT-Aufnahmesystem nachgewiesen werden. Die Aufnahme war zeitabhängig und erreichte nach 5–6 min ein Plateau. Der Km-Wert betrug 3×10^{-8} M. Nach LSD (0,5 mg/kg i. p., 30 min vor Tötung der Tiere) war die Aufnahme von 5-HT auf 43% des Kontrollwertes gesenkt. Ebenso waren die Synthese und die Freisetzung — bestimmt nach Superfusion von Synaptosomenbeds mit ^{3}H-Tryptophan — auf 37 bzw. 58% der Kontrollwerte vermindert.

Nach Mikroapplikation von LSD (0,05 µg/µl) in den Nucl. raphes medianus konnten qualitativ vergleichbare Veränderungen nachgewiesen werden.

Aus den erhaltenen Ergebnissen kann geschlußfolgert werden, daß die Wirkung von LSD auf das serotonerge System vermutlich primär über somatodendritische Rezeptoren vermittelt wird.

Vergleich zweier Verfahren zur Bestimmung des Azetylcholin-Turnover in diskreten Hirngebieten der Ratte

R. Bluth, R. Langnickel, R. Morgenstern und W. Oelssner

Institut für Pharmakologie und Toxikologie des Bereiches Medizin (Charité) der Humboldt-Universität zu Berlin

Der Azetylcholin-Turnover (TR_{ACh}) wurde im Striatum, im Nucl. accumbens septi und im Tuberculum olfactorium bestimmt. Nach Impulsinjektion von ^{3}H-Cholin wurde die Radioaktivität von ^{3}H-Azetylcholin und ^{3}H-Cholin in den Kerngebieten gemessen. Die Gehaltsbestimmung von Azetylcholin und Cholin erfolgte radioenzymatisch.

Für die Berechnung des TR_{ACh} wurden zwei Verfahren angewandt: eine Zwei-Kompartment-Analyse und die „finite differences method". Bei der Anwendung der ersten Methode war die Berechnung der Exponentialfunktionen für die Zeitabhängigkeit der spezifischen Markierung des Azetylcholin- bzw. Cholin-Pools notwendig. Ausgehend von diesen Exponentialfunktionen wurden die Kompartmentanalysen durchgeführt, wobei eine exakte Bestimmung des TR_{ACh} nur über eine Analyse vom Kompartment B, dem pool für das Azetylcholin, möglich ist. Bei dem zweiten Verfahren war die Bestimmung der spezifischen Aktivität von Azetylcholin und Cholin nur zu zwei verschiedenen Zeitpunkten notwendig. Der TR_{ACh} in den drei Kerngebieten wies bei der Anwendung der beiden Verfahren keine signifikaten Unterschiede auf.

Der Vorteil der Zwei-Kompartment-Analyse besteht darin, daß der TR_{ACh} über den gesamten Beobachtungszeitraum exakt bestimmt werden kann. Nachteilig ist der große Versuchsaufwand. Die „finite differences method" erfordert einen geringeren Stichprobenumfang. Ein Nachteil ist darin zu sehen, daß sich der TR_{ACh} in Abhängigkeit von der Zeit verändert.

Einfluß des serotonergen und dopaminergen Systems auf den Azetylcholin-Turnover in diskreten Hirngebieten der Ratte

R. Bluth, R. Langnickel, H. Fink und W. Oelssner

Institut für Pharmakologie und Toxikologie des Bereiches Medizin (Charité) der Humboldt-Universität zu Berlin

Der Azetylcholin-Turnover (TR_{ACh}) wurde im Striatum, im Nucl. accumbens septi und im Tuberculum olfactorium mittels der „finite differences method" nach

Impulsinjektion von ^{3}H-Cholin bestimmt. Nach systemischer Applikation des dopaminergen Agonisten Apomorphin (1 mg/kg) wurde in allen drei Kerngebieten eine signifikante Senkung des TR_{ACh} im Vergleich zu den Kontrollen berechnet. Nach systemischer Gabe von LSD (0,1 mg/kg) wurde eine Steigerung des TR_{ACh} in den mesolimbischen Kerngebieten gemessen. Bei kombinierter Gabe beider Pharmaka setzte sich die Wirkung des Apomorphin, eine Senkung des TR_{ACh}, durch.

Zusätzlich wurde in den genannten Kerngebieten der TR_{ACh} nach Mikroapplikation von 1 µl 0,9% NaCl-Lösung oder 10 µg p-Chloramphetamin (PCA) in 0,9% NaCl-Lösung in die mediane Raphe gemessen. Bereits nach Mikroapplikation der NaCl-Lösung wurde in allen drei Kerngebieten ein hochsignifikant gesteigerter TR_{ACh} bestimmt. Durch PCA wurde der TR_{ACh} weiterhin hochsignifikant erhöht. Diese Effekte wurden auf eine partielle bzw. nahezu vollständige Läsion der medianen Raphe zurückgeführt.

Die Ergebnisse demonstrieren, daß das serotonerge und dopaminerge System die cholinergen Neuronen in den untersuchten Kernen inhibieren. Die Aufhebung der serotonergen Hemmung oder die Stimulation dopaminerger Rezeptoren führen deshalb zum Anstieg bzw. Absinken des TR_{ACh}.

Der Einfluß von dopaminergen Agonisten auf den Azetylcholin-Turnover in diskreten Hirngebieten der Ratte

R. Langnickel, R. Bluth und W. Oelssner

Institut für Pharmakologie und Toxikologie des Bereiches Medizin (Charité) der Humboldt-Universität zu Berlin

Nach Applikation dopaminerger Agonisten wurde der Azetylcholin-Turnover (TR_{ACh}) im Tuberculum olfactorium, Nucl. accumbens, Striatum und Hippocampus bestimmt. Nach Gabe von Apomorphin (1 und 2,5 mg/kg) und Bromocriptin (30 mg/kg) war der TR_{ACh} in den untersuchten Strukturen vermindert. Dagegen war nach Applikation von 0,25 mg/kg Apomorphin der TR_{ACh} in den mesolimbischen Strukturen gesteigert und im Striatum gesenkt. Lisurid (0,4 mg/kg) steigerte den TR_{ACh} im Nucl. accumbens und Tuberculum olfactorium, während im Striatum und im Hippocampus keine Veränderungen gemessen wurden.

Aus den Ergebnissen ist zu schlußfolgern, daß in den untersuchten Hirnstrukturen eine dopaminerge Regulation cholinerger Neurone erfolgt. So führten hohe Dosen von Apomorphin und Bromocriptin zu einer Abnahme des Azetylcholin-Turnover, die auf eine postsynaptische Hemmung cholinerger Neurone durch die dopaminergen Agonisten zurückgeführt werden kann. Die nach der niedrigen Apomorphindosis beobachtete Steigerung des TR_{ACh} in den mesolimbischen Gebieten könnte auf einer vorwiegenden Stimulation präsynaptischer Dopaminrezeptoren beruhen. Dagegen reagieren im Striatum die postsynaptischen Dopaminrezeptoren empfindlicher auf den Angriff dopaminerger Agonisten. Für die Effekte des Lisurid muß außer einer durch Dopaminrezeptoren ausgelösten Effektuierung ein serotonerger Mechanismus angenommen werden, der überwiegend über präsynaptische Rezeptoren realisiert wird.

Eine dopaminerge Komponente der ^{3}H-LSD-Bindung im Frontalcortex von Ratten in vitro

W. Oelssner jr. und B. Kreissig

Institut für Pharmakologie und Toxikologie des Bereiches Medizin (Charité) der Humboldt-Universität zu Berlin

Neurochemische und verhaltenspharmakologische Untersuchungen haben gezeigt, daß LSD eine Affinität zu serotonergen, dopaminergen und adrenergen Rezeptoren besitzt. Im Vordergrund steht dabei die Wirkung an serotonergen Strukturen. In Hirngebieten, die eine starke dopaminerge Innervation haben, z. B. das Striatum, kann die LSD-Bindung jedoch einen dopaminergen Anteil einschließen.

In unseren Untersuchungen sank die maximale Bindungskapazität für ^{3}H-LSD unter Dopaminzusatz (1 µM) um 25%. Die Dissoziationskonstanten, 3,7 nM ohne und 4,5 nM mit Dopamin, unterschieden sich nicht signifikant. In weiteren Experimenten untersuchten wir die Verdrängung der ^{3}H-LSD-Bindung durch Serotonin unter dem Einfluß von Dopamin und Haloperidol. Für Serotonin wurde eine halbmaximale Verdrängungskonzentration (IC_{50}) von 536 nM bestimmt. Durch die Zugabe von Dopamin (1 µM) oder Haloperidol (1 µM) sanken die IC_{50}-Werte auf 426 nM bzw. 276 nM.

Die Ergebnisse zeigen, daß auch an Membranen aus dem Frontalkortex der Ratte eine dopaminerge Komponente der ^{3}H-LSD-Bindung nachweisbar ist.

Dopaminerge und gabaerge Wirkungen auf die Freisetzung von Azetylcholin aus Schnitten des Nucleus accumbens der Ratte

R. Gold, M. Raddatz, R. Bluth und W. Oelssner

Institut für Pharmakologie und Toxikologie des Bereiches Medizin (Charité) der Humboldt-Universität zu Berlin

Nach Inkubation mit ^{3}H-Cholin wurde die K^+-stimulierte Freisetzung von Azetylcholin aus Schnitten des Nucl. accumbens der Ratte untersucht.

Durch Gabe von Physostigmin (200 µmol) und Atropin (600 nmol) sollte ein möglicher präsynaptischer cholinerger (muskarinerger) Feedback-Mechanismus verhindert werden.

Apomorphin verminderte konzentrationsabhängig die Freisetzung von Azetylcholin. Auch mit Bromocriptin (1 µmol) konnte die ACh-Freisetzung signifikant gehemmt werden. Haloperidol hob die Hemmungseffekte von Apomorphin (1 µmol) oder Bromocriptin (1 µmol) vollständig auf, hatte aber allein keine Wirkung auf die ACh-Freisetzung. Lisurid zeigte keine Beeinflussung der ACh-Freisetzung. Weiterhin waren weder GABA (100 µmol) noch Muscimol (100 µmol) in der Lage, die Freisetzung von Azetylcholin signifikant zu beeinflussen.

Die Resultate stützen die Annahme einer dopaminergen Modulation der Freisetzung von Azetylcholin im Nucl. accumbens der Ratte. Für eine direkte Beteiligung GABAerger Mechanismen ergab sich kein Hinweis.

Durch Kainsäure-Läsion im ventralen Tegmentum ausgelöste Hyperlokomotion und dopaminerge Mechanismen

R. Morgenstern

Institut für Pharmakologie und Toxikologie des Bereiches Medizin (Charité) der Humboldt-Universität zu Berlin

Die Mikroinjektion von 5 nM Kainsäure (KA), einer excitotoxischen Aminosäure, in die ventrale tegmentale Area (VTA) von Ratten ruft eine langdauernde lokomotorische Hyperaktivität hervor. Da die VTA das Ursprungsgebiet des mesolimbischen dopaminergen Systems ist, wird eine dopaminerge (DA) Beteiligung bei der Induktion dieser Hypermotilität (KA-A 10-Hypermotilität) angenommen.

Diese Annahme wird durch folgende experimentelle Ergebnisse gestützt:

Die KA-A 10-Hypermotilität konnte vollständig unterdrückt werden durch 0,25mg/kg i. p. Apomorphin, 0,1 mg/kg i. p.

Lisurid und 0,25 mg/kg i. p. Haloperidol. Der Hemmeffekt des Apomorphins wurde partiell antagonisiert durch 4 mg/kg i. p. Sulpirid.
Eine Behandlung mit 10 mg/kg i. p. Reserpin hemmte die lokomotorische Hyperaktivität vollständig. 4 Tage nach der Reserpinbehandlung waren die Tiere wieder hyperaktiv und konnten erneut durch 10 mg/kg i. p. Reserpin reversibel gehemmt werden.
Ergebnisse aus Experimenten mit 6-OHDA **widersprechen** der Hypothese einer primären Beteiligung des dopaminergen Systems bei der Auslösung der KA-A 10-Hypermotilität:
Die gemeinsame Gabe von 8 μg 6-OH-DA und 5 nM KA in die VTA verhinderte die KA-A 10-Hypermotilität ebenso wenig wie eine intracisternale Injektion von 100 oder 300 μg 6-OH-DA.
Es wird geschlußfolgert, daß mindestens ein nicht-dopaminerger Mechanismus zum Entstehen der KA-A 10-Hypermotilität beiträgt.

Clozapin — ein Serotonin-antagonist?

H. Fink, R. Morgenstern und W. Oelssner

Institut für Pharmakologie und Toxikologie des Bereiches Medizin (Charité) der Humboldt-Universität zu Berlin

Der antipsychotische Effekt des atypischen Neuroleptikums Clozapin ist nicht allein aus der schwachen dopaminolytischen und der adrenolytischen Wirkung erklärbar.
Da das serotonerge Transmissionssystem an der Ausprägung psychotischer Erscheinungen beteiligt sein soll, wurde die Wirkung von Clozapin auf das serotonerge System in Untersuchungen zur Beeinflussung der lokomotorischen Aktivität der Ratte bestimmt. Clozapin bewirkte sowohl nach systemischer Gabe (0,125 mg/kg) als auch nach Injektion in den Nucl. medianus raphes (0,05 μg) wie die Serotoninantagonisten Cyproheptadin und Methysergid eine Aufhebung des Potenzierungseffektes von LSD auf die Apomorphin-induzierte Hyperlokomotion.
Nach systemischer Gabe führte Clozapin zu einer Linksverschiebung der Dosis-Wirkungs-Kurve von Apomorphin, wohingegen nach Injektion in den Nucl. medianus raphes die Apomorphin-Hyperlokomotion unbeeinflußt blieb. Nach bilateraler Injektion von Clozapin (0,2 μg) in den Nucl. accumbens wurde der LSD-Effekt nicht beeinflußt; die Apomorphin-Hyperlokomotion wurde wie nach systemischer Gabe leicht gesteigert.
Die Effekte von Clozapin nach systemischer und lokaler Gabe sowohl auf die LSD-Potenzierung als auch auf die Apomorphin-Hyperlokomotion sprechen in Übereinstimmung mit Literaturbefunden an anderen Organ- oder Testsystemen für eine serotoninantagonistische Wirkung des Clozapins.

Der Einfluß einer Tryptophanbelastung auf das Elektroenzephalogramm von Patienten mit endogener Psychose

I. Gorynia, K. Haase und R. Uebelhack

Abteilung für Klinische Neurobiologie der Nervenklinik des Bereiches Medizin (Charité) der Humboldt-Universität zu Berlin

Es wurden die Wirkungen einer Tryptophanbelastung (50 mg/kg) auf das Elektroenzephalogramm von 7 unbehandelten Patienten mit akuter monopolarer Depression und 7 gesunden Vergleichspersonen untersucht. Die EEG-Aufzeichnungen vor und 1 Std. nach Belastung wurden sowohl visuell als auch automatisch analysiert.

a. Die Ergebnisse der EEG-Analyse vor Tryptophanbelastung zeigen in Übereinstimmung mit denen anderer Autoren (BENTE, 1976; DONGIER, 1974), daß sich die EEG-Aktivität depressiver Patienten von der gesunder Personen charakteristisch unterscheidet.
b. Aus der Gegenüberstellung der EEG-Befunde vor und nach Tryptophanbelastung geht hervor, daß Tryptophan nach 1 Std. in beiden Gruppen zu einer Frequenzverlangsamung, einer Erhöhung der Spannung und einer verstärkten Burstaktivität führt. Diese Effekte sind Ausdruck einer verstärkten Synchronisation und sollen durch eine Aktivierung des serotonergen Systems zustande kommen (VERZEANO, 1972).
c. Weiterhin wird aus den Resultaten nach Tryptophanbelastung deutlich, daß die Synchronisation in allen Merkmalen bei den depressiven Patienten stärker ausgeprägt ist als bei den gesunden Vergleichspersonen. Somit wird die Differenz der EEGs zwischen beiden Gruppen nach Belastung noch größer. Eine mögliche Interpretation dieser Befunde wäre, daß die Tryptophanbelastung insbesondere bei den depressiven Patienten sowohl den Serotoninumsatz als auch die Feuerungsrate serotonerger Neurone stimuliert und so eine verstärkte Synchronisation im EEG bewirkt.

Literatur

BENTE, D. (1976). Arzneim.-Forsch. 26, 1059.

DONGIER, M. (1974). In: A. REMOND (Hrsgb.): Handbook of Electroencephalography and Clinical Neurophysiology, Vol. 13, Part B. Elsevier Scientif. Publ. Company, Amsterdam, S. 13B.

VERZEANO, M. (1972). In: H. PETSCHE and M. A. B. BRAZIER (Hrsgb.): Synchronization of EEG Activity in Epilepsia. Springer Verlag, Wien—New York, S. 154.

Gaschromatographische Bestimmung von AV-Differenzen der Konzentration methylierter Indolamine bei Hirnstammläsionen

R. UEBELHACK, R. ZSCHENDERLEIN, L. FRANKE und K. SEIDEL

Nervenklinik des Bereiches Medizin (Charité) der Humboldt-Universität zu Berlin

Es wurden gaschromatographische Bestimmungen der methylierten Indolamine aus der A. carotis und der V. jugularis bei Patienten mit Hirnstammläsionen und bei klinisch unauffälligen Probanden durchgeführt. Methylierte Indolamine konnten in beiden Stromgebieten nachgewiesen werden. In der Kontrollgruppe fand sich in der V. jugularis ein höherer Gehalt an 5-Methoxy-N,N-Dimethyltryptamin. Bei den Patienten überwogen unterschiedliche Metabolitkonzentrationen und eine unregelmäßige Verteilung der AV-Differenzen. Die Ergebnisse sprechen für tageszeitliche Änderungen der Methylierung. Wegen der Heterogenität und der geringen Fallzahl kann derzeit noch keine einheitliche Interpretation erfolgen.

Die kortiko-hypothalamisch-hypophysäre Achse bei der Anorexia nervosa

G. EHLE und B. VESPER

Nervenklinik und Frauenklinik des Bereiches Medizin (Charité) der Humboldt-Universität zu Berlin

Eine Clusteranalyse von 170 Daten der biologischen, innerpsychischen und sozialen Ebene von 35 Patienten mit Anorexia nervosa und 30 Patienten mit Postpill-Amenorrhoe bestätigte die enge Wechselbeziehung dieser Ebenen für die der Ätiopathogenese Anorexia nervosa. Die hormonelle Umstellung während der Pubertät führt dann zu einer psychischen

Labilisierung, die nicht innerpsychisch bewältigt werden kann, wenn

- eine hypothalamische Dysfunktion als locus minoris resistentiae (Cluster C) und/oder
- eine gestörte Eltern-Kind-Beziehung, die die soziale Rollenübernahme der erwachsenen Frau erschwert (Cluster C und B)

vorliegen.

Die psychischen wie vegetativ-endokrinen Störungen stellen zwei Seiten dieser psychosomatischen Antwort des Organismus dar und sind ein Ausdruck der dialektischen Wechselwirkung „Organismus — Umwelt". Im Cluster C sind die ausgeprägten biologischen Störungen kombiniert mit psychopathischen Persönlichkeitszügen und stärksten sozialen Beziehungsstörungen.

Die Postpill-Amenorrhoe kann als hypothalamische Dysfunktion im Ergebnis der verlängerten Unterdrückung der LH-RH-Freisetzung nach Antikonzeptiva aufgefaßt werden und bietet somit das Modell für die hypothalamische Störung bei der Anorexia nervosa. Diese Patienten finden sich überwiegend im Cluster A mit den geringsten Störungen aller 3 Ebenen. Von den 30 Patienten hatten 13 während der Pubertät anorexieähnliche Symptome, ohne je schwer krank geworden zu sein. Diese Patienten sind in den Clustern C und B zu finden, d. h. bei ihnen sind die sozialen, innerpsychischen und biologischen Abweichungen deutlicher nachweisbar. Einen Zusammenhang zwischen Gewichtsverlust und den endokrinen Funktionen konnten Regressionsanalysen nicht bestätigen.

Die Gefahr einer Postpill-Amenorrhoe

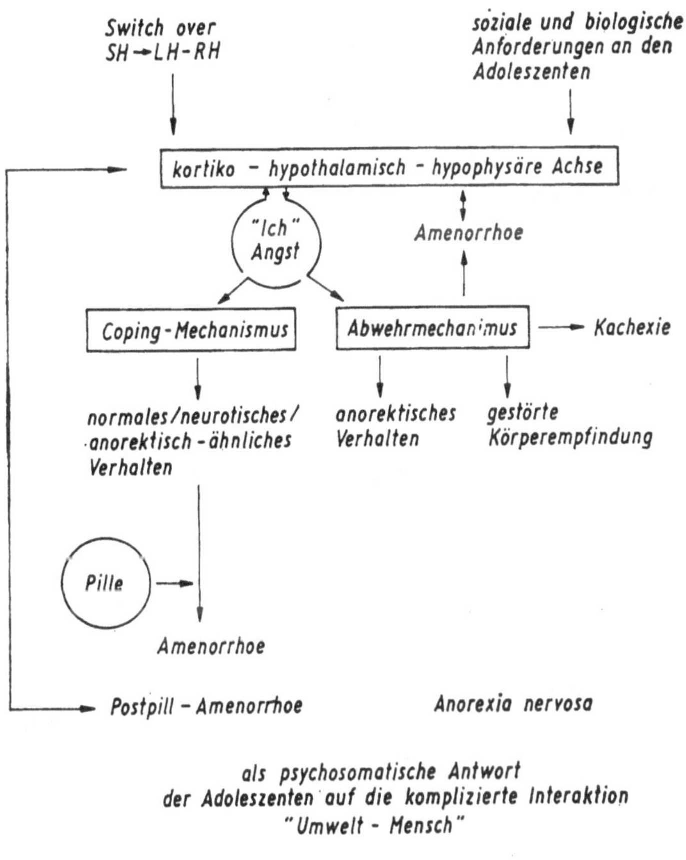

Abb. 1. Modell zur Ätiopathogenese der Anorexia nervosa und Postpill-Amenorrhoe

wächst, wenn eine Patientin eine neurotische Fehlentwicklung durchlaufen hat oder in komplizierten sozialen Beziehungen mit aktuellem emotionalen Streß lebt, so daß sich auch für dieses Erkrankungsbild psychosomatische Zusammenhänge andeuten.

Densitätsanalytische Untersuchungen axialer CT-Schnitte des normalen Hirnstamms als Grundlage für die Beurteilung pathologischer Strukturveränderungen

J. Planitzer, R. Zschenderlein und S. Böhme

Abteilung für Computertomographie der Nervenklinik des Bereiches Medizin (Charité) der Humboldt-Universität zu Berlin

Mit der Zielstellung, die Möglichkeiten und Grenzen computertomographischer Hirnstammdiagnostik näher zu bestimmen, nahmen wir Densitätsanalysen an 654 Hirnstammschnitten von gesunden Probanden im Alter von 10 bis 77 Jahren vor. Um den möglichen Einfluß gerätespezifischer Faktoren auf die Meßdaten zu berücksichtigen, erfolgten die Untersuchungen in zwei Serien mit unterschiedlichen Aufnahmebedingungen. In der 1. Serie wurden 335 Hirnstammschnitte bei einer Energiedosis von 96 kV und 300 mAs sowie einer Schichtdicke von 7 mm analysiert. Die 2. Serie von 319 Schnitten war bei 125 kV 230 mAs und bei 8 mm Schichtdicke angefertigt worden. Die jeweiligen Hirnstammebenen wurden an der unabhängigen Auswerteeinheit „Evaluskop" als „region of interest" markiert und der mittlere Schwächungskoeffizient m und die Standardabweichung s bezogen auf den markierten Hirnstammquerschnitt ermittelt (Tab. 1 und 2).

Die Analyse zeigt, daß im Vergleich beider Serien mit unterschiedlichen Energiedosen

Tabelle 1: Ergebnisse densitätsanalytischer Untersuchungen verschiedener Hirnstammebenen (1 = Crura cerebri, 2 = Tegmentum, 3 = mittlerer Pons) nach gemittelten relativen Schwächungskoeffizienten m und Bildrauschen s (96 kV, 300 mAs, Schichtdicke = 7 mm). KM = intravenöse Kontrastmittelgabe von 1 ml „Visotrast 290" pro kg Körpergewicht

Ebene	1 nativ	1 KM	2 nativ	2 KM	3 nativ	3 KM
n	64	48	58	56	56	53
m	30,57	32,25	30,58	31,95	30,93	32,85
σm	1,23	1,47	1,40	1,54	1,66	1,87
s	6,57	6,74	6,94	7,18	7,56	7,45
σs	0,92	0,94	0,82	1,18	1,12	1,42

Tabelle 2: Ergebnisse densitätsanalytischer Untersuchungen verschiedener Hirnstammebenen nach gemittelten relativen Schwächungskoeffizienten m und Bildrauschen s (125 kV, 230 mAs, Schichtdicke = 8 mm). Bezeichnungen wie in Tab. 1

Ebene	1 nativ	1 KM	2 nativ	2 KM	3 nativ	3 KM
n	76	52	59	51	51	40
m	28,41	30,38	28,91	30,28	29,05	30,10
σm	2,26	2,02	2,45	2,16	2,76	2,15
s	4,18	4,27	4,46	4,73	4,78	4,90
σs	0,65	0,80	0,72	0,97	1,03	0,67

die Bildqualität durch die höhere Dosis verbessert wird. Das Bildrauschen verringert sich bei gleichem Objekt. Die mittleren Absorptionskoeffizienten m aller Gruppen liegen um durchschnittlich zwei Hounsfield-Einheiten niedriger als in der Serie mit geringerer Energiedosis. Die gemittelten Dichtewerte der drei verschiedenen Schnittebenen des Hirnstamms unterscheiden sich in der Nativdarstellung nicht signifikant (t-Test). Die Standardabweichung s der Einzelwerte um den Mittelwert jeder Gruppe nimmt jedoch nach kaudal zu, was als Ausdruck der ansteigenden Artefaktbildungen in den basalen Bereichen zu deuten ist. Gleichfalls unterscheiden sich die nach Kontrastmittelapplikation gemessenen mittleren Absorptionskoeffizienten in den drei Hirnstammebenen nicht. Zwischen den Nativ- und Kontrastmitteluntersuchungen betragen die Differenzen in beiden Serien mit unterschiedlichen Energiedosen jeweils 1,5—2 Hounsfield-Einheiten. Weitere 25 seriencomputertomographische Analysen belegten die Dichteunterschiede von 1—2 Hounsfield-Einheiten in den entsprechenden Hirnstammebenen. Neben der visuellen Beurteilung axialer, koronaler und sagittaler CT-Schnitte wird nach den vorliegenden Ergebnissen densitätsanalytischen Verfahren zur Ermittlung von Normalwerten, zur Einschätzung des Schweregrades struktureller Veränderungen und zur Verlaufsdynamik pathologischer Prozesse im Bereich des Hirnstamms eine klinische Relevanz zugesprochen.

Der okuläre Mikrotremor

M. Michalik

Nervenklinik des Bereiches Medizin (Charité) der Humboldt-Universität zu Berlin

Der okuläre Mikrotremor wird verursacht durch unvollständig verschmolzene tetanische Kontraktionen der extraokulären Muskeln. Die vorherrschende Frequenz des Tremors variiert zwischen 84—112 Hz. Die Amplitude ist mit etwa 1 Winkelminute relativ klein. Er widerspiegelt die integrierte Aktivität der Motoneurone der Augenmuskeln. Umgekehrt sind diese Motoneurone sehr stark von der Aktivität der Neurone der Formatio reticularis und damit von deren funktionellem Zustand im Bereich des Hirnstammes abhängig. Zwischen der Frequenz des okulären Mikrotremors und dem Grad der Bewußtseinsstörung besteht eine positive Korrelation.
Bisher wurden 133 Untersuchungen an 34 Gesunden und 38 Schwerstkranken durchgeführt. Die Mikrotremorfrequenz der Kontrollgruppe betrug im Mittel 87,4 Hz, wobei keine altersabhängigen Frequenzunterschiede nachweisbar waren. In 47 Untersuchungen komatöser Patienten zeigte sich eine mittlere Frequenz von 31,6 Hz (s = ± 15,1) im Gegensatz zu 74,9 Hz (s = ± 17,1) bei Nichtkomatösen. Der okuläre Mikrotremor erreichte im Mittel bei somnolenten Patienten 88,0 Hz (s = ± 3,6) und bei soporösen 69,8 Hz (s = ± 16,3). Der Meßfühler arbeitet nach dem piezoelektrischen Prinzip und wird nach Oberflächenanästhesie temporal auf dem Bulbus plaziert. Die Meßdauer beträgt etwa 20 Sekunden.
Alle Patienten, bei denen während einer Untersuchung die Frequenz des okulären Mikrotremors jemals niedriger als 40 Hz lag, starben. Bei 13 Patienten waren kardio-vaskuläre Pulsationen z. T. bereits im Mittelhirn-Syndrom III nachweisbar. Alle starben. Festgestellt wurden Wechselbeziehungen zwischen dem Ausmaß der Abnormität beim Augentremor und den Pupillenreflex-Reaktionen. Auch eine seitenbetonte Hirnstammschädigung war nachweisbar. Offenbar widerspiegelt der okuläre Mikrotremor den funktionellen Zustand der Formatio reticularis im Hirnstamm.

Ergebnisse der Hirndruckmessung bei der oralen Glycerolgabe

M. Michalik, R. Zschenderlein und M. Järisch

Nervenklinik des Bereiches Medizin (Charité) der Humboldt-Universität zu Berlin

Bereits Johnson und Carlson (1933) konnten durch Langzeitversuche am Menschen keinerlei toxische Wirkungen des Glycerols auch bei höheren Dosen nachweisen. 1961 wurde Glycerol in die Therapie des zerebralen Hirnödems eingeführt. Es ist deshalb besonders interessant, weil es eine physiologische Substanz ist und offenbar unter den Osmotherapeutika eine Sonderstellung hat. Möglicherweise senkt es die CO_2-Produktion im Gehirn. Es soll auch in Form des Glycerol-3-Phosphates im ödematösen-Hirngewebe die Entkopplung der oxydativen Phosphorylierung rückgängig machen. Damit entsteht mehr ATP, so daß die Ausschleusung des Natriums aus der Zelle gefördert wird.

Wir registrierten kontinuierlich den intrakraniellen Druck bei 6 Patienten mit einem Hydrocephalus internus, bei 2 Hirntumorkranken sowie je einmal bei Patienten mit einem zerebralen Infarkt oder einer Entzündung. Bei insgesamt 81 Glycerolgaben in unterschiedlicher Dosierung erfaßten wir das genaue Ausmaß der intrakraniellen Drucksenkung. Folgende Feststellungen können getroffen werden:

1. Es bestehen korrelative Beziehungen ($r = 0{,}71 - 0{,}79$) zwischen der Dosis, dem Wirkungseintritt, der Intensität und der Dauer der Drucksenkung (0,8–1,72 ml Glycerol/kg Körpergewicht, Wirkungsdauer 3 Std. 53 Min. bis 5 Std. 14 Min., Wirkungseintritt nach 5–11 Min., Drucksenkung um 26–51,2 Torr = 3,57–6,83 kPa).
2. Die Verträglichkeit ist gut. Vorsicht ist bei Patienten mit Erkrankungen der Gallenblase geboten. Die Wirkung ist um so besser, je größer der Abstand zur vorangegangenen Mahlzeit ist.
3. Kontrollen der Serumosmolalität sind erforderlich. Die Patienten sollten täglich 3 Liter Flüssigkeit erhalten.
4. Wir beobachteten nur einmal keine Reaktion im Sinne der Drucksenkung. Bei 8 Registrierungen erreichte der Enddruck nicht das Ausgangsniveau. Bei 7 Messungen lag der Enddruck im Durchschnitt um 17% höher als der Ausgangsdruck.

Computertomographische Befunde bei paroxysmaler Aktivität im Oberflächen-EEG (sog. subkortikale Zeichen)

M. Järisch, H. Zettler und D. Fauk

Nervenklinik des Bereiches Medizin (Charité) der Humboldt-Universität zu Berlin

Bei 332 unausgewählten erwachsenen Patienten führten wir vergleichende Auswertungen von EEG- und computertomographischen Befunden hinsichtlich der diagnostischen Wertigkeit der bilateralen paroxysmalen Deltaaktivität durch. Bei subkortikalen Zeichen im EEG als alleinige Störung war der Anteil der normalen CT-Befunde mit 67% relativ hoch. Klinisch lagen in diesen Fällen vorrangig diffuse Hirnerkrankungen vor. Im Gegensatz dazu überwogen pathologische Scans (85%) bei Vorliegen der Kombination von subkortikalen Zeichen mit Herdstörungen und Allgemeinveränderungen, wobei im CT vorwiegend lokalisierte Läsionen nachweisbar waren. In der Patientengruppe mit subkortikalen Zeichen im EEG überwogen raumfordernde Prozesse mit Seitenverlagerung des Hirnstammes bzw. unmittelbare paramediane Prozesse. Dagegen dominierten Hemisphärenprozesse ohne Massenverschiebungen im CT in der Gruppe ohne subkortikale Zeichen. Die Untersuchungen belegen, daß auch unter Zuhilfenahme von computertomographischen Befunden der lokaldiagnostische Wert der subkortikalen Zeichen im EEG gegenüber bisherigen Einschätzungen nicht angehoben werden kann. Ein differentialdiagnostischer Beitrag zur klinischen Diagnostik ist bisher nur aus der Kombination mit anderen EEG-Störungen ableitbar:

— Paroxysmale Aktivität in Verbindung mit einem Herdbefund mit oder ohne Allgemeinveränderungen läßt an einen lokalisierten Prozeß mit sekundärer Hirnstammbeteiligung denken, wobei eine starke Ausprägung der paroxysmalen Aktivität Hinweis auf einen erhöhten Gefährdungsgrad des Patienten sein kann.

— Eine paroxysmale Aktivität ohne Herd mit Allgemeinveränderung weist dagegen eher auf eine diffuse Enzephalopathie hin.

Besonderheiten bei Angiomen im Bereich des Hirnstammes

R. Lehmann

Neuroradiologische Abteilung der Nervenklinik des Bereiches Medizin (Charité) der Humboldt-Universität zu Berlin

Es werden 2 Kasuistiken mit Hilfe von Angiogrammen dargestellt. Das erste Beispiel betrifft einen 38jährigen Mann mit einer Subarachnoidalblutung. Bei der Erstangiographie war das Angiom am Hirnstamm maskiert. Da es in der incisura tentorii lokalisiert war und der Hauptabfluß zunächst in supratentorielle Venen, später aber vorwiegend infratentoriell erfolgte, waren mehrere Angiographien im Verlauf einiger Monate und 2 Operationen mit unterschiedlichen Zugängen notwendig, um das Angiom auszuschalten.

Der zweite Patient war ein Säugling mit einer Subarachnoidalblutung, die aus einem angiographisch nachgewiesenen riesigen Angiom rechts stammte. Dieses Angiom reichte bis an die Stammganglien und ließ intrazerebrale Stealsymptome erkennen. 3 1/2 Jahre nach wechselnder, aber insgesamt günstiger Entwicklung des Kindes war das Angiom „spontan geheilt", d. h. weder im Angiogramm noch im Computertomogramm nachweisbar. Wahrscheinlich war es thrombosiert. Im CT fand sich ein ausgedehnter Defekt.

Die Beispiele zeigen die Wichtigkeit der Kontrollangiographien und der engen Zusammenarbeit der Neuroradiologen mit den Klinikern sowie die Ergänzung von Angiographie und CT. Interessant ist die hämodynamische Flexibilität des Circulus arteriosus Willisii.

Häufigkeit der Darstellung von Aneurysmen der intrazerebralen Gefäße im Computertomogramm

Th. Leonhard

Nervenklinik des Bereiches Medizin (Charité) der Humboldt-Universität zu Berlin

Die Computertomographie erlaubt die direkte Darstellung von Aneurysmen, die nach dem Thrombosierungsgrad jeweils charakteristische CT-Befunde aufweisen. In der Literatur schwanken die Angaben zur Darstellbarkeit außerordentlich stark, wobei eine Häufigkeit bis zu 90% angegeben wird. Die vorliegende Untersuchung basiert auf Computertomogrammen von 45 Patienten. Das Alter betrug 4 bis 60 Jahre. Die Geschlechtsverteilung war ausgeglichen. Es wurden nur solche Fälle einbezogen, bei denen sich angiographisch oder autoptisch ein Aneurysma nachweisen ließ. Zusätzlich sollen noch 2 Fälle Erwähnung finden, bei denen sich im CT der Verdacht auf ein Aneurysma ergab, in der Angiographie jedoch nur Elongationen nachweisbar waren. In 42 Fällen erfolgte nach der Nativuntersuchung eine Kontrastmittelgabe mit anschließender Computertomographie.

Bei 9 Patienten (20%) konnte kein Aneurysma nachgewiesen werden, wobei als Ursache dafür ausgeprägte Subarachnoidalblutungen, intrazerebrale Hämatome und die Größe des Aneurysmas — es handelte sich dann um sehr kleine Aneurysmen — angenommen werden mußten. In 14 Fällen (30%) ergab sich bereits im Nativscan der Aneurysmaverdacht, in 22 Fällen (50%) jedoch erst nach Kontrastmittelgabe. Bei 23 Patienten wurde primär die Computertomographie durchgeführt. Bei 4 Patienten (9%) wurden falsch negative Befunde erhoben; 2 Patienten hatten ein großes Aneurysma in der hinteren Schädelgrube, und in 2 Fällen wurden die CT-Befunde durch ein in Resorption befindliches intrazerebrales Hämatom falsch gedeutet. Zweimal kam das Aneurysma erst bei einer CT-Kontrolle zur Darstellung. In beiden Fällen bestand zum Zeitpunkt der Untersuchung eine schwere SAB bzw. intrazerebrale Blutung. Nach der Lokalisation überwogen die Aneurysmen der A. cerebri anterior einschließlich der A. communicans anterior. Es folgten Aneurysmen der A. carotis interna, A. cerebri media, A. cerebri posterior einschließlich der A. communicans posterior, A. cerebelli inferior posterior und A. basilaris. Fehlinterpretationen der CT-Befunde sind möglich, besonders bei großen Aneurysmen, wobei die Abgrenzung von tumorösen Prozessen (Meningiome, Neurinome, Hypophysenadenome) besonders schwierig sein kann. Auf die angiographische Abklärung mit Darstellung der Gefäßmorphologie kann deshalb zum gegenwärtigen Zeitpunkt nicht verzichtet werden.

Medizinische Betreuung

Von B. Heublein

1982 war das Jahr der Inbetriebnahme des Neubaus. Ärzte, mittlere medizinische Fachkräfte, Mitarbeiter der Bereiche Technik, Wirtschaft und Verwaltung der Charité bemühten sich im Berichtszeitraum um eine Erhöhung von Qualität und Wirksamkeit der medizinischen Betreuung in allen Bereichen, verbunden mit einer Steigerung der quantitativen Leistungsfähigkeit auf ausgewählten Gebieten. Parallel dazu wurden die Bemühungen verstärkt, die Wirksamkeit der Charité als Bestandteil des Gesundheitswesens der Hauptstadt zu erhöhen und zu konkretisieren, ohne die Proportionen zwischen Grund- und Spezialbetreuung wesentlich zu verändern.

Aus den Tabellen 1 bis 4 geht hervor, daß dieses Vorhaben in den entscheidenden Positionen auch gelungen ist. In keinem Fachgebiet entstanden temporäre Lücken in der medizinischen Betreuung, in keinem Falle mußten andere Krankenhäuser der Hauptstadt Betreuungskapazitäten der Charité vorübergehend aufnehmen. Ein großes kompliziertes Gebäude wurde in Betrieb genommen bei kontinuierlicher, wenngleich auch mitunter improvisierter, medizinischer Betreuung. Das verdient Anerkennung und zeigt zugleich, daß die Mitarbeiter den Beschluß zum Neubau und der Rekon-

Tabelle 1: Stationäre Betreuung (behandelte Patienten)

Disziplin	1982
Chirurgische Klinik	4283
Anaesthesiologie und Intensivtherapie	1165
Nervenklinik	1669
Klinik für Innere Medizin	4201
Frauenklinik	6189
Augenklinik	2403
HNO-Klinik	1731
Hautklinik	1324
Orthopädie	1483
Kinderklinik	2160
Geschwulstklinik	1523
Klinik für Kiefer- und Gesichtschirurgie	868
Urologie	219
Halbstationäre Leistungen (in mehreren Bereichen)	575
Summe	29738
Zusätzlich stationär betreute Patienten ohne disziplinäre Zuordnung	830
Gesamtsumme	30568

Tabelle 2: Leistungen im operativen Bereich (stationäre Operationen)

Chirurgie	4039
Frauenklinik	5069
Augenklinik	1836
HNO-Klinik	2000
Orthopädische Klinik	1319
Hautklinik	458
Kieferklinik	923
Urologie	236
Gesamtzahl der stationären Operationen	16473 (1981 : 15383)

Tabelle 3: Ambulante ärztliche Konsultationen

Disziplin	1982
Chirurgie	104359
Urologie	16729
Nervenklinik	20187
Innere Medizin	102205
UFK	87847
Augenklinik	82885
HNO-Klinik	71628
Orthopädie	41333
Kinderklinik	37047
Physiotherapie	21047
Geschwulstklinik	92038
Nuklearmedizin	10993
Kieferklinik	
Stomatologie	135365
Summe	904021

Tabelle 4: Leistungen des Fachbereiches Stomatologie

Prothetische Stomatologie	23030
Konservierende Stomatologie	36693
Chirurgische Stomatologie	34639
Allgemeine Stomatologie	9299
Orthopädische Stomatologie	17930
Stomatologie zusammen	121591

struktion der Charité als Auftrag verstanden haben. Nunmehr gilt es, 1983 mit diesem Tempo und dieser Grundhaltung die volle geplante Leistungsfähigkeit möglichst bald zu erreichen.

Bei ihrem hohen Anteil an spezialisierter und hochspezialisierter Diagnostik und

Tabelle 5: Ausgewählte Leistungskennziffern der medizinischen Betreuung (1976–1982)

Kennziffer	1976	1980	1981	1982
Dialysen: Erwachsene	2510	2897	3047	3225
Kinder	1396	2130	2204	2102
Akutdialysen				266
Herzoperationen	477	580	642	421
mit der Herz-Lungen-Maschine	141	282	327	356
Pacemaker	120 Neuimplant.	148 Neuimplant.	138	213
	70 Wechsel	151 Wechsel	246	99
Neurochirurg. Eingriffe	375	612	593	589
Einpflanzung von Kunstgelenken durch die Orthopädie	—	124	233	326
Chirurgische Eingriffe am Glaskörper des Auges	—	43	70	187
Transplantation menschlicher Hornhaut	—	60	55	43
Katheteroperationen	100	350	306	468
Laserchirurgie (Augenheilkunde)	—	2754	2281	2108
Transplantation von Leber und	—	} 11	} 6	3
Pankreaszellen				6
Bestrahlung von Geschwulstpatienten mittels Betatron (Patienten)	—	340	429	406
Blutspenden (in TE) durch die Blutentnahmestelle der Charité	—	—	566	1098

Tabelle 6: Leistung der Fachbereiche des Bauteils 1 seit der Inbetriebnahme 1981

Institut für Röntgendiagnostik	Anzahl der Untersuchungen	23664
	davon: Mammographie	100
	Thorax/Skelett	7643
	Ultraschall	5680
	Magen/Darm	987
	Nieren/Galle/Gyn.	1621
	Lymphographie	421
	spezielle Durchleuchtungen	1809
	Skelett	10816
Poliklinik für Physiotherapie	Anzahl der Patienten	72105
	Anzahl der Behandlungen	113990
Institut für Kardio-Vaskuläre Diagnostik	Anzahl der Patienten	2537
	Anzahl der Untersuchungen	4902
	davon: Angiographie	382
	Angiokardiographie	2483
	Katheteroperationen	468
Abteilung Klinische Biochemie	Anzahl der Untersuchungen	1732785
Institut für Nuklearmedizin	Anzahl der diagnostizierten Patienten	7922

Therapie ist natürlich die Leistungsentwicklung für Kennziffern in der spezialisierten Betreuung gerade für die Charité von besonderer Bedeutung. Die Tabelle 5 gibt einen Einblick in ausgewählte Leistungskennziffern und deren Entwicklung von 1976 bis 1982. Daraus geht hervor, daß die geplanten Kennziffern für Dialysen, Operationen mit der Herz-Lungen-Maschine, Gelenkendoprothetik, Glaskörperchirurgie und für die Katheteroperationen erreicht bzw. sogar überboten werden konnten.
1981 wurde die erste Baustufe des Neubaus betreuungswirksam. Die bis Ende 1982 erreichte Leistungsfähigkeit der betreffenden Disziplinen bzw. Institute zeigt die Tabelle 6.
Die Tabelle 7 gibt einen Einblick in die Leistungsentwicklung nach der Inbetriebnahme um Juni 1982 für die Bauteile 2–6. Hier müssen insbesondere die über 10000 ärztlichen Konsultationen in der traumatologischen Ambulanz seit dem 20. 9. 1982 und die bereits vorgenommenen 2100 Operationen im Operationstrakt des Neubaus der Charité, darunter 121 Operationen mit der Herz-Lungen-Maschine, hervorgehoben werden.
Die parallel verlaufende medizinische und technische Inbetriebsetzung war natürlich kein einfacher Prozeß. Trotzdem

Tabelle 7: Leistungsentwicklung nach Inbetriebnahme der Bauteile 2–6 im Juni 1982 (Stand 20. 12. 1982)

Stationär betreute Patienten	3370
Operationen insgesamt	2100
Ärztliche Konsultationen in der Traumatologischen Ambulanz	10080
Geburten	230 (ohne 2. Geburtshilfliche Abteilung)
Dialysen	240
Untersuchungen am 2. Computertomographen	452
Intraoperative Röntgendiagnostik	206
Herz-Lungen-Maschinen-Operationen	121

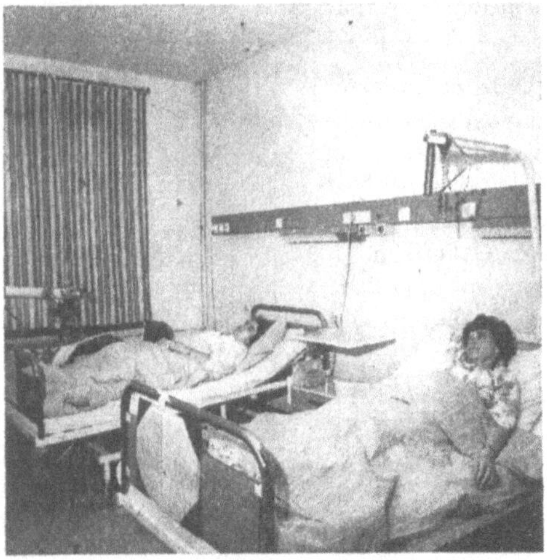

Patientenzimmer im Bettenhochaus

haben medizinisches und technisches Personal der Charité gemeinsam mit den Bauschaffenden diese komplizierte Aufgabe mit hohem Verantwortungsbewußtsein erfüllt. Es sind keine entscheidenden Störungen eingetreten, obwohl besonders im Bereich der krankenhauswirtschaftlichen Infrastruktur für einige Teilprozesse Interimslösungen geschaffen werden mußten. Das medizinische Personal beherrscht im wesentlichen die neuen Funktionsabläufe im Operationstrakt, auf den Normalstationen und den intensivtherapeutischen Stationen sowie in den Diagnostik- und Forschungsbereichen. Die Inbetriebnahme war eine erneute und große Bewährungsprobe für die direkt beteiligten Kollektive und für die ganze Charité. Es überwog die konstruktive Haltung, die Bereitschaft zur außerplanmäßigen Hilfe, auch zum vorübergehenden Kompromiß. Die meisten Kollektive sind sich nicht nur räumlich näher gerückt, sondern durch die gemeinsamen Aufgaben auch inhaltlich und ideologisch einander näher gekommen. Von Woche zu Woche verbesserte sich die interdisziplinäre Arbeit, war und ist Gelegenheit, am guten Beispiel zu lernen. Der Neubau und seine Inbetriebnahme führten zu neuen Haltungen, weckten den innerbetrieblichen Leistungsvergleich und deckten zusätzliche Reserven auf.

1982 wurden an der Charité zur Verbesserung der Qualität der medizinischen Betreuung mehrere neue ärztliche bzw. mittlere medizinische Fachdienste eingerichtet. Dazu zählen:

- der Bereitschaftsdient für die Ultraschall- und Computertomographiediagnostik (Verantwortung: Institut für Röntgendiagnostik);
- der Bereitschaftsdienst für Hämostaseologie (Verantwortung: Universitätsklinik für Innere Medizin):
- ein mikrobiologischer Bereitschaftsdienst (Verantwortung: Institut für Medizinische und Allgemeine Mikrobiologie, Virologie und Epidemiologie).

Abgeschlossen wurde die Einrichtung von Diensten für die Rettungsstelle und für den 5. DMH-Stützpunkt in Berlin-Kaulsdorf, der ärztlicherseits durch die Charité besetzt wird.

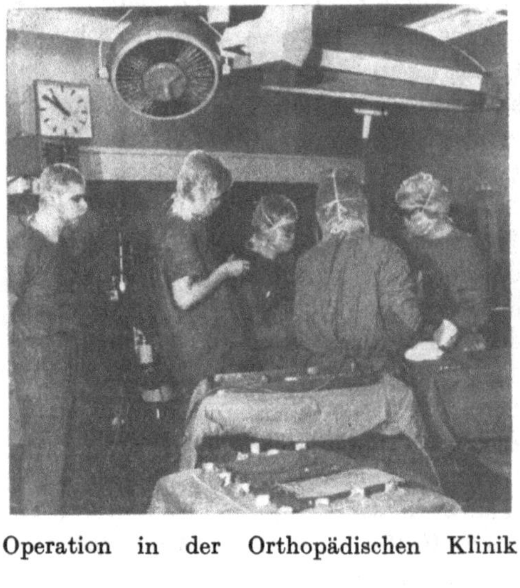

Operation in der Orthopädischen Klinik

Zur Entwicklung einiger diagnostischer Leistungen

Da im Durchschnitt mit etwa 500 diagnostischen Untersuchungen pro Bereitschaftsdienst gerechnet werden muß, wurde es notwendig, zur Absicherung der Labordiagnostik im Tages- bzw. im Cito-, Nacht- und Wochenenddienst einige Veränderungen vorzunehmen. Es wird deutlich, daß mehr als bisher der überlegte sinnvolle Einsatz vorhandener diagnostischer Kapazitäten, verbunden mit einer klugen Organisation, im Mittelpunkt einer ständigen kritischen Wertung in allen Kliniken stehen muß.

Tabelle 8: 1982 durchgeführte Untersuchungen von Patientenmaterial im Institut für Medizinische und Allgemeine Mikrobiologie, Virologie und Epidemiologie

1. Bakteriologische und serologische Untersuchungen:

	Einsendungen	Untersuchungsgänge
a) Infektions-Serologie (Antikörperbestimmung bei TPER, Listeriose, Bruzellose, Mykoplasmose, Yersiniose und bei Lues)	1435	7454
b) Rheuma-Serologie	6252	19256
c) Bakteriologie (Isolierung und Differenzierung der Krankheitserreger, Resistenzbestimmungen, Sterilitätsuntersuchungen, Pyrogenteste)	25448	141018
Insgesamt:	33135	167728

2. Neue Untersuchungsmethoden bzw. Techniken:

a) Erweiterung der Differenzierungsmöglichkeit innerhalb der Familie *Enterobacteriaceae*
b) Einführung der Yersinen-Diagnostik
c) Inbetriebnahme der Anaerobier-Bos zur Optimierung der Anaerobia-Diagnostik

Die Leistungsentwicklung für bakteriologische und serologische Untersuchungen des Instituts für Medizinische und Allgemeine Mikrobiologie, Virologie und Epidemiologie zeigt die Tabelle 8.
Die Prosektur des Pathologischen Instituts führte 1435 Sektionen durch, davon 825 Außensektionen. Am gleichen Institut wurden 251320 Paraffinschnitte und 1119 Schnellschnitte angefertigt und ausgewertet. Die Sektionsrate für in der Charité Verstorbene betrug nahezu 100%.

Krankenpflege

Im November 1982 hat an der Charité die *4. Schwesternkonferenz* stattgefunden. Sie war Anlaß, die bisherigen Leistungen der Schwestern zu würdigen, im Vergleich zur 3. Schwesternkonferenz im Jahre 1980 eine Analyse der Leistungsentwicklung auf dem Gebiet der Krankenpflege vorzunehmen, die Entwicklung der Qualität der Krankenpflege und deren Bedeutung für die Qualität der medizinischen Betreuung überhaupt darzulegen sowie auf einige noch ungelöste Probleme aufmerksam zu machen und Lösungsvorschläge vorzutragen. Es wurde dort auch deutlich, daß seit der 3. Schwesternkonferenz

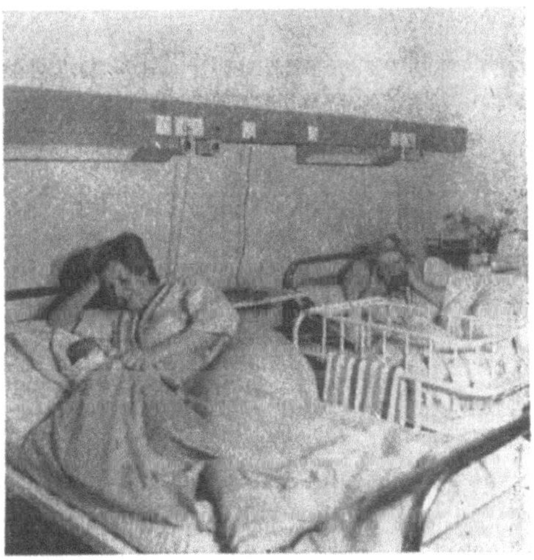

Mütter mit ihren neugeborenen Kindern (Rooming-in)

fast 300 Schwestern der Charité zugeführt worden sind. Das war erforderlich zur Auffüllung bestehender teilweise erheblicher Lücken, zum Aufbau vom medizinischen Funktionseinheiten und zur Erhöhung der Qualität der Krankenpflege.

Am Bereich Medizin arbeiteten Ende 1982 drei *Jugendkollektive*, an denen Schwestern beteiligt sind. Es handelt sich um das Jugendkollektiv der Station 7 der Kinderklinik (seit Februar 1982), das Jugendkollektiv der Station Helmholtz, jetzt Station 23 der Augenklinik (seit April 1982) und das Jugendkollektiv der Poliklinik für Chirurgische Stomatologie (seit März 1982). Die Arbeit dieser Jugendkollektive nach konkreten Programmen bringt Erfolge, die Kollektivmitglieder entfalten größere Aktivitäten. Voraussetzung für eine dauerhafte Tätigkeit der Jugendkollektive ist, daß die Klinikleitungen und die Leitungen der Partei und gesellschaftlichen Organisationen die Arbeit ständig beobachten und aktiv unterstützen. Anzustreben ist ein Erfahrungsaustausch der Jugendkollektive mit Darstellung ihrer unterschiedlichen Aktivitäten und dem Ziel der Verallgemeinerung guter Erfahrungen.

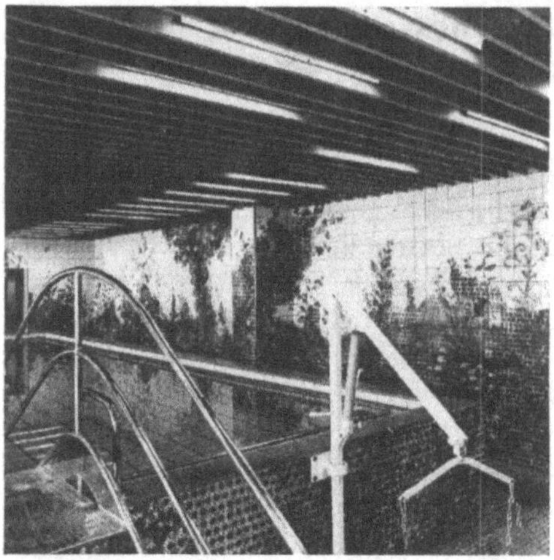

Bewegungsbecken der Poliklinik für Physiotherapie

Zur Entwicklung der Zusammenarbeit mit dem territorialen Gesundheitswesen

Auch 1982 wurde die Zusammenarbeit auf dem Gebiet der medizinischen Betreuung mit Einrichtungen des staatlichen örtlich geleiteten Gesundheitswesens weiter ausgebaut und konkretisiert. Ausdruck dieser engeren Zusammenarbeit sind der Abschluß und der Beginn der Realisierung von Verträgen mit der Helmuth-Ulrici-Klinik in Sommerfeld, mit dem Wilhelm-Griesinger-Krankenhaus sowie die konkreten Vereinbarungen zur Eröffnung der Rettungsstelle der Charité und zur ärztlichen Besetzung eines neuen Stützpunktes der DMH in Berlin-Kaulsdorf. Im November konnte das gemeinsame Vorhaben der 2. Geburtshilflichen Abteilung der Frauenklinik der Charité in der Tucholskystraße offiziell übergeben werden. Damit besitzt die Charité nunmehr zwei geburtshilfliche Abteilungen und eine Geburtshilfekapazität von 4500 Geburten pro Jahr. Das ist ein wertvoller Beitrag für die Verbesserung in der Betreuung werdender Mütter in der Hauptstadt. Zugleich ist das ein gutes Beispiel der rationellen Nutzung vorhandener Fonds unabhängig vom Unterstellungsverhältnis der entsprechenden Einrichtungen. Die Charité stellt für die 2. Geburtshilfliche Abteilung die Hochschulkader und ist der Betreiber. Die Stadt ihrerseits hat die Bilanzierung und Realisierung der notwendigen Materialkosten und der Zuführung von mittleren medizinischen Fachkadern übernommen. Auch der 5. DMH-Stützpunkt, dessen Bedeutung für die Charité nicht unterschätzt werden darf, ist eine gemeinsame Einrichtung unter Verantwortung der Stadt im Interesse der verbesserten akutmedizinischen Betreuung der Bürger der Hauptstadt der DDR.

Wirtschaft und Verwaltung

Von D. Müller und H. König

Die Aufgabenstellung der Hauptabteilung Wirtschafts- und Sozialeinrichtungen war wesentlich durch die erweiterten *Versorgungs- und Entsorgungsaufgaben,* die erhöhten Transportleistungen sowie andere notwendige Dienstleistungen geprägt, die sich mit der Inbetriebnahme des Neubaus ergaben. Als entscheidender Voraussetzung für die Beherrschung dieser neuen Entwicklung wurde der Umstellung der Versorgungstechnologie sowie der Organisation des Gesamtprozesses der Dienstleistungen große Aufmerksamkeit gewidmet.

Dabei wirkte zunächst erschwerend, daß sich die Fertigstellung des Neubaus vorrangig auf die funktionellen Teile des medizinischen Bereiches bezog, während die Voraussetzungen für die Hilfsprozesse nicht im gleichen Umfang und zeitlich adäquat realisiert werden konnten. Selbst die unmittelbaren wirtschaftlichen Funktionsräume im Neubau wurden erst bei bereits laufender Inbetriebnahme fertiggestellt, so daß für die Versorgungsprozesse eine Vielzahl von Interimslösungen geschaffen werden mußte. Die Mitarbeiter der Hauptabteilung Wirtschafts- und Sozialeinrichtungen stellten sich diesen Problemen mit großem Verantwortungsbewußtsein und hoher Einsatzbereitschaft. Die Bewältigung der gewachsenen Aufgaben drückt sich in der relativ reibungslosen Inbetriebnahme der medizinischen Einrichtungen des Neubaus ohne nennenswerte Störungen wegen nicht ausreichender Ver- und Entsorgungsleistungen aus. Durch die Schaffung einer Reihe veränderter Organisationsformen in den Arbeitsabläufen konnte in allen Sektoren der Hauptabteilung Wirtschafts- und Sozialeinrichtungen, im wesentlichen mit der gleichen Anzahl von Arbeitskräften, eine spürbare Verbesserung der Versorgungsleistungen erreicht werden.

Für das *Versorgungszentrum* der Charité wuchsen die Aufgaben nicht nur durch die Erhöhung des Anteils tablettierter Speisen mit der Inbetriebnahme des Neubaus, sondern auch durch eine entsprechenden Erweiterung der Angebotsformen für die Versorgung der Mitarbeiter. In der Tablettierung wurden das 2. Tablettierband in Betrieb genommen und für den Neubau zur Tablettierung von täglich 3 Mahlzeiten übergegangen.

Gleichzeitig wurde die Tablettierung für alle drei Mahlzeiten auf die Wochenenden und Feiertage ausgedehnt. Für die Mitarbeiter wurde im Versorgungszentrum zu einem reichhaltigen Abendangebot in der Zeit von 19.30 Uhr–22.00 Uhr übergegangen, Warmverpflegung für die Nachtschicht in Form von Kühlkost gesichert und für das Op-Personal sowie für die Intensivmedizin die Frühstücksversorgung vor Ort gewährleistet.

Neben der täglich laufenden Versorgung einschließlich der Pausenversorgung wurde eine Vielzahl von Sonderveranstaltungen, insbesondere im Zusammenhang mit der Inbetriebnahme des Neubaus, durchgeführt, die in Quantität und Qualität höchsten Ansprüchen gerecht wurden. Obwohl auf Grund des Umzugsgeschehens die Zahl der Patientenessen leicht rückläufig war, stieg die Anzahl der produzierten warmen Portionen von 514635 auf 536656 und die Zahl der tablettierten Portionen von 380889 auf 385965.

Trotz schwieriger technischer Bedingungen konnte die *Zentralwäscherei* durch die wirksame Nutzung der vorhandenen materiell-technischen Potenzen, die hohe Leistungsbereitschaft der Mitarbeiter sowie durch eine Verbesserung der Prozeßorganisation und Leistungsprofilierung die Wäscheversorgung des Neubaus sichern und stabilisieren. Als besonderer Erfolg dieser Entwicklung ist zu werten, daß mit Inbetriebnahme des Neubaus ein Wäschedienst eingerichtet werden konnte, der die Wäsche über Container auf der Station ausliefert und die bisher bestehende Lücke in der Informationskette zwischen den Stationen als Wäscheverbrauchern und der Zentralwäscherei schließt. Ausgehend von den guten Erfahrungen mit dieser Versorgungsform wurde mit Hilfe des Wäschedienstes gleichzeitig im Neubau dazu übergegangen, die personengebundene Hygienebekleidung abzuschaffen und den Wäschetausch im Stück-gegen-Stück-Verfahren vorzunehmen. Den hohen Anforderungen an die Bereitstellung von Op-Kleidung, deren Bedarf sich mit der Inbetriebnahme der Operationssäle und durch ein strenges System von Hygienebarrieren (Schleusen) mehr als verdoppelt hat, konnte in der entsprechenden Größenordnung quantitativ und qualitativ Rechnung getragen werden. Damit wurde eine Grundlage für die Durchsetzung eines modernen Hygieneregimes im Neubau gesichert. Der Jahresplan der Zentralwäscherei wurde mit 1308 t erfüllt.

Im Sektor *Transportwesen* kam es darauf an, die im Rahmen der Inbetriebnahme des Neubaus steigenden Leistungen ohne Erhöhung des Kontingentes an Vergaserkraftstoff und Dieselkraftstoff zu erreichen. Der Bestand an Personenkraftwagen wurde reduziert und eine Erweiterung bei Nutzfahrzeugen (Spezialla-fetten für den Containertransport und Krankenwagen) vorgenommen. Mit dieser veränderten Struktur war es möglich, den Anforderungen an das steigende Transportvolumen gerecht zu werden. Der Labortransport wurde in seinem Umfang verdoppelt. Durch den Einsatz der B 1000-Speziallafetten konnte der Containerbetrieb neben der Speisenversorgung auch im Rahmen der Wäscheversorgung, für die Versorgung durch die Abt. Materialwirtschaft der Humboldt-Universität und für die Versorgung mit medizinspezifischem Material eingesetzt werden. Mit dieser Transportform wurde es möglich, durch Direktbelieferung der Stationen im Neubau die Arbeit der Schwestern weiter zu erleichtern. Eine wesentliche Erweiterung des Containertransportes war auch durch die Einbeziehung der Apotheke in dieses Transportsystem gegeben. Auf diese Weise konnte das bei der Zentralsterilisation und Konzentration der Versorgungsprozesse auftretende Transportproblem erfolgreich gelöst werden, ohne den dafür erforderlichen Arbeitskräfteaufwand zu vergrößern. Das hier in gemeinsamer Arbeit von Generalauftragnehmer, Direktorat für Neubau und Rekonstruktion und den Einrichtungen geschaffene innerbetriebliche Transportsystem stellt eine für den Krankenhausbetrieb hervorragend geeignete Lösung dar, die das Leistungsniveau der Charité in den kommenden Jahren wesentlich beeinflussen wird.

Auf dem Gebiet des Krankentransportes konnten trotz der Konzentration von Kliniken im Neubau und der bis zur Fertigstellung der zentralen Poliklinik weiterhin dezentralisierten Polikliniken die angestiegenen Transportleistungen für die medizinische Betreuung abgesichert werden.

Der Sektor *Hausverwaltung* hat 1982 mit der Inbetriebnahme des Neubaus ebenfalls Veränderungen und Erweiterungen in seinem Aufgabengebiet erfahren. Parallel zur Übernahme der wichtigen Ver- und Entsorgungsprozesse im Neubau ergaben sich umfangreiche Aufgaben bei der schrittweisen Inbetriebnahme der einzelnen Stationen, im Außengelände und vor allem bei der Erhaltung und Gestaltung der Öffentlichkeits- und Erholungszonen. Mit besonders großem Einsatz leisteten die Mitarbeiter der Hausverwaltung ihren Beitrag beim Umzug der Kliniken in den Neubau, der fast ausschließlich durch sie organisiert und durchgeführt wurde. Das Kollektiv hat zu jeder Zeit, auch an Sonnabenden und Sonntagen, Transporte aller Art, die mit der Inbetriebnahme des Neubaus notwendig waren, erledigt und dadurch entscheidend dazu beigetragen, daß die Termine der Arbeitsaufnahmen im Neubau eingehalten werden konnten.

Die Basis für die Erfassung, Lagerung, Aufbereitung und Rückführung von Sekundärrohstoffen wurde erweitert und auf der Grundlage einer neuen Erfassungsorganisation der Volkswirtschaft ein höheres Angebot zur Verfügung gestellt. Das Aufkommen an Sekundärrohstoffen

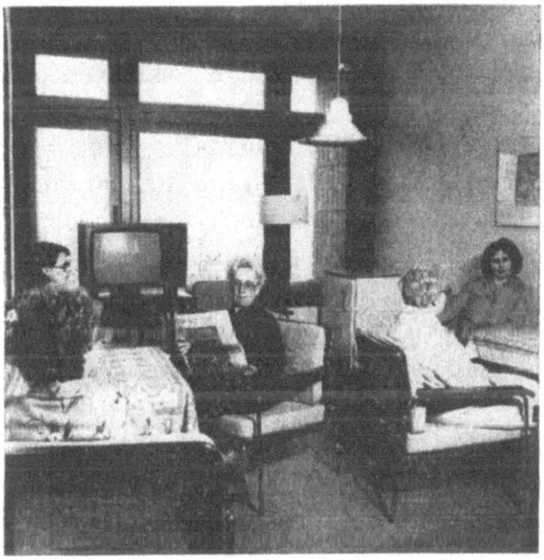

Aufenthaltsraum für Patienten im Bettenhochhaus

konnte mit 24,5 t über den Plan erfüllt werden.

Am 24. 4. 1982 wurde ein zentraler Subbotnik durchgeführt, an dem 1611 Mitarbeiter und Studenten teilnahmen.

Darüber hinaus haben sich Studenten und Mitarbeiter mit großer Einsatzbereitschaft laufend für Aufräumungs- und Reinigungsarbeiten im Neubau zur Verfügung gestellt, um die termingemäße Inbetriebnahme zu gewährleisten.

Die Abteilung *Materialwirtschaft* des Bereiches Medizin (Charité) hat ihre Arbeit im Jahre 1982 weiter stabilisiert und ihren Einfluß gegenüber den Struktureinheiten des Bereiches Medizin weiter erhöht. Unter Berücksichtigung der seit dem Bestehen der Abteilung gesammelten Erfahrungen erfolgten eine Präzisierung der Verantwortlichkeitsabgrenzung und die Übernahme der Planung und Realisierung für nichtbilanzierungspflichtige Arbeitsmittel im Bereich des Neubaus der Charité. Weiterhin wurde eine zentrale Bewirtschaftung der einschlägigen finanziellen Fonds eingeführt.

Der Anteil der Eigenrealisierung der Einrichtungen des Bereiches Medizin an speziellen und klinikbezogenen Erzeugnissen betrug 1560 TM. Damit wurde erstmalig ein zentraler Überblick über diese finanziellen Mittel erreicht und eine wesentliche Voraussetzung für die inhaltliche Einflußnahme auf den damit verbundenen Materialbedarf bzw. -verbrauch geschaffen. Insgesamt ist einzuschätzen, daß sich diese Leitungsmethode grundsätzlich bewährt hat und weiter zu vervollkommnen ist.

Auf der Grundlage der zur Verfügung stehenden Fonds wurden die Aufgaben in Lehre, Forschung und medizinischer Betreuung materiell sichergestellt. Einen Schwerpunkt im Jahre 1982 bildeten die Erstausstattung des Neubaus der Charité mit medizinspezifischem Verbrauchsmaterial und Laborbedarf auf der Grundlage von Erstausstattungslisten der verbrauchenden Stellen (Op-Saal, Bettenstation, ITS usw.) und die Schaffung der Voraussetzungen für die laufende Versorgung. Die Erstausstattung wurde termin- und sortimentgerecht gesichert. Für die laufende Versorgung der Einrichtungen der Charité einschließlich des Neubaus wurde im Zusammenwirken mit dem Direktorat für Neubau und Rekonstruktion ein Versorgungsplan erarbeitet. Die containergerechte Versorgung wird schrittweise eingeführt.

Auf dem Gebiet der *Finanzen* stand die Aufgabe der technisch-organisatorischen Eingliederung des Neubaus in den Gesamtprozeß der Planung, Abrechnung, Kontrolle, Ordnung und Sicherheit im Zahlungsverkehr und in der Bewirtschaftung der Haushaltsmittel im Vordergrund. Durch eine straffe Haushaltsführung in Verbindung mit der Durchsetzung des Prinzips der sozialistischen Sparsamkeit konnten diese Aufgaben gelöst werden.

Dem Bereich Medizin (Charité) wurden 1982 98 *Wohnungen* zur Verfügung gestellt. Durch gezielte Lenkungsmaßnahmen konnte eine bessere Auslastung des Wohnraumfonds gewährleistet werden.

Der Schwerpunkt der Arbeit der *Zentralen Fotoabteilung* lag neben umfangreichen routinemäßigen Dokumentationen in der Realisierung spezieller Anforderungen auf den Gebieten der Wissenschaftlichen Fotografie und Kinematografie sowie der Öffentlichkeitsarbeit.

Dabei wurden folgende Hauptleistungen erbracht:

3931 Filmentwicklungen (je 50% in Schwarzweiß und Farbe)
14946 Reproduktionen (in Schwarzweiß und Farbe)
9681 Diapositive
5870 Elektronisch gesteuerte Röntgenausgleichskopien
33490 Vergrößerungen unterschiedlicher Formate
4162 Gegenständliche und Reportageaufnahmen
18168 Patientenaufnahmen in Farbe und Schwarzweiß.

Diese Leistungen entsprechen einem realisierten Wertvolumen von 306 TM.

Besondere Schwerpunkte waren

- die Herstellung von ca. 5000 Farbproduktionen und Farbduplikaten für Diaserien zum Einsatz in der VR Angola
- die Herstellung von Bildserien über Forschungs- und Neuererleistungen in Vorbereitung der Übergabe des Neubaus der Charité
- die Gestaltung und Ausführung der Ausstellung „Charité — Geschichte und Tradition“ anläßlich der Übergabe des Neubaus der Charité
- die Fortführung der Fotodokumentation über Neubau und Rekonstruktion, insbesondere der Inbetriebnahme.

Das Filmstudio fertigte entsprechend der wissenschaftlichen Auftragserteilung in Zusammenarbeit mit seinen Kooperationspartnern 9 wissenschaftliche Filme für die Lehre und Fortbildung mit einer Laufzeit von 107 Minuten unter folgenden Titeln an:

„Die dritten Zähne — Stomatologenfassung“
„Das Gilles de la Tourette-Syndrom“
„Individuelle Keramik — Mantelkrone“ Teil 1
„Nierendiagnostik mit radioaktiven Isotopen“ Teil 2
„Kontrastmittelzwischenfälle in der Röntgendiagnostik und ihre Bekämpfung“
„Zentrale Segmentspondylodese“
„Die dritten Zähne — Seniorenfassung“.

Der Film „Kontrastmittelzwischenfälle in der Röntgendiagnostik“ lief als DDR-Beitrag anläßlich der „Internationalen Tagung für den Wissenschaftlichen Film 1982“ in Jena. Mit der Hauptproduktionsphase der Filme „Neubau und Rekonstruktion der Charité“ wurde begonnen.

Verf.: Dipl.-Gewi. D. Müller, Verwaltungsdirektor des Bereiches Medizin (Charité)

Bereich Technik

Von L. LANGE und F. DANKER

Mit der Inbetriebnahme dieses neuen Krankenhauses haben sich die Anforderungen an die *Medizin- und Gebäudetechnik* auf Grund der auf einem hohen Niveau stehenden Ausrüstungs- und Ausstattungsstandards wesentlich erhöht. Folgende Schwerpunktaufgaben galt es zu lösen:

- Betreibung, Wartung, planmäßige Instandhaltung und Instandsetzung von Gebäuden, gebäudetechnischen und medizintechnischen Anlagensystemen sowie Anlagen der Wärmeversorgung, der Wasserver- und -entsorgung, Anlagen für Stadtgas und medizinischtechnische Gase, Luft-, Klima- und Kälteanlagen, BMSR-Ausrüstungen, starkstromtechnischen Anlagen und Netzersatz, Straßenbeleuchtung und Blitzschutz, Fernmelde- und Informationsanlagen, Gebäudeautomatisationsanlagen und Aufzugsanlagen
- Durchführung von Serviceaufgaben an medizintechnischen Geräten
- Planung, Vorbereitung und Durchführung von Werterhaltungsmaßnahmen durch Fremd- und Eigenkapazitäten.

Auf Grund der Kompliziertheit der technischen Anlagensysteme mußte zur Sicherung der medizinischen Betreuung ein durchgängiger 3-Schicht-Betrieb aufgebaut werden, der es gleichzeitig ermöglichte, daß sich alle Kollegen rechtzeitig in die neue Technik einarbeiten konnten. Der sozialistischen Gemeinschaftsarbeit von Bauleuten, Medizinern und Technikern ist es zu verdanken, daß der Charité-Neubau in nur wenigen Monaten medizinisch voll in Betrieb gehen konnte. Sämtliche technischen Probleme in der Inbetriebnahmephase wurden kollektiv behandelt und gelöst. Zum Jahresende 1982 liegt die gesamte Medizin- und Gebäudetechnik in Verantwortung des Bereiches Technik der Charité, und Anlagen werden ausschließlich durch die Techniker der Charité betrieben.

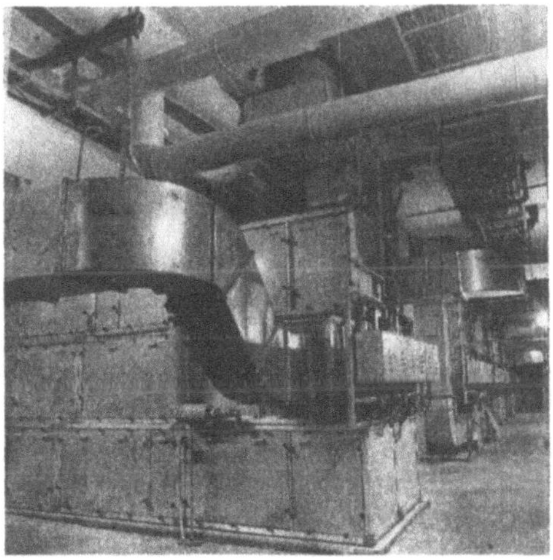

Blick in eine Klimazentrale

Parallel zur technischen Inbetriebnahme des Charité-Neubaus wurden von den Technikern große Leistungen zur Sicherung der medizinischen Prozesse, der Forschung und der Lehre in den Altbauobjekten erbracht. In Anbetracht der Vielzahl alter Gebäude, die auch in Zukunft weiter genutzt werden, kommt der

Instandhaltung dieser Objekte eine hohe Bedeutung zu. Die Abteilung *Werterhaltung* arbeitet jährlich nach einem Werterhaltungsplan, um kontinuierlich und schwerpunktmäßig deren Funktionsfähigkeit zu erhalten und die Arbeits- und Lebensbedingungen für Mitarbeiter und Patienten, die Studienmöglichkeiten für die Studenten und die Forschungsbedingungen für die Wissenschaftler zu verbessern. Der Werterhaltungsplan 1982 wurde mit 11,7 Mio Mark um 2,7 Mio Mark übererfüllt. Dabei wurden durch die Betriebshandwerker der Charité Eigenleistungen in Höhe von 1 Mio M erbracht. Besondere Verdienste haben sich die Mitarbeiter dieser Abteilung bei der Realisierung folgender Maßnahmen erworben:

- Fertigstellung der Rekonstruktion des Institutes für Physiologische und Biologische Chemie
- Rekonstruktion des Operationssaales in der Nervenklinik
- Instandsetzung von Schwesternzimmern
- Restaurierung der Robert-Koch-Gedenkstätte
- Errichtung eines Lagers für brennbare Flüssigkeiten.

Darüber hinaus wurden durch die Betriebshandwerker 10800 Aufträge der Kliniken und Institute realisiert.
Die Umstellung der Gasanlagen einschließlich Leitungssystemen von Stadtgas auf Erdgas konnte zum vorgesehenen Termin Mai/Juni 1982 abgeschlossen werden. Im Rahmen der Verbesserung der Wärmeversorgung wurde die Orthopädische Klinik an die Fernwärmeversorgung angeschlossen und mit den Vorbereitungen für den Fernwärmeanschluß des Klinikums Ziegelstraße begonnen, so daß planmäßig 1983 das bisherige Ölheizwerk seinen Betrieb einstellen kann. Damit sind alle Heizölverbraucher im Bereich Medizin auf andere Energieträger umgestellt.
Die Mitarbeiter der Wärmetechnik haben große Anstrengungen vollbracht, um die Wettbewerbsziele zur Einsparung von Wärmeenergie und Brennstoffen zu erreichen und zu überbieten. Insgesamt wurde eine Einsparung von 80 TM erzielt. Gleichermaßen wurden die Planvorgaben zur gesamten Energieeinsparung in einer Größenordnung von 500 TM erreicht.
Auch im Jahre 1982 wurde der Lehrlingsausbildung eine große Bedeutung zugemessen. So konnten zum September 13 Lehrlinge den Fachgebieten als Facharbeiter zugeführt werden, und 16 Jugendliche begannen ihre Lehre am Bereich Medizin. Auch in den nächsten Jahren wird an der Struktur der Lehrlingsausbildung entsprechend den Schwerpunkten Sanitär, Elektro, BMSR, Aufzug, Maler, Tischler und Feinmechaniker festgehalten. Bewährt hat sich die Bildung von Jugendkollektiven mit der Übergabe konkret abrechenbarer Jugendobjekte.
Von den Mitarbeitern des Bereiches Technik wurden 1982 27 Neuerervorschläge eingereicht und bestätigt. Damit konnte der geplante volkswirtschaftliche Erlös aus der Neuerertätigkeit in Höhe von rund 364 TM erreicht werden.

Verf.: Dipl.-Ing. L. Lange, Technischer Leiter des Bereiches Medizin (Charité)

Zur Geschichte der Charité

Die Berliner Universitäts-Frauenklinik — 100 Jahre Lehre, Forschung und Krankenbetreuung

von H. BAYER[1]

Thomas MANN schrieb an Max OSBORN:

Tradition ist viel, sie ist ein notwendiges Element des fortschreitenden Lebens.

Thomas MANN sagte im April 1942:

Auf eigene Art einem Beispiel zu folgen, das ist Tradition.

TUCHOLSKY schrieb zur Traditionspflege:

Es ist nämlich viel mühseliger, Steinchen auf Steinchen einer Tradition aufzubauen, als auf einen „Schlager" zu spekulieren, der dann die ganze Saison herausreißen soll.

Unser heutiges Jubiläum bezieht sich auf das Gebäude, das 1882 in der damaligen Artilleriestraße errichtet wurde. Die ersten geburtshilflichen Einrichtungen entstanden schon früher, 1817 in der Oranienburger Straße unter SIEBOLDT und 1831 in der Dorotheenstraße unter BUSCH. Gleichzeitig gab es in der Charité schon seit 1727 eine geburtshilfliche Abteilung. Laut preußischem Ministererlaß hieß diese ein Geburtssaal für „liederliche Weibspersonen". Nach der Definition des damit beauftragten Arztes, Dr. ELLER, der die Realitäten sah und anprangerte, „ein Platz, wo Frauen in sozialem Elend wenigstens ein Unterkommen für die Entbindung finden".

Eine solche schon bei der Gründung der Charité zum Ausdruck gebrachte humanistisch-progressive Einstellung maßgeblicher Charité-Ärzte wurde zu einer der von uns zu bewährenden guten Traditionen, deren wir in dem gegenwärtig besonders harten Kampf um die Erhaltung des Friedens auch in dieser Stunde eingedenk sein sollten!

Die Etablierung eines Faches in einem neuen, für seine Zwecke errichteten Gebäude ist immer Zäsur und Stimulus. Das Zusammentreffen unseres 100jährigen Jubiläums mit der geplanten Inbetriebnahme des Charité-Neubaus wollen wir als Verpflichtung ansehen, gute Traditionen dorthin zu übernehmen.

Zäsur heißt Bilanz ziehen, ordnen, orientieren und planen. Stimulus heißt: Ansporn durch Neubau, neue Einrichtungen, neue Aufgabenstellungen und verbesserte Arbeitsbedingungen. Insofern ist ein Vergleich zwischen der Inbetriebnahme vor 100 Jahren und der jetzigen berechtigt. Unvergleichbar sind freilich die gesellschaftlichen Bedingungen, unter denen sie erfolgen. Ich glaube, daß schon die Namen

[1] Festansprache anläßlich des 100jährigen Bestehens der Universitäts-Frauenklinik am 12. März 1982

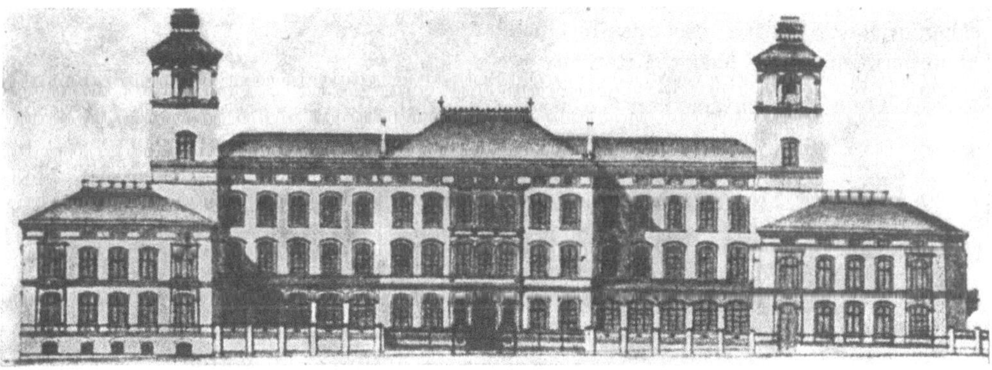

Die Klinik in der Artilleriestr. 18 im Jahr ihrer Eröffnung 1882

Artilleriestraße und Tucholskystraße den jeweiligen Zeitgeist besser symbolisieren als lange Ausführungen. Gewiß hatte der Bau 1882 noch etwas vom Schwung der sogenannten Gründerjahre. Aber die Tatsache, daß er aus den Mitteln der französischen Reparationen von 1871 finanziert wurde, muß uns rückblickend als Schatten einer unheilvollen chauvinistischen Revanche-Politik erscheinen, der über Baugeschehen und Nutzung lag.

Das Jahr 1882, in dem die Klinik in Betrieb genommen wurde, ist durch eine Reihe wichtiger Forschungsergebnisse in der Medizin gekennzeichnet.

Giulio BIZZOZERO	Entdeckung der Thrombozyten
Irenaes QUINCKE	erste Beschreibung des umschriebenen akuten Hautödems (Quincke Ödem)
Wladimir Michailowitsch KERNIG	erste Beschreibung des „Kernig Zeichens" der akuten Meningitis
Karl LANGENBACH	erste Exstirpation der Gallenblase bei Cholelithiasis
Ferdinand Adolf KEHRER und Max SAENGER	Einführung der uterinen Doppelnaht beim Kaiserschnitt
William ALEXANDER und James ADAMS	operative Korrektur des retrovertierten und retroflektierten Uterus

Mit Stolz können wir feststellen, daß Forscher in Berlin und in der Charité einen nicht geringen Anteil daran hatten:

Robert KOCH	Entdeckung des *Mycobact. tuberculosis*
Franz ZIEHL	mikroskopischer Nachweis säurefester Stäbchen nach Färbung mit Methylviolett
Friedrich Carl Adolf NEELSEN	mikroskop. Nachweis von Tuberkelbakterien nach Färbung mit Karbolfuchsin
Carl FRIEDLÄNDER	Entdeckung des *Bac. mucosus capsultatus* als Erreger der „Friedländer Pneumonie"
Paul EHRLICH	Nachweis von Diazokörpern im Harn.

Wir sehen, daß es vor 100 Jahren eine lebhafte medizinische Forschungstätigkeit gab. Sie legte auch den Grundstein für den guten Ruf der Berliner Charité — und die Lehrer der Gynäkologie und Geburtshilfe und die vielen Generationen von Ärzten, Schwestern, Hebammen und auch Hausmeistern und Handwerkern dieses traditionsreichen Hauses haben ihr Teil dazu beigetragen. Ich bin mir bewußt, daß diese Klinik 1882 — ebenso wie die anderen Einrichtungen an der Ziegelstraße — nicht zur „Charité" im engeren Sinne gehörten, aber die inhaltlichen und personellen Verflechtungen bis zur schließlichen strukturellen Zusammenführung als Universitäts-Kliniken waren stets so eng, daß der Begriff „Charité" zum Inbegriff für alle wurde.

Wir können die 100 Jahre in 3 Etappen gliedern. Die erste Etappe reicht von der Gründung der Klinik bis zum Ende des 1. Weltkrieges, die zweite bis zum Ende des 2. Weltkrieges, die dritte umfaßt Wiederaufbau und sozialistische Umgestaltung. Jede Etappe hat ihren spezifischen gesellschaftlichen Hintergrund, der nicht ohne Auswirkung auf die Entwicklung und die Leistungen dieser Klinik geblieben ist. Aber auch die Direktoren und Mitarbeiter dieses Hauses haben durch ihre Leistungen, ihre Ausstrahlungskraft und nicht zuletzt durch ihre humanistisch geprägte politische Haltung ihrerseits auf die gesellschaftliche und die Entwicklung des Faches Einfluß genommen.

Ich sprach einleitend von solchen Haltungen und progressiven Traditionen bei der Gründung der Charité. Sie kamen gerade zu der Zeit vor etwa 100 Jahren u. a. zum Ausdruck im politischen Kampf des Charité-Arztes Dr. Rudolf VIRCHOW gegen den Blut-und-Eisen-Kanzler BISMARCK. Auch in späteren Zeiten sind charakterfeste politische Haltungen in diesem Hause wirksam geworden. Ich erinnere an die schützende Hand, die Walter STOECKEL über R. MEYER gehalten hat, um ein schlimmes Schicksal von ihm abzuwenden, oder an die politisch bedeutsame Entscheidung von Helmut KRAATZ für die Treue zur Klinik und für unsere damals noch junge Republik.

Die erste Entwicklungsetappe der Frauenklinik ist charakterisiert durch eine relativ lange Phase friedlichen Aufbaus. Sie war unter der Leitung von Carl SCHRÖDER, der den Neubau am 16. 8. 1882 in Be-

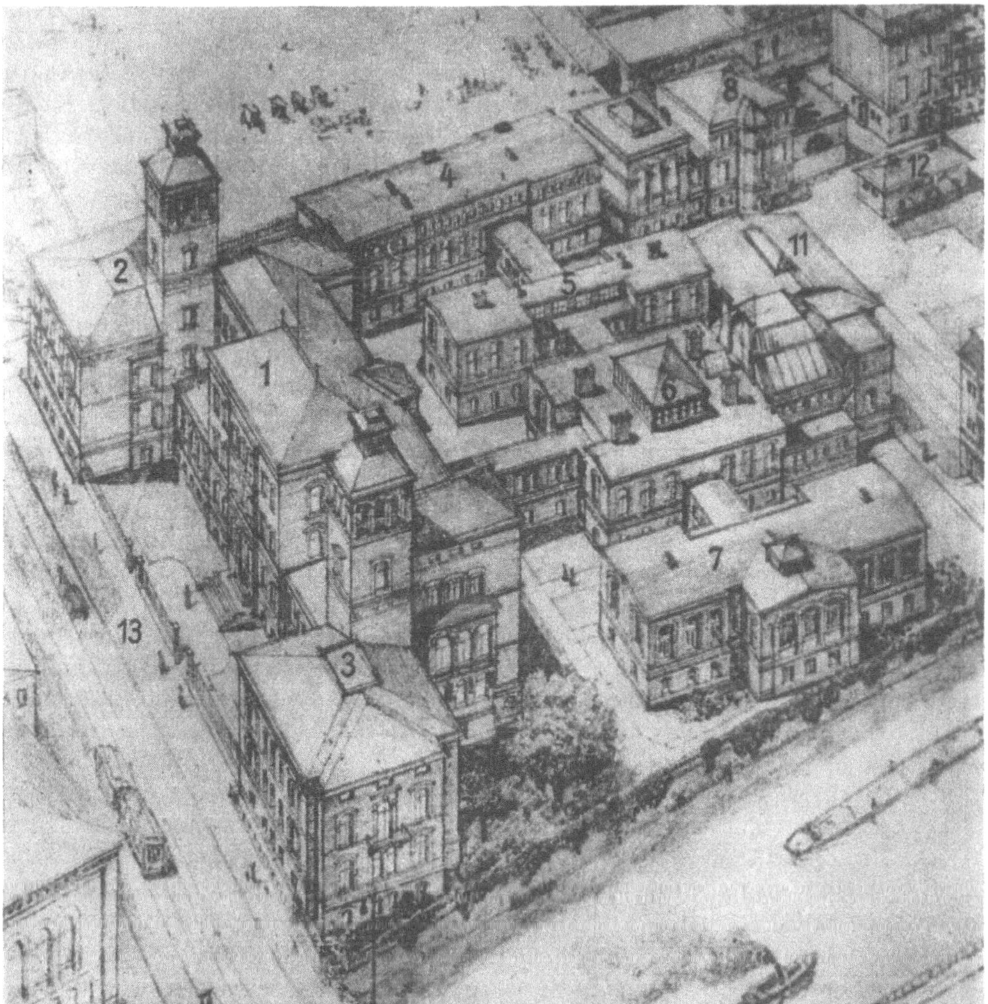

Die Frauenklinik im Jahre 1910.

1 Hauptgebäude, 2 Operationssäle, 3 Direktorenwohnung, 4 Gynäkologische Stationen, 5 Wochenstation, 6 Hörsaalkomplex, 7 Kreißsaal, Geburtshilflicher Operationssaal und Präpartale Station, 8 Pathologische Abteilung, 11 Kesselhaus, 12 Tierstall, 13 Artilleriestraße. Rechts oben sind Gebäude der III. Medizinischen Klinik zu sehen; in der Mitte des rechten Bildrandes ist das Ida-Simon-Haus angeschnitten

trieb nahm, Robert v. OLSHAUSEN und Ernst BUMM eine Zeit fleißiger Arbeit und brachte eine Fülle hervorragender Leistungen. So wurde auf Anregung Carl SCHRÖDERS eine „Puerperalkommission" gegründet, welche die Erkenntnis von SEMMELWEIS für die Klinik festschrieb und Maßnahmen zur Prophylaxe der Puerperalsepsis einführte. Noch heute — oder besser: heute wieder, angesichts der zunehmenden Bedeutung puerperaler Infektionen — könnten sie Bestandteile unserer Arbeitsordnung sein: z. B. Vorschriften für die Desinfektion im Kreißsaal, Überwachung des Hebammenpersonals, Meldepflicht für Kindbettfieber (!) u. a. SCHRÖDER hat auch Institutionen geschaffen, die für diese Berliner Klinik spezifisch waren, ihren Ruf mitbegründeten und ihr bis heute das Profil geben. So wurde 1886 Carl RUGE als Prosektor in der Klinik angestellt. Seitdem ist die gynäkologische Histologie ein typisches Element dieses Hauses, das von Robert MEYER, dem Nachfolger RUGES, zu internationalem Ruf gebracht wurde.

1887 trat Robert von OLSHAUSEN die Nachfolge Carl SCHROEDERS an. Er bearbeitete und verfeinerte die Technik der abdominalen Ovarektomie und publizierte eine detaillierte Indikationsstellung zur operativen Therapie des Uterus myomatosus. Er entwickelte die Ventrofixation, führte aber auch die Pessartherapie des retroflektierten Uterus ein. Hier kommt eine weise, qualifizierte Zurückhaltung im Unterschied zu operationsfreudigen Kollegen zum Ausdruck; ebenfalls eine zu bewahrende Tradition!

Um die Jahrhundertwende zählte die Klinik 156 Betten, davon 87 geburtshilfliche (ebenso viele wie heute) und 69 gynäkologische. Die Zahl der Entbindungen im Hause lag bei 1100 pro Jahr. Dazu kamen 2600 poliklinische Entbindungen in der Stadt. Diese zunächst sporadisch durch Ärzte der Klinik mitbetreuten, von selbständigen Hebammen versorgten Patienten erhielten dann unter Walter STOECKEL ein Betreuungssystem, bekannt unter dem Begriff „geburtshilfliche Poliklinik" der Charité, das einmalig war, den Frauen zum Segen gereichte und für Assistenten und Studenten zu einer hervorragenden Schule qualifizierter geburtshilflicher Ausbildung und Erfahrung wurde. Die enge Zusammenarbeit der Hebammen von Kreißsaal und Stadtgebiet führte zu einer für die damaligen Zeiten optimalen Betreuung der Schwangeren und Gebärenden. Hier stehen die Namen der Oberhebamme Maria SCHÜTT für die Klinik und Fr. BACHMANN für die Hebammen der Stadt, die noch mit über 80 Jahren ihre 10000. Entbindung leitete und in den ersten Jahren unserer Republik mit der Hufeland-Medaille ausgezeichnet wurde.

OLSHAUSEN hat der Ausbildung des Nachwuchses große Aufmerksamkeit geschenkt. Auf seine Initiative hin wurde der Hörsaal der Klinik umgebaut und erweitert. Mit über 200 Plätzen war er damals einer der größten in der Charité. So ist es auch jetzt noch, und es erfüllt uns mit Genugtuung, daß dieser Hörsaal — so wie heute zu unserer Feier — zu allen Lehrveranstaltungen gut gefüllt ist!

Unter dem späteren Direktor BUMM, insbesondere aber unter STOECKEL und KRAATZ wurde dann die Lehre zu höchster Qualität entwickelt. Dies ist eine weitere Tradition dieser Klinik, die zu wahren wir verpflichtet sind. Ernst BUMM, der nach OLSHAUSEN 1910 die Klinik übernahm, war bereits seit 1904 Chef der II. Universitätsklinik in der Charité. In seiner Person kommt die enge Verflechtung der I. und II. Universitäts-Frauenklinik deutlich zum Ausdruck. Die Lehrer an beiden Einrichtungen gaben dem Fach das Gepräge. Sie sind auch auf unserer Ehrentafel gemeinsam genannt.

BUMM trat sein Amt an, als die friedliche Periode ihrem Ende entgegenging. Der Krieg, der seine Schatten vorauswarf, prägte das ganze mittlere Drittel seiner

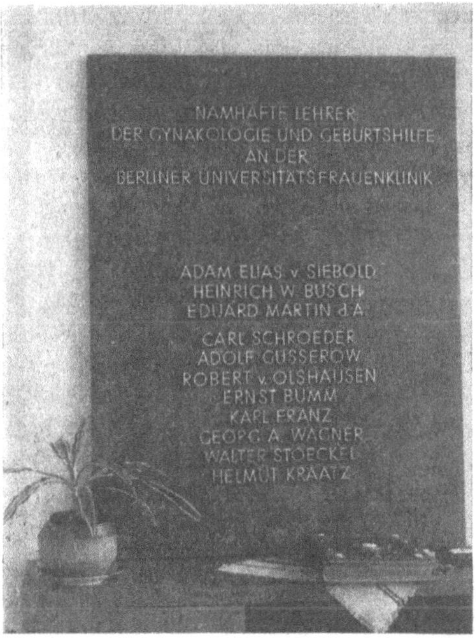
NAMHAFTE LEHRER
DER GYNÄKOLOGIE UND GEBURTSHILFE
AN DER
BERLINER UNIVERSITÄTSFRAUENKLINIK
ADAM ELIAS v. SIEBOLD
HEINRICH W. BUSCH
EDUARD MARTIN d.Ä.
CARL SCHROEDER
ADOLF GUSSEROW
ROBERT v. OLSHAUSEN
ERNST BUMM
KARL FRANZ
GEORG A. WAGNER
WALTER STOECKEL
HELMUT KRAATZ

Amtszeit, die 1924 endete. An der Klinik, die nur einige 100 Meter vom kaiserlichen Stadtschloß und dem Marstall entfernt lag, konnten die Notzeiten des Krieges, die revolutionären Kämpfe der Berliner Arbeiter und Matrosen und die Restauration der Reaktion nicht unbemerkt vorübergehen. Und die scheinbare Ruhe und Prosperität der zwanziger Jahre, in denen auf BUMM nach 2jährigem Zwischendirektorat von WARNEKROS 1926 Walter STOECKEL folgte, waren nur die Ruhe vor einem bösen Sturm, der das Schicksal unseres Volkes und mit ihm das Schicksal dieses Hauses für mehr als 12 Jahre bestimmte und die Leiter und Mitarbeiter vor harte Aufgaben und ernste Prüfungen stellte.

Mit der Amtsübernahme durch Walter STOECKEL am 1. 4. 1926 wurde eine Periode eingeleitet, die wir mit Recht als „Ära Stoeckel" bezeichnen können. Er hat durch die Kraft seiner Persönlichkeit, durch die Strenge seiner Führung und durch seine Einsatzbereitschaft ebenso der Klinik das Gepräge gegeben, wie er durch die Fülle seiner Ideen, sein Durchsetzungsvermögen und seine Ausstrahlungskraft unserem Fach und den von ihm getragenen Fachgesellschaften innerhalb Deutschlands und weit über seine Grenzen hinaus Impulse vermittelt hat.

Diese Klinik ist nicht verschont geblieben von den wirtschaftlichen Depressionen der Krisenjahre. Und es sind an ihr auch nicht vorübergegangen die dann folgenden Säuberungen der Mitarbeiterschaft durch die Nazis und Versuche, Elemente der faschistischen Ideologie in die Reihen der Mitarbeiter zu tragen. Der konsequenten Position, der charakterlischen Stärke und den schließlich über alles dominierenden fachlichen Leistungen Walter STOECKELS sowie der auch unter schlechten materiellen Bedingungen und ideellen Pressionen ungebeugten Einsatzbereitschaft eines Kerns zuverlässiger Mitarbeiter ist es zu verdanken, daß der Ungeist der Nazizeit der Entwicklung von Fach und Klinik wenig schaden und daß trotzdem hervorragende Leistungen erbracht werden konnten. Allen bekannt ist das Stoeckelsche Lehrbuch; von ihm wurden die Zeitschrift für Gynäkologie und Geburtshilfe, das Zentralblatt für Gynäkologie und die Zeitschrift für chirurgische Urologie zeitweise geleitet bzw. herausgegeben. Allein das Zentralblatt hat er von 1911–1959, also beinahe ein halbes Jahrhundert lang, als Herausgeber federführend gestaltet.

In seiner Zeit kam es auch zur Entwicklung von Spezialgebieten in unserem Fach. 1903 hat er mit seiner Habilitationsschrift „Die Zystoskopie" die erste Arbeit auf urogynäkologischem Gebiet herausgebracht. Diesem Spezialgebiet hat er dann als Chef ein Gepräge gegeben, das sich international durchgesetzt hat und noch heute profilbestimmend für die Klinik ist. Er und seine Mitarbeiter sind durch die Weiterentwicklung der operativen Gynäkologie ebenso bekannt geworden wie durch die Entwicklung der nach STOECKEL benannten geburtshilflichen

Schule. In diesen Jahren wurden auch unter ASCHHEIM an der Klinik die Grundlagen für eine gynäkologische Endokrinologie geschaffen.

Unter der Leitung Walter STOECKELS wurden ferner der Hörsaal modernisiert und der Neubau entlang der Ziegelstraße errichtet, wodurch die Zahl der Betten von 149 im Jahre 1924 auf 250 erhöht werden konnte. Im Hause entstand als Zeichen der Achtung vor seinen Vorgängern und der Pflege der Tradition die noch heute bestehende „Ruhmeshalle".

In der Ära STOECKEL haben an dieser Klinik viele Wissenschaftler und Schwestern gearbeitet, deren Namen uns gut bekannt sind, und die später selbst führende Vertreter unseres Faches und Gestalter einer modernen Krankenpflege wurden. Stellvertretend für sie alle, die aufzuzählen diesen Rahmen sprengen würde, möchte ich nennen: MIKULICZ-RADECKI, PHILIPP, KRAUSSOLD, DÖDERLEIN, KAUFMANN, BRACHT, die als Ordinarien bekannt wurden. Aber auch in die Praxis von Stadt und Land wurde unsere Schule getragen von Persönlichkeiten wie OTTOW, FROMMOLT, OHNSORGE und HIRSCHBERG in früheren Jahren. In unserer Zeit stehen für diese Traditionen die Namen MOSLER, POCKRANDT, MACH, HAGEN, VOGELSANG. Auch Namen wie die der Schwestern Wanda ILGNER, Marga HOFFMANN, Frieda LIEBSCH und Grete KOTTUSCH, aber auch der der uns allen noch bekannten Luise PIETZUCH sind hier zu nennen.

1939 hatte die Klinik eine Kapazität von 250 Betten. Durch die Einwirkungen des Krieges wurde das Gebäude zu 60% zerstört und zu 40% beschädigt. In den letzten Kriegsjahren mußte die Patientenversorgung unter schwierigsten Bedingungen im benachbarten Bunker erfolgen. In ihm war schließlich die Bettenkapazität auf etwas über 100 reduziert worden.

Nach der Befreiung durch die Sowjetarmee wurden durch die Verbindungen, die von den sowjetischen Kommandeuren und Wissenschaftlern zu Walter STOECKEL hergestellt wurden, die Voraussetzungen dafür geschaffen, daß die Klinik aus ihren Trümmern neu errichtet werden konnte.

Es war eine harte Zeit für alle. Und selbst ein so starker Charakter wie Walter STOECKEL hätte angesichts dieser Lage versagen können, wenn nicht ein treuer Stamm von Mitarbeitern, allen voran sein damaliger Oberarzt Helmut KRAATZ, mit Mut und Zuversicht zugepackt und alle mitgerissen hätte. So konnten dieses Haus wieder aufgebaut, das klinische und wissenschaftliche Leben zu neuer Blüte gebracht und die Lehrtätigkeit aufgenommen werden. Mit dem Aufbau der Klinik wurden auch alle guten Traditionen wiederbelebt, und es wurde die Ehre derjenigen wiederhergestellt, die dem Druck des Faschismus weichen mußten. Noch heute erinnert eine Gedenktafel an die Tätigkeit des hervorragenden Wissenschaftlers Robert MEYER, der, 1912 von BUMM an die Klinik gerufen, die Lehre von der Morphologie, Prophylaxe und Frühdiagnose des Uteruskarzinoms begründet hat. Der von ihm geprägte Begriff „präinvasives Karzinom" ist auch heute ein durch nichts überholter Grundbegriff bei der modernen Beurteilung des Zervixkarzinoms.

Mit dem neuen Leben zog in die Klinik auch eine neue Generation von Studenten ein. Die berühmten Lehrveranstaltungen Walter STOECKELS zogen sie an. Seine klare Diktion, seine fesselnde Rede, seine beeindruckenden praxisbezogenen Kolleg-Demonstrationen und Tafelskizzen machten die Vorlesungen zu einem Erlebnis. Diese Lehrveranstaltungen sind in ihrer Qualität nur erreicht und überboten worden durch die Vorlesung seines Nachfolgers Helmut KRAATZ, die wir alle mit Begeisterung gehört und noch heute im Ohr haben.

Als Helmut KRAATZ nach einer kurzen kommissarischen Leitung dieser Klinik durch Herbert LAX im Jahre 1952 die Nachfolge von Walter STOECKEL antrat,

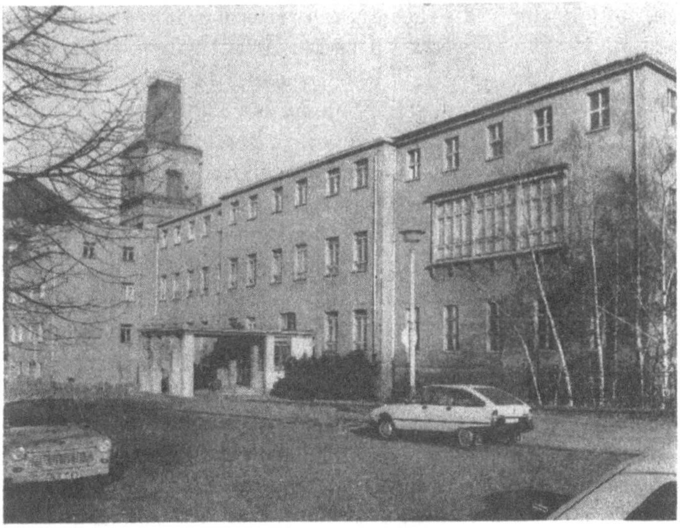

Eingang der Universitäts-Frauenklinik

war mit seiner Berufung die Gewähr dafür gegeben, daß das unter STOECKEL begonnene äußere und innere Aufbauwerk der Klinik fortgesetzt wurde.

Wenn wir bedenken, daß Helmut KRAATZ seit 1925, zuerst als Praktikant, dann seit 1928 als Assistent, später als Oberarzt und Dozent an dieser Klinik tätig war, dann sehen wir, daß er mehr als ein halbes Jahrhundert diesem Hause das Gepräge mit gegeben hat und auch von ihm geprägt wurde. Mit vollem Recht können wir deshalb die 1952 beginnende Periode an dieser Klinik als „Ära Kraatz" bezeichnen. Aufbau und Weiterentwicklung der Klinik und unseres Faches erhielten in diesen Jahren entsprechende Impulse durch die sozialistische Umgestaltung unseres gesellschaftlichen Lebens. Frei von allen Fesseln merkantiler und kommerzieller Denkweise, getragen von der Ideologie der Arbeiterklasse, die den humanistischen Ideen und Traditionen dieses Hauses entsprach und diese weiterentwickelte, unterstützt von den sowjetischen und später deutschen Verwaltungsstellen, konnten Fach und Klinik gestaltet und das Bewußtsein der Mitarbeiter erneuert werden.

Und so entstand auch dieses Gebäude in der Form, wie wir es heute sehen.

Sehr bald trat die Klinik wieder durch Leistungen hervor. Es wurden wissenschaftliche Gesellschaften wiederbelebt, Kongresse und Tagungen fanden in diesem Hause statt, und mehr und mehr wurden junge, fortschrittliche Mitarbeiter an die Klinik gezogen, die sich mit Begeisterung den Lehraufgaben, der Forschung und der spezialisierten Patientenbetreuung zuwandten und bald auf vielen Gebieten den internationalen Stand erreichten. Diese Leistungssteigerung, einbezogen in den Prozeß der revolutionären Umgestaltung, brachte natürlich auch Probleme und Konfrontationen zwischen Altem und Neuem.

Es gehört zu den historischen Verdiensten von Helmut KRAATZ, daß er in dieser schwierigen Phase eines revolutionären Prozesses die Politik unserer Partei verstanden und — von ihr unterstützt — eine positive Kontinuität für dieses Haus bewahrt hat. Galt es doch einerseits, konsequent die faschistische Ideologie zu überwinden und dem neuen sozialistischen Bewußtsein Eingang in das geistige Leben der Klinik zu verschaffen, gleichzeitig dabei aber auch zu verhüten, daß wertvolle Traditionen früherer Jahrzehnte von zu radikalen Begeisterungsstürmen verweht wurden.

So vielseitig die Gebiete waren, die in der Ära KRAATZ bearbeitet wurden, so klar kamen aber auch Schwerpunkte zum Ausdruck. Die operative Gynäkologie und die gynäkologische Urologie, ebenso wie die Fortführung und Aktualisierung der Stoeckelschen geburtshilflichen Schule und der gynäkologischen Endokrinologie, sind mit seinem Namen verbunden. Wir können sagen, daß unter STOECKEL die Schule des Hauses und der internationale Ruf der Klinik begründet wurden und daß durch den Aus- und Umbau des Gebäudes Voraussetzungen für die künftige Entwicklung unseres Faches entstanden sind. Unter KRAATZ erfolgte dann — begleitet von weiteren An- und Umbauten — die den modernen Bedingungen angemessene Profilierung und die Heranziehung von wissenschaftlichen Mitarbeitern für die künftige Übernahme vorgeformter Strukturelemente dieser Klinik. Damit wurden Bedingungen geschaffen und Kräfte entwickelt, die zu hohen Leistungen führen konnten. Die von Helmut KRAATZ erbrachten und bei seinen Mitarbeitern induzierten Leistungen fanden nicht nur Anerkennung in Fachkreisen, sondern sie führten auch dazu, daß Partei- und Staatsführung in ihm und den Mitarbeitern dieses Hauses die geeigneten Partner für gemeinsame gesetzgeberische Arbeit sahen. So können wir mit Recht sagen, daß Helmut KRAATZ und seine Schüler ebenso wie die leitenden Schwestern und med.-technischen Assistentinnen dieser Klinik an der Durchführung der Hochschulreformen und Einführung der modernen Krankenhausordnung beteiligt sind. Als Präsident des Rates für Planung und Koordinierung der medizinischen Forschung hat H. KRAATZ außerdem dazu beigetragen, daß diese einen spürbaren Aufschwung nahm. Wissenschaftliche Gremien haben seine Leistungen als Leiter dieses Hauses ebenso anerkannt wie unsere Partei- und Staatsführung. Berufungen als Ehrenmitglied ausländischer Fachgesellschaften (Sowjetunion, Italien, Ungarn, ČSSR, Österreich, Türkei), Ehrenmitgliedschaft in der Akademie der Medizinischen Wissenschaften der UdSSR, Ehrendoktor der Universitäten Berlin und Poznan und viele andere Beispiele legen dafür ebenso Zeugnis ab wie hohe staatliche Auszeichnungen: Nationalpreis, Verdienter Arzt, Verdienter Wissenschaftler und Verdienter Hochschullehrer des Volkes u. a. m.

Aber auch seine Schüler, Ärzte wie Schwestern, die sein Werk fortsetzen, bewähren

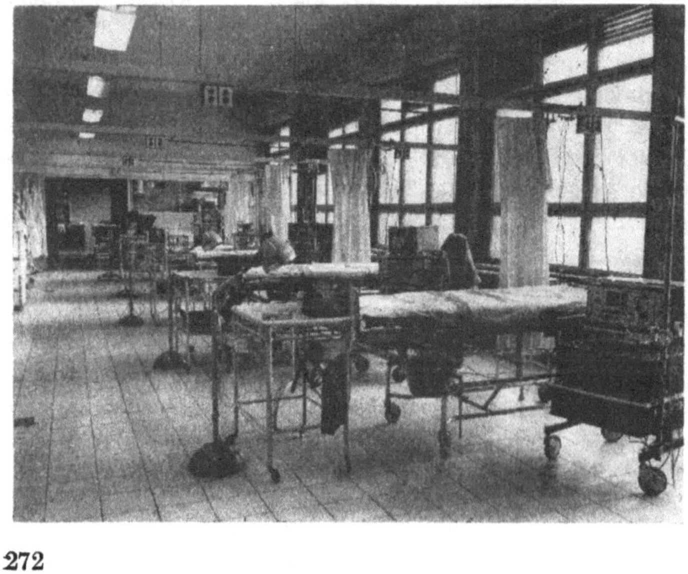

Kreißsaal

sich in ihrer Arbeit. Sie vereinen fachliche Qualifikation mit politischer Verantwortung und beweisen dadurch die Richtigkeit der Führungskonzeption von Partei- und staatlicher Leitung an dieser Klinik in der ganzen letzten Etappe. Mitarbeiter dieser Klinik wurden in zahlreiche verantwortliche Positionen berufen und mit staatlichen Auszeichnungen für ihre Leistungen geehrt. Zahlreiche Einladungen zu Vorträgen, Rundtischgesprächen, Gastvorlesungen und Operations-Unterweisungen kommen ständig ins Haus und zeigen, daß die Klinik nach wie vor Ansehen im In- und Ausland genießt.

Wenn also in den letzten 12 Jahren nach der Emeritierung von Prof. KRAATZ die Entwicklung der Klinik mit weiteren guten Leistungen fortgesetzt werden konnte, dann ist darin nicht nur ein Weiterwirken seiner Impulse auf seine Schüler zu sehen, sondern auch das Hüten, Bewahren und Weiterentwickeln kostbarer, übergeordneter ethischer und moralischer Werte, die Helmut KRAATZ von seinen Vorgängern auf seine Nachfolger übertragen hat.

Wir wollen diesem Gedanken am Schluß meiner Ausführungen im Sinne einer Klammer über den gesamten Jubiläumszeitraum und als Verpflichtung für die Zukunft noch einmal nachgehen.

Seit Beginn des technischen Zeitalters im vorigen Jahrhundert hat es stets neue, dem technischen Entwicklungsstand angemessene Geräte in der Medizintechnik gegeben. Wir dürfen annehmen, daß diese zu jeder Zeit für den jeweiligen Stand neu, revolutionierend, ja faszinierend waren, und wir können davon ausgehen, daß die Faszinierung durch eine moderne Medizintechnik immer — in jeder Etappe — die Versuchung in sich barg, diese überzubewerten, in den Vordergrund zu rücken und darüber den Patienten als hilfsbedürftigen Mitmenschen zu vergessen. Das Problem ist also nicht erst in der Neuzeit entstanden. Die Aufgabe für den Lehrer und Leiter an einer großen Klinik, dieser technischen Versuchung nicht zu verfallen und — bei optimaler Nutzung — den Tendenzen der Überbewertung der Medizintechnik zu begegnen und dem menschlichen Kontakt zum Patienten den Vorrang zu geben, ist immer gleich gewesen. Sie stets mit Engagement und mit persönlichem Vorbild verwirklicht zu haben, ist ein über das Jahrhundert wirkendes Verdienst der Lehrer und Mitarbeiter dieses Hauses. Ein gutes menschliches und verständnisvolles Verhältnis zu den Patienten war immer oberstes Gebot und Leitgedanke der ethischen Erziehung des Nachwuchses.

Eine zweite Maxime, die von der Gründung der Berliner Frauenklinik bis in die heutige Zeit hinein erhalten und gepflegt wurde, ist die Forderung nach hoher selbstloser Einsatzbereitschaft.

Die Verpflichtung zur Verantwortung, zur Sorgfalt, zum Schweige- und Bewahrungsgebot, zu innerer Sauberkeit beim Umgang mit dem Patienten, bei der Beratung über ihn und bei der Ausbildung am Krankenbett galt für die Mitarbeiter dieses Hauses in allen Etappen. Diese Eigenschaften sind gerade in unserem Fach, in welchem die intimsten Bereiche menschlichen Zusammenlebens ständig berührt werden, eine Vorbedingung für das Erlangen und die Erhaltung des Vertrauens unserer Patientinnen. Aus diesen moralisch-ethischen Forderungen leiteten die Lehrer und Leiter der Klinik ihre Grundsätze für die Meisterung der Wissenschaft, für den wissenschaftlichen Meinungsstreit und dessen Sauberkeit und für die Gestaltung der Schule dieses Hauses ab.

Kritisch aufgeschlossen gegenüber jeder neuen Erkenntnis wurde die Schule stets auf einem hohen internationalen Stand gehalten, ohne je zu vergessen, daß niemals Bewährtes voreilig verlassen werden darf, um vermeintlich Modernes hastig einzuführen. Die Forderung nach fachlichem Höchststand, nach charakterlicher Sauberkeit und Integrität und das Einhalten ärztlicher und pädagogischer Grundsätze waren und sind in einem Fach wie dem unseren, in dem fast stündlich Entscheidungen über Leben und Tod fallen, nur denkbar, wenn die Leitung des Kollektivs der Klinik streng und diszipliniert erfolgt. Auch in diesem wichtigen Punkt gibt es eine über 100jährige Tradition. Die sprichwörtliche eiserne Strenge Walter STOECKELS, über die manchmal mit der Erinnerung an durchlebte Furcht, aber stets mit großer Ehrfurcht und Achtung berichtet wird, begründete einen Leitungsstil in diesem Hause, der von Helmut KRAATZ weiterentwickelt, den modernen Bedingungen angepaßt und zu unseren heutigen Prinzipien einer sozialistischen Leitungstätigkeit geführt werden konnte.

Wir alle wissen — und damit berühre ich eine letzte, den ganzen Zeitraum charakterisierende Maxime —, daß Leistungen auf hohem Niveau in unserem Fach und in einer so großen Klinik nicht denkbar sind, daß solch ein Leitungsstil nur erfolgreich sein kann, wenn das persönliche Vorbild jedes Leiters die anderen mitreißt: Nie etwas von seinen Mitarbeitern verlangen, was ein Leiter nicht selbst an Einsatz zu erbringen ständig bereit ist; das ist ein Grundsatz, der dieser Klinik zu Ansehen und gutem Ruf gereichte.

Unsere Rede heute ist die Rede von Neubau Wiederaufbau, Umbau, Anbau und wiederum Neubau. Wer aber dem Aufbau verpflichtet ist — und das sind wir —, der ist ein Feind von Zerstörung und Niedergang und folglich auch ein Streiter für Frieden und Fortschritt — und das wollen wir sein. Wer so prinzipienfest zu den humanistischen Idealen dieses Hauses steht, wie wir es geloben, der wird auch ein streitbarer Kämpfer für Frieden und Sozialismus sein.

Und so können wir heute guten Gewissens vor der Vergangenheit dieser 100 Jahre und vor den Persönlichkeiten, die unser Fach in dieser Klinik während dieser Zeit repräsentierten, und vor unseren Studenten und Patienten als Teil der Gesellschaft, in der wir leben und für die wir arbeiten, auch an dieser Stelle ein Versprechen abgeben, das wir anläßlich der Grundsteinlegung für den Charité-Neubau in einer Verpflichtung für den X. Parteitag formuliert haben:

Wir werden uns stets zu den humanistischen und medizinisch-ethischen Grundsätzen bekennen, die zu allen Zeiten von den progressiven Teilen unseres Volkes und von der Ärzteschaft vertreten worden sind und die in dem sozialistischen Gedankengut unserer Zeit ihre Erfüllung finden; Grundsätze, die an dieser Klinik und in ihren Traditionen Verkörperung gefunden haben, und für die die Lehrer dieses Hauses mit ihrem Namen und ihrem Rufe einstanden und einstehen.

Ihnen zu Ehren haben wir vor 5 Jahren eine Ehrentafel am 75. Geburtstag von Helmut KRAATZ enthüllt. Und als Zeichen dafür, daß wir diese Prinzipien auch zur Grundlage unserer Tätigkeit im Neubau machen werden, soll heute, am Vorabend des 110. Geburtstages von Walter STOEKKEL, diese Tafel aus dem Hause, das wir nach 100jährigem Bestehen verlassen, symbolisch an den Eingang unserer Räume im Neubau übernommen werden. Wünschen wir uns allen bei dem großen und schönen Werk, das vor uns steht, ein gutes Gelingen.

Verf.: OMR Prof. Dr. med. habil. H. BAYER, Direktor der Frauenklinik des Bereiches Medizin (Charité)

Zur Entwicklung der Neurologie/ Psychiatrie in Berlin, insbesondere am Charité-Krankenhaus

von B. Luther, I. Wirth und C. Donalies

1. Beurteilung und Behandlung von Nerven- und Geisteskrankheiten in Berlin bis zum Ende des 18. Jahrhunderts

Die Einstellung der Gesellschaft und der Medizin zu den Nerven- und Geisteskranken war in der Geschichte der Menschheit überaus wechselhaft. Während man die neurologischen Leiden mehr im Rahmen einer Allgemeinerkrankung des Menschen betrachtete, wurden die Geisteskrankheiten in der medizinischen Betreuung kaum beachtet und waren lange Zeit eine Domäne der Philosophie. Erst spät fand die Psychiatrie folgerichtig Anschluß an die Medizin. So wird es verständlich, daß die Entwicklung der beiden eng verknüpften Fachgebiete unterschiedlich verlief.

Obwohl es von der griechisch-römischen Antike bis hinein ins Mittelalter immer wieder Bemühungen gab, Geisteskrankheiten zu behandeln, stellte die Gesellschaft, vornehmlich die Theologie, zumeist eine Beziehung der „Irren" zu Heiligen, Dämonen und Hexen her. Das führte zu einer Reihe von Hexenprozessen und Teufelsaustreibungen. Vereinzelt gab es dennoch Bestrebungen, diese krankhaften Veränderungen zu den natürlichen Leiden zu rechnen, wie die Tätigkeit des Berliners Leonhard Thurneysser (1531 bis 1596) zeigt, der, obwohl er nie Medizin studiert hatte, als Leibarzt tätig war.

Eine Wandlung trat im 17. Jahrhundert insofern ein, als man die Ursachen der Geisteskrankheiten nicht mehr in übernatürlichen Kräften sah, sondern in einer moralisch-ethischen Verwahrlosung. Die „Irren und Wahnwitzigen" galten als seelenkrank, willensschwach, töricht, störrisch und nicht zuletzt als asozial. Die scheinbar notwendige Schutzreaktion der Bevölkerung bestand in Kasernierung der Kranken in Gefängnissen, Hungertürmen und Siechenhäusern. Einige fristeten ihr Dasein auch in gemeinnützigen Hospitälern. Geisteskranke galten als unheilbar, und die Pflege der moralischen Anlagen im Menschen wurde zur besten Prophylaxe erklärt.

Unter dem Einfluß der Philosophie begann Ende des 17. und im Verlaufe des 18. Jahrhunderts die allmähliche Hospitalisierung der Geisteskranken. Erste Irrenanstalten entstanden 1645 in Florenz, 1681 in Avignon, 1710 in Bologna, 1726 in Berlin und Warschau. Daß sich die Einstellung zu den Kranken nicht wesentlich geändert hatte, beweisen zahlreiche aktive Zwangsmaßnahmen, welche die Erzeugung von Furcht, Ekel, Schrecken, Pein und Schmerz zum Ziel hatten.

Mit dem Durchbruch der aufklärenden Philosophie, vor allem in Frankreich, setzte eine Umwälzung im Behandlungsregime der Geisteskrankheiten ein. In Genf befreiten 1787 Abraham Joly, in Paris 1793 Philipp Pinel (1745—1826) und in York 1796 William Tuke (1732 bis 1822) die Kranken von ihren Ketten. Diese Bestrebungen gipfelten im „Non-restraint-System", welches von den Ärzten Jean Etienne Dominique Esquirol (1772—1840) und John Conouy (1794 bis 1866) begründet wurde. Der Geisteskranke war damit zum behandlungsbedürftigen Patienten erklärt worden. Diese neue Haltung schaffte die Voraussetzung für den Aufschwung der Psychiatrie als medizinisches Fachgebiet. Heilmethoden, wie Arbeits- und Schocktherapie, rückten in den Vordergrund.

1.1. Betreuung der Kranken in Berlin vor 1726

Bereits vor der Gründung der Berliner Charité im Jahre 1710 erfolgte die Hospitalisierung der Geisteskranken in dieser Stadt.

Seit 1697 fanden im Großen Friedrichshospital in der Stralauer Straße unweit der Waisenbrücke „Irre und Wahnwitzige" Aufnahme. Ein Reglement für „irre und tolle Leute" der beständigen Kommission des Armenwesens vom 15. 3. 1702 und eine Kabinettsorder Friedrichs I. (1657 bis 1713) vom 25. 11. 1709 regelten die weitere Hospitalisierung der Kranken. So wurden ab 1711 die Patienten gemeinsam mit denen des Großen Friedrichshospitals in dem 1674 gegründeten Dorotheen-Hospital vor dem Königstor untergebracht. Es folgten 1726 die Irrenanstalt in der Krausenstraße, ab 1733 das 1675 erbaute Hospital der französischen Gemeinde in der Friedrichstraße 129 und das 1742 errichtete Arbeitshaus in der Königsvorstadt. Man muß dazu bemerken, daß die Kranken hier zwar beaufsichtigt wurden, jedoch Zwangsmaßnahmen aller Art eine Therapie ersetzten.

1.2. Die Irrenanstalt in der Krausenstraße

Es ist bezeichnend für die damaligen Verhältnisse, daß erst die Hinterlassenschaft eines Geisteskranken den Grundstein zur ersten Irrenanstalt in Berlin bildete. Im Jahre 1710 kam der Kaufmann Ernst Gottlieb FABER in das Große Friedrichshospital zur Aufnahme. Bald wurde er in das Dorotheen-Hospital verlegt und starb 1718 an seinem Leiden. Da er keine Erben besaß, ging sein Vermögen, ein Haus in der Krausenstraße und eine Verkaufsbude auf dem Mühlendamm, an die Städtische Armenkasse über.

Die Stadt Berlin beschloß, dieses Haus für die Unterbringung von „Menschen am Rande der Gesellschaft" zu verwenden. Von 1718 bis 1726 erfolgte der Ausbau des Gebäudes Krausenstraße 9/10 zwischen Charlotten- und Friedrichstraße zu einer Anstalt für Geisteskranke und Epileptiker, für Arme und Gebrechliche sowie für liederliche, faule und sich herumtreibende Personen. Trotz des 1728 ausgeführten Anbaus zweier massiver Seitenflügel und eines Quergebäudes war die Anstalt bald überfüllt. Die Belegzahl von anfangs 18 psychiatrisch Kranken und etwa 60 Armen und Gebrechlichen stieg 1739 bereits auf 95 Geisteskranke. Bessere Bedingungen entstanden durch die Gründung des Arbeitshauses in der Königsvorstadt an der Waisenbrücke in einer ehemaligen Zuckersiederei, das alle Nicht-Geisteskranken aufnahm. Dadurch konnte das Gebäude in der Krausenstraße ausschließlich als Irrenanstalt genutzt werden.

Im Jahre 1747 schuf die Anstaltsbehörde eine Isolationsmöglichkeit von „gefährlichen Irren" durch den Bau von „Kastenstuben". Die insgesamt 23 sogenannten „Dollkästen" konnten 9 männliche und 14 weibliche Patienten aufnehmen. Als abermals die Anstalt dem hohen Krankenstand nicht mehr genügte, wurde das Gebäude aufgestockt und zusätzlich ein anliegendes Grundstück mit Garten in der Schützenstraße erworben. Eine Baubeschreibung von 1766 gibt BONHOEFFER wieder. Danach war das Irrenhaus ein rechteckiges Gebäude mit zwei Stockwerken und Dachstuhl, das einen freien Hof einschloß. Im rechten Flügelbau waren weibliche, im linken männliche Patienten untergebracht. Auch auf dem Hof fand diese überaus fortschrittliche Geschlechtertrennung statt. Die rechte Hofseite stand Frauen, die linke Männern zur Verfügung.

In der Folgezeit kam es durch die explosionsartige Bevölkerungszunahme Berlins (1726 etwa 80000 und 1800 etwa 172000 Einwohner) immer wieder zu starkem Raummangel, so daß andere Stadthospitäler für ungefährliche Kranke mitgenutzt werden mußten.

Über die ärztliche Versorgung der Irrenanstalt in der Krausenstraße ist äußerst wenig bekannt. Ein Medicus und ein Chirurg versorgten die Patienten. Überliefert sind die Namen Johann Nathanael LIEBERKÜHN (1711–1756), Christian Friedrich LUDOLFF (1707–1763), MEYER-

HEIM und Christian Ludwig ROLOFF (1726–1800). Ärztliche Berichte über die Anstalt sind nicht erhalten geblieben. In der Nacht vom 1. zum 2. September 1798 brannte die gesamte Anstalt restlos nieder und wurde nicht wieder aufgebaut. Während die gefährlichen Geisteskranken 1798/99 in die Charité unter die Aufsicht eines Medicus kamen, erfolgte die Unterbringung der übrigen Anstaltsinsassen im Arbeitshaus.

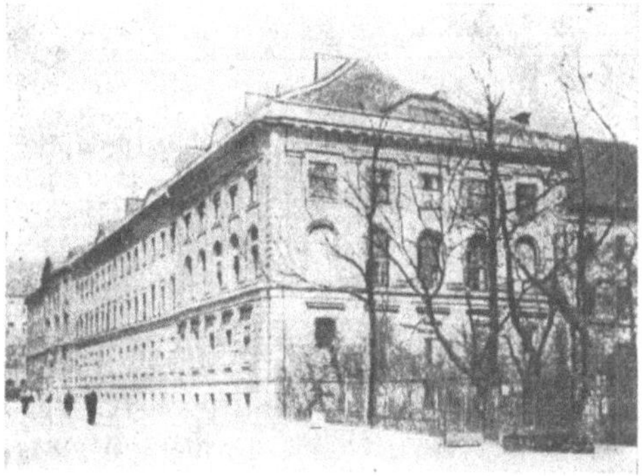

Abb. 1. Die sog. „Alte Charité" um 1900

2. Die Nervenheilkunde unter dem Einfluß naturphilosophischer Anschauungen

Trotz der industriellen Revolution in England und der bürgerlichen Revolution in Frankreich blieb Deutschland bis in das 19. Jahrhundert hinein ein rückständiges feudalistisches Land. Die naturphilosophischen Anschauungen beherrschten die Entwicklung der gesamten Wissenschaft und bestimmten noch lange die Denkweise verschiedener Ärzte. Die idealistische Naturphilosophie hatte zwar eine progressive Seite im Sinne des streng logischen Vorgehens und Systematisierens von Krankheitsbildern, verhinderte jedoch wahre wissenschaftliche Methoden zur Erforschung der Natur.

Psychiatrisch orientierte Mediziner dieser Epoche an der Berliner Charité waren Christian Gottlieb SELLE (1748–1800), Ernst HORN (1774–1848), Karl Georg NEUMANN (1774–1850) und Carl IDELER (1795–1860).

2.1. Die Zwangsbehandlung der Geisteskranken durch Professor Ernst Horn

Mit der Unterbringung der Geisteskranken in der Charité wurde eine neue Phase in der Geschichte der Nervenheilkunde Deutschlands eingeleitet. Wenngleich schon früher vereinzelt psychiatrisch Kranke in der Charité behandelt worden waren — wir wissen von Heilversuchen an Geisteskranken mittels Krätzeinokulation durch Friedrich Hermann Ludwig MUZELL (1715–1784) und SELLE —, so entstand nun die größte Abteilung für „Irre und Wahnwitzige" im deutschen Raum. Das umfangreiche Patientengut bot Gelegenheit zur wissenschaftlichen Arbeit und zog eine große Anzahl junger Ärzte an.

Die neue Irrenabteilung wurde im Flügel der von 1785–1800 erbauten „Alten Charité" in drei übereinander gelegenen Etagen untergebracht (Abb. 1). Die einzelnen Stockwerke standen miteinander in Verbindung und hatten eine Raumkapazität von 37 Zimmern und 2 Kammern. Die Unterbringung der etwa 190 Patienten war möglich durch die Entlastung der Charité von der lebenslangen Pflege und Versorgung der chronisch Kranken und Hospitaliten durch Kabinettsorder vom 27. 10. 1798. Äußerst nachteilig wirkte sich die räumliche Verbundenheit mit der Abteilung für venerische und Krätzkranke aus. Da auch eine Trennung von ruhigen und unruhigen Geisteskranken sowie der Geschlechter nicht erfolgte, ist das resultierende Chaos leicht vorstellbar. Zusätzliche Schwierigkeiten für die gesamte Charité entstanden 1806/07 durch deren Nutzung als Lazarett der französischen Armee. Die Mißstände werden in der Rechenschaft HORNS über seine 12jährige Amtszeit geschildert.

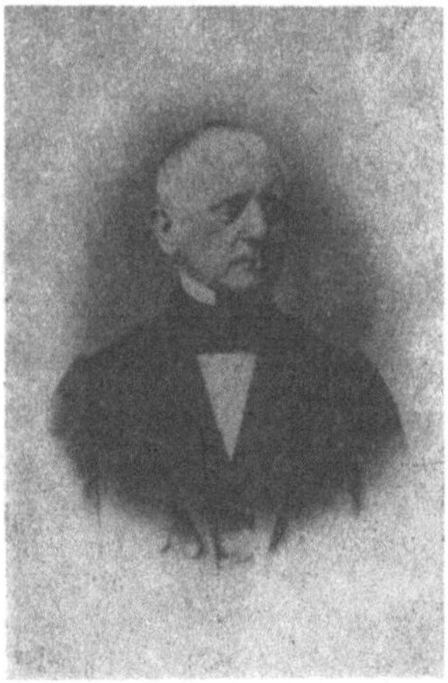

Abb. 2. Anton Ludwig Ernst HORN

geb. 24. 8. 1774 Braunschweig, Stud. d. Med. 1792–1797 Jena u. Göttingen, Prom. 1797 Göttingen, wiss. Reisen nach Österr., Frankr., Schweiz u. in Deutschl., Militärarzt Braunschweig, 1800–1806 Prof. Braunschweig, Wittenburg u. Erlangen, 1806–1818 Prof. Berlin u. 2. Medicus Charité, 1819–1848 prakt. Arzt Berlin, 1821 o. Prof. Berlin, gest. 27. 9. 1848 Berlin

Mit Ernst HORN berief die Charité-Verwaltung im Jahre 1806 den ersten Professor für Psychiatrie in Deutschland (KRAEPELIN). Als zweiter Medicus hatte er im Gegensatz zum ersten Arzt und dem ersten Wundarzt der Charité auf eine Privatpraxis in der Stadt zu verzichten, mußte in der Krankenanstalt wohnen und sich täglich seinen Patienten widmen. Anfangs war HORN Anhänger der BROWNschen Erregungslehre und im naturphilosophischen Denken befangen. Obwohl aus der persönlichen Bekanntschaft HORNS mit Johann Peter FRANK (1745–1821) und PINEL ein starkes Interesse an der neuen Psychiatrie resultierte, blieb er doch zeitlebens Anhänger der aktiven Zwangsmaßnahmen bei der Heilung der Kranken und setzte „Folterkammer", Fesselungen, Zwangsstellungen sowie ekelerregende und Hungerkuren ein. Besonders bekannt sind Tretmühle, hohles Rad, Drehstuhl und Drehbett. Anlaß schwerwiegender Angriffe gegen HORN wurde die langfristige Unterbringung von Kranken in einem Sack. Daß der neue Charité-Medicus jedoch nicht allein und entgegen der allgemeinen Meinung der Ärzte handelte, zeigt sich in den „Rhapsodien über die Anwendung der psychischen Curmethode und Geisteszerrüttung" von Johann Christian REIL (1759–1813), der ebenfalls Zwangsmaßnahmen befürwortete.

Fortschrittliche Therapieansätze finden sich in HORNS Arbeitstherapie und den Schockbädern, wobei die Wasserkuren oft auch in eine Marter ausarteten. Der Beschäftigung seiner Kranken widmete er besondere Aufmerksamkeit. Mit minutiöser Genauigkeit stellte er Stunden- und Arbeitspläne, ja sogar Exerzierübungen auf, deren Einhaltung von ihm streng kontrolliert wurde. Die Grundidee, welche noch heute gilt, drückte Wilhelm GRIESINGER (1817–1868) einmal mit den Worten aus: „Müßiggang ist für den noch rüstigen Irren gerade wie für den Gesunden das geisteszerstörendste, was es gibt." Schon vor GRIESINGER vertrat HORN die Ansicht, daß Geisteskrankheiten körperliche Leiden sind. HORN führte erstmals Krankengeschichten über seine Patienten und sezierte gestorbene Geisteskranke selbst, um die Behandlungsergebnisse zu überprüfen.

Positive Momente in seiner Amtszeit, während der 1806 192 Kranke und 1817 218 Patienten betreut wurden, sind die Wiederherstellung der Geschlechtertrennung und die Absonderung der ruhigen von den unruhigen Irren. Obgleich auch er einige Kranke durch Krätzeüberimpfung behandelte, erfolgte durch ihn sehr bald die Abtrennung der Irrenabteilung von der Station für die venerischen und Krätzkranken. Die Aufnahmemöglichkeit für Geisteskranke erhöhte sich durch die inzwischen legitimierte Überweisung unheilbar Erkrankter in die Anstalten von Sorau und Neuruppin. Die für damalige Verhältnisse hohe Heilungsquote der Geisteskrankheiten an der Charité betrug 33 Prozent.

HORN erteilte als erster systematischen psychiatrischen Unterricht. Zu seinen bekanntesten Schülern zählen Peter Willers JESSEN (1793–1875) und Heinrich DAMEROW (1798–1866). Besondere Verdienste erwarb er sich auch durch Bemühungen um eine bessere Ausbildung der Krankenwärter. In den letzten 30 Jahren seines Lebens war er einer der gesuchtesten Konsiliarien Berlins.

Nach HORNS Ausscheiden aus der Charité übernahm NEUMANN am 1. Oktober 1818 die Leitung der Abteilung, die er bereits 1828 an IDELER abgab. Die Bettenzahl ermöglichte zu dieser Zeit die Aufnahme 65 männlicher und 66 weiblicher Gemütskranker und Epileptiker. Die ärztliche Versorgung sicherten ein Stabsarzt und zwei Subchirurgen (militärische Ausbildungsassistenten).

Sowohl NEUMANN als auch IDELER blieben starren naturphilosophischen Anschauungen verhaftet und vermochten nur geringen Einfluß auf die Entwicklung der Anstalt zu nehmen.

2.2. Gründung einer selbständigen Irrenabteilung an der Charité im Jahre 1828

Zum Jahresende 1828 erfolgte an der Charité die personelle Trennung der Leitung der Irrenabteilung von der Abteilung für innerlich Kranke. Bis dahin hatte der zweite Medicus neben den Gemütskranken und Epileptikern auch die Patienten der inneren Abteilung sowie die Krätzigen zu versorgen. Zwar übernahm der ärztliche Direktor Carl KLUGE (1782 bis 1844) die Oberaufsicht über die neue selbständige Irrenabteilung, aber der Militärarzt Carl IDELER wurde ihr Leiter und vertrat ab 1830 für drei Jahrzehnte ausschließlich dieses junge Fach an der Charité. Daß diese Veränderung von großer Bedeutung für die Entwicklung der Psychiatrie an der Charité war, zeigen die Arbeiten der Schüler IDELERS, wie Ludwig MEYER (1827–1900), Carl WESTPHAL (1833–1890) oder Rudolf LEUBUSCHER (1821–1861), in denen sich eine neue Epoche in der Medizin andeutete.

IDELER war wie sein Lehrer Johann Gottfried LANGERMANN (1768–1832) ein ethischer Psychiker und sah die Ursache der Geisteskrankheiten in potenzierten Leidenschaften. Diese Grundeinstellung prägte auch sein Werk „Grundriß der Seelenheilkunde" und die von ihm herausgegebene Zeitschrift „Der Irrenfreund". An den übernommenen Behandlungsprinzipien änderte er wenig, und noch zu GRIESINGERS Amtsantritt 1865 finden wir an der Charité verschiedene Zwangsmittel. IDELER, oft selbst von depressiven Verstimmungen befallen, sah das Ziel seines ärztlichen Wirkens in Apellen an die Vernunft und die Moral des Menschen. Wie der junge LEUBUSCHER beschäftigte er sich intensiv mit moralischen Verhaltensstörungen (moral insanity).

Im Jahre 1835 erfolgte der Umzug der Irrenabteilung in die erste und zweite Etage der von 1831 bis 1834 im Norden des alten Gebäudes erbauten „Neuen Charité" (Abb. 3). Vorschläge zur Belegung machte die damalige vorgesetzte Behörde des Krankenhauses, das Berliner Polizei-Präsidium, bereits am 13. 3. 1825. Danach sollte das neue Gebäude 220 Geisteskranke, zu gleichen Teilen Frauen und Männer, in folgender Verteilung aufnehmen: 40 heilbare Ruhige, 15 unheilbare Ruhige, 10 Konvaleszenten, 5 körperlich erkrankte Irre, 20 heilbare Unruhige, 5 unheilbare Unruhige, 10 epileptisch Blödsinnige und 5 Unreinliche. Andere Pläne hatten die Verlegung der Irrenabteilung gänzlich außerhalb der Charité vorgesehen. Die beiden oberen Etagen der „Neuen Charité" waren für Syphilitiker und Krätzige sowie kranke Gefangene

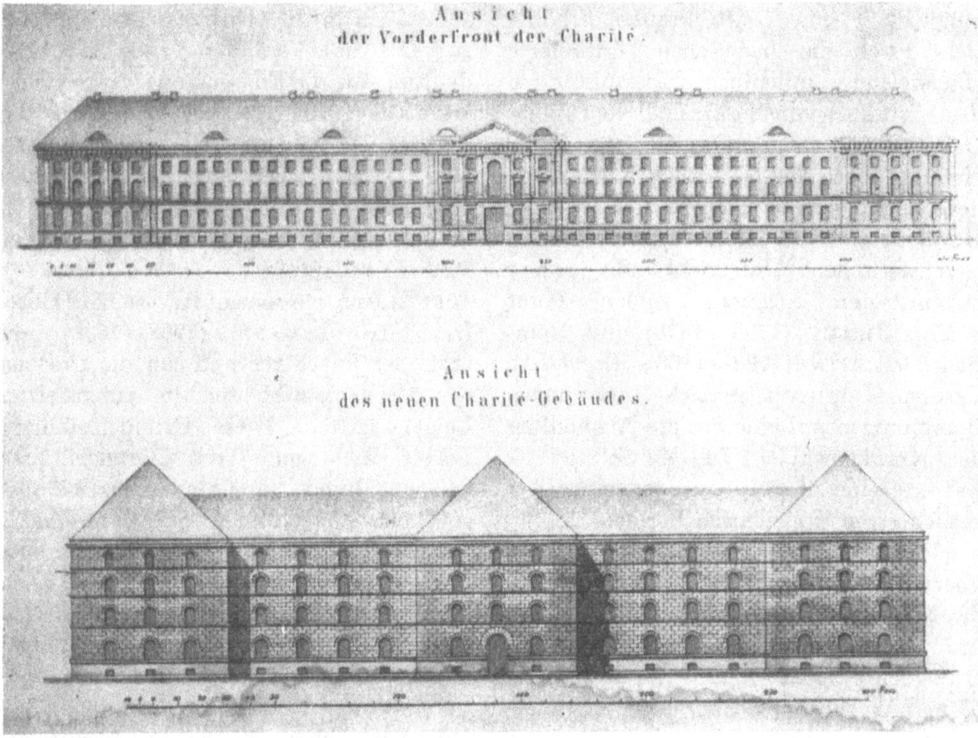

Abb. 3. Schematische Ansicht der „Alten" (oben) und der „Neuen Charité" (unten)

bestimmt. Das neue Gebäude wirkte düster und eng, so daß für die Unterbringung der Geisteskranken keine wesentlich verbesserten Bedingungen entstanden. Außerdem wurden zwei Isolationsgebäude für je zehn weibliche und männliche Kranke errichtet.

In den letzten Jahren widmete sich Ideler zunehmend psychologischen Problemen und zog sich von der Leitung der Abteilung zurück. Sein ärztliches Wirken läßt eine Anzahl positiver Momente erkennen, deren Würdigung zum Teil noch aussteht.

Mitte des 19. Jahrhunderts begann in Berlin ein rascher Aufschwung der Neurologie, die bislang arg vernachlässigt worden war. Als ihr Begründer in Deutschland gilt der Leiter des Berliner Universitätspoliklinikums Moritz Romberg (1795 bis 1873). Er bezeichnete mit anderen die Stehprobe als diagnostisches Zeichen einer fortgeschrittenen venerischen Infektion. Westphal beschrieb den Patellarsehnenreflex (Westphalsches Zeichen), verschiedene Rückenmarkserkrankungen und das Gesamtbild der progressiven Paralyse. Jessen und Felix von Baerensprung (1822—1864) stellten die ätiologische Beziehung der progressiven Paralyse zur Syphilisinfektion dar. Wilhelm von Horn (1803—1871) beschrieb zuerst die Tabes dorsalis. Weitere Fortschritte der Nervenheilkunde waren eng verknüpft mit den Forschungsergebnissen von Anatomie und Physiologie. Im Jahre 1836 gelang dem Berliner Robert Remak (1815—1865) die Entdeckung der grauen marklosen Nervenfaser.

Nach einem Interregnum in der Leitung der Irrenabteilung von 1860 bis 1865 durch den damaligen ärztlichen Direktor der Charité W. v. Horn erfolgte die Berufung Griesingers, des führenden Vertreters der deutschen Nervenheilkunde.

3. Wilhelm Griesinger und die naturwissenschaftliche Ära in der Nervenheilkunde

Der gesellschaftliche Übergang vom Feudalismus zum Kapitalismus war in Deutschland Mitte des 19. Jahrhunderts abgeschlossen. Durch eine immense Intensivierung der Produktion gewann das bis dahin rückständige Land schnell Anschluß an England und Frankreich. Der sich entwickelnde Kapitalismus brauchte mehr und mehr die Wissenschaft zur Entfaltung seiner Produktivkräfte und bezog im Verlauf der industriellen Revolution alle Wissenschaftszweige aktiv in den Produktionsprozeß mit ein. Damit wurde die Wissenschaft selbst zur Produktivkraft. Ein Ausdruck dieser gesellschaftlichen Veränderungen war die Gründung unzähliger Fachverbände, Vereine und Gesellschaften.

Repräsentanten der neuen Epoche waren an der Berliner Charité Lukas SCHÖNLEIN (1793–1864), Johannes MÜLLER (1801 bis 1858) und Rudolf VIRCHOW (1821–1902). Bald darauf traten Emil du BOIS-REYMOND (1818–1896), Bernhard von LANGENBECK (1810–1887), Ludwig TRAUBE (1818–1876) und als bedeutende Vertreter der Neurologie/Psychiatrie GRIESINGER, ROMBERG und WESTPHAL hinzu.

GRIESINGER gebührt das Verdienst, als erster im deutschen Raum die Nervenheilkunde umfassend im Sinne der naturwissenschaftlichen Krankheitslehre revolutioniert zu haben. Das berühmte Dreigestirn Carl August WUNDERLICH (1815 bis 1877), Wilhelm ROSER (1817–1888) und GRIESINGER verkörpert das Aufbegehren der vorwärtsdrängenden Medizin gegen die veraltete Krankheitslehre. Bezeichnend dafür sind WUNDERLICHS Worte in seinem Werk „Geschichte der Medizin“: „Die Jugend wurde schon in der Schule verdorben. Fast ohne Ausnahme war auf allen deutschen Universitäten in der Medizin lediglich nichts Reelles zu lernen. Der ganze positive Inhalt des Wissens wurde vernachlässigt, gering geschätzt oder war den Lehrern selbst gänzlich unbekannt. Sublime Theorien oder eine trockene, triviale, logisch aussehende, aber völlig nichtssagende Systematik mußten die Inhaltslosigkeit ersetzen. Wo noch, wie an mehreren deutschen Universitäten, der Unterricht lateinisch erteilt wurde, ging er vollends in leerem Phrasenwesen auf. Schlecht unterrichtet, verdorben, irregeleitet und ohne alle reelle Kenntnisse traten die jungen Ärzte ans Krankenbett, und bei offenen Sinnen mußten sie bald die völlige Nichtigkeit ihrer bisherigen Studien erkennen.“

GRIESINGER fand schon frühzeitig zu einer exakten wissenschaftlichen Interpretation der Geistes- und Nervenkrankheiten. Das zeigt sich in seinem Gesamtwerk über die Psychiatrie, das er im Ergebnis seiner zweijährigen Assistenzzeit in der Heilanstalt Winnenthal bei Albert ZELLER (1804–1877) verfaßte. Hierin künden sich tiefgreifende Umwälzungen des Fachgebietes an. Die Erkenntnis, daß Geisteskrankheiten Erkrankungen des Gehirns und eng verknüpft mit Nervenkrankheiten sind und die Unterscheidung diffuser und herdförmiger Hirnprozesse sowie des depressiven und manischen Irreseins wurden zum Teil schon früher durch andere Ärzte vertreten, aber es ist GRIESINGERS Verdienst, diese neuen Lehren in die Praxis umgesetzt zu haben. Als Professor am Kantonspital Zürich wandelte er schon bald die Irrenanstalt im alten Spital, an der zuvor SCHÖNLEIN gewirkt hatte, in eine Klinik für Geisteskranke um und war bereits zu dieser Zeit ein energischer Anhänger des Nonrestraint-Systems.

3.1. Die Entstehung einer vereinigten Klinik für Neurologie und Psychiatrie

Am 1. April 1865 trat Wilhelm GRIESINGER sein Amt in der Berliner Charité an. In Verwirklichung seiner Lehren

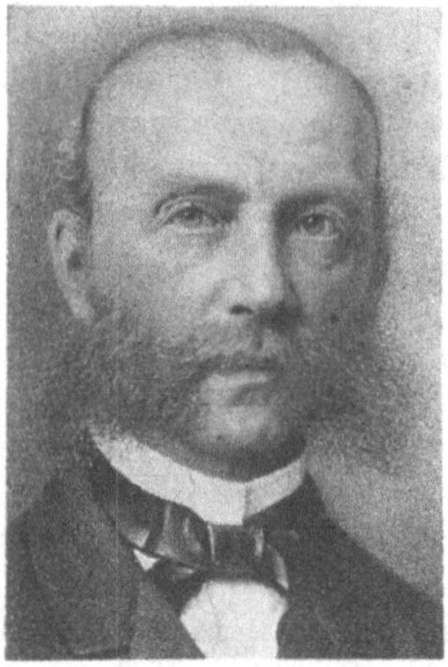

Abb. 4. Wilhelm GRIESINGER

geb. 29. 7. 1817 Stuttgart, Stud. d. Med. 1834 bis 1838 Tübingen u. Zürich, Prom. 1838 Tübingen, 1840–1842 Ass. d. Heilanstalt Winnenthal, 1843–1849 Ass. d. Med. Klinik Tübingen, Habil. 1843 Tübingen, 1847 a. o. Prof. Tübingen, 1849–1850 Dir. d. Med. Klinik Kiel, 1850–1852 Leiter d. Med. Schule Kairo, 1854–1860 Dir. d. Med. Klinik Tübingen, 1860–1865 Dir. d. Kantonspital Zürich, 1865–1868 Dir. d. Psych. u. Nervenklinik Berlin (Charité) u. Leiter d. Univ. poliklinikums, gest. 26. 10. 1868 Berlin

übernahm er gleichzeitig das Direktorat des Universitätspoliklinikums und einer neugegründeten Nervenabteilung. Letztere wurde mit 30 Betten im Erdgeschoß des Nordflügels der „Alten Charité" eingerichtet und bereits 1866 auf 27 Frauen- und 35 Männerbetten erweitert.

Der Amtsantritt GRIESINGERS war damit die Geburtsstunde einer Psychiatrischen und Nervenklinik in Berlin.

Anhänger seiner Ideen fand der neue Klinikdirektor in Moritz JASTROWITZ (1839 bis 1912), Wilhelm von LEUBE (1842 bis 1922), L. MEYER, ROMBERG, Wilhelm SANDER (1838–1922) und WESTPHAL. Gegen die Vereinigung der Neurologie mit der Psychiatrie kämpfte eine Reihe Berliner Anstaltsärzte unter Führung von Heinrich LAEHR (1820–1905). Es bildeten sich zwei konträre Lager, die sich in der Medizinisch-Psychologischen Gesellschaft Berlins, gegründet am 29. 1. 1867 unter Vorsitz GRIESINGERS, und im Psychiatrischen Verein zu Berlin, gegründet am 15. 6. 1867 unter Leitung LAEHRS, sammelten.

Ab 1867 gab GRIESINGER gemeinsam mit L. MEYER und WESTPHAL die Zeitschrift „Archiv für Psychiatrie und Nervenkrankheiten" heraus. Sein unermüdlicher Kampf für eine Einheit von Neurologie und Psychiatrie war erfolgreich, wenngleich er dies auch nicht mehr erlebte. Am 8. 11. 1920 wurde der „Psychiatrische Verein" mit der seit dem 9. 12. 1878 umbenannten „Berliner Gesellschaft für Psychiatrie und Neurologie" vereinigt.

Wissenschaftlich beschäftigte sich GRIESINGER in Berlin mit Problemen der Epilepsie, der postrheumatischen Psychosen und der forensisch-psychiatrischen Begutachtung.

3.2. Weiterentwicklung des Fachgebietes an der Charité

WESTPHAL, der im Jahre 1868 die Klinik übernahm, wie auch sein späterer Nachfolger Friedrich JOLLY (1844–1904) waren mit ihren Schülern vorwiegend neurologisch tätig und maßgeblich an der umfassenden Entwicklung dieses Fachgebietes beteiligt. Ganz im Sinne seines Lehrers GRIESINGER führte WESTPHAL die Klinik weiter und komplettierte die Einrichtung 1871 durch eine neurologische Poliklinik. Das Ansehen, das die Nervenklinik in Berlin genoß, wurde im Jahre 1874 durch die Berufung WESTPHALS zum ordentlichen Professor für Neurologie/Psychiatrie gewürdigt. Damit war die Nervenheilkunde erstmalig in Deutschland zum Lehrfach erhoben worden.

Im Gegensatz zu GRIESINGER hatte WESTPHAL ein ausgeglichenes Verhältnis zu seinen Berliner Kollegen. Förderlich für das Fach waren die Beziehungen zu JASTROWITZ in Schöneberg und SANDER in Dalldorf.

Die um Mitte des 19. Jahrhunderts beginnende stürmische Entwicklung der Erforschung von Nervenleiden wurde auch von anderen Fachdisziplinen der Medizin befruchtet. Auf dem Gebiet der von Franz Joseph GALL (1785–1826) begründeten Neuroanatomie arbeiteten unter anderen Pierre Paul BROCA (1824 bis 1880), Carl WERNICKE (1848–1905), Franz NISSL (1860–1919) und Aloys ALZHEIMER (1864–1915). In der Charité befaßten sich mit neurologischen Problemen besonders der schon erwähnte ROMBERG und der Direktor der Medizinischen Klinik Ernst von LEYDEN (1832 bis 1910). Von WESTPHALS eigenen Forschungen sind die Beschreibung der Krankheiten des Rückenmarks, der Pseudosklerose, der unabhängig von Wilhelm ERB (1840–1921) entdeckte Patellarsehnenreflex und der Nachweis des sog. EDINGER-WESTPHALschen Hirnkerns hervorzuheben.

Einer seiner Schüler war Hermann OPPENHEIM (1858–1919), der durch den nach ihm benannten Reflex sowie durch Arbeiten über die Myotonia congenita und die multiple Sklerose bekannt wurde. Obwohl er einer der berühmtesten Nervenärzte Deutschlands war, blieb ihm eine akademische Laufbahn wegen seiner jüdischen Abstammung verwehrt. Ebenfalls beachtenswert sind die Forschungsleistungen weiterer Schüler, wie Martin BERNHARDT (1844–1915) und Ernst Julius REMAK (1849–1911), der später eine Berliner Poliklinik für Elektrodiagnostik und Elektrotherapie eröffnete.

Nach längerer Krankheit verstarb WESTPHAL am 27. 1. 1890 an einem Nervenleiden. Sein Nachfolger JOLLY übernahm am 1. 11. 1890 das Direktorat der Berliner Klinik. Der aus Straßburg berufene Ordinarius war ebenfalls vorwiegend neurologisch tätig. Sein besonderes anatomisches Interesse führte ihn zu Arbeiten über die Gefäßversorgung des Hirns, ferner über die Physiologie des Hirndruckes und über elektrische Reaktionen des neuromuskulären Apparates. Die Neurologie verdankt ihm Erkenntnisse zu den langen Leitungsbahnen des Rückenmarks, der akuten Paralyse und den Tumoren des Spinalkanals. Er gilt als Erstbeschreiber der myasthenischen Reaktion. In der Psychiatrie bemühte sich JOLLY um die Weiterentwicklung der Neurose-Psychoselehre, befaßte sich mit Hypnose und Geistesstörungen sowie der forensischen Psychiatrie. Gegenüber der psychoanalytischen und sexualpsychologischen Lehre verhielt er sich ablehnend. Von seinen Schülern seien Richard HENNEBERG (1868–1962) und Wilhelm SEIFFER (geb. 1872) genannt.

JOLLY war bereits in Straßburg lange Jahre Ordinarius gewesen und hatte dort die Errichtung einer Nervenklinik geleitet. Die Erfahrungen kamen ihm beim Neubau der Berliner Charité um die Jahrhundertwende zugute. Das noch heute genutzte Klinikgebäude entstand nach seinen Plänen und zeugt von seiner Weitsicht.

Mit der Berufung von Theodor ZIEHEN (1862–1950) im Jahre 1904 begann an der Nervenklinik der Charité wieder eine vorwiegend psychiatrisch orientierte Periode. Mit Beginn seiner Berliner Tätigkeit hatte er das Glück, ein neues Gebäude zur Verfügung zu haben. Am 11. 6. 1904 wurden die Neurologische, am 14. 4. 1905 die Psychiatrische Klinik und die Absonderungshäuser (Frauen- und Männervilla) eröffnet (Abb. 5). Diese Gebäude waren großzügig gebaut und wurden erstmalig in der Geschichte der Berliner Nervenklinik den Ansprüchen des Fachgebietes gerecht.

ZIEHEN beschäftigte sich besonders mit der Kinderpsychiatrie (ZIEHENsche Merkprobe), der Erblichkeit der Geisteskrankheiten und der psychiatrischen Konstitution. Zeitlebens blieb er der Assozia-

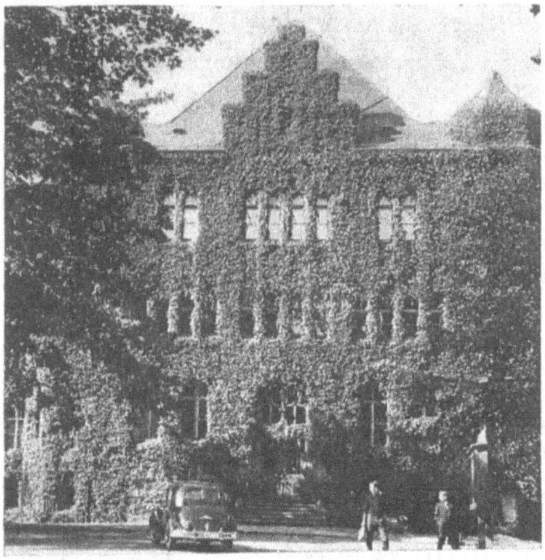

Abb. 5. Psychiatrische und Nervenklinik der Charité

tionspsychologie verbunden. Für die von ihm geförderte experimentelle Psychologie im Sinne Wilhelm Wundts (1832 bis 1920) errichtete er ein spezielles Laboratorium. Die Neurologie bereicherte Ziehen durch die Erklärung der „tonischen Torsionsneurose". Eine neurohistologische Forschungsgruppe baute Max Köppen (1859–1916) an der Klinik auf. Im Jahre 1912 schied Ziehen auf eigenen Wunsch aus und übernahm später eine philosophische Professur in Halle. Als er die Klinik verließ, standen 56 Betten in der neurologischen und 153 in der psychiatrischen Abteilung zur Verfügung. Es waren 5 Oberärzte, 5 Zivilärzte, 1 Stabsarzt und 9 Unterärzte angestellt.

Bereits um die Jahrhundertwende (1898) wurde auf Initiative von Oskar Vogt (1870–1959) eine Neurologische Zentralstation in Berlin-Buch gegründet. Fußend auf neuen anatomischen und pathophysiologischen Kenntnissen wurde über die Markreifung und Erregbarkeit der Hirnstrukturen zur ätiologischen Klärung einer Anzahl von Nervenleiden gearbeitet. Diese Station erwarb später als Kaiser-Wilhelm-Institut für Hirnforschung internationale Anerkennung.

3.3. Blütezeit unter Geheimrat Karl Bonhoeffer

Als am 1. 4. 1912 der aus Breslau kommende Karl Bonhoeffer (1868–1948) die Nervenklinik an der Berliner Charité übernahm, folgte ein Vierteljahrhundert intensiver, kontinuierlicher Forschung im gesamten Fachgebiet. Bonhoeffer bleibt unvergessen in der Geschichte der Psychiatrie durch seine Arbeiten zu den symptomatischen Psychosen, die ihren Ausgang insbesondere von der Alkoholproblematik nahmen. Seine Ansichten zu den nach ihm benannten exogenen Reaktionstypen haben noch heute Gültigkeit. Weiterhin stammen Arbeiten über lokalisierte Ausfälle von Hirnstrukturen, zur Bindearmchorea, zu aphasischen und apraktischen Erscheinungen sowie zur thalamischen und subthalamischen Region aus seiner Feder. Bonhoeffer war ein ausgeglichener und ausgleichender Lehrer. Er vermochte die Klinik auch in schweren Zeiten in einer ruhigen, ärztlich kollegialen und patientennahen Atmosphäre zu führen. Den wissenschaftlichen Neuerungen in seinem Fachgebiet stand er aufgeschlossen gegenüber, doch bei der Einführung neuer Heilmethoden praktizierte er eine „Strategie der zögernden Vorsicht" (Schwarz). Gegenüber der von August Forel (1848–1931) und Eugen Bleuler (1857–1937) vertretenen Ansicht zur Diagnostik und Therapie der Schizophrenien verhielt er sich ebenso zurückhaltend wie gegenüber der von Manfred Sakel (1900–1957) entwickelten Insulinschocktherapie, die später durch die Elektroschockbehandlung ersetzt wurde.

Im Jahre 1928 erhielt die Klinik ein eigenes Röntgenlaboratorium, das Bonhoeffer und seine Mitarbeiter in die Lage versetzte, die pneumenzephalographischen und angioarchitektonischen Forschungsergebnisse von Walter Dandy (1886–1946), Egas Moniz (1874–1955)

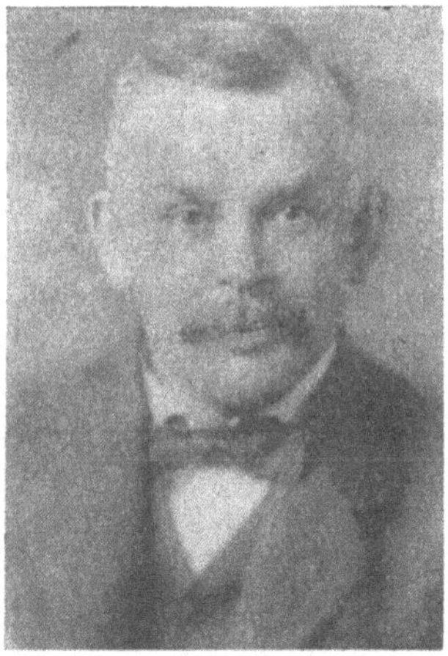

Abb. 6. Karl Ludwig BONHOEFFER

geb. 31. 3. 1868 Neresheim (Württemberg), Stud. d. Med. 1887 bis 1892 Tübingen, Berlin, München, Prom. 1892 Tübingen, 1893—1898 Ass. d. Nervenklinik Breslau, Habil. 1897 Breslau, 1898—1903 Leiter d. psychiatr. Abt. d. Stadtgefängnisses Breslau, 1903—1912 Dir. d. Nervenkliniken Königsberg, Heidelberg u. Breslau, 1912—1938 Dir. d. Nervenklinik Berlin (Charité), gest. 5. 12. 1948 Berlin

und Richard Arwed PFEIFFER (1877—1957) zu nutzen und zu erweitern.

Seit Ende des 19. Jahrhunderts wurden die Voraussetzungen für die moderne Neurochirurgie geschaffen. In Berlin erfolgte die Gründung der ersten Neurochirurgischen Klinik 1937 unter Wilhelm TÖNNIS (1898—1978).

Als Zeitgenossen BONHOEFFERS hatten Emil KRAEPELIN (1856—1926), Sigmund FREUD (1856—1939), Christian Freiherr von EHRENFELS (1859—1932), Hans GRUHLE (1880—1963) und Karl JASPERS (1883—1969) starken Einfluß auf die Entwicklung der Nervenheilkunde. Seine Ausstrahlungskraft wird an einer Reihe bekannter Nervenärzte, wie Hans CREUTZFELDT (1885—1964), Edmund FORSTER (1878—1933), Franz KRAMER (1878—1967), Christel ROGGENBAU (geb. 1896), Heinrich SCHELLER (1901—1972), Hanns SCHWARZ (1898—1977), Rudolf THIELE (1888—1960) und Jürg ZUTT (1893—1980), die aus der Berliner Klinik hervorgingen, deutlich.

Der bürgerlich-humanistisch erzogene BONHOEFFER geriet zu dem erstarkenden Nationalsozialismus zunehmend in Widerspruch. Solange es möglich war, trat er dem Faschismus an der Berliner Nervenklinik entgegen, konnte dessen Ausbreitung gerade an dieser Klinik jedoch nicht verhindern.

Zum 31. 10. 1938 wurde BONHOEFFER nach Vollendung des 70. Lebensjahres emeritiert.

4. 1933 bis 1945 — ein dunkles Kapitel in der Psychiatrie

Das nationalsozialistische Regime mißbrauchte auch die medizinische Wissenschaft bei der Durchsetzung seiner Pläne zur Völkervernichtung. Einer der gewissenlosen Gesinnungsgenossen des Faschismus war der seit 1938 amtierende Direktor der Nervenklinik Maximilian de CRINIS (1889—1945). Daß seine Berufung vor allem einen politischen Hintergrund hatte, beweisen die vorangehenden langwierigen Verhandlungen. Seine Ausbildung hatte de CRINIS in Graz absolviert und sich danach besonders der Hirnpathologie gewidmet. Arbeiten über den Stoffwechsel bei Epilepsie, die Histopathologie bei endogenen und exogenen Vergiftungen, die Photoaktivität des Nervengewebes sowie seine Fixierungs- und Imprägnationsmethoden zeugen von wissenschaftlicher Aktivität. Schon frühzeitig verfiel er der faschistischen Doktrin und stellte besonders in Berlin sein Wissen und seine Schaffenskraft der „psychiatrischen Erbpflege“ und dem Euthanasieprogramm zur Verfügung. Beim Herannahen der Roten Armee beendete er am

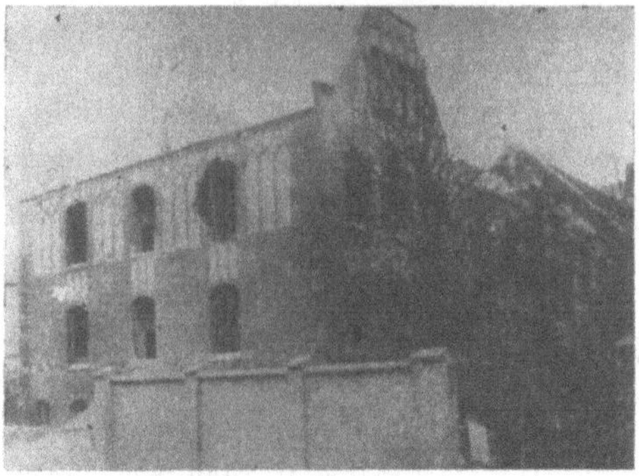

Abb. 7. Der zerstörte Westflügel der Nervenklinik

1. 5. 1945 sein Leben. Sein Wirken an der einstmals berühmten Berliner Klinik hat maßgeblich dazu beigetragen, das Vertrauen der Bevölkerung insbesondere zur Psychiatrie zu erschüttern.
Wie überall in Deutschland waren auch in der Berliner Charité die verheerenden Folgen des II. Weltkrieges erkennbar. In den letzten Jahren des Krieges erlitt das gesamte Klinikum durch die Bombenangriffe starke Schäden. Die Nervenklinik selbst wurde erheblich zerstört und verlor im November 1943 ihre Villen für gefährliche geisteskranke Männer (Abb. 7).
Der Faschismus hatte abrupt eine so glanzvolle Entwicklung der Neurologie/Psychiatrie beendet. Es galt nach seiner Zerschlagung, das Positive der Vergangenheit mit zutiefst humanistischen Zielen wieder zu beleben.

5. Die Neurologie/Psychiatrie an der Humboldt-Universität zu Berlin

5.1. Überwindung der Kriegsfolgen

Während der faschistischen Barbarei war die deutsche Wissenschaft bewußt mehr und mehr vom Ausland isoliert worden. Das führte nicht nur zu einem Stillstand, sondern sogar zu einem Rückschritt auf allen Gebieten.
Bei Beginn des Neuaufbaus 1945 waren viele Ärzte entweder von der Charité vertrieben oder hatten im Dritten Reich ihr Leben lassen müssen. Noch durch die faschistische Ideologie verblendet, verließen einige ihre Arbeitsstelle oder standen der demokratischen Ordnung im sowjetisch besetzten Sektor äußerst mißtrauisch und passiv gegenüber. Ein weiteres großes Hemmnis beim Aufbau des neuen Gesundheitswesens waren die erheblichen Zerstörungen der Klinikgebäude. Die Charité hatte etwa 50 Prozent ihrer Häuser, Pavillons und Baracken verloren.
Erste Impulse für den Wiederaufbau des Gesundheitswesens mit antifaschistisch-demokratischem Charakter gaben die SMAD-Befehle der Nachkriegsperiode. Umgesetzt in den Beschlüssen der KPD und SPD bzw. SED halfen sie, das faschistische Erbe zu beseitigen. Es bleibt das Verdienst der Ärzte und Schwestern, die Charité in kurzer Zeit wieder aufgebaut zu haben. Ungebrochen durch persönliche Schicksalsschläge während der Zeit der faschistischen Diktatur — zwei Söhne und zwei Schwiegersöhne waren ermordet worden — stellte auch Bonhoeffer bei Kriegsende seine Kraft der neuen demokratischen Ordnung zur Verfügung.
Bereits im Januar 1946 konnten die Universitäten eröffnet werden, und bald wurden auch die medizinischen Gesellschaften wieder zugelassen. Die erste Sitzung der Berliner Gesellschaft für Psychiatrie und Neurologie wurde am 8. 12. 1947 unter dem Vorsitz von Roggenbau durchgeführt, der von 1946 bis 1949 kommissarischer Direktor der Charité-Nervenklinik war.
Am 1. 5. 1949 übernahm Rudolf Thiele die Leitung der Klinik und wurde 1951 zum Vorsitzenden der Berliner Fachgesellschaft gewählt. Als Psychopathologe erwarb er sich besondere Verdienste bei der Erforschung der Drangzustände nach kindlicher Enzephalitis, der krankhaften Persönlichkeitsentwicklung, der Wahrnehmungsstörungen sowie forensisch-

psychiatrischer Probleme. Der 1914 auch zum Dr. phil. promovierte Arzt war einer der größten Sachkenner und Interpreten der Werke des Schriftstellers JEAN PAUL (1763–1825). THIELES Engagement ist es zu verdanken, daß Aufbau und Fertigstellung der Nervenklinik zügig vorangetrieben und frühzeitig abgeschlossen werden konnten. Bei seiner Emeritierung waren wieder die baulichen Voraussetzungen geschaffen, die eine medizinische Betreuung und eine wissenschaftliche Arbeit an der Berliner Klinik für Neurologie/Psychiatrie ermöglichten.

5.2. Einheitlichkeit und Spezialisierung des Fachgebietes

Zum Nachfolger THIELES wurde im Jahre 1957 der Schüler Karl KLEISTS (1879 bis 1960) und Erfurter Ordinarius Karl LEONHARD (geb. 1904) berufen. Mit ihm gewann die Charité einen erstklassigen Psychiater, der es verstand, eine international anerkannte Lehrmeinung zu formulieren. LEONHARD verdanken wir eine moderne Klassifizierung der endogenen Psychosen, Arbeiten über endogene Depressionsformen, Neurosen, Traumdeutungen und Traumgeschehen sowie über den Problemkreis Aphasie-Akalkulie-Agraphie-Apraxie. Er ist Mitherausgeber der Zeitschrift „Psychiatrie, Neurologie und medizinische Psychologie" und war lange Jahre führend in den entsprechenden Fachgesellschaften der DDR tätig.

In den fünfziger Jahren begann in der Neurologie/Psychiatrie wie in vielen anderen Fachgebieten eine weitere Spezialisierung. Neue Abteilungen entstanden und gaben der Nervenklinik in Berlin ein modernes Gepräge. Seit 1950 gibt es eine Gerichtspsychiatrische Abteilung, die gegenwärtig von Hans SZEWCZYK (geb. 1923) geleitet wird und, wie die Neuropathophysiologische Abteilung, Leiter Karl HECHT (geb. 1924), im Keller des Mittelgebäudes der Nervenklinik untergebracht ist. Eine Kinderneuropsychiatrische Abteilung steht unter der Leitung von Klaus-Jürgen NEUMÄRKER (geb. 1940). Letztere erwuchs aus der Vereinigung der kinderneurologischen und kinderpsychiatrischen Arbeitsgruppen, um deren Profilierung sich Dagobert MÜLLER (geb. 1921) und Bärbelies BERGMANN (geb. 1924) verdient gemacht haben. Arbeitsgruppen zur Neuroanatomie, EEG- und EMG-Diagnostik sowie zur Psycho- und Physiotherapie komplettieren das Klinikprofil. LEONHARD gelang es unter Wahrung der Besonderheiten der Abteilungen, die Klinik in ihrer Einheitlichkeit zu erhalten.

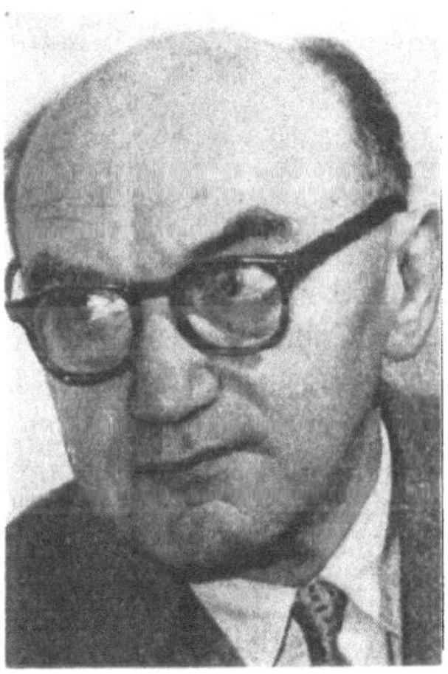

Abb. 8. Karl Wilhelm LEONHARD

geb. 21. 3. 1904 Edelsfeld, Stud. d. Med. 1923–1928 Erlangen, Berlin, München, Prom. 1928 Erlangen, 1928–1955 Ass. d. Nervenkliniken Nürnberg, Erlangen, Heilanstalt Gabersee und Frankfurt a. M., Habil. 1937 Frankfurt a. M., 1942 a. o. Prof. Frankfurt a. M., 1955–1957 Dir. d. Nervenklinik Erfurt, 1957 bis 1970 Dir. d. Nervenklinik Berlin (Charité)

In seiner Amtszeit von 1970 bis 1978 hat Nationalpreisträger Karl SEIDEL (geb. 1930) viele Gebiete der Neurologie und Psychiatrie gefördert. Er hat sich u. a. große Verdienste um die Entwicklung der Neurobiologie erworben, und die Planung und Einrichtung der Abteilung für Computertomographie, die derzeit unter der Leitung von Jörg PLANITZER (geb. 1942) steht, ist ihm zu verdanken. SEIDEL, heute Leiter der Abteilung Gesundheitspolitik beim ZK der SED, ist als Herausgeber, Autor und Mitautor an zahlreichen Monographien beteiligt.
Im Jahre 1978 wurde Heinz A. F. SCHULZE (geb. 1922) zum Direktor der Nervenklinik berufen. Eine zweijährige Assistenzzeit bei Oskar VOGT am Institut für Hirnforschung in Neustadt (Schwarzwald) trug maßgeblich zu seiner fachlichen Profilierung bei. Wissenschaftliche Arbeiten betreffen hirnarchitektonische und klinische Untersuchungen zur Neuropsychologie, vor allem bei Akalkulie, Agraphie und Aphasie, die klinische Neurologie und Neuropathologie sowie die Psychopharmakotherapie. Auch an der historischen Entwicklung seines Fachgebietes ist er interessiert, wovon medizin-historische Arbeiten zeugen.
SCHULZE ist Vorsitzender der Gesellschaft für Psychiatrie und Neurologie der DDR und der Berliner Fachgesellschaft sowie Chefredakteur der Zeitschrift „Psychiatrie, Neurologie und medizinische Psychologie“.
Auf den Lehrstuhl für Psychiatrie wurde 1978 Klaus ERNST (geb. 1936) aus Rostock berufen.
Von der Einordnung der Geisteskranken in der Krausenstraße bis zur computergestützten Diagnostik neurologischer Erkrankungen vergingen in Berlin rund 250 Jahre. Obgleich sich fast immer in dieser Zeit Ärzte um das Wohl ihrer Patienten bemühten, wurde erst durch die sozialistische Gesellschaft der wissenschaftliche Fortschritt in der medizinischen Betreuung allen Bürgern zugänglich.

Literatur

1. ACKERKNECHT, E. H.: Kurze Geschichte der Psychiatrie. Stuttgart 1967.
2. ALBRECHT, B. und ALBRECHT, G.: Diagnosen — Ärzteerinnerungen aus dem 20. Jahrhundert. Berlin 1974.
3. ARTELT, W.: Die Berliner Medizinische Fakultät. Ciba-Zeitschrift Nr. 78 (1956) 2570—2608.
4. ASEN, J.: Gesamtverzeichnis des Lehrkörpers der Universität Berlin, Bd. I 1810—1945. Leipzig 1955.
5. BALK, N.: Die Friedrich-Wilhelm-Universität zu Berlin mit einer Darstellung des Berliner Bildungswesens bis 1810. Berlin 1926.
6. BONHOEFFER, K.: Geschichte der Psychiatrie in der Charité im 19. Jahrhundert. Zeitschr. Neurol. 168 (1940) 37—64.
7. BRANDENBURG, D.: Berlins alte Krankenhäuser. — Ihre Entstehung und Entwicklung. Berlin 1974.
8. DIEPGEN, P.: Geschichte der Medizin, Bd. I—III. Berlin 1949—1955.
9. DIEPGEN, P. und HEISCHKEL, E.: Die Medizin an der Berliner Charité bis zur Gründung der Universität. Ein Beitrag zur Medizingeschichte des 18. Jahrhunderts. Berlin 1935.
10. DONALIES, C.: Zur Geschichte der Psychiatrie in Berlin vor 1865. Inaug.-Diss., Med. Fak. Berlin 1969.
11. EICHLER, D.: Das ärztliche Wirken Rudolf Leubuschers, seine Gesichtspunkte und Ziele. Inaug.-Diss., Med. Fak. Berlin 1969.
12. Festschrift anläßlich der 59. Versammlung Deutscher Naturforscher und Aerzte: Die Anstalten der Stadt Berlin für die öffentliche Gesundheitspflege und für den naturwissenschaftlichen Unterricht. Berlin 1886.
13. FISCHER, I.: Biographisches Lexikon der hervorragenden Ärzte der letzten fünfzig Jahre 1880—1930, Bd. I—II. München—Berlin 1962.
14. GIESE, E. und v. HAGEN, B.: Geschichte der Medizinischen Fakultät der Friedrich-Schiller-Universität Jena. Jena 1958.
15. GUTTSTADT, A.: Die naturwissenschaftlichen und medicinischen Staatsanstalten Berlins. Berlin 1886.
16. HABERLING, W., HÜBOTTER, F. und VIERORDT, H.: Biographisches Lexikon der hervorragenden Aerzte aller Zeiten und

Völker, Bd. I–IV, u. 2 Erg.-bde. München–Berlin 1962.

17. HIRSCH, A.: Biographisches Lexikon der hervorragenden Aerzte aller Zeiten und Völker, Bd. I–VI. Wien–Leipzig 1884.
18. KAISER, W. und MOCEK, R.: Johann Christian Reil. Leipzig 1979.
19. KIRCHHOFF, T.: Deutsche Irrenärzte – Einzelbilder ihres Lebens und Wirkens, Bd. I–II. Berlin 1921 u. 1924.
20. KLUGE, C. A. F. und MARQUARDT, F. W.: Bruchstücke zu einer Darstellung der Charité was sie war, wurde und werden sollte. Handschriftl. Manuskript, Berlin 1829.
21. KOHSE, H.: Die Kliniker Griesinger und Frerichs während ihrer Kieler Zeit (1849 bis 1852). Inaug.-Diss., Med. Fak. Kiel 1968.
22. KOLLE, K.: Große Nervenärzte, Bd. I–II. Stuttgart 1956.
23. KRAEPELIN, E.: 100 Jahre Psychiatrie. Zeitschr. f. d. ges. Neurol. u. Psych. 38 (1918) 161–275.
24. KREISSL, J.: Progressive Positionen in Leben und Werk Moritz Heinrich Rombergs. Inaug.-Diss., Med. Fak. Berlin 1964.
25. LEIBBRAND, W. und WETTLEY, A.: Der Wahnsinn – Geschichte der Abendländischen Psychopathologie. Freiburg i. Br.–München 1961.
26. LEONHARD, K.: Über die Geschichte der Nervenklinik der Charité. In: KETTLER, L.-H.: 250 Jahre Charité. Zeitschr. f. ärztl. Fortb. 54 (1960) 492–494.
27. METTE, A.: Über organisatorische und therapeutische Konzeptionen und Maßnahmen auf psychiatrischem Gebiet in der Berliner Charité nach der Gründung der Universität. Zeitschr. Psych., Neurol. u. med. Psychol. 12 (1960) 401–408.
28. METTE, A.: Wilhelm Griesinger – der Begründer der wissenschaftlichen Psychiatrie in Deutschland. Leipzig 1976.
29. METTE, A. und WINTER, I.: Geschichte der Medizin – Einführung in ihre Grundzüge. Berlin 1968.
30. MUNK, F.: Das medizinische Berlin um die Jahrhundertwende. München–Berlin 1956.
31. NEUMÄRKER, K.-J.: Laudatio für Prof. Dr. H. A. F. Schulze. Zeitschr. Psych., Neurol. u. med. Psychol. 34 (1982) 65–67.
32. PAGEL, J.: Biographisches Lexikon hervorragender Ärzte des 19. Jahrhunderts. Berlin–Wien 1901.
33. Reichshandbuch der deutschen Gesellschaft. Das Handbuch der Persönlichkeiten in Wort und Bild, Bd. I–II. Berlin 1930.
34. SCHEIBE, O.: 200 Jahre des Charité-Krankenhauses zu Berlin. Charité-Ann. 34 (1910) 1–200.
35. SCHELLER, H.: Zur Geschichte der Psychiatrie an der Berliner Universität. In: LEUSSINK, H., NEUMANN, E. und KOTOWSKI, G.: Studium berolinense – Aufsätze und Beiträge zu Problemen der Wissenschaft und zur Geschichte der Friedrich-Wilhelm-Universität zu Berlin. Berlin 1960, S. 103–108.
36. SCHULZE, H. A. F.: Karl Leonhard – führender Repräsentant einer in der internationalen Psychiatrie bedeutsamen Lehre und Schule. Humanitas 12/1979, S. 13.
37. SCHULZE, H. A. F.: Karl Bonhoeffer, seine Persönlichkeit, sein Werk, seine Wirkung. Zeitschr. Psych., Neurol. u. med. Psychol. 33 (1981) 321–326.
38. SCHWARZ, H.: Persönliche Erinnerungen. Wiss. Z. Humboldt-Univ. Berlin, Math.-Nat. R. 17 (1968) 25–27.
39. SCHWARZ, H.: Jedes Leben ist ein Roman – Erinnerungen eines Arztes. Berlin 1975.
40. SEIGE, D.: Carl Westphal an der Berliner Nervenklinik. Wiss. Z. Humboldt-Univ. Berlin, Math.-Nat. R. 17 (1968) 21–23.
41. STAHL, E.: Die psychiatrische Wirksamkeit Ernst Horns. Inaug.-Diss., Med. Fak. Berlin 1966.
42. TUTZKE, D.: Geschichte der Medizin. Berlin 1980.
43. WALTER-SCHOLZ, V.: Die geschichtliche Situation des Irrenwesens der Stadt Berlin im 19. Jahrhundert unter besonderer Berücksichtigung der Anstalt Herzberge. Inaug.-Diss., Med. Fak. Berlin 1979.
44. WIESNER, A.: Leben und Werk des Tübinger Professors Wilhelm Griesinger. Inaug.-Diss., Med. Fak. Düsseldorf 1936.
45. WILLE, P.: Die Geschichte der Berliner Hospitäler und Krankenhäuser von der Gründung Berlins bis zum Jahre 1800. Inaug.-Diss., Med. Fak. Berlin 1930.
46. WUNDERLICH, C. R. A.: Geschichte der Medizin. Stuttgart 1859.

47. ZIEHEN, T.: Geschichte der psychiatrischen und Nervenklinik der Charité in Berlin. In: LENZ, M.: Geschichte der Königlichen Friedrich-Wilhelm-Universität zu Berlin, Bd. I–IV. Halle 1910, S. 232–234.
48. ZÜLCH, K. J.: Hermann Oppenheim (1858 bis 1919) und die Berliner Neurologie. In: LEUSSINK, H., NEUMANN, E. und KOTOWSKI, G.: Studium berolinense – Aufsätze und Beiträge zu Problemen der Wissenschaft und zur Geschichte der Friedrich-Wilhelm-Universität zu Berlin. Berlin 1960, S. 108–110.
49. ZUTT, J., STRAUSS, E. und SCHELLER, H.: Karl Bonhoeffer – zum 100. Geburtstag am 31. 3. 1968. Berlin–Heidelberg–New York 1969.

Sonstige: Personalakten und -verzeichnisse der Berliner Universität im Universitätsarchiv der Humboldt-Universität zu Berlin.

Verf.: Dr. med. B. LUTHER, Chirurgische Klinik des Bereiches Medizin (Charité), DDR-1040 Berlin, Schumannstr. 20/21

Nobelpreisträger für Physiologie oder Medizin an der Universität Berlin

Von I. WIRTH und B. LUTHER

Der Nobelpreis für Physiologie oder Medizin ist zweifellos die international höchstgeachtete Auszeichnung, die für eine wissenschaftliche Leistung auf medizinischem Gebiet verliehen wird. Stiftung und Verleihungsmodalitäten sind, ebenso wie für die anderen Preise, durch das am 27. November 1895 in Paris gefertigte Testament des schwedischen Chemikers und Erfinders des Dynamits Alfred NOBEL (1833–1896) festgelegt. Seit 1901 wird der medizinische Nobelpreis vom Karolinska Mediko-Kirurgiska Institut in Stockholm vergeben. An der Nominierung der Kandidaten sind nur ausgewählte Wissenschaftler und alle früheren Nobelpreisträger beteiligt. Die Entscheidung trifft der Lehrkörper des Karolinischen Instituts aufgrund der vom ständigen fünfköpfigen Nobelkomitee erarbeiteten Empfehlung. Bei der Preisverleihung in der Konzerthalle zu Stockholm am 10. Dezember, dem Todestag Alfred NOBELS, übergibt der schwedische König Goldmedaille, Diplom und Anweisung für einen Scheck. Vom Laureaten wird ein Vortrag aus seinem wissenschaftlichen Arbeitsgebiet erwartet, der nach Möglichkeit innerhalb des nächsten halben Jahres in Stockholm zu halten ist.

Durch die knappe textliche Abfassung des Testaments gestaltet sich auch nach Aufnahme verschiedener Erweiterungen in die Statuten der Nobelstiftung die Preisvergabe außerordentlich schwierig. Zahlreiche Kritiken sind an den Entscheidungen der Jury in Stockholm geübt worden. Der Nobelpreis soll an junge (!) Wissenschaftler verliehen werden, um ihnen durch die materielle Zuwendung weitere Erfolge zu ermöglichen. Die Auszeichnung können deshalb nur Lebende erhalten. Das wissenschaftliche Werk des Laureaten muß jüngstveröffentlicht oder dessen Bedeutung erst in jüngster Zeit erwiesen worden sein. Gemäß dem humanistischen Anliegen Alfred NOBELS ist bei der Wahl der Preisträger neben dem Zeitpunkt der Entdeckung ausschlaggebend, welche Leistung „zum größten Nutzen der Menschheit" beiträgt.

Nachfolgend wird das Lebenswerk von 10 Nobelpreisträgern, die über einen unterschiedlich langen Zeitraum an der Universität Berlin auf medizinischem und biochemischem Gebiet geforscht bzw. gelehrt haben, kurz umrissen. Dabei muß naturgemäß vieles weggelassen werden, und Zusammenhänge sind oft nur angedeutet. Für den an speziellen Problemen Interessierten sei auf die angegebene Literatur verwiesen.

Emil von Behring

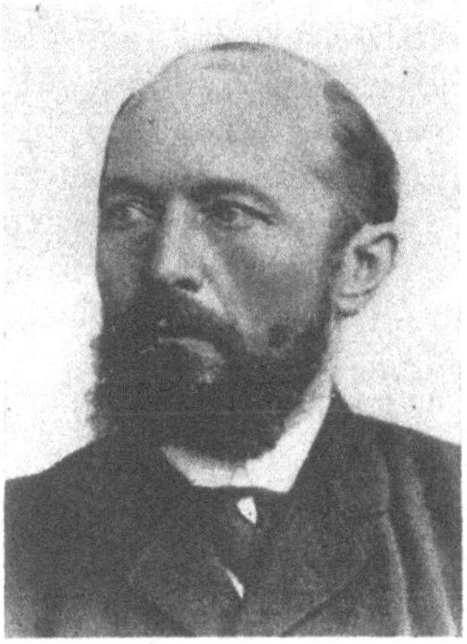

geb. 15. März 1854 in Hansdorf (Westpreußen)
gest. 31. März 1917 in Marburg

Nobelpreis 1901 „Für seine Arbeiten über Serumtherapie und besonders für deren Anwendung gegen Diphtherie, wodurch er einen neuen Weg auf dem Gebiet der medizinischen Wissenschaft gebahnt und dem Arzt eine bezwingende Waffe im Kampf gegen Krankheit und Tod gegeben hat."

Emil von BEHRING erhielt als erster Mediziner am 30. Oktober 1901 den Nobelpreis. Damit wurden seine großen Verdienste um die erfolgreiche Serumbehandlung der Diphtherie gewürdigt, die zu einer drastischen Senkung der Letalität dieser Erkrankung geführt hat. Zunächst kamen nur Heilseren zur Anwendung, doch gelang dem Laureaten selbst 1913 die Entwicklung einer aktiven Immunisierung gegen die Diphtherie.

BEHRING begann mit wissenschaftlichen Untersuchungen bereits während seiner Militärdienstzeit. Zwischen 1881 und 1883 beschäftigte er sich im chemischen Laboratorium der Versuchsstation Posen mit der Wirksamkeit von Jodoform als Desinfektionsmittel. Diese Arbeiten wurden in Winzig, seinem nächsten Garnisonsort, fortgesetzt. Um später im Sanitätsdienst der Preußischen Verwaltung tätig werden zu können, legte BEHRING im März 1885 das Kreisarztexamen ab. Nach zweijährigem Aufenthalt in der Garnison Bojanowo, wo er kommissarisch eine Kreiswundarztstelle übernahm, wurde er 1887 an das Pharmakologische Institut der Universität Bonn kommandiert. Auf Anregung des Institutsdirektors Karl BINZ (1832–1913) führte er die Untersuchungen über Jodoform weiter und überprüfte die desinfizierende Wirkung von Acetylen sowie weiterer Substanzen. Mit der 1889 erfolgten Kommandierung als Assistent zu Robert KOCH (1843–1910; Nobelpreis für Medizin 1905) an das Hygiene-Institut der Universität Berlin begannen die entscheidenden Jahre seiner wissenschaftlichen Laufbahn.

Während seiner Tätigkeit in Bonn hatte BEHRING 1888 beobachtet, daß das Serum milzbrandimmuner Ratten das Bazillenwachstum hemmt. Ein weiteres Ergebnis, auf das er aufbauen konnte, war der Nachweis von Schutzmechanismen gegen bakterielle Infektionen im Blut, den Jules HERICOURT (geb. 1850) und Charles RICHET (1850–1935) 1888 im Tierexperiment geführt hatten. Auch das Diphtherietoxin war bereits von Emile ROUX (1853–1933) und Alexandre YERSIN (1863–1943) bzw. Friedrich LOEFFLER (1852–1915) unabhängig voneinander in den Jahren 1888/89 isoliert und charakterisiert worden. Die Ergebnisse seiner Immunisierungs- und Heilversuche an Laboratoriumstieren veröffentlichte BEHRING im Dezember 1890, eine erste Mitteilung gemeinsam mit Shibasaburo KITASATO (1852–1931) auch zur Tetanusimmunität. Es folgten Versuchsserien zur Herstellung eines beim Menschen einsetzbaren Diphtherieantiserums. Gemeinsam mit Erich WERNICKE

(1859–1928) immunisierte BEHRING die unter einem Berliner S-Bahn-Bogen auf dem Gelände der Charité untergebrachten Schafe, Hunde und später Pferde. Nach dem Wechsel beider Forscher ins neu eröffnete Institut für Infektionskrankheiten arbeitete ab 1892 auch Paul EHRLICH (1854–1915; Nobelpreis für Medizin 1908) vor allem bei der Serumprüfung mit, so daß noch im gleichen Jahr die Farbwerke in Hoechst am Main die industrielle Produktion des Heilserums aufnehmen konnten. Erstmalig soll das Diphtherieantiserum Ende 1891 bei diphtheriekranken Kindern angewandt worden sein. Die Ergebnisse größerer klinischer Versuchsreihen der Jahre 1892/93 mit industriell hergestelltem Heilserum an den Kinderkliniken in München, Leipzig und Berlin zerstreuten die noch bestehenden Zweifel am Wert der Serumtherapie. Den endgültigen Durchbruch brachten die überzeugenden Resultate der klinischen Erprobung von Emile ROUX im Jahre 1894. Um die Serumtherapie der Diphtherie führte BEHRING unbegründet heftige Prioritätsstreitigkeiten, wobei es insbesondere zu schweren Ausfällen gegen Rudolf VIRCHOW (1821–1902) kam. BEHRING ging, wie er selbst sagte, „mit aller mir zu Gebote stehenden Rücksichtslosigkeit" vor.

Bereits einige Monate nach seiner Berufung zum a.o. Professor für Hygiene nach Halle ging BEHRING 1895 als o. Professor und Direktor des Hygiene-Instituts der Universität nach Marburg, wo er 1904 die Behring-Werke gründete. Die Marburger Zeit war durch große wissenschaftliche Erfolge, aber auch durch eine schwere Schaffenskrise gekennzeichnet. Seine entgegen der Feststellung Robert KOCHS aus dem Jahre 1901 vertretene Ansicht, bei der Menschen- und Rindertuberkulose handele es sich um einen identischen Erreger, führten zu Auseinandersetzungen mit seinem einstigen Lehrer. Diesen war bereits ein Patentstreit um das Tuberkulin in den Jahren 1898/99 vorausgegangen. Nachdem BEHRING in der Öffentlichkeit immer wieder Hoffnungen auf ein Tuberkuloseheilmittel geweckt hatte, die er nicht erfüllen konnte, führte schließlich das Scheitern seiner Immunisierungsversuche bei Rindern zum völligen gesundheitlichen Zusammenbruch, und er mußte die Jahre von 1907 bis 1910 in der Nervenheilanstalt Neuwittelsbach bei München verbringen.

In Marburg arbeitete BEHRING weiter an der Verbesserung des Diphtherieantiserums und entwickelte eine Tetanusprophylaxe mit Antiserum, die sich im 1. Weltkrieg bewährt hat. Seine Bemühungen um eine aktive Immunisierung gegen Diphtherie begannen bereits 1901. Die Ergebnisse umfangreicher Erprobungen eines Toxin-Antitoxin-Gemisches an Kindern gab er im Jahre 1913 bekannt. Führende Pädiater hatten dem Impfstoff Wirksamkeit und Unschädlichkeit bescheinigt.

Die Entwicklung einer aktiven Immunisierung gegen die Diphtherie ist nach der Einführung der Serumtherapie in die Medizin der zweite Höhepunkt der wissenschaftlichen Laufbahn v. BEHRINGS. Ausgehend von seinen Leistungen haben Diphtherie und Tetanus durch die gezielte Fortsetzung der Forschungen, verbunden mit einer konsequenten Anwendung der Ergebnisse in der klinischen Praxis, als tödliche Erkrankungen weitgehend an Bedeutung verloren.

Literatur

BEYER, A.: Paul Ehrlich und Emil v. Behring. Berlin 1954.

HEIDEL, G.: Med. aktuell 5 (1979) 570–571.

KÖHLER, W., MOCHMANN, H.: medicamentum 21 (1980) 92–95 u. 123–127.

WERNICKE, E.: Dt. med. Wochenschr. 43 (1917) 662–664.

ZEISS, H., BIELING, R.: Behring, Gestalt und Werk. Berlin 1941.

Robert Koch

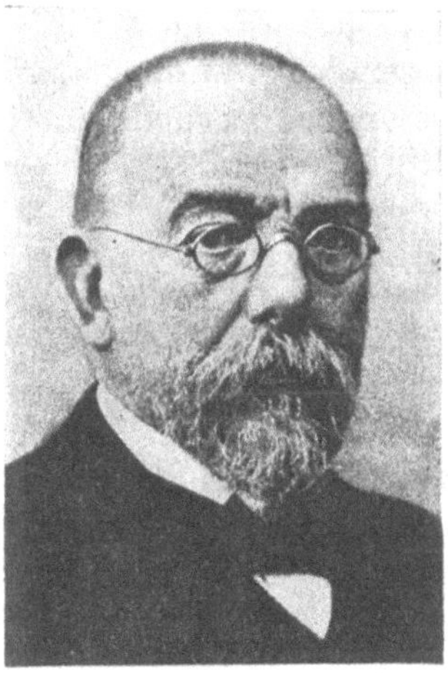

geb. 11. Dezember 1843 in Clausthal (Oberharz)
gest. 27. Mai 1910 in Baden-Baden
Nobelpreis 1905 „Für seine Untersuchungen und Entdeckungen auf dem Gebiet der Tuberkulose."

KOCHS erste Jahre ärztlicher Tätigkeit in mehreren, weit voneinander entfernt gelegenen Städten Deutschlands waren bestimmt von Existenzsorgen. Sein Streben nach beruflicher Weiterentwicklung und nicht zuletzt nach einer gesicherten Existenz veranlaßten ihn, ein Examen als Kreisphysikus zu absolvieren. Im März 1872 übernahm KOCH das Kreisphysikat in Wollstein. Die günstigeren Wohnbedingungen ermöglichten nun auch die Einrichtung eines Laboratoriums. Mit einer einfachen Laborausrüstung gelang es KOCH in mehrjähriger intensiver Arbeit erstmalig, den kausalen Zusammenhang zwischen einem bestimmten Mikroorganismus und einer Erkrankung darzustellen. Der Landarzt Aloys POLLENDER (1800—1879) hatte bereits 1849 stäbchenförmige Gebilde im Blut milzbrandkranker Tiere gesehen, und 1863 begann Casimir Josef DAVAINE (1811—1882) mit systematischen Untersuchungen der „Stäbchen". Doch erst KOCH erbrachte durch das Studium ihrer Entwicklung, insbesondere die Beobachtung der Sporenbildung, den Beweis, daß die Milzbranderkrankung durch den *Bacillus anthracis* hervorgerufen wird (1876). Richtlinie waren dabei für ihn die von Jakob HENLE (1809—1885) im Jahre 1840 formulierten Postulate. Während der Experimente auftretende methodische Schwierigkeiten wurden zum Ausgangspunkt für die Erarbeitung neuer Verfahren zur Präparation und Färbung von Bakterien sowie für die Vervollkommnung der Mikrofotografie. Deren praktische Erprobung verband KOCH mit Untersuchungen über die Ätiologie der Wundinfektionen.

Durch die Berufung zum ordentlichen Mitglied des Kaiserlichen Gesundheitsamtes im Jahre 1880 nach Berlin verbesserten sich seine Arbeitsbedingungen grundsätzlich. Zunächst beschäftigte er sich auftragsgemäß mit Mitteln und Methoden zur Desinfektion und Sterilisation. Der epochalen Entdeckung der Tuberkelbakterien 1882 war die weitere Verbesserung der bakteriologischen Methodik (Einführung fester und erstarrungsfähiger Nährböden) vorausgegangen (s. S. 121). Der seit 1880 als Berater des Deutschen Reiches bei der Seuchenbekämpfung tätige KOCH erhielt 1883 die Leitung einer Expedition nach Ägypten zur Klärung der Ursachen der dort aufgetretenen Cholera. Durch die baldige Fortsetzung der Reise nach Indien gelang die Entdeckung des *Vibrio cholerae*.

Mit seiner Ernennung zum o. Professor für Hygiene und Direktor des Hygiene-

Instituts der Universität Berlin übernahm KOCH 1885 zusätzlich Lehrverpflichtungen. Wissenschaftliche Arbeiten aus dieser Zeit behandeln hygienische Probleme im Sinne der Nutzung bakteriologischer Erkenntnisse für die öffentliche Gesundheitspflege. Die umfangreichen Experimente zur Auffindung eines Heilmittels gegen die Tuberkulose begann KOCH 1889 und gab 1890 die Entdeckung des Tuberkulins bekannt. Wie sich in den folgenden Jahren zeigte, erbrachte die klinische Erprobung als Heilmittel trotz intensiver Weiterarbeit und Herstellung neuer Präparate nicht den gewünschten Erfolg. Dagegen hat das Tuberkulin bis heute einen Platz in der Tuberkulosediagnostik.

Am 1. Juli 1891 wurde das neu geschaffene Institut für Infektionskrankheiten eröffnet, das bis zur Inbetriebnahme des Neubaus 1901 in unmittelbarer Nähe und z. T. in der Charité lag. Während der Tätigkeit als Institutsdirektor leistete KOCH mit seinen Mitarbeitern wichtige Beiträge zur Bekämpfung der Cholera in Hamburg (1892/93) und verschiedener tropischer Infektionskrankheiten sowie 1901/02 bei der Typhusbekämpfung in Südwestdeutschland. Die Forschungsreisen setzte er, ebenso wie die Arbeiten zum Tuberkuloseproblem, trotz seines angegriffenen Gesundheitszustandes auch nach seiner Entpflichtung (1904) weiter fort.

KOCH ist der Begründer einer Schule bedeutender Bakteriologen und Immunitätsforscher, aus der unter anderem Georg GAFFKY (1850–1918), Shibasaburo KITASATO (1852–1931), Friedrich LOEFFLER (1852–1915), Richard PFEIFFER (1858–1918), Emil von BEHRING und Paul EHRLICH (1854–1915) hervorgingen.

Literatur

GAFFKY, G.: Dt. med. Wochenschr. 36 (1910) 2321–2324.

GENSCHOREK, W.: Robert Koch. Leipzig 1975.

MOCHMANN, H., KÖHLER, W.: medicamentum 23 (1982) 83–91.

STEINBRÜCK, P., THOM, A.: Robert Koch (1843 bis 1910). Ausgewählte Texte. Sudhoffs Klassiker der Medizin N. F. 2, Leipzig 1982.

Paul Ehrlich

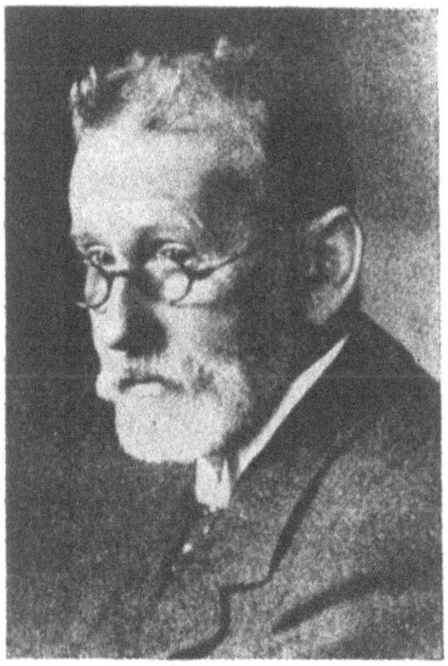

geb. 14. März 1854 in Strehlen (Schlesien)
gest. 20. August 1915 in Homburg
Nobelpreis 1908 gemeinsam mit Ilja I. Metschnikow (1845 bis 1916) „Für ihre Arbeiten über die Immunität."

Die überragende Genialität von Paul Ehrlich kommt schon allein darin zum Ausdruck, daß seine bedeutenden Entdeckungen nicht auf die Nutzanwendung bekannter Vorgänge oder die Auswertung zufälliger Beobachtungen zurückgehen, sondern eigene Ideen am Anfang seiner Erfolge standen. Einzige Ausnahme war die 1901 am Institut für experimentelle Therapie in Frankfurt am Main im Auftrag von Friedrich Althoff (1839–1909) begonnene Krebsforschung. Ein Resultat ist der noch heute in der experimentellen Onkologie eingesetzte Ehrlichsche Aszitestumor der Mäuse.

Ehrlich hat für Medizin und Chemie, obwohl als Chemiker Autodidakt, gleichermaßen Großes geleistet. Das belegt insbesondere die Einführung der modernen Chemotherapie, die mit Recht als Gipfel seines Lebenswerkes bezeichnet wurde. Die wissenschaftliche Vielseitigkeit Ehrlichs wird auch an den zahlreichen von ihm entwickelten diagnostischen Verfahren deutlich. Daraus resultierten Fortschritte auf verschiedensten Gebieten der Medizin. Herausragend sind die serologischen Untersuchungen vor allem als Ausgangspunkt für seine Seitenkettentheorie.

Das Studium begann Ehrlich 1872 mit vier Semestern Naturwissenschaften zunächst in Breslau und danach in Straßburg. Unter dem Eindruck der Vorlesungen des dort lehrenden Anatomen Wilhelm Waldeyer (1836–1921) entschied er sich für die Medizin. Als Medizinstudent nach Breslau zurückgekehrt, begann er in den Laboratorien des Physiologen Rudolf Heidenhain (1834–1897) und später des Pathologen Julius Cohnheim (1839 bis 1884) mit Färbestudien. Noch als Student publizierte er 1877 erste Ergebnisse. Mit einer selbst entwickelten Färbemethode entdeckte er im Blut die basophil granulierten Mastzellen.

Ein Jahr danach promovierte Ehrlich in Leipzig mit der Dissertation „Beiträge zur Theorie und Praxis der histologischen Färbung". Bereits im Juli 1878, dem Monat nach der Promotion, holte ihn Theodor von Frerichs (1819–1885) als Oberarzt an die I. Medizinische Klinik der Charité nach Berlin. Ohne die Verpflichtungen einer klinischen Tätigkeit konnte Ehrlich seine analytischen Studien fortführen. Er arbeitete besonders auf hämatologischem Gebiet über die Differenzierung von Blutzellen. In der Zeit an der I. Medizinischen Klinik entstanden ferner die Diazoprobe und der Urobilinogennachweis. Auf seine Entdeckung der Säurefestigkeit der Tuberkelbakterien aufbauend entwickelte er eine einfache Färbemethode. Versuche mit intravenösen Injektionen von Farbstoffen führten zu Fortschritten auf dem Gebiet der Vitalfärbung. 1884 wurde EHRLICH Titularprofessor. Von 1885 bis 1887 arbeitete er an der II. Medizinischen Klinik der Charité, deren Direktor zu dieser Zeit Carl GERHARDT (1833–1902) war. Die ihm von seinem neuen Chef übertragenen vielfältigen Routinearbeiten waren mit seinen wissenschaftlichen Plänen nicht vereinbar. Mit der 1885 erschienenen Monographie „Das Sauerstoff-Bedürfniss des Organismus" habilitierte er sich 1887, bevor er die Charité verließ. Eine Lungentuberkulose zwang ihn zu einem längeren Kuraufenthalt im Ausland.

Aus Ägypten zurückgekehrt widmete sich EHRLICH in seinem 1889 eingerichteten Privatlaboratorium in der Berliner Lützowstraße konzentriert Problemen der Immunität. Im Jahre 1890 vermittelte ihm Robert KOCH die Leitung einer Tuberkulose-Station im Krankenhaus Berlin-Moabit und beteiligte ihn an der praktischen Erprobung des Tuberkulins. Im gleichen Jahr erfolgte seine Ernennung zum a.o. Professor für Serologie an der Universität Berlin. Mit der Eröffnung des Instituts für Infektionskrankheiten wurde EHRLICH, der Bitte Robert KOCHS folgend, 1891 freier Mitarbeiter des Instituts. Aus dieser Tätigkeit ergab sich ein enger Kontakt mit Emil BEHRING. Wie auch in späteren Jahren war die Zusammenarbeit beider Wissenschaftler durch die charakterlichen Schwächen Emil BEHRINGS überschattet. Es ist unbedingt erwähnenswert, daß der breite therapeutische Einsatz des Diphtherieantiserums in der klinischen Praxis erst durch EHRLICHS Mitarbeit bei der Gewinnung und Qualitätsprüfung der Seren möglich wurde. Die Auseinandersetzungen mit Emil BEHRING setzten sich zwangsläufig fort, als EHRLICH 1896 das auf Initiative von Friedrich ALTHOFF gegründete Institut für Serumforschung und Impfstoffprüfung in Berlin-Steglitz übernahm.

Im Jahre 1899 erfolgte die Übersiedlung des Instituts nach Frankfurt am Main. Es erhielt den von EHRLICH selbst gewählten Namen „Institut für experimentelle Therapie", dem 1906 das mit privaten Mitteln erbaute „Georg-Speyer-Haus" angegliedert wurde. Noch in Berlin hatte EHRLICH 1898 die Seitenkettentheorie vollendet, die über mehrere Jahrzehnte Grundlage für das Verständnis der Antikörperbildung und -funktion war. Durch neuere Erkenntnisse der Molekularbiologie hat diese Hypothese zwar an Bedeutung verloren, Teilaspekte sind aber in die modernere Klonselektionstheorie von Frank Macfarlane BURNET (geb. 1899; Nobelpreis für Medizin 1960) eingegangen. Und nicht zuletzt beinhaltet die Seitenkettentheorie die Konzeption für die Chemotherapie. Mehrjährige, subtil und planmäßig durchgeführte Versuche mit Arsenpräparaten führten 1907 zum Salvarsan, dessen Wirksamkeit 1909 von Sahachiro HATA (1873–1938) an syphilitischen Kaninchen überprüft wurde (Ehrlich-Hata 606). Auch nach der Einführung des Salvarsans in die klinische Praxis im Jahre 1910 wurden die Versuche mit dem von EHRLICH als „Sterilisatio magna" formulierten Ziel fortgeführt. So entstand das weniger toxische Neosalvarsan (E 914), EHRLICHS letzte wissenschaftliche Leistung.

Literatur

BEYER, A.: Paul Ehrlich und Emil v. Behring. Berlin 1954.

KOCH, R.: Paul Ehrlich. In: G. BUGGE (Hrsg.): Das Buch der großen Chemiker. Bd. II, Berlin 1930, S. 421–442 u. 515.

LOEWE, H.: Paul Ehrlich. Schöpfer der Chemotherapie. Stuttgart 1950.

MOCHMANN, H., KÖHLER, W.: medicamentum 21 (1980) 27–30 u. 59–63.

WASSERMANN, A. v.: Dt. med. Wochenschr. 41 (1915) 1103–1106 u. 1135–1136.

Albrecht Kossel

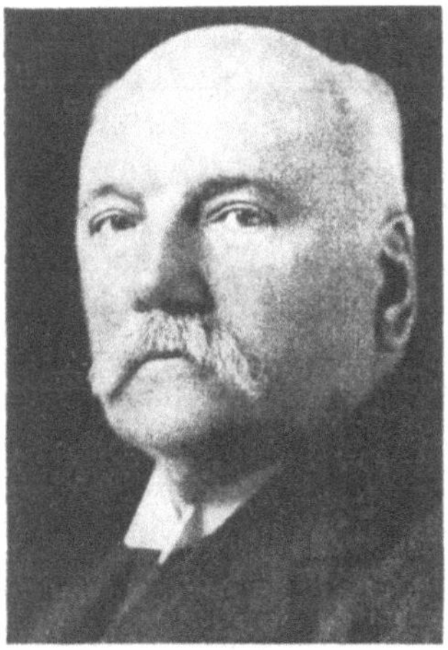

geb. 16. September 1853 in Rostock
gest. 5. Juli 1927 in Heidelberg

Nobelpreis 1910 „Als Anerkennung des Beitrages, den er durch seine Arbeiten über die Eiweißstoffe einschließlich der Nukleine zur Kenntnis der Chemie der Zelle geleistet hat.“

Um 1838 prägte Gerardus Johannes Mulder (1802—1880) den Begriff „Protein“ für Eiweißkörper. Frühe Untersuchungen zur Klärung der Proteinstruktur scheiterten an methodischen Schwierigkeiten. Erwähnenswert sind die Arbeiten von Wilhelm Kühne (1837—1900), der versuchte, durch enzymatischen Abbau der Eiweiße zu einem Ergebnis zu gelangen. Seine Unterscheidung der Eiweißspaltprodukte in Peptone und Albumosen ist heute nicht mehr gebräuchlich. Erst die Forschungen von Albrecht Kossel, Franz Hofmeister (1850—1922) und nicht zuletzt Emil Fischer (1852—1919; Nobelpreis für Chemie 1902) erschlossen die Strukturprinzipien der Proteine.

Kossel hat die Chemie des Zellkerns auf Anregung seines Lehrers Felix Hoppe-Seyler (1825—1895), dessen Assistent er seit 1877 in Straßburg war, zum Gegenstand komplexer Untersuchungen gemacht. Nach ersten wissenschaftlichen Erfolgen erhielt er 1883 die Berufung zum Leiter der chemischen Abteilung des Physiologischen Instituts der Universität Berlin. Im Jahre 1887 zum a.o. Professor ernannt, wechselte er 1895 als o. Professor für Physiologie und Direktor des Physiologischen Instituts der Universität nach Marburg und von dort in gleicher Eigenschaft 1901 nach Heidelberg. Nach seiner Emeritierung 1923 leitete er das für ihn geschaffene Institut für Eiweißforschung, dessen Einrichtung Ludolf von Krehl (1861—1937) durch Bereitstellung von Räumlichkeiten in der Medizinischen Klinik mit ermöglicht hatte.

Zu Beginn seiner wissenschaftlichen Laufbahn knüpfte Kossel an die unvollständig gebliebenen Arbeiten von Friedrich Miescher (1844—1895) an, die unter Leitung Felix Hoppe-Seylers begonnen worden waren. Miescher hatte 1869 in isolierten Leukozytenkernen sauer reagierende Substanzen gefunden und diese „Nucleine“ genannt. In ersten Versuchsreihen (1878/79) mit Nukleinstoffen wies Kossel die bereits bekannten Purinbasen Hypoxanthin, Xanthin und Guanin als Nukleinbestandteile nach und entdeckte 1885 selbst noch das Adenin. Gemeinsam mit seinen Mitarbeitern gelang ihm ferner die Auffindung der hauptsächlichen Pyrimidinbasen Thymin (1893), Cytosin (1894) und Uracil (1900). Weitere Untersuchungen waren dem Kohlenhydratanteil der Nukleinsäuren gewidmet, den er als dritten Bestandteil dieser Makromoleküle erkannte.

Durch Kossels Forschungen wurde die chemische Natur der Nukleinsäuren geklärt. Ein weiterer entscheidender Fortschritt war die Aufdeckung von deren molekularer und räumlicher Struktur durch James Dewey WATSON (geb. 1928), Harry Compton CRICK (geb. 1916) und Hugh Frederick WILKINS (geb. 1916), die dafür 1962 gemeinsam den Nobelpreis für Medizin erhielten.

Bei Felix HOPPE-SEYLER hatte KOSSEL bereits mit Arbeiten über die Eiweißstoffe begonnen. In Gänseerythrozyten entdeckte er eine Gruppe basischer Kernsubstanzen, die Histone, deren Zugehörigkeit zu den Proteinen erkannt wurde. Später in Marburg nahm er die Eiweißuntersuchungen wieder auf. Friedrich MIESCHER war es, der 1874 in Spermatozoen des Lachses von ihm als „Protamine" bezeichnete Stoffe fand. KOSSEL wies identische oder ähnliche Substanzen im Sperma vieler anderer Fische nach. Mit seinen Schülern, von denen Kurt FELIX (1888—1960) und Friedrich KUTSCHER (1866—1942) genannt seien, ging er zu systematischen Untersuchungen der Protamine über. Gemeinsam konnten sie deren Eiweißnatur aufzeigen und klären, daß am Aufbau der Protamine wesentlich weniger Aminosäuren als bei den übrigen Proteinen beteiligt sind. Unter den basischen Spaltprodukten wurden als Hauptbestandteil das Arginin ermittelt und 1896 das Histidin entdeckt. Diese eiweißanalytischen Studien führten im Jahre 1904 auch zur Auffindung des harnstoffabspaltenden Enzyms Arginase. Die physiologische Rolle dieses Enzyms konnte erst später durch die Darstellung der Zusammenhänge im Harnstoffzyklus (1932) von Hans Adolf KREBS (1900—1981; Nobelpreis für Medizin 1953) und Kurt HENSELEIT (1907—1972) aufgezeigt werden.

Literatur

COHNHEIM, O.: Münchener med. Wochenschr. 57 (1910) 2644—2645.

EDLBACHER, S.: Hoppe-Seyler's Z. physiol. Chemie 177 (1928) 1—14.

NEUBERG, C.: Ber. Dt. Chem. Ges. 60 (1927 A) 159—160.

RIESSER, O.: Dt. med. Wochenschr. 53 (1927) 1441.

Otto Warburg

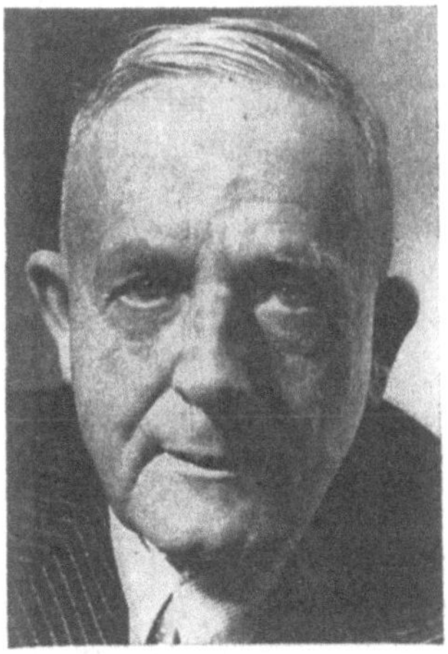

geb. 8. Oktober 1883 in Freiburg i. Br.
gest. 1. August 1970 in Berlin
Nobelpreis 1931 „Für seine Entdeckung der Natur und der Wirkungsweise des Atmungsfermentes.“

Das wissenschaftliche Gesamtwerk von Otto WARBURG hat in seiner Vielfalt fundamentaler Entdeckungen nur wenige Parallelen in der Geschichte der Wissenschaft. Über sechs Jahrzehnte hat der hervorragende Experimentator den Fortschritt auf dem Gebiet der Zellbiologie und Biochemie mitbestimmt. Bereits während seines Chemiestudiums von 1901 bis 1906 in Freiburg i. Br. und Berlin bei Emil FISCHER (1852–1919; Nobelpreis für Chemie 1902) eignete sich WARBURG die experimentellen Methoden der Chemie und Physik an. Unmittelbar anschließend studierte er bis 1911 in Berlin, München und Heidelberg Medizin. Sein Lehrer Ludolf von KREHL (1861–1937), selbst ein hervorragender Internist und Pathophysiologe, vermittelte ihm das Verständnis für den Zusammenhang zwischen naturwissenschaftlicher Grundlagenforschung und klinischer Medizin. Nach Abschluß des Studiums arbeitete WARBURG bis 1914 weiter im Laboratorium der Medizinischen Klinik Heidelberg und gelegentlich in der Zoologischen Station in Neapel. Arbeiten über die Energetik des Wachstums und zu Grundfragen der Zellatmung entstanden in dieser Zeit.
Mit Wirkung vom 1. April 1914 wurde der 30jährige WARBURG an die Kaiser-Wilhelm-Akademie nach Berlin berufen. Als Privatdozent für physikalische Chemie und Biologie gehörte er von 1914 bis zur Entlassung wegen seiner jüdischen Abstammung im April 1933 auch dem Lehrkörper der Universität Berlin an. Zunächst arbeitete er – seine Laboratorien mußten noch eingerichtet werden – bei Walther NERNST (1864–1941; Nobelpreis für Chemie 1920) über Oxydations-Reduktionspotentiale in lebenden Systemen. Der Ausbruch des 1. Weltkrieges führte zu einer längeren Unterbrechung der Forschungstätigkeit durch einen knapp vierjährigen Militärdienst. Nach seiner Rückkehr im Frühjahr 1918 war er als Abteilungsleiter im Kaiser-Wilhelm-Institut für Biologie beschäftigt und zog Ende 1931, zum Direktor ernannt, in das für ihn neu erbaute Kaiser-Wilhelm-Institut für Zellphysiologie ein. Die sich in den Jahren nach dem 1. Weltkrieg abzeichnenden und teilweise überschneidenden Hauptforschungsrichtungen (Enzymatik biologischer Energieübertragungen, Photosynthese und Krebsforschung) verfolgte WARBURG bis zu seinem Tode.
Bereits 1885 hatte der irische Arzt Charles Alexander MACMUNN (1852–1911) spektroskopisch in Geweben Eisenporphyrine nachgewiesen. Deren Wiederentdeckung

als „Cytochrome“ 1925 ist das Verdienst von David KEILIN (1887–1963), der diese Stoffgruppe aufgrund verschiedener Absorptionsbanden in die drei Gruppen Cytochrom a, b und c unterteilte. Ebenfalls David KEILIN gelang in den dreißiger Jahren die Feststellung der Reihenfolge der Cytochrome bei der Atmung. WARBURG fand bei seinen Experimenten über die Atmungsenzyme eine Hemmung der biologischen Oxydation durch Blausäure und schlußfolgerte im Zusammenhang mit dem Eisennachweis in atmenden Zellen daraus, daß Eisen ein Katalysator der Zellatmung sein muß (1914). Die nachfolgenden Untersuchungen an Hefezellen wurden mit Kohlenmonoxid ausgeführt, dessen gute Reaktionsfähigkeit mit Eisenverbindungen ebenso bekannt war wie die Photodissoziation des Eisen-CO-Komplexes. Für die Aufklärung der Natur des „Atmungsfermentes“ wurde ein Ergebnis richtungweisend: die Verminderung bzw. Aufhebung der Hemmwirkung von Kohlenmonoxid auf die Atmung durch Belichtung. Messungen ergaben für die Cytochrome ein ähnliches Absorptionsspektrum wie für Hämoglobin, eine Identität der Spektren war jedoch nicht festzustellen. Ein weiteres herausragendes Ergebnis der Forschungen WARBURGS stellt die Identifizierung der Flavinenzyme und des Nicotinamids als Wasserstoffüberträger biologischer Reaktionen dar.
Durch die Kristallisation von 9 Gärungsenzymen, die WARBURG und seinen Schülern erstmalig gelang, konnten Einzelheiten der Zwischenstufen der Gärung geklärt und darüber hinaus die Voraussetzungen für die Mikroanalyse biologischer Substanzen geschaffen werden. Auch zur Verbesserung der Manometrie, Spektrophotometrie und Gewebeschnitt-Technik hat er beigetragen. Der „optische Test“ ist nicht nur für die klinische Biochemie zu einer essentiellen Methode geworden.
Pionierleistungen vollbrachte WARBURG auch auf dem Gebiet der Pflanzenbiochemie vor allem durch Arbeiten über die Photosynthese wie bei der Krebsforschung, wobei seine Interpretation der Ergebnisse teilweise umstritten ist. Insbesondere die von WARBURG bis zum Tode hartnäckig verteidigte These vom Ersatz der Atmung durch die Gärung als „letzte Ursache des Krebses“ läßt entscheidende Fragen der malignen Entartung einer Zelle unbeantwortet.
Unbestritten sind die starken Impulse, die von der Forscherpersönlichkeit WARBURG ausgingen und seine vielen Schüler entscheidend beeinflußt haben. Eine Auswahl fällt schwer; „nur“ drei Nobelpreisträger seien genannt: Otto MEYERHOF (1884–1951; Preisträger 1922 für seine Arbeiten über den Muskelstoffwechsel), Hans Adolf KREBS (1900–1981; Preisträger 1953 für die Entdeckung des Zitronensäurezyklus) und Axel Hugo THEORELL (geb. 1903; Preisträger 1955 für seine Arbeiten über Oxydationsenzyme).

Literatur

KAYSER, C.: Z. ärztl. Fortbild. 28 (1931) 744.
KREBS, H. A.: Naturw. Rdsch. 24 (1971) 1–4.
KREBS, H. A.: Otto Warburg. Zellphysiologe – Biochemiker – Mediziner. Stuttgart 1979.
N. N.: Med. Mitt. 3 (1931) 206–208.

Hans Spemann[1]

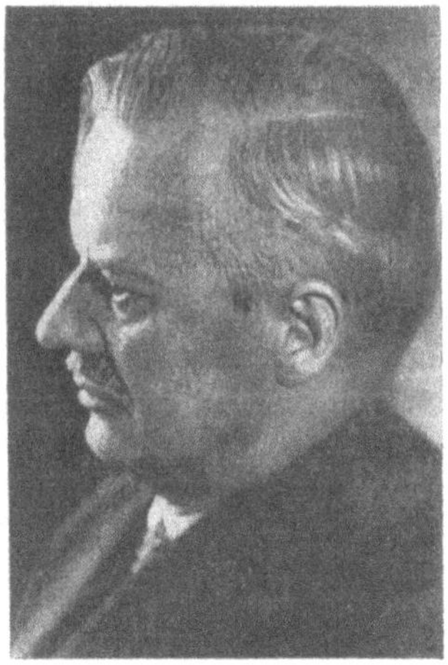

geb. 27. Juni 1869 in Stuttgart
gest. 12. September 1941 in Freiburg i. Br.
Nobelpreis 1935 „Für seine Entdeckung des Organisator-Effektes während der embryonalen Entwicklung."

Im Oktober 1935 wurde im Karolinska Mediko-Kirurgiska Institut die Verleihung des Nobelpreises für Physiologie oder Medizin an den Zoologen Hans SPEMANN beschlossen. Was veranlaßte das Nobelkomitee, diesen Preis an einen Zoologen zu vergeben?

Als SPEMANN im Jahre 1893 mit seiner wissenschaftlichen Arbeit begann, waren zu deskriptiven und vergleichend-morphologischen die experimentellen Methoden in der zoologischen Forschung hinzugekommen. Mit Experimentaluntersuchungen sollten die offenen Fragen nach der Spezifik der Keimblätter und den determinierenden Faktoren der Keimesentwicklung beantwortet werden. Die Konzeption der Entwicklungsphysiologie stammt von Wilhelm ROUX (1850—1924) aus dem Jahre 1885. Um die Jahrhundertwende stand dessen kausalanalytischer Interpretation der Embryonalentwicklung die vitalistische Theorie von Hans DRIESCH (1867—1941) gegenüber. Eine Synthese dieser gegensätzlichen Auffassungen erarbeiteten SPEMANN und seine Schule in den folgenden Jahren.

[1] Für die freundliche Beratung haben wir Frau Doz. Dr. sc. nat. Ilse Jahn, Museum für Naturkunde der Humboldt-Universität Berlin, zu danken.

Die deskriptive (Dissertation 1894) und vergleichend-anatomische (Habilitationsschrift 1898) Forschung stand am Anfang des wissenschaftlichen Werkes SPEMANNS. Die Anregungen zu beiden Arbeiten verdankte er seinem Würzburger Lehrer Theodor BOVERI (1862—1915). SPEMANN untersuchte die Frühentwicklung eines Spulwurms (*Strongylus paradoxus*) aus der Lunge des Schweines und legte die Ergebnisse als Dissertation vor. Die Habilitationsschrift behandelt die Entwicklung der Tuba Eustachii und des Kopfskeletts beim Frosch (*Rana temporaria*). Nach zehnjähriger Tätigkeit in Würzburg, wo SPEMANN 1904 a.o. Professor geworden war, ging er 1908 als Ordinarius für Zoologie nach Rostock. Im Herbst 1914 erfolgte die Berufung zum Leiter der Abteilung für Entwicklungsphysiologie und zweiten Direktor des Kaiser-Wilhelm-Instituts für Biologie in Berlin-Dahlem. Dort war SPEMANN bis 1919 neben einem der Wiederentdecker der Mendelschen Gesetze, dem Botaniker Carl CORRENS (1864—1933), tätig und gehörte gleichzeitig dem Lehrkörper der Universität Berlin als Honorarprofessor an. Von 1919 bis zu seiner Emeritierung 1937 war er Ordinarius für Zoologie und Direktor des Zoologischen Instituts der Universität Freiburg i. Br.

Zwischen 1901 und 1912 untersuchte SPEMANN durch Defekt- und Transplantationsversuche an Amphibienkeimen die Entwicklung des Wirbeltierauges. Diesen Experimenten verdankt die Zoologie die Einführung einer mikrochirurgischen Operationstechnik (1906) mit eigens dafür entwickelten Instrumenten. Schon ein Jahr früher hatte SPEMANN mit Schnürversuchen an Eiern des Streifenmolches (*Triton taeniatus*) begonnen. Mit Säuglingshaaren erzeugte er je nach Durchschnürungsgrad vollständige oder unvollständige Zwillingsprodukte. Aus diesen Experimenten leitete SPEMANN wichtige Fragen zur Keimesentwicklung ab. So folgten Untersuchungen über die erbungleiche Kernteilung, die Wechselwirkung von Kern und Plasma bei der Vererbung und die bilaterale Asymmetrie. Als besonders bedeutungsvoll erwies sich ein weiterer Problemkomplex, nämlich der Ablauf der Determination in der Frühentwicklung der Amphibien. Dabei war von folgenden Ergebnissen der Schnürversuche auszugehen: Ventrale und dorsale Keimhälfte sind potentiell verschieden (nach Keimdurchschnürung ergab nur die dorsale Hälfte einen entwicklungsfähigen Embryo), und Zeitpunkt der Determination ist die Gastrulation (Keimdurchschnürung nach der Gastrulation ergab defekte Halbembryonen). Einzelheiten über Ort und Zeitpunkt der Determination zu erfahren, war damit die nächste Frage, der SPEMANN ab 1915 in Berlin nachging. Während sich das transplantierte Gewebe der frühen Gastrula „ortsgemäß" und das der frühen Neurula „herkunftsgemäß" entwickelte, verhielten sich die Transplantate aus der späten Gastrula unterschiedlich. Durch verschiedene Versuchsansätze wurde die dorsale Urmundlippe als Organisationszentrum erkannt. Wird ein Teil davon („Organisator") verpflanzt, entstehen unvollständige, in seltenen Fällen vollständige sekundäre Embryonalanlagen. Die detaillierte Erforschung dieses „Organisator-Effektes" beschäftigte SPEMANN von 1918 bis zu seinem Tode. Mit seinen Mitarbeitern wurden die prospektive Potenz der Keimbezirke der frühen Gastrula, die Organisatorwirkung sowie das Zusammenwirken von Organisations- und Reaktionsmaterial analysiert. Wesentliche Ergebnisse erzielten dabei vor allem Johannes HOLTFRETER (geb. 1901), Hilde MANGOLD (gest. 1924) und Otto MANGOLD (1891 bis 1962).

SPEMANNS Schnürversuche sind zu klassischen Experimenten der modernen Zwillingsforschung geworden. Es konnte damit gezeigt werden, daß eineiige Zwillinge des Menschen eigentlich vollständig getrennte Doppelbildungen sind. Die Entwicklungsphysiologie hat, ausgehend von SPEMANNS Transplantationsversuchen, noch weitere wichtige Beiträge zur Kenntnis der Normo- und Pathogenese des Menschen geliefert. Einem herausragenden Vertreter dieser Disziplin galt die Ehre der Verleihung des Nobelpreises für Physiologie oder Medizin des Jahres 1935.

Literatur

MANGOLD, O.: Wilhelm Roux' Arch. Entwickl.-Mech. Organismen 141 (1942) 385 bis 423.

MANGOLD, O.: Hans Spemann. Ein Meister der Entwicklungsphysiologie. Stuttgart 1953.

SPEMANN, H.: Forschung und Leben. Stuttgart 1943.

Werner Forßmann

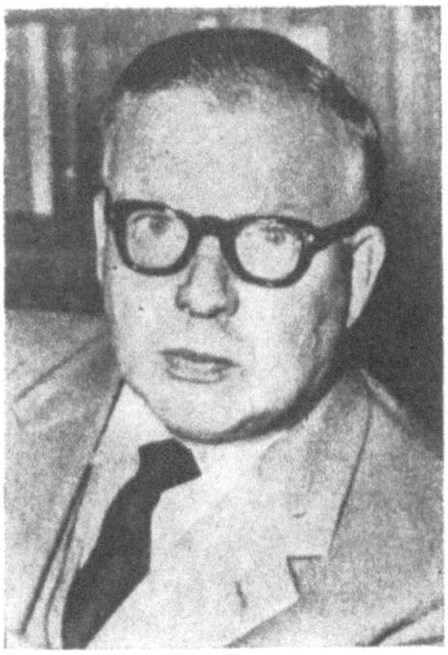

geb. 29. August 1904 in Berlin
gest. 1. Juni 1979 in Wies-Wambach (Baden)

Nobelpreis 1956 gemeinsam mit André Cournand (geb. 1895) und Dickinson William Richards (1895—1973) „Für ihre Entdeckungen bei krankhaften Veränderungen des Kreislaufapparates mittels der Herzkatheterisierung."

Als Werner Forssmann im Jahre 1957 die Wiederaufnahme einer Tätigkeit in der experimentellen Kardiologie angeboten wurde, lehnte er ab. Zahlreiche Schwierigkeiten hatten ihn 1931 veranlaßt, die Experimente zur Sondierung und Kontrastdarstellung des rechten Herzens aufzugeben. In den dazwischen liegenden Jahren war vor allem die Grundlagenforschung so weit fortgeschritten, daß er es für richtiger hielt, sich „mit der Rolle eines Leitfossils in der Medizin zu begnügen".

Nach Studium und Promotion in Berlin hatte Forssmann Anfang 1929 in der II. Chirurgischen Abteilung des Auguste-Victoria-Krankenhauses in Eberswalde eine Ausbildung zum Chirurgen begonnen. Im Frühsommer 1929 führte er erstmals im Selbstversuch mehrere Sondierungen des rechten Herzens von einer Vene der Ellenbeuge mit einem Ureterenkatheter aus. Seine Hoffnungen, die Experimente unter günstigeren Bedingungen an einer größeren Klinik in Berlin bei Wilhelm His jun. (1863—1934) oder August Bier (1861—1949) fortsetzen zu können, erfüllten sich nicht. Dagegen erhielt er ab 1. Oktober 1929 eine Stelle als Volontärassistent an der Chirurgischen Klinik der Charité bei Ferdinand Sauerbruch (1875—1951). Das Erscheinen der ersten wissenschaftlichen Arbeit Forssmanns am 5. November 1929 (Klin. Wochenschr. 8, 2085—2087) löste umgehend einen Prioritätsstreit mit dem Chefchirurgen vom Rudolf-Virchow-Krankenhaus aus. Hinzu kam ein gleichzeitig erschienener Artikel im Berliner Boulevardblatt „Nachtausgabe", der in sensationeller Weise über die Selbstversuche berichtete. Ferdinand Sauerbruch sah sich in Verkennung der Sachlage und der Bedeutung der Experimente seines Assistenten veranlaßt, Forssmann nach kurzer heftiger Auseinandersetzung mit dem oft zitierten Satz: „Mit solchen Kunststückchen habilitiert man sich in einem Zirkus und nicht an einer anständigen deutschen Klinik" hinauszuwerfen. Den unberechtigten Prioritätsansprüchen, die sich auf einen Vortrag vor der Hufelandischen Gesellschaft (publiziert in: Berliner Klin. Wochenschr. 49, 1912, 1503—1505) bezogen, trat Forssmann mit einem „Nachtrag" in der Klinischen Wochenschrift (8, 1929, 2287) entgegen.

Bei der Fortführung seiner wissenschaftlichen Arbeit wurde er von dem Sauerbruch-Schüler Willi Felix (1892—1962) unterstützt, der im Frühjahr 1930 die Leitung der II. Chirurgischen Abteilung des Städtischen Krankenhauses Berlin-Neukölln übernommen hatte. Seit dem

1. Januar 1930 war FORSSMANN wieder im Krankenhaus Eberswalde tätig und fuhr zweimal in der Woche nach Berlin, um dort seine Tierversuche durchzuführen. An Hunden und später in zwei Selbstversuchen gelang ihm die Kontrastdarstellung des rechten Herzens und der Lungenschlagader (Münchener med. Wochenschr. 78, 1931, 489—492). Daraufhin wandte er sich an seinen ehemaligen Doktorvater Georg KLEMPERER (1865 bis 1946), da keine Möglichkeit mehr bestand, die Experimente „im Alleingang" weiterzuführen. KLEMPERER lehnte jegliche Unterstützung mit folgender Begründung ab: „Junge Leute mit solchen Ideen enden meistens im Zuchthaus!" Auch ein Kongreßbeitrag auf der 55. Tagung der Deutschen Gesellschaft für Chirurgie (publiziert in: Arch. klin. Chir. 167, 1931, 787) hatte keinerlei Resonanz gefunden. Obgleich Ferdinand SAUERBRUCH ihm die Wiederaufnahme seiner Assistententätigkeit an der Chirurgischen Klinik der Charité ermöglichte, ging FORSSMANN resigniert noch 1931 zu einer urologischen Ausbildung an die Krankenanstalten Mainz.

Bis zum Ausbruch des 2. Weltkrieges war er als Oberarzt in der Urologie und Chirurgie, unter anderem 1938/39 in der III. Chirurgischen Universitätsklinik am Robert-Koch-Krankenhaus Berlin, tätig. Nach Kriegsdienst als Sanitätsoffizier und Kriegsgefangenschaft zunächst praktischer Arzt in Wambach, übernahm FORSSMANN 1950 die Leitung der Urologischen Abteilung der Diakonie-Anstalten in Bad Kreuznach und war von 1958 bis 1970 Chefarzt der Chirurgischen Abteilung am Evangelischen Krankenhaus in Düsseldorf.

André COURNAND hatte zusammen mit Dickinson William RICHARDS den Herzkatheterismus zu einer klinischen Routinemethode entwickelt. Dabei unterließ er es nicht, in einer 1941 erschienenen Publikation auf FORSSMANN als Begründer der Herzkatheteruntersuchung hinzuweisen.

Nach der Verleihung des Nobelpreises wurde FORSSMANN mit Ehrungen überhäuft. Bereits 1954 hatte ihm die Deutsche Akademie der Wissenschaften zu Berlin die Leibniz-Medaille verliehen. Die Begründung für „die größte wissenschaftliche Anerkennung, die ich je in meinem eigenen Lande erfahren habe", wie FORSSMANN sagte, bringt zusammengefaßt die Bedeutung seiner Leistung zum Ausdruck: „In Anerkennung seiner Verdienste um die Erfindung des Herzkatheterismus, einer Methode, die heute zur Untersuchung und Behandlung der Herzkrankheiten in der ganzen Welt herangezogen wird und insbesondere die operative Behandlung von angeborenen Herz- und Herzklappenfehlern ermöglicht." Am 14. Dezember 1977 erhielt FORSSMANN die Würde eines Dr. h. c. der Humboldt-Universität zu Berlin.

Literatur

ALBRECHT, B., ALBRECHT, G.: Diagnosen. Ärzteerinnerungen aus dem 20. Jahrhundert. Berlin 1974, S. 527—528.

FORSSMANN, W.: Selbstversuch. Erinnerungen eines Chirurgen. Düsseldorf 1972.

SCHADEWALDT, H.: Dt. med. Wochenschr. 104 (1979) 1856—1857.

Diese Zusammenstellung epochaler Leistungen in der Geschichte der Medizin, geehrt mit dem Nobelpreis, wäre ohne die Würdigung einiger Preisträger für Chemie unvollständig. Grundlegende Beiträge zur Kenntnis biologisch wichtiger Substanzen und deren Stoffwechsel haben letztlich auch zu Fortschritten der klinischen Medizin geführt. Der Nobelpreis für Chemie wurde 11 Wissenschaftlern verliehen, die Angehörige des Lehrkörpers der Universität Berlin waren. Kurz skizziert werden im folgenden die Lebenswerke von Emil FISCHER (1852—1919), Eduard BUCHNER (1860—1917) und Adolf BUTENANDT (geb. 1903).

Emil Fischer

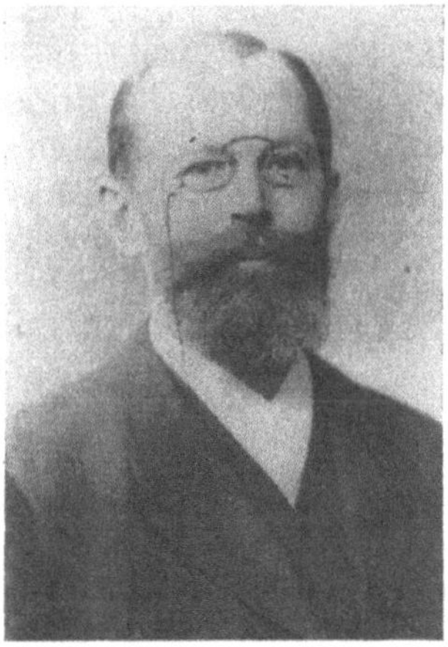

geb. 9. Oktober 1852 in Euskirchen
gest. 15. Juli 1919 in Berlin
Nobelpreis 1902 „Für seine Synthesen auf dem Gebiet der Zucker und Purine."

Mit einem Lebenswerk, das durch seine thematische Geschlossenheit imponiert, schuf Emil FISCHER Grundlagen für die Entwicklung der modernen Biochemie. Ausgehend von der Analyse biologisch wichtiger organischer Stoffgruppen gelang ihm die Synthese bedeutsamer Naturstoffe.

Im Chemischen Laboratorium von Adolf BAEYER (1835–1917; Nobelpreis für Chemie 1905) in München begann FISCHER Ende der siebziger Jahre mit Untersuchungen des Koffeins, die zur Strukturaufklärung der Harnsäure führten. Schließlich konnte er 1898 das Purin aus Harnsäure (lat. purum uricum) darstellen. Die Purin-Derivate beschäftigten FISCHER über einen ungewöhnlich langen Zeitraum (bis 1906 und erneut ab 1916). Neben der Strukturaufklärung und einer Methode zur fabrikmäßigen Herstellung von Koffein, Theophyllin und Theobromin erbrachten diese Forschungen wichtige Erkenntnisse über den Purin-Stoffwechsel. Daraus resultierten neue Ansichten über die Pathogenese und Therapie der Gicht.

Seit 1884 untersuchte FISCHER auch Kohlenhydrate und Enzyme. Als bedeutsames Reagens zur analytischen Charakterisierung der Zucker erwies sich das von ihm entdeckte Phenylhydrazin. Herausragendes Ergebnis seiner Arbeiten über die „Morphologie und Systematik der Monosaccharide" war die im Jahre 1890 erstmalig gelungene Synthese natürlicher Zucker, unter vielen anderen der Glukose. Die Erforschung der Disaccharide führte zu wesentlichen Erkenntnissen über die Stereospezifität der Enzymwirkung; ausgedrückt von FISCHER durch den klassisch gewordenen Vergleich der Wirkungsweise von Enzymen mit „Schlüssel und Schloß".

Seine grundlegenden Beiträge zur Eiweißchemie entstanden nach der Jahrhundertwende. Bei der Proteinanalyse wandte er systematisch die von Albrecht KOSSEL eingeführte Methode der vollständigen Hydrolyse durch Hitzebehandlung mit starken Säuren an. Zur Trennung von Aminosäuregemischen erarbeitete er selbst die Ester-Methode, die ihm u. a. zur Entdeckung von Prolin und Hydroxyprolin verhalf. Zusammen mit Franz HOFMEISTER (1850–1922) formulierte er die Theorie von der Polypeptidkette als dem gemeinsamen Bauprinzip der Eiweiße. Diese Konzeption und die analytischen Vorarbeiten ebneten den Weg zur Synthese von Oligopeptiden und Polypeptidketten mit maximal 18 Aminosäuren.

Es ist bemerkenswert, daß FISCHER auch die Absicht hatte, sich den Fettsubstanzen zu widmen, wie begonnene Versuchsreihen belegen. Noch im Jahre seines Todes waren ihm diesbezügliche Synthesen gelungen.

Für die klinische Medizin, speziell die Pharmakotherapie, ist ein Forschungsergebnis FISCHERS von besonderer Bedeutung. Er entwickelte 1903 als erstes Barbiturat die Diaethylbarbitursäure (Veronal). Weitere organisch-chemische Arbeiten behandeln Gerb- und Farbstoffe.

FISCHER, der mit 27 Jahren in München a.o. Professor und Leiter der Analytischen Abteilung im Chemischen Institut von Adolf von BAEYER wurde, kam als Ordinarius von Erlangen (1882) über Würzburg (1885) im Jahre 1892 nach Berlin. Sein 27jähriges Wirken an der Berliner Universität trug maßgeblich zu deren großem internationalen Ansehen bei. Viele seiner Schüler, von denen stellvertretend Emil ABDERHALDEN (1877–1950), Otto DIELS (1876–1954; Nobelpreis für Chemie 1950), Hans FISCHER (1881–1945; Nobelpreis für Chemie 1930) und Otto WARBURG genannt seien, haben ihrerseits Bedeutendes für die Medizin bzw. Chemie geleistet.

Literatur

BERGMANN, M.: Dt. med. Wochenschr. 45 (1919) 919.

BERGMANN, M.: Emil Fischer. In: G. BUGGE (Hrsg.): Das Buch der großen Chemiker. Bd. II, Berlin 1930, S. 408–420 u. 514–515.

FISCHER, E.: Aus meinem Leben. Berlin 1922.

KNORR, L.: Ber. Dt. Chem. Ges. 52 (1919 A) 132–149.

Eduard Buchner

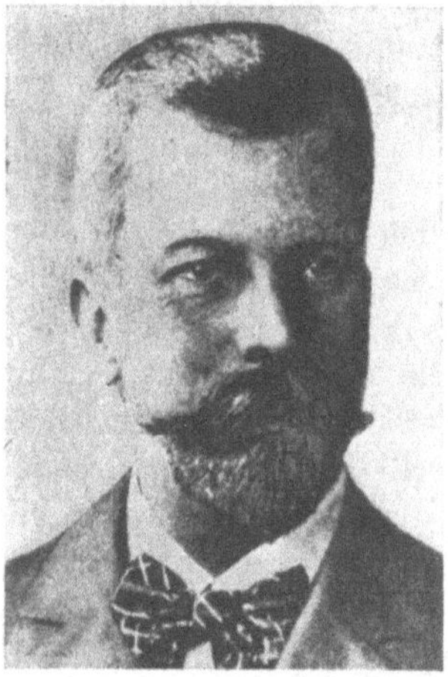

geb. 20. Mai 1860 in München
gest. 13. August 1917 in Focsani (Rumänien)

Nobelpreis 1907 „Für seine biochemischen Forschungen und seine Entdeckung der zellfreien Gärung."

Die Entdeckung des „Zuckerpilzes" gelang Theodor SCHWANN (1810–1882) und Charles Cagniard de la TOUR (1777 bis 1859) unabhängig voneinander 1836. Nach weiteren Untersuchungen postulierte de la TOUR im Jahr darauf, daß eine Gärung nur in Gegenwart lebender Hefezellen abläuft (biologisch-vitalistische Gärungstheorie), was SCHWANN kurz danach bestätigte. Zum gleichen Ergebnis kam auch Louis PASTEUR (1822–1895). Aufgrund seiner vor allem in den Jahren 1857 bis 1859 durchgeführten Experimente konnte sich die Auffassung „ohne lebende Hefe keine Gärung" gegen die von Justus von LIEBIG (1803–1873) vertretene Ansicht, bei der Gärung handele es sich um eine chemische Kontaktreaktion von Eiweißstoffen (chemisch-mechanische Gärungstheorie), allgemein durchsetzen.

Eduard BUCHNER veröffentlichte seine erste gärungsphysiologische Arbeit „Über den Einfluß des Sauerstoffes auf Gärung“ im Jahre 1886. Die zwei Jahre dauernden Untersuchungen dazu führte er in München im Chemischen Laboratorium bei Adolf von BAEYER (1835—1917; Nobelpreis für Chemie 1905) und im Pflanzenphysiologischen Institut bei Carl Wilhelm von NÄGELI (1817—1891) durch. Nach Promotion (1888) und Habilitation (1891) folgte er seinem Freund und eigentlichen Lehrer Theodor CURTIUS (1857—1928) im Jahre 1893 nach Kiel und wurde von dort 1896 zum a.o. Professor für Analytisch-Pharmazeutische Chemie nach Tübingen berufen.

Aus der Tübinger Zeit stammen BUCHNERS epochale Arbeiten über „Alkoholische Gärung ohne Hefezellen“. Er beobachtete nach Zusatz von Hefepreßsaft zu einer Zuckerlösung das Auftreten von Gärungserscheinungen. Daraus schloß er auf ein im Hefepreßsaft enthaltenes, die Gärung verursachendes Agens und nannte es Zymase. Durch Weiterführung der Versuche konnte er den Beweis erbringen, daß die im Preßsaft verbliebenen Hefezellen bzw. Plasmastücke nicht die Ursache der von ihm beobachteten Gärung waren. Dem Nachweis einer zellfreien Gärung folgten Experimente über verschiedene Einflüsse auf die Gärungswirkung der Hefezellen und des Hefepreßsaftes, über chemische Vorgänge bei der alkoholischen Gärung sowie über den Enzymgehalt des Hefepreßsaftes.

Die hervorragenden Forschungsleistungen brachten BUCHNER 1898 die Berufung zum o. Professor für Allgemeine Chemie an die Landwirtschaftliche Hochschule Berlin. Zur Hochschule gehörte ein Institut für Gärungsgewerbe, dem er durch sein Wirken internationale Geltung verschaffte. Bis zur Übernahme des Ordinariats in Breslau im Jahre 1909 gehörte BUCHNER gleichzeitig seit 1898 als Privatdozent dem Lehrkörper der Universität Berlin an. Letzte Station seines Lebens war die Universität Würzburg, an die er 1911 berufen wurde. Aus falsch verstandenem Patriotismus meldete sich der nationalistisch gesinnte BUCHNER bei Ausbruch des 1. Weltkrieges im August 1914 zum Kriegsdienst. Im Februar 1916 kehrte er nach Würzburg zurück, ging aber im Juni 1917 erneut an die Front. Bei Batinesti in Rumänien wurde er durch einen Granatsplitter verwundet und starb an den Folgen am 13. August 1917 in einem Lazarett in Focsani.

Die Entdeckungen BUCHNERS leiteten die Epoche der modernen Enzymatik und Stoffwechselforschung ein. Arthur HARDEN (1865—1940) konnte 1906 durch Ultrafiltration die „Zymase“ in zwei Komponenten, die eigentliche Zymase und eine Cozymase, trennen. Die Isolierung und allgemeine Strukturaufklärung der Cozymase erfolgte durch Hans von EULER-CHELPIN (1873—1964), doch blieb deren Bedeutung zunächst unklar. Für ihre Erforschung der Gärung von Zucker und der Gärungsenzyme erhielten HARDEN und v. EULER-CHELPIN gemeinsam im Jahre 1929 den Nobelpreis für Chemie. Erst die fundamentale Entdeckung des Nicotinamids und von dessen Schlüsselrolle als Wasserstoffüberträger durch Otto WARBURG ermöglichte die Einordnung der Cozymase als Diphosphopyridinnukleotid (DPN), heute als Nikotinsäureamid-adenin-dinucleotid (NAD) bezeichnet, in das System der Energiebereitstellung lebender Zellen. Schließlich wurden dadurch auch die von Justus von LIEBIG bzw. Louis PASTEUR vertretenen unterschiedlichen Gärungstheorien zu einer Synthese geführt.

Literatur

GRUBER, M.: Münchener med. Wochenschr. 55 (1908) 342—343.

HARRIES, C.: Ber. Dt. Chem. Ges. 50 (1917) 1843—1876.

JACOBSON, P.: Ber. Dt. Chem. Ges. 50 (1917) 1528—1531.

Adolf Butenandt

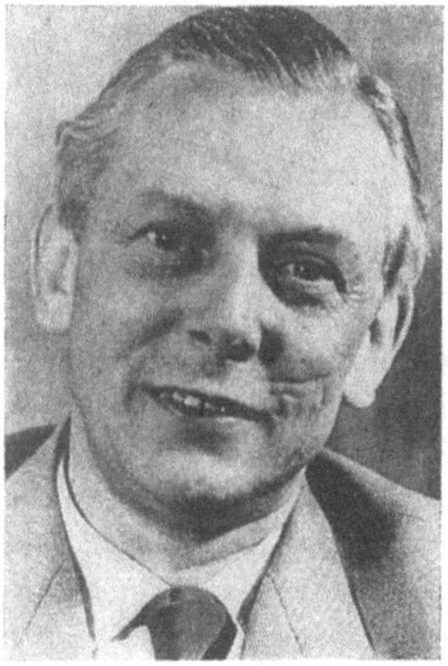

geb. 24. März 1903 in Bremerhaven-Lehe
Nobelpreis 1939 „Für seine Arbeiten über Sexualhormone."

Nach dem Studium der Chemie in Marburg und Göttingen widmete sich Adolf BUTENANDT bereits als junger Assistent unter dem Einfluß seines Lehrers Adolf WINDAUS (1876–1959; Nobelpreis für Chemie 1928) der Hormonforschung.
Innerhalb weniger Jahre gelang ihm die Isolierung, Konstitutionsaufklärung und Synthese verschiedener Sexualhormone. Der Reindarstellung des Östrons 1929 folgte noch im gleichen Jahr die Isolierung des biologisch inaktiven Pregnandiols und danach 1931 des Androsterons aus Harn. Durch die Klärung der Steroidnatur des Pregnandiols, ebenfalls 1931, wurden Zusammenhänge zwischen dem Stoffwechsel des Cholesterols bzw. der Gallensäuren einerseits und der Synthese der Sexualhormone andererseits erkannt. Die Fortsetzung der Forschungsarbeiten brachte bereits ein Jahr nach der 1933 erfolgten Berufung zum Ordinarius für Organische Chemie an die Technische Hochschule Danzig einen weiteren Erfolg für BUTENANDT. Das war die Isolierung und Strukturaufklärung des eigentlichen Gelbkörperhormons Progesteron. In den folgenden Jahren konnten von ihm Progesteron und Testosteron durch Partialsynthese aus anderen Steroiden gewonnen werden. BUTENANDT erarbeitete darauf aufbauend rationelle technische Verfahren zur Herstellung von Hormonpräparaten und erschloß der Medizin damit die klinische Anwendung einer bedeutsamen Wirkstoffgruppe. Man denke nur an die heutige Verbreitung hormoneller Kontrazeptiva.
Durch die Übernahme des Direktorats des Kaiser-Wilhelm-Instituts für Biochemie in Berlin-Dahlem im Jahre 1936 konnte BUTENANDT seine Steroidforschungen auf breiter Basis weiterführen. Im Mittelpunkt standen Fragen der Krebsforschung und der Insektenhormone. Eng verbunden damit waren Untersuchungen über die biologische Wirkungsweise der Gene auf den Stoffwechsel, die er ebenfalls an Insekten anstellte. Aufgrund ihrer Allgemeingültigkeit haben diese Forschungsergebnisse zum Verständnis von Erbkrankheiten beigetragen. Andere von ihm gewonnene Erkenntnisse über die Insekten-Biochemie eröffneten neue Möglichkeiten der Schädlingsbekämpfung.
Schon frühzeitig erkannte BUTENANDT in der Virusforschung eine künftige Aufgabe für den Biochemiker. Auf seine Initiative wurde 1941 in den Kaiser-Wilhelm-Instituten für Biochemie und Biologie eine „Arbeitsstätte für Virusforschung" geschaffen.

Wegen der Kriegsereignisse war das Kaiser-Wilhelm-Institut für Biochemie 1944 nach Tübingen evakuiert worden. An der dortigen Universität übernahm Butenandt 1945 den Lehrstuhl für Physiologische Chemie und schied aus dem Lehrkörper der Universität Berlin aus, dem er seit 1938 als Honorarprofessor für Biochemie angehört hatte. Im Jahre 1953 erhielt er die Berufung als Ordinarius für Physiologische Chemie an die Universität München. Dem 1956 dorthin übersiedelten Max-Planck-Institut für Biochemie stand Butenandt bis zu seiner Emeritierung im Jahre 1972 weiter als Direktor vor. In München arbeiteten unter seiner Leitung unter anderen Gerhard Braunitzer (geb. 1921) in der Proteinforschung, Wolfram Zillig (geb. 1925) über Nucleinsäuren und Peter Hans Hofschneider (geb. 1929) in der Virusforschung. Zu den älteren Schülern Butenandts gehören Heinz Dannenberg (1912–1975), Peter Karlson (geb. 1918) und Gerhard Schramm (1910–1969).

Literatur

Apert, H.: Dt. Apoth.-Ztg. 108 (1968) 396.

Dannenberg, H.: Dt. med. Wochenschr. 98 (1973) 631–632.

Karlson, P.: Naturw. Rdsch. 26 (1973) 93 bis 94.

Koch, E.: medicamentum 8 (1967) 384.

Verf.: Dr. med. I. Wirth, Institut für Gerichtliche Medizin des Bereiches Medizin (Charité), DDR-1040 Berlin, Hannoversche Straße 6

FSC
www.fsc.org
MIX
Papier | Fördert gute Waldnutzung
FSC® C083411

Zeitfracht Medien GmbH
Ferdinand-Jühlke-Straße 7
99095 Erfurt, Deutschland
produktsicherheit@kolibri360.de